Nutrologia

MEDICINA
USP

Hospital das Clínicas Fmusp

Instituto da Criança e do Adolescente
Hospital das Clínicas - FMUSP

PEDIATRIA

INSTITUTO DA CRIANÇA E DO ADOLESCENTE DO HCFMUSP

EDITORES DA COLEÇÃO
Filumena Maria da Silva Gomes
Magda Carneiro-Sampaio
Clovis Artur Almeida da Silva

Nutrologia

Artur Figueiredo Delgado
Ary Lopes Cardoso
Patrícia Zamberlan
Rosana Tumas

3ª EDIÇÃO
revisada e atualizada

manole
editora

"A edição desta obra foi financiada com recursos da Editora Manole Ltda., um projeto de iniciativa da Fundação Faculdade de Medicina em conjunto e com a anuência da Faculdade de Medicina da Universidade de São Paulo – FMUSP."

Logotipos: © Hospital das Clínicas – FMUSP
© Faculdade de Medicina da Universidade de São Paulo
© Instituto da Criança e do Adolescente – FMUSP

Produção editorial: Paris Serviços Editoriais e Educacionais
Projeto gráfico: Departamento de Arte da Editora Manole
Diagramação e imagens: Formato Editoração
Capa: Ricardo Yoshiaki Nitta Rodrigues
Imagens de capa: Istockphotos

CIP-BRASIL. CATALOGAÇÃO NA PUBLICAÇÃO
SINDICATO NACIONAL DOS EDITORES DE LIVROS, RJ

N97
3. ed.

Nutrologia / coordenação Artur Figueiredo Delgado ... [et al.] ; editores da coleção Filumena Maria da Silva Gomes, Magda Carneiro-Sampaio, Clovis Artur Almeida da Silva. – 3. ed., rev. e atual. – Santana de Parnaíba : Manole, 2024.
(Pediatria ; 12)

Inclui bibliografia e índice
ISBN 9788520465653

1. Nutrição – Aspectos da saúde. 2. Crianças – Nutrição. I. Delgado, Artur Figueiredo. II. Gomes, Filumena Maria da Silva. III. Carneiro-Sampaio, Magda. IV. Silva, Clovis Artur Almeida da. V. Série.

CDD: 615.854
24-88719 CDU: 615.874

Meri Gleice Rodrigues de Souza – Bibliotecária – CRB-7/6439

1ª edição – 2010; 2ª edição – 2019; 3ª edição – 2024

Editora Manole Ltda.
Alameda América, 876 – Tamboré
Santana de Parnaíba
06543-315 – SP – Brasil
Fone: (11) 4196-6000
www.manole.com.br | https://atendimento.manole.com.br

Impresso no Brasil | *Printed in Brazil*

Editores da Coleção

Filumena Maria da Silva Gomes

Doutora em Ciências pelo Departamento de Pediatria da Faculdade de Medicina da Universidade de São Paulo (FMUSP). Especialista em Pediatria pela Sociedade Brasileira de Pediatria (SBP). Médica assistente do Departamento de Pediatria da FMUSP. Médica assistente em Ensino de Pediatria junto aos cursos de Medicina, Fisioterapia e Fonoaudiologia da FMUSP.

Magda Carneiro-Sampaio

Professora titular do Departamento de Pediatria da Faculdade de Medicina da Universidade de São Paulo (FMUSP). Membro titular da Academia Brasileira de Pediatria.

Clovis Artur Almeida da Silva

Professor titular do Departamento de Pediatria da Faculdade de Medicina da Universidade de São Paulo (FMUSP).

Coordenadores

Artur Figueiredo Delgado
Professor livre-docente do Departamento de Pediatria da Faculdade de Medicina da Universidade de São Paulo (FMUSP). Coordenador da UTI e da Equipe de Terapia Nutricional do Instituto da Criança e do Adolescente do Hospital das Clínicas da FMUSP (ICr-HCFMUSP).

Ary Lopes Cardoso
Médico assistente do Departamento de Pediatria do Instituto da Criança e do Adolescente do Hospital das Clínicas da Faculdade de Medicina da Universidade de São Paulo (ICr-HCFMUSP). Responsável pela Unidade de Nutrologia do ICr-HCFMUSP.

Patrícia Zamberlan
Pós-doutora pelo Departamento de Pediatria da Faculdade de Medicina da Universidade de São Paulo (FMUSP). Nutricionista supervisora da Equipe Multiprofissional de Terapia Nutricional (EMTN) do Instituto da Criança e do Adolescente do Hospital das Clínicas da FMUSP (ICr-HCFMUSP). Preceptora da Residência Multiprofissional do HCFMUSP.

Rosana Tumas
Mestre em Medicina pela Faculdade de Medicina da Universidade de São Paulo (FMUSP). Médica assistente da Nutrologia no Instituto da Criança e do Adolescente do Hospital das Clínicas da FMUSP (ICr-HCFMUSP). Especialista em Pediatria com área de atuação em Nutrologia pela Sociedade Brasileira de Pediatria (SBP).

Sobre os autores

Adriana Servilha Gandolfo
Nutricionista e mestre em Ciências pelo Departamento de Pediatria da Faculdade de Medicina da Universidade de São Paulo (FMUSP). Pós-graduada em Saúde Materno-Infantil pela Faculdade de Saúde Pública (FSP) da USP. Pós-graduada em Desnutrição e Recuperação Nutricional pela Universidade Federal de São Paulo (Unifesp). Pós-graduada em Nutrição Clínica Funcional pela VP. Supervisora do Serviço de Nutrição do Instituto da Criança e do Adolescente do Hospital das Clínicas da FMUSP (ICr-HCFMUSP). Coordenadora da Câmara Técnica de Nutrição Clínica (CoNuCLi) do HCFMUSP.

Ana Cristina Aoun Tannuri
Médica pela Faculdade de Medicina da Universidade de São Paulo (FMUSP). Residência em Cirurgia Geral e em Cirurgia Pediátrica no Hospital das Clínicas da FMUSP. Doutora em Clínica Cirúrgica pela FMUSP. Livre-docente. Regente da disciplina de Cirurgia Pediátrica e Transplante Hepático do Departamento de Pediatria da FMUSP e chefe da Divisão de Cirurgia Pediátrica e Transplante Hepático do Instituto da Criança e do Adolescente do Hospital das Clínicas da FMUSP (ICr-HCFMUSP).

Analisa Gabriela Zucchi Leite
Nutricionista pelo Centro Universitário São Camilo. Especialista em Nutrição Clínica Pediátrica e em Aleitamento Materno. Supervisora de Nutrição do Centro Neonatal e do Banco de Leite Humano do Instituto da Criança e do Adolescente do Hospital das Clínicas da Faculdade de Medicina da Universidade de São Paulo (ICr-HCFMUSP).

Ana Lucia Capelari Lahóz
Mestre em Ciências pelo Departamento de Pediatria da Faculdade de Medicina da Universidade de São Paulo (FMUSP). Diretora do Serviço de Fisioterapia do Instituto da Criança e do Adolescente do Hospital das Clínicas da FMUSP (ICr-HCFMUSP). Vice-coordenadora do Programa de Residência Multiprofissional em Atenção Clínica Especializada em Pediatria com Ênfase em Cardiopulmonar do ICr-HCFMUSP. Coordenadora do curso de especialização em Fisioterapia Respiratória e Terapia Intensiva em Pediatria e Neonatologia do ICr-HCFMUSP.

Ana Paula Alves Reis
Graduada em Nutrição pela Universidade Federal do Rio de Janeiro (UFRJ). Pós-graduada em Administração Hospitalar pela Faculdade de Saúde Pública da Universidade de São Paulo (FSP-USP). Mestre em Saúde Pública pela FSP-USP. Diretora do Serviço de Nutrição do Instituto da Criança e do Adolescente do Hospital das Clínicas da Faculdade de Medicina da USP (ICr-HC-FMUSP). Nutricionista do ICr-HCFMUSP. Coordenadora do curso de especialização em Nutrição Clínica Materno-Infantil do ICr-HCFMUSP.

Andréa Gislene do Nascimento
Nutricionista coordenadora do setor de educação continuada do Serviço de Nutrição do Instituto da Criança e do Adolescente do Hospital das Clínicas da Faculdade de Medicina da Universidade de São Paulo (ICr-HCFMUSP). Nutricionista da Unidade de Dor e Cuidados Paliativos do ICr-HCFMUSP. Aprimoramento em Cuidados Paliativos Pediátricos pelo ICr-HCFMUSP. Especialista em Administração Hospitalar pela Faculdade de Saúde Pública da USP (FSP-USP).

Andreia Watanabe
Mestre e doutora em Ciências pela Faculdade de Medicina da Universidade de São Paulo (FMUSP). Médica coordenadora da Unidade de Nefrologia Pediátrica do Instituto da Criança da FMUSP (ICr-FMUSP). Médica pesquisadora do Laboratório de Nefrologia Celular, Genética e Molecular (LIM 29) da FMUSP.

Beatriz Polisel Mazzoni Venditti
Doutoranda em Ciências da Saúde do Programa de Pediatria da Faculdade de Medicina da Universidade São Paulo (FMUSP). Nutricionista pelo Centro Universitário São Camilo. Especialista em Nutrição Clínica e Terapia Nutricional pelo Ganep. Especialista em Nutrição Clínica em Pediatria pelo Hospital das Clínicas da FMUSP (HCFMUSP). Nutricionista clínica e preceptora de residentes e estagiários de nutrição no Instituto da Criança e do Adolescente do HCFMUSP (ICr-HCFMUSP).

Bianca Manzoli
Nutricionista pela Universidade Presbiteriana Mackenzie. Especialista em Pediatria pelo Instituto da Criança e do Adolescente do Hospital das Clínicas da Faculdade de Medicina da Universidade de São Paulo (ICr-HCFMUSP). Pós-graduada em Obesidade e Síndrome Metabólica. Terapeuta ayurvédica. Coordenadora do Comitê de Nutrição da Associação Brasileira de Linfoma e Leucemia. Membro do grupo de trabalho em efeitos tardios da Sociedade Brasileira de Oncologia Pediátrica. Membro do grupo de trabalho de nutrição da Organização Pan-Americana da Saúde. Líder do grupo de prevenção primária do Movimento Todos Jutos contra o Câncer.

Camila Nozella Di Petta
Farmacêutica pela Universidade Nove de Julho, pós-graduada em Farmácia Clínica e Hospitalar. Diretora do Serviço de Farmácia do Instituto da Criança e do Adolescente do Hospital das Clínicas da Universidade de São Paulo (ICr-HCFMUSP), atuando diretamente com a manipulação de medicamentos para dose unitária para pacientes pediátricos.

Camila Pugliese
Nutricionista pela Pontifícia Universidade Católica de Campinas (PUC-Campinas). Especialista em Saúde, Nutrição e Alimen-

tação Infantil-Enfoque Multiprofissional pela Universidade Federal de São Paulo (Unifesp). Pós-doutora em Ciências pelo Programa de Medicina (Pediatria) da Faculdade de Medicina da Universidade de São Paulo (FMUSP). Nutricionista do Ambulatório de Especialidades do Instituto da Criança e do Adolescente do Hospital das Clínicas da FMUSP (ICr-HCFMUSP).

Camila Seo
Médica pela Faculdade de Medicina do ABC. Médica pediatra pela Santa Casa de Misericórdia de São Paulo. Especialista em Nutrologia Pediátrica pela Faculdade de Medicina da Universidade de São Paulo (FMUSP). Membro do Departamento Científico de Nutrologia Pediátrica da Sociedade de Pediatria de São Paulo (SPSP). Membro associado da Sociedade Brasileira de Pediatria (SBP). Título de especialista em Pediatria pela Associação Médica Brasileira (AMB).

Carla Aline Fernandes Satiro
Nutricionista. Doutoranda em Ciências pelo Programa de Pediatria da Faculdade de Medicina da Universidade de São Paulo (FMUSP). Especialista em Nutrição Renal pelo Instituto Inades, em Terapia Nutricional e Nutrição Clínica pelo Ganep e em Nutrição Clínica Pediátrica pelo Instituto da Criança e do Adolescente do Hospital das Clínicas da FMUSP (ICr-HCFMUSP). Nutricionista do Ambulatório de Nefrologia do ICr-HCFMUSP. Coordenadora de módulo do curso de especialização em Nutrição Clínica Materno-Infantil do ICr-HCFMUSP.

Carolina Vieira de Mello Barros Pimentel
Nutricionista pela Universidade Católica de Santos. Mestre e doutora em Nutrição em Saúde Pública pela Faculdade de Saúde Pública da Universidade de São Paulo (FSP-USP). Especialista em Medicina do Estilo de Vida pelo International Board of Lifestyle Medicine e em Nutrição Clínica Materno-Infantil pelo Instituto da Criança e do Adolescente do Hospital das Clínicas da Faculdade de Medicina da USP (ICr-HCFMUSP). Coordenadora do grupo Medicina Culinária do Promev do Instituto de Psiquiatria da FMUSP. Professora em diversos cursos de pós-graduação na área de nutrição medicina.

Cristiane Haga
Especialista em Pediatria com área de atuação em Neonatologia e Nutrição Parenteral e Enteral Pediátrica pela Sociedade Brasileira de Pediatria (SBP). Pós-graduada em Nutrologia (*lato sensu*) pela Associação Brasileira de Nutrologia. Médica da Unidade de Terapia Intensiva Neonatal do Instituto da Criança e do Adolescente do Hospital das Clínicas da Faculdade de Medicina da Universidade de São Paulo (ICr-HCFMUSP).

Cristina Yuri Takakura
Nutricionista pela Universidade Estadual Paulista (Unesp). Especialista em Nutrição Clínica em Pediatria. Ex-nutricionista do Instituto da Criança e do Adolescente do Hospital das Clínicas da Faculdade de Medicina da Universidade de São Paulo (ICr-HCFMUSP).

Deisy Zama Asanome
Especialista em Farmácia Clínica Hospitalar pela Universidade de São Paulo (USP). Farmacêutica do Serviço de Farmácia do Instituto da Criança e do Adolescente do Hospital das Clínicas da Faculdade de Medicina da USP (ICr-HCFMUSP).

Denise Maximo Lellis Garcia
Doutora pelo Departamento de Pediatria da Faculdade de Medicina da Universidade de São Paulo (FMUSP). Complementação especializada em Nutrologia Pediátrica pelo Instituto da Criança e do Adolescente do Hospital das Clínicas da FMUSP (ICr-HCFMUSP). Pediatra da Liga de Obesidade Infantil do HCFMUSP. Fundadora do Instituto Primordial.

Diamari Caramelo Ricci Cereda
Médica assistente do Serviço de Endoscopia do Instituto da Criança e do Adolescente do Hospital das Clínicas da Faculdade de Medicina da Universidade de São Paulo (ICr-HCFMUSP).

Fabíola Villac Adde
Doutora em Medicina pela Faculdade de Medicina da Universidade de São Paulo (FMUSP). *Fellowship* na Divisão de Pneumologia do Hospital for Sick Children, Toronto, Canadá. Diploma em Pneumologia Pediátrica pela European Respiratory Society. Membro do Departamento de Pneumologia da Sociedade de Pediatria de São Paulo (SPSP). Pneumologista pediátrica do Núcleo de Pediatria do Hospital Sírio-Libanês. Ex-médica assistente da Unidade de Pneumologia do Instituto da Criança e do Adolescente do Hospital das Clínicas da FMUSP (ICr-HCFMUSP).

Genilda Barbosa de Almeida Sampaio
Pediatra nutróloga com atuação em Suporte Nutricional Parenteral Enteral pela Sociedade Brasileira de Pediatria/SBNPE. Médica assistente da EMTN do Hospital Geral do Estado de Alagoas.

Glauce Hiromi Yonamine
Mestre e doutora em Ciências pelo Departamento de Pediatria da Faculdade de Medicina da Universidade de São Paulo (FMUSP). Supervisora do Ambulatório do Instituto da Criança e do Adolescente do Hospital das Clínicas da FMUSP (ICr-HCFMUSP).

Jane Oba
Doutora e mestre em Pediatria pela Faculdade de Medicina da Universidade de São Paulo (FMUSP). Coordenadora do curso de Pós-Graduação em Gastroenterologia Pediátrica do Hospital Israelita Albert Einstein. Professora do curso de Pós-Graduação em Gastroenterologia da FMUSP. Título de especialista pela Sociedade Brasileira de Nutrição Parenteral e Enteral. Gastroenterologista pediatra pela Sociedade Brasileira de Pediatria.

Karina Viani
Graduada em Nutrição e doutora em Ciências pela Universidade de São Paulo (USP). Especialista em Nutrição Clínica em Pediatria pelo Instituto da Criança e do Adolescente do Hospital das Clínicas da Faculdade de Medicina da USP (ICr-HCFMUSP). Nutricionista da Pesquisa Clínica do Instituto de Tratamento do Câncer Infantil (Itaci)/HCFMUSP. Gerente Regional de Pesquisa Clínica para a América do Sul, International Initiative for Pediatrics and Nutrition (IIPAN).

Larissa Baldini Farjalla Mattar
Especialista em Alimentação, Saúde e Nutrição Infantil e mestre em Ciências pela Universidade Federal de São Paulo (Unifesp). Nutricionista do Ambulatório do Instituto da Criança e do Adolescente do Hospital das Clínicas da Faculdade de Medicina do Hospital das Clínicas da Universidade de São Paulo (ICr-HCFMUSP).

Lenycia de Cassya Lopes Neri

Nutricionista pela Faculdade de Saúde Pública da Universidade de São Paulo (FSP-USP). Mestre em Ciências pelo Instituto de Medicina Tropical da Faculdade de Medicina da USP (FMUSP). Doutora em Pediatria pela FMUSP. Especialista em Nutrição Clínica pela Associação Brasileira de Nutrição (Asbran). Especialista em Fisiologia do Exercício pela Universidade Federal de São Paulo (Unifesp). *Research fellow* na Univesità di Pavia, Itália.

Leonardo Rocha Fernandes

Coordenador da Fisioterapia do Centro de Tratamento Intensivo Pediátrico (CTIP) do Instituto da Criança e do Adolescente do Hospital das Clínicas da Faculdade de Medicina da Universidade de São Paulo (ICr-HCFMUSP). Docente da especialização em Fisioterapia Pediátrica e Neonatal, e dos programas de Residência Multiprofissional em Neonatologia e Atenção Clínica Especializada em Pediatria com Ênfase em Cardiopulmonar do ICr-HCFMUSP. Docente do curso de Fisioterapia da Faculdade Anhanguera. Especialista em Fisioterapia aplicada ao Neonato e Lactente pela Universidade Estadual de Campinas (Unicamp). Residência multiprofissional em Saúde da Criança e do Adolescente pela Universidade Federal de São Paulo (Unifesp).

Letícia Guersoni Silveira Alves

Nutricionista pela Universidade Federal de São Paulo (Unifesp). Especialista em Saúde da Criança e do Adolescente pela Unifesp. Nutricionista clínica do Centro Neonatal do Instituto da Criança e do Adolescente do Hospital das Clínicas da Faculdade de Medicina da Universidade de São Paulo (ICr-HCFMUSP).

Louise Cominato

Mestre e doutora pela Faculdade de Medicina da Universidade de São Paulo (FMUSP). Médica assistente da Unidade de Endocrinologia do Instituto da Criança e do Adolescente do Hospital das Clínicas da FMUSP (ICr-HCFMUSP). Coordenadora do Ambulatório de Obesidade do ICr-HCFMUSP.

Manoel Carlos Prieto Velhote

Professor livre-docente pela Faculdade de Medicina da Universidade de São Paulo (FMUSP). Cirurgião pediatra do Instituto da Criança e do Adolescente do Hospital das Clínicas da FMUSP (ICr-HCFMUSP).

Manoel Ernesto Peçanha Gonçalves

Médico assistente responsável pelo Serviço de Endoscopia do Instituto da Criança e do Adolescente do Hospital das Clínicas da Faculdade de Medicina da Universidade de São Paulo (FMUSP). Médico endoscopista do Hospital Israelita Albert Einstein.

Maria Aparecida Carlos Bonfim

Mestranda pelo Programa de Pós-Graduação em Pediatria da Faculdade de Medicina da Universidade de São Paulo (FMUSP). Nutricionista pelo Centro Universitário São Camilo. Especialização em Nutrição Clínica e Terapia Nutricional Enteral e Parenteral pelo Ganep. Aprimoramento profissional em Nutrição Hospitalar pelo Hospital Universitário da USP (HU-USP). Especialização em Preceptoria Multiprofissional na área da saúde pela Faculdade Moinhos de Vento. Nutricionista da enfermaria de cirurgia infantil e transplante hepático e preceptora nos programas de residência multiprofissional com ênfase em cardiopulmonar e neonatologia do Instituto da Criança e do Adolescente do Hospital das Clínicas da FMUSP (ICr-HCFMUSP).

Mariana Nascimento
Médica especialista em Nutrologia pela Faculdade de Medicina da Universidade de São Paulo (FMUSP).

Mário Cícero Falcão
Doutor em Pediatria pela Faculdade de Medicina da Universidade de São Paulo (FMUSP). Professor colaborador do Departamento de Pediatria da FMUSP. Especialista em Pediatria com área de atuação em Nutrologia Pediátrica pela Sociedade Brasileira de Pediatria (SBP). Especialista em Nutrição Parenteral e Enteral pela Sociedade Brasileira de Nutrição Parenteral e Enteral (Braspen). Médico do Centro de Terapia Neonatal 2 do Instituto da Criança e do Adolescente do Hospital das Clínicas da FMUSP (ICr-HCFMUSP). Editor associado da *Braspen Journal*. Editor executivo da *Revista Paulista de Pediatria*. Coordenador da Equipe Multidisciplinar de Terapia Nutricional (EMTN) do Hospital Santa Catarina, São Paulo. Membro do Departamento de Suporte Nutricional da Sociedade de Pediatria de São Paulo (SPSP). Membro do Departamento de Nutrologia da SPSP.

Maristela Trevisan Cunha
Mestre em Ciências da Saúde pelo Centro de Reabilitação Pulmonar da Escola Paulista de Medicina da Universidade Federal de São Paulo (EPM-Unifesp). Fisioterapeuta da Terapia Intensiva Pediátrica; Ambulatório de Fisioterapia e Reabilitação Cardiorrespiratória do Instituto da Criança e do Adolescente do Hospital das Clínicas da Faculdade de Medicina da Universidade de São Paulo (ICr-HCFMUSP). Diretora Técnica do Serviço de Fisioterapia do ICr-HCFMUSP. Coordenadora do curso de especialização em Fisioterapia Respiratória e Fisioterapia em Terapia Intensiva – Pediatria e Neonatologia do ICr-HCFMUSP. Coordenadora do Programa de Residência Multiprofissional em Atenção Clínica Especializada em Pediatria com ênfase cardiopulmonar.

Meire Nagaiassu
Mestre em Pediatria pela Faculdade de Medicina da Universidade de São Paulo (FMUSP). Médica da Unidade de Terapia Intensiva Neonatal do Instituto da Criança e do Adolescente do Hospital das Clínicas da FMUSP (ICr-HCFMUSP). Membro do Grupo de Suporte Nutricional do ICr-HCFMUSP.

Patrícia Azevedo de Lima
Nutricionista pela Faculdade de Saúde Pública da Universidade de São Paulo (FSP-USP). Meste e doutora pela USP. Especialista em Nutrição Clínica e Terapia Enteral pelo Ganep. Professora de Nutrição de graduação e pós-graduação. Ex-nutricionista do Instituto da Criança e do Adolescente do Hospital das Clínicas da Faculdade de Medicina da USP (ICr-HCFMUSP).

Rafaela Rodrigues Vieira
Nutricionista pela Universidade de São Paulo (USP). Especialista em Pediatria pela Escola de Educação Permanente do Hospital das Clínicas da Faculdade de Medicina da USP (EEP-HCFMUSP). Mestranda pelo Programa de Pós-Graduação em Pediatria na FMUSP. Nutricionista nas unidades de internação do Instituto de Tratamento do Câncer Infantil (Itaci).

Renata Hyppolito Barnabe
Nutricionista pela Faculdade de Saúde Pública da Universidade de São Paulo (FSP-USP). Especialista em Nutrição Materno-Infantil pela Universidade Federal de São

Paulo (Unifesp). Pós-graduada em Padrões Gastronômicos pela Universidade Anhembi-Morumbi. Especialista em Administração Hospitalar pelo Centro Universitário São Camilo. Nutricionista do Instituto da Criança e do Adolescente do Hospital das Clínicas da Faculdade de Medicina da USP (ICr-HCFMUSP).

Roberto Augusto Plaza Teixeira

Médico hematologista e oncologista pediátrico. Médico assistente do Instituto do Tratamento do Câncer Infantil (Itaci) do Instituto da Criança e do Adolescente do Hospital das Clínicas da Faculdade de Medicina da Universidade de São Paulo (ICr-HCFMUSP). Graduado pela Faculdade de Ciências Médicas da Santa Casa de São Paulo (FCMSCSP). Mestre em Pediatria pela FCMSCSP. Doutor em Pediatria pela FMUSP. Professor e coordenador da área de Oncologia e Hematologia Pediátrica da Faculdade IBCMED. Hematologista pediátrico do Centro de Hematologia de São Paulo.

Rubens Feferbaum

Especialista em Neonatologia e Nutrologia pela Sociedade Brasileira de Pediatria (SBP) e Sociedade Brasileira de Nutrição Parenteral e Enteral. Professor livre-docente em Pediatria da Faculdade de Medicina da Universidade de São Paulo (FMUSP). Presidente do Departamento Científico de Suporte Nutricional da SBP.

Ruth Rocha Franco

Assistente da Unidade de Endocrinologia Pediátrica da Faculdade de Medicina da Universidade de São Paulo (FMUSP). Coordenadora dos Ambulatórios de Cirurgia Bariátrica do Adolescente e da Síndrome de Prader Willi do Instituto da Criança e do Adolescente do Hospital das Clínicas da FMUSP (ICr-HCFMUSP).

Sílvia Maria de Macedo Barbosa

Médica pediatra, doutora em Ciências pela Faculdade de Medicina da Universidade de São Paulo (FMUSP). Chefe da Unidade de Dor e Cuidados Paliativos do Instituto da Criança e do Adolescente do Hospital das Clínicas da FMUSP (ICr-HCFMUSP). Presidente da Comissão de Bioética e Cuidados Paliativos do Hospital da Mulher de São Bernardo do Campo. Presidente do Núcleo de Estudos de Medicina da Dor e Cuidados Paliativos da Sociedade de Pediatria de São Paulo. Secretária do Departamento Científico de Medicina da Dor e Cuidados Paliativos da Sociedade Brasileira de Pediatria.

Silvia Regina Cardoso

Médica assistente do Serviço de Endoscopia do Instituto da Criança e do Adolescente do Hospital das Clínicas da Faculdade de Medicina da Universidade de São Paulo (HC-FMUSP). Médica do Setor de Endoscopia e Gastroenterologia Pediátrica do Hospital da Clínicas da Faculdade de Ciências Médicas da Universidade Estadual de Campinas (FCM-Unicamp).

Simone Brasil de Oliveira Iglesias

Médica pediatra, intensivista, bioeticista e paliativista. Doutora em Pediatria pelo Programa de Pós-Graduação em Pediatria e Ciências Aplicadas à Pediatria pela Universidade Federal de São Paulo (Unifesp). Residência em Pediatria pela Universidade Federal do Rio de Janeiro (UFRJ) e em Terapia Intensiva Pediátrica pela Unifesp. Especialista em Pediatria com área de atuação em Terapia Intensiva Pediátrica pela Sociedade Brasileira de Pediatria (SBP). Especialista em Nutrição Parenteral e Enteral pela Sociedade de Nutrição Parenteral e Enteral. Especialista em Bioética pela Universidade de São Paulo (USP) e em Cuidados Paliativos pelo Instituto Pallium Latinoamérica e pela Associação Médica Brasileira. Professora adjunta da disciplina de Pediatria Geral e Comunitária do Departamento de Pediatria da Unifesp. Médica assistente da Unidade de Cuidados Intensivos Pediátricos e coordenadora da Unidade Semi-Intensiva Pediátrica do Hospital São Paulo da Unifesp. Fundadora e coordenadora do Grupo de Bioética e Cuidados Paliativos do Departamento de Pediatria da Unifesp/EPM – Grupo Girafa. Membro do Comitê de Bioética da Academia Nacional de Cuidados Paliativos (ANCP), do Departamento Científico de Bioética e do Departamento Científico de Dor e Cuidados Paliativos da Sociedade de Pediatria de São Paulo (SPSP). Presidente do Departamento Científico de Dor e Cuidados Paliativos da SBP. Uma das fundadoras da Rede Brasileira de Cuidados Paliativos Pediátricos.

Sonia Tucunduva Philippi
Escritora, docente e pesquisadora da Faculdade de Saúde Pública da Universidade de São Paulo (FSP-USP). Professora associada nível 3 com mestrado e doutorado pela USP. Foi presidente da Associação Paulista de Nutrição (Apan), vice-presidente do Conselho Regional de Nutricionistas (CRN3) e é do conselho diretor da Sociedade Brasileira de Alimentação e Nutrição (Sban). Recebeu importantes prêmios na área da saúde e nutrição: Prêmio 100 Mais Influentes da Saúde – Revista *Healthcare Management* (maio 2015); Prêmio Saúde – Editora Abril (novembro 2014); Prêmio Dra. Eliete Salomon Tudisco do CRN3 – destaque profissional na área acadêmica (agosto 2014).

Uenis Tannuri
Professor titular da Disciplina de Cirurgia Pediátrica e Transplante Hepático da Faculdade de Medicina da Universidade de São Paulo (FMUSP).

Valdenise Martins Laurindo Tuma Calil
Médica pediatra e neonatologista. Mestre e doutora em Pediatria. Especialista em Pediatria com área de atuação em Neonatologia, Terapia Intensiva Pediátrica e Nutrologia Pediátrica pela Sociedade Brasileira de Pediatria (SBP). Coordenadora médica do Centro Neonatal do Instituto da Criança e do Adolescente do Hospital das Clínicas da Faculdade de Medicina da Universidade de São Paulo (ICr-HCFMUSP). Coordenadora médica do Banco de Leite Humano do Centro Neonatal do ICr-HCFMUSP. Membro e ex-presidente do Departamento de Aleitamento Materno da Sociedade de Pediatria de São Paulo.

Valéria Moro
Especialista em Pediatria pela Faculdade de Medicina de Ribeirão Preto da Universidade de São Paulo (FMRP-USP). Especialista em Nutrologia pela Associação Brasileira de Nutrologia (Abran). Nutróloga da Equipe do Ambulatório de Nutrologia da Secretaria Municipal de Saúde de Ribeirão Preto.

Vanessa da Cunha Oliveira
Graduada em Nutrição pelo Centro Universitário São Camilo. Especialista em Pediatria pela Escola de Educação Permanente do Hospital das Clínicas da Faculdade de Medicina da Universidade de São Paulo (HCFMUSP). Especialista em Gestão da Qualidade em Saúde pelo Hospital Israelita Albert Einstein. MBA em Gestão de Saúde – especialização em Administração Hospitalar e de Sistemas de Saúde pela Fundação

Getulio Vargas. MBA em Gestão de Projetos pela Escola Superior de Agricultura Luiz de Queiroz (Esalq-USP). Analista de Qualidade no Instituto Central do HCFMUSP. Coordenadora da Nutrição na Telessaúde da Hapvida NotreDame Intermédica.

Vanessa Zucari

Nutricionista do Centro Neonatal do Instituto da Criança e do Adolescente do Hospital das Clínicas da Faculdade de Medicina da Universidade de São Paulo (HCFMUSP). Especialista em Nutrição Clínica Pediátrica pelo Instituto da Criança e do Adolescente do HCFMUSP (ICr-HCFMUSP). Graduada pelo Centro Universitário São Camilo.

Sumário

Prefácio da 1ª edição

O ano de 1968 entrou para a história em virtude das inúmeras modificações de ordem política, cultural e social, não só em nosso país como em todo o planeta. Seria impossível enumerar todos os acontecimentos ocorridos naquele ano maravilhoso e, ao mesmo tempo, desastroso em certos aspectos políticos. Na ciência médica e especificamente na área da nutrição em cirurgia, nesse ano foi publicado o primeiro caso de uma criança com síndrome do intestino curto, mantida em nutrição parenteral exclusiva durante mais de 400 dias. A partir deste espetacular relato, nascia um método terapêutico maravilhoso, capaz de manter crescimento e desenvolvimento normais em crianças com o trato digestivo totalmente incapaz de receber nutrientes. As aplicações do novo e revolucionário método em cirurgia pediátrica e principalmente no período pós-operatório de recém-nascidos com malformações graves do trato digestivo foram inúmeras, modificando substancialmente o prognóstico destes pacientes. Por outro lado, esta publicação de 1968 foi responsável pela onda de entusiasmo com milhares de estudos de nutrição clínica e experimental que resultaram na moderna terapia nutricional.

Em 1973, quando ainda residentes, iniciamos a padronização do método da nutrição parenteral prolongada na criança, na Enfermaria da Disciplina de Cirurgia Pediátrica da FMUSP, naquele tempo, no prédio do Instituto Central do Hospital das Clínicas. Desde aquela época até o presente, pudemos testemunhar considerável avanço na área da nutrição. Sólida e expressiva experiência foi acumulada nestes anos, no atendimento a milhares de crianças com diferentes afecções clínicas e cirúrgicas, em que a desnutrição constitui um importante fator contribuinte para complicações durante o tratamento. Paralelamente a esta evolução, os conhecimentos sobre nutrição enteral sofreram espetacular avanço, com o surgimento de novos tipos de dietas elementares quimicamente definidas e de dietas elaboradas especificamente para cada tipo de doença, além de sondas gastroentéricas delicadas e pouco reativas. Assim, a terapia nutricional parenteral e enteral constitui-se atualmente de procedimentos rotineiros nos grandes centros de atendimento às crianças com doenças graves, mormente graças às equipes multiprofissionais de terapia nutricional, a exemplo do que ocorre no Instituto da Criança do HCFMUSP. A atuação destes profissionais nas diferentes áreas de especialidade da Instituição, em conjunto com a Unidade de Nutrologia, permitiu considerável acúmulo de conhecimentos teóricos e de experiência prática a ponto de culminar com a publicação da presente obra. A primeira das quatro partes em que o livro é dividido refere-se à nutrologia geral, nas diferentes áreas de atuação em pediatria. Seguem-se os capítulos específicos da área neonatal e da terapia intensiva, além daqueles referentes a fórmulas infantis, dietas enterais, suplementos e módulos. Vários profissionais, de diferentes áreas do Instituto da Criança puderam expor suas experiências: médicos, nutricionistas, enfermeiros, farmacêuticos e fisioterapeutas. Assim, esta obra abrangente, mas prática e sucinta, destina-se a profissionais e alunos de graduação que tenham interesse pela nutrologia clínica pediátrica.

O Departamento de Pediatria da FMUSP e o Conselho Diretor do Instituto da Criança cumprimentam os organizadores e os autores do presente livro, com a certeza de que será um importante veículo de divulgação de conhecimentos, mostrando mais uma vez o papel de destaque da nossa Instituição no ensino da Pediatria.

Uenis Tannuri
Professor titular do Departamento
de Pediatria da FMUSP

Prefácio da 2ª edição

É com a agradável sensação do dever bem cumprido que recebo a missão de prefaciar a segunda edição do livro *Nutrologia*. Sinto-me no direito de ter essa satisfação por dois motivos: primeiro, porque fui um dos colaboradores da primeira edição, muito bem-aceita pelos leitores e o que constitui atestado da qualidade da obra, e segundo porque sou coordenador do importante grupo do Instituto da Criança conhecido por todos por "Gastro-Hepato e Nutrição", cujos profissionais são os principais autores da presente obra. Essa incumbência foi dirigida a mim pela Professora Magda Carneiro-Sampaio, professora titular de Pediatria Clínica da Faculdade de Medicina da USP, em virtude de meu trabalho na área da nutrição em cirurgia desde os tempos de residência médica, 45 anos atrás, além da constante atuação nas doenças cirúrgicas gastrointestinais, congênitas ou adquiridas, e nas hapatopatias graves e irreversíveis, com necessidade de transplante de fígado. Assim, posso afirmar sem qualquer ufanismo que nós, profissionais do Instituto da Criança e do Adolescente do Hospital das Clínicas da FMUSP, temos uma das maiores experiências mundiais no tratamento de crianças com afecções cirúrgicas complexas e graves, mormente as crianças submetidas ao transplante hepático.

Esta segunda edição, com algumas modificações em relação à primeira, conta com capítulos escritos por profissionais de diferentes áreas que puderam expor suas vivências do dia a dia ao tratar crianças com problemas nutricionais, primários ou secundários a doenças localizadas ou sistêmicas: médicos, nutricionistas, enfermeiros, farmacêuticos, psicólogos e fisioterapeutas. Dou aqui a devida ênfase que os autores expressam suas experiências práticas, sem se basear em dados de literatura estrangeira, cuja realidade é, muitas vezes, diferente da nossa. O trabalho dessa equipe multiprofissional é único e tem o objetivo de propiciar um excelente tratamento nutricional aos pacientes com doenças cujo acometimento do estado nutricional requer atuação complementar, sem a qual o resultado final da terapia não será bem-sucedido.

A presente edição conta com capítulos novos, em atenção aos recentes avanços da terapia nutricional dos últimos anos. Cito aqui a importante introdução dos conhecimentos sobre "Nutrição nos primeiros mil dias e doenças futuras", setor tão atual na atenção primária pediátrica, além dos capítulos sobre nutrição nas crianças com disfunções orgânicas, com novos conhecimentos de fisiopatologia nessas situações de doenças graves. Finalmente, aproveito para lembrar que o novo grupo de "Gastro-Hepato e Nutrição" do Instituto da Criança, reformulado há pouco mais de um ano, completamente integrado com a área da cirurgia e do transplante hepático pediátrico, além de profícua atuação no atendimento médico e no ensino, tem tido expressiva produção científica. A presente obra é a comprovação desse fato. Tenho a alegria de cumprimentar seus autores.

Uenis Tannuri
Disciplina de Cirurgia Pediátrica e Transplante Hepático
Professor titular do Departamento de Pediatria da FMUSP

Prefácio à 3ª edição

"Nutrir uma criança é nutrir o futuro."
(Autor Desconhecido)

Em um mundo onde o conhecimento médico se expande a uma velocidade impressionante, é imperativo que os profissionais de saúde estejam sempre atualizados, principalmente aqueles que cuidam de nossa geração futura: as crianças. O campo da pediatria, em particular, é repleto de nuances e especificidades que demandam estudo contínuo e dedicação.

É nesse contexto que temos a honra de apresentar este livro, editado e coordenado por professores pertencentes ao Instituto da Criança e do Adolescente do HCFMUSP e da FMUSP. Nesta terceira edição, atualizada e ampliada, temos os editores Drs. Filumena Maria da Silva Gomes, Magda Carneiro-Sampaio e Clovis Artur Almeida da Silva e na coordenação Artur Figueiredo Delgado, Ary Lopes Cardoso, Rosana Tumas e Patrícia Zamberlan.

A estrutura deste livro é meticulosamente organizada para abranger os vastos aspectos da Nutrologia em Pediatria:

- A Seção I introduz os "Conceitos gerais em Nutrologia", que incluem desde a nutrição da criança normal até a regulamentação da indústria de alimentos, explorando os fundamentos essenciais do campo.
- A Seção II foca na "Nutrologia nas diferentes áreas de atuação" e trata de tópicos especializados, como terapia nutricional em diversas doenças e condições, desde a disfunção cardíaca pediátrica até os transtornos alimentares na adolescência.
- A Seção III é dedicada à "Nutrologia neonatal", um período crítico na vida de um indivíduo, em que as decisões nutricionais podem ter repercussões duradouras.
- A Seção IV aborda a "Nutrologia na criança gravemente doente", atendendo às necessidades especiais desses pacientes.
- Finalmente, a Seção V detalha a "Utilização de fórmulas/dietas enterais, suplementos e módulos", fornecendo orientações práticas para a aplicação clínica.

Além disso, os apêndices apresentam recursos adicionais sobre avaliação nutricional, necessidades nutricionais, fórmulas lácteas e produtos enterais. Para complementar o conteúdo escrito, ainda temos *podcasts* e vídeos anexados que oferecem *insights* práticos e demonstrações visuais para enriquecer a experiência de aprendizado.

Em uma era na qual o acesso à informação é abundante, a qualidade e a relevância dessa informação se tornam cruciais. Esta obra, apresentada pela Editora Manole, é um testemunho da paixão e dedicação de seus autores e colaboradores à pediatria e à nutrologia pediátrica. É, portanto, referência essencial para todos aqueles comprometidos com a saúde e o bem-estar de nossas crianças.

Desejamos a todos uma leitura proveitosa e enriquecedora. Que este livro possa inspirar e guiar todos os profissionais que buscam o melhor para seus pequenos pacientes.

"Uma boa nutrição planta as sementes
para um futuro mais saudável."
(Autor Desconhecido)

Dan L. Waitzberg
Mestre, doutor e livre-docente pela FMUSP.
Professor associado do Departamento de Gastroenterologia da FMUSP, coordenador da FMUSP, coordenador do laboratório LIM-35 do IC-HCFMUSP, coordenador médico das EMTNs do Hospital das Clínicas (IC-HCFMUSP), Instituto do Câncer do Estado de São Paulo (Icesp) e Hospital Santa Catarina. Diretor presidente do Grupo Ganep Nutrição Humana e diretor científico de Bioma4me

Apresentação

A nutrição pode modificar a expressão gênica, alterar o metabolismo do organismo e a sua homeostasia.

Uma dieta saudável ajuda a proteger contra a desnutrição em todas as suas formas, bem como reduzir o risco de ganho de peso prejudicial à saúde e o risco de doenças não transmissíveis, incluindo diabetes, doenças cardíacas, acidente vascular cerebral e câncer.

As práticas alimentares saudáveis da criança se iniciam com o aleitamento materno para a promoção do crescimento saudável e o desenvolvimento cognitivo pleno, e trazem benefícios para a saúde a longo prazo, com redução do risco de sobrepeso ou obesidade e de desenvolvimento de doenças não transmissíveis mais tarde na vida.

A insegurança alimentar, isto é, a falta de acesso regular a alimentos adequados, ricos em nutrientes para um crescimento e desenvolvimento saudáveis, é devida tanto à indisponibilidade de alimentos quanto à insuficiência de recursos para obter alimentos adequados, pois tanto a quantidade como a qualidade são importantes para uma boa saúde.

As doenças não transmissíveis são a principal causa de mortalidade no mundo, e seu risco é modificável pelo estilo de vida com dietas saudáveis, vida ativa e sono de qualidade para crianças e adolescentes.

Os profissionais de saúde, incluindo nutricionistas, médicos, enfermeiros, fisioterapeutas, fonoaudiólogos, dentistas, devem aconselhar e prestar serviços de saúde preventivos, curativos, reabilitativos e promocionais com base nos conhecimento teóricos e práticos atuais em doenças e outros problemas de saúde.

Os conhecimentos atualizados e as habilidades exigidas para a orientação de dietas saudáveis são agora disponibilizados na nova terceira edição do livro de Nutrologia na Coleção Pediatria do Instituto da Criança e do Adolescente do HCFMUSP.

Os editores da Coleção Pediatria

CONTEÚDO COMPLEMENTAR

Este livro contém conteúdo complementar disponibilizado em uma plataforma digital exclusiva. Nela constam os Apêndices e vídeos sobre diversos temas abordados no livro.

Para ingressar no ambiente virtual, utilize o QR *Code* abaixo, faça seu cadastro e digite a senha **nutrologia3ed**

O prazo para acesso a esse material limita-se à vigência desta edição.

Nota dos Editores

Lançada em 2008 e com 27 volumes publicados, a Coleção Pediatria do Instituto da Criança e do Adolescente do HC-FMUSP é referência para todos os profissionais que buscam atualização na área.

Com milhares de livros vendidos, seus autores conciliam a experiência acadêmica e de pesquisa com a atuação profissional nos principais centros de referência do Brasil. Apresentam temas de grande interesse da comunidade médica, trazendo conhecimento atualizado e inovação, com vários volumes na terceira ou quarta edição.

Acompanhando as tendências do mercado editorial e da área educacional, a Coleção passou a apresentar materiais interativos que podem ser acessados via QR Code de acordo com o volume.

Outra importante inovação é o material disponível com aulas temáticas ministradas por grandes especialistas. Elas acontecem quinzenalmente e podem ser assistidas ao vivo ou gravadas no canal da Manole:

1. Acesse o menu "Minicurso" no portal Manole.
2. Navegue até a seção desejada ou utilize o *link* direto: Minicursos Manole
3. Procure pelo minicurso desejado no campo de busca.

Todo o conteúdo dos livros e dos vídeos foram pensados para que você, leitor, tenha a melhor experiência de aprendizado e atualização para sua carreira profissional.

Para estar sempre atualizado sobre nossos livros e cursos, nos sigam nas nossas redes sociais:

Boa leitura! Bons estudos!

Seção I

Conceitos gerais em Nutrologia

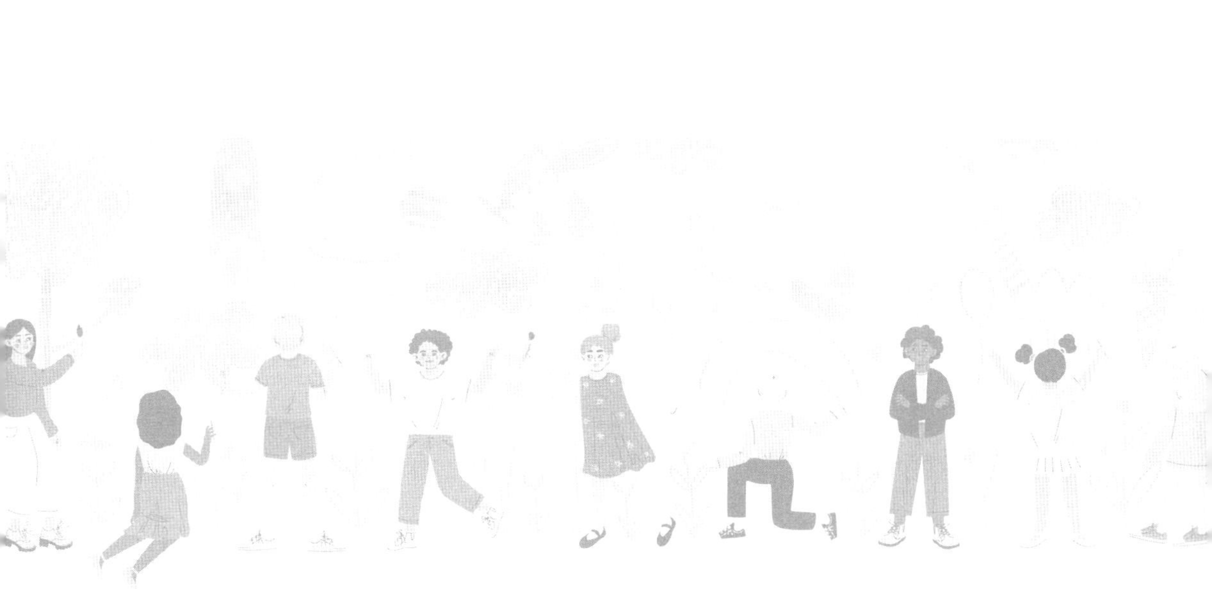

1

Nutrição nos primeiros mil dias e doenças futuras

Patrícia Zamberlan
Artur Figueiredo Delgado

PONTOS-CHAVE DESTE CAPÍTULO

- Importância dos primeiros mil dias (gestação e primeiros 2 anos de vida) na saúde a longo prazo e no desenvolvimento cognitivo.
- Conceitos sobre o desenvolvimento precoce das doenças crônicas do adulto e o processo de programação metabólica.
- Influência dos variados nutrientes na predisposição para a obesidade e no desenvolvimento cognitivo.
- Importância do aleitamento materno como nutrição essencial no primeiro ano de vida, bem como da alimentação complementar adequada.

INTRODUÇÃO

Estima-se que, globalmente, 13 milhões de crianças nasçam com restrição de crescimento intrauterino (RCIU). A subnutrição até os 5 anos de vida acomete 178 milhões, e 90% (160 milhões) dessas crianças vivem em 36 países, localizados na África subsaariana e no sudeste da Ásia, o que representa 46% dos 438 milhões de crianças desses países.

A subnutrição na infância tem como principais causas a RCIU e o déficit de nutrientes na alimentação e/ou a presença de doenças infecciosas, principalmente durante os 2 primeiros anos de vida, o que demonstra a "janela de oportunidades" de intervenção durante a gestação até os 2 anos. Sensível a essas questões, a Organização das Nações Unidas (ONU) lançou em 2010 o *Scaling Up Nutrition*, um movimento global constituído por governos, órgãos de saúde internacionais, Banco Mundial, sociedade civil, organizações não governamentais e empresas de todo o mundo visando combater a subnutrição nos países participantes do projeto.

Embora atualmente ainda haja uma grande preocupação com a subnutrição infantil, a "janela de oportunidades" dos "mil dias de vida", que compreende o tempo da gestação a termo (280 dias) somado aos primeiros 2 anos de idade (730 dias), extrapola a questão dessa condição. Doenças crônicas não transmissíveis que podem acometer a vida futura da criança com RCIU ou subnutrição precoce originaram a teoria da origem fetal das doenças crônicas não transmissíveis, descrita originalmente por Barker e atualmente apoiada pelas possíveis alterações epigenéticas delas decorrentes. Ainda, os excessos de ingestão, inadequações dietéticas e erros alimentares nesse período, levando à obesidade e a deficiências de micronutrientes, são aspectos importantes amplamente estudados nos países desenvolvidos.

A prevenção das doenças crônicas não transmissíveis deve ser iniciada durante o período intrauterino, com a adequada nutrição da gestante, que pode evitar deficiências nutricionais e RCIU. Segundo o conceito de programação metabólica, decorrente dos estudos de Barker e colaboradores, um agravo em fases críticas do desenvolvimento, que altera uma estrutura somática ou o ajuste de um sistema fisiológico, teria consequências na saúde do indivíduo em longo prazo. Há evidências científicas mostrando que a quantidade e a qualidade dos nutrientes recebidos pelo feto influenciam seu desenvolvimento e o aparecimento futuro de doenças não transmissíveis como obesidade, hipertensão arterial e doenças cardiovasculares. Da mesma forma, fatores nutricionais nos primeiros 2 anos de vida podem modular o risco para essas doenças, especialmente em crianças com antecedente de RCIU.

IMPORTÂNCIA DA NUTRIÇÃO MATERNA

O esforço para garantir o sucesso de uma gestação representa uma das funções fundamentais da vida. Os objetivos principais para alcançar tal paradigma são: a saúde da mulher durante a gravidez, a saúde do concepto, o bem-estar materno para possibilitar a nutrição do recém-nascido (RN) e a proteção contra o desenvolvimento de doenças crônicas durante a vida adulta. O período de crescimento e desenvolvimento intrauterino é o mais vulnerável do ciclo de vida.

Gestantes representam um grupo com muitas particularidades na composição de sua dieta. Em decorrência das novas demandas nutricionais, o estado anabólico é dinâmico e promove ajustes contínuos em relação a diversos nutrientes. Assim, suas necessidades nutricionais são diferentes daquelas das mulheres adultas não gestantes. O cumprimento do consumo diário necessário para os diferentes componentes da dieta garantirá um desenvolvimento saudável para a mãe e o feto. Se a ingestão dietética for insuficiente e os estoques de nutrientes da gestante estiverem baixos, o feto recorrerá às reservas preconcepcionais para seu suprimento, ocasionando comprometimento do binômio mãe-feto.

O diagnóstico das condições nutricionais da mulher que inicia uma gestação é muito importante. Gestantes que apresentem inadequada reserva de nutrientes, aliada a uma ingestão dietética insuficiente, poderão enfrentar um comprometimento do crescimento fetal e, consequentemente, a ocorrência do baixo peso ao nascer (BPN).

O ganho de peso adequado na gestação deve variar de acordo com o índice de massa corporal (IMC) pré-gestacional. Mulheres que iniciam a gestação com baixo peso (IMC < 18,5) devem ter um ganho total de 12,5 a 18 kg; aquelas com estado nutricional pré-gestacional eutrófico (IMC entre 18,5 e 25) devem ter um ganho ponderal entre 11,5 e 16 kg; as com sobrepeso pré-gestacional

(IMC entre 25 e 30) deverão ganhar de 7 a 11,5 kg, assim como as com obesidade pré-gravídica (IMC > 30) não deverão ganhar mais que 7 kg.

A oferta energética é o principal determinante no ganho de peso gestacional, apesar de a deficiência de alguns micronutrientes também restringir esse incremento. Além de causar RCIU, a má nutrição do feto (traduzida pela nutrição materna) em diversos estágios da gestação traz danos irreversíveis ao cérebro, com sérias implicações futuras para o desenvolvimento motor, cognitivo e intelectual do indivíduo; e leva à predisposição de doenças crônicas não transmissíveis, como a obesidade e alguns tipos de câncer, durante a vida adulta.

Após revisarem a influência da nutrição no desenvolvimento cerebral, alguns autores têm concluído que determinados nutrientes, além do aporte energético e proteico, são importantes nesse processo, como os ácidos poli-insaturados de cadeia longa (LCPufa), iodo, ferro, zinco, ácido fólico e colina.

O iodo é um típico exemplo de nutriente cuja deficiência durante o período crítico do desenvolvimento cerebral acarreta consequências adversas em longo prazo, como o cretinismo (que resulta em retardo mental e alterações neurológicas) e a diminuição do quociente de inteligência (QI).

O ferro tem um papel fundamental na homeostase do organismo, uma vez que participa de processos celulares vitais como transporte de oxigênio, produção de energia por meio do metabolismo oxidativo, crescimento celular mediante a síntese de ácidos nucleicos, síntese de neurotransmissores cerebrais e cofator em reações enzimáticas e outros processos metabólicos. A carência de ferro durante a gestação pode levar à anemia, que aumenta o risco de parto prematuro e morte perinatal. Também pode haver consequências em longo prazo para a criança, como a diminuição da capacidade cognitiva, afetiva, de aprendizagem e de concentração. Para evitar esses efeitos deletérios, a Organização Mundial da Saúde (OMS) recomenda a suplementação medicamentosa como profilaxia no segundo e terceiro trimestres da gestação.

O zinco desempenha importante função no crescimento e desenvolvimento fetal, uma vez que é necessário para a diferenciação celular. Sua necessidade durante a gestação tem um aumento de aproximadamente 40% nas necessidades diárias. Apesar de a deficiência de zinco ser rara, tem sido estimado que 80% das gestantes no mundo apresentam ingestão deficiente desse micronutriente. Essa condição parece se associar a morte fetal e neonatal precoce, RCIU, prematuridade e pobre desenvolvimento cognitivo e motor, apesar de ainda não haver um claro consenso sobre o assunto. Na verdade, é necessário examinar o impacto da deficiência de zinco nos diferentes estágios do desenvolvimento e sua interação com a deficiência de outros micronutrientes.

A necessidade de folato para a gestante se eleva em 50% sobre a referência para a mulher adulta. O ácido fólico tem papel fundamental no processo de multiplicação celular, sendo, portanto, imprescindível durante a gestação. Atuando como coenzima no metabolismo de aminoácidos (glicina) e na síntese de purinas e pirimidinas, bem como na síntese proteica, sua deficiência pode ocasionar alterações na síntese de ácido desoxirribonucleico (DNA) e alterações cromossômicas, como defeitos do tubo neural e espinha bífida. Além disso, baixas concentrações de folato na corrente sanguínea estão associadas ao aumento de risco de partos prematuros, BPN e RCIU.

A colina parece ser importante durante a gestação, uma vez que influencia a proliferação das células-tronco e, assim, a estrutura do cérebro. Em estudos com animais, a suplementação dessa vitamina resulta em melhora do desempenho da prole em testes cognitivos, de comportamento e de memória.

Os lipídios da dieta materna também estão envolvidos com o crescimento fetal e contribuem para o desenvolvimento normal da gestação. Os LCPufa, em especial o ácido araquidônico (AA) e o ácido docosa-hexaenoico (DHA), são essenciais para o desenvolvimento do sistema nervoso central e da retina fetal. Estudos têm demonstrado que a suplementação de gestantes com DHA ou alimentos enriquecidos com DHA melhoram os estoques de LCPufa (n-3) tanto da mãe quanto do feto, apesar de não existirem metanálises publicadas em relação aos efeitos dessa suplementação sobre as funções cognitiva e visual.

RCIU E SUAS CONSEQUÊNCIAS NO CRESCIMENTO E DESENVOLVIMENTO FUTURO

Evidências recentes sugerem que o padrão de crescimento da criança durante os primeiros anos de vida é fortemente influenciado pelo padrão de crescimento fetal, o que pode determinar uma elevação na probabilidade de ocorrência de desfechos desfavoráveis, não só metabólicos, mas também cognitivos. Alterações no padrão de crescimento após o nascimento, principalmente em RN com RCIU, relacionam-se significativamente com o desenvolvimento de doenças crônicas em idades subsequentes. A conduta corrente recomenda estimular e promover o crescimento do lactente com BPN visando à redução das taxas de morbimortalidade e à preservação de aspectos neurocognitivos.

Os riscos para essas doenças são consistentemente encontrados em grupos de indivíduos com um grande aumento no peso corporal entre o nascimento e a idade escolar ou pré-adolescência, primariamente naqueles que eram pequenos para a idade gestacional (PIG) ou que tinham BPN. Ou seja, as consequências de um determinado peso corporal são condicionadas tanto pelo crescimento intrauterino quanto por padrões alimentares durante a infância.

O exato mecanismo desse efeito adverso em longo prazo não é conhecido. Uma das teorias aceitas é a de que a RCIU causa alterações em diversos "eixos hormonais" e que essa resposta hormonal alterada, combinada a estímulos ambientais, perpetua-se ao longo da vida. Sabe-se que o crescimento pós-natal está sob controle endócrino central, principalmente via hormônio do crescimento (GH) hipofisário e fatores de crescimento associados (IGF-1). Pelo fato de o eixo GH/IGF-1 ser o principal regulador desse crescimento, anormalidades na secreção desses hormônios poderiam explicar a não recuperação do crescimento em algumas crianças nascidas PIG e a resistência à insulina, com consequentes alterações de composição corporal, observadas nesses indivíduos.

A IMPORTÂNCIA DO ALEITAMENTO MATERNO

Como visto, é consenso que a associação entre eventos neonatais e maior risco para doenças na vida adulta não é necessariamente ligada apenas ao BPN. Nesse caso, outros mecanismos e sinais para programação parecem ser importantes. Dentre eles, um dos mais estudados é a nutrição no início da vida.

Sabe-se que crianças que recebem leite materno apresentam uma cinética de crescimento e desenvolvimento diferente de crianças que recebem fórmula. A literatura propõe que o RN em uso do leite materno receba uma quantidade calórica suficiente para crescer, mas não superior à necessária, além de ganhar peso de forma mais lenta que um RN alimentado com fórmula artificial. Como estudos experimentais demonstram que o excesso alimentar no período neonatal associa-se a maior risco para obesidade e síndrome metabólica na vida adulta, é possível que esse seja um dos mecanismos pelos quais o aleitamento materno possa proteger contra doenças adquiridas ao longo da vida.

Sabe-se também que as diferenças constitucionais entre o leite materno e a fórmula artificial, como a quantidade de calorias e proteínas, que parece provocar diferentes respostas insulinêmicas, é uma variável importante nesse contexto. Outro possível fator envolvido é a diferença no comportamento alimentar de crianças que recebem aleitamento materno: esses RN apresentam uma frequência de sucção diferenciada, assim como demonstram maior grau de controle da quantidade de leite ingerida. Além de fornecer macronutrientes em quantidades adequadas ao RN e ao lactente, o leite materno apresenta teores elevados de nutrientes essenciais para o desenvolvimento neuropsicomotor e cognitivo, como os LCPufa.

Na impossibilidade do aleitamento materno, as fórmulas infantis a serem utilizadas devem apresentar quantidade e qualidade adequadas de proteínas e fornecer um perfil satisfatório de aminoácidos ao lactente. O uso de fórmulas infantis com quantidades inferiores de proteína no primeiro ano de vida parece contribuir para a obtenção de menores valores de IMC em fases posteriores da infância.

ALIMENTAÇÃO COMPLEMENTAR

Outro aspecto que merece destaque em relação à prevenção das doenças crônicas não transmissíveis, como a obesidade, e à promoção de desenvolvimento cognitivo adequado, diz respeito à idade de introdução e à qualidade da alimentação complementar. A introdução precoce da alimentação complementar (antes de 4 meses de idade), especialmente dos alimentos sólidos, além de interromper o aleitamento materno exclusivo, leva a maior ingestão energética. Estudos têm encontrado associação entre a idade de introdução dos alimentos sólidos e o IMC na infância mais tardia, sendo verificado que o risco de sobrepeso/obesidade se reduz significativamente a cada mês de retardo na introdução de alimentos sólidos.

Publicações recentes conduzidas pelo Ministério da Saúde do Brasil enfatizam a elevada frequência de inadequações na alimentação complementar no primeiro ano de vida, como:

- Introdução precoce de leite de vaca integral.
- Consistência inapropriada e baixa densidade e biodisponibilidade de micronutrientes (sopas diluídas).
- Oferta insuficiente de frutas, verduras e legumes.
- Contaminação no preparo e armazenamento.
- Acréscimo de carboidratos simples às mamadeiras.

- Oferta de alimentos industrializados ricos em carboidratos simples, lipídios e sal, consumidos com frequência pela família.

Essas práticas alimentares inadequadas (excesso de alimentos calóricos e guloseimas e déficit de vitaminas e minerais) não só contribuem para a instalação da obesidade e de comorbidades associadas, mas também prejudicam o desenvolvimento cognitivo, uma vez que o cérebro cresce até o segundo ano de vida, e, para um crescimento satisfatório, como descrito anteriormente, necessita de nutrientes específicos, especialmente dos micronutrientes (ferro, iodo, zinco). Diante desses achados, os atuais guias de conduta internacional (europeu e americano) passam a sugerir, assim como já acontecia com a recomendação da OMS e brasileira, que o aleitamento materno exclusivo seja praticado até 6 meses de vida, quando a alimentação complementar deverá ser introduzida.

CONCLUSÕES

A subnutrição no início da vida (primeiros mil dias), que é causada por RCIU e/ou déficit de nutrientes na alimentação, pode trazer danos irreversíveis para o crescimento e o desenvolvimento cognitivo do indivíduo, bem como propensão a doenças crônicas não transmissíveis.

As consequências da subnutrição se traduzem no impacto negativo sobre o desenvolvimento socioeconômico do país, especialmente naqueles em desenvolvimento, onde a população vítima dessa condição nutricional tende a produzir muito pouco, pelo baixo rendimento escolar e capacidades intelectual e de trabalho limitadas.

Os esforços do governo, entidades não governamentais, profissionais de saúde e indústrias de alimentos para intervir nessa janela de oportunidades devem ser voltados para assegurar à mulher cuidados no pré-natal e nutrição adequada durante a gestação e a lactação, bem como promover práticas alimentares adequadas na infância, como o aleitamento materno e a alimentação complementar saudável.

SUGESTÕES DE LEITURA

1. Barker DJ, Eriksson JG, Forsén T, Osmond C. Fetal origins of adult disease: strength of effects and biological basis. Int J Epidemiol. 2002;31:1235-9.
2. Beluska-Turkan K, Korczak R, Hartell B, et al. Nutritional gaps and supplementation in the first 1000 days. Nutrients. 2019;11(12):2891.
3. Bhutta Z, Ahmed T, Black RE, et al. What works? Interventions for maternal and child undernutrition and survival. Lancet. 2008;371:417-40.
4. Devaskar SU, Chu A. Intrauterine growth restriction: hungry for an answer. Physiology (Bethesda). 2016;31(2):131-46.
5. Haschke F, Binder C, Huber-Dangl M, Haiden N. Early-life nutrition, growth trajectories, and long-term outcome. Nestle Nutr Inst W1orkshop Ser. 2019;90:107-20.
6. Institute of Medicine (IOM). Weight gain during pregnancy: reexamining the guidelines. Washington, DC: The National Academies Press; 2009.
7. Likhar A, Patil MS. Importance of maternal nutrition in the first 1,000 days of life and its effects on child development: a narrative review. Cureus. 2022;14(10):e30083.

8. Mahumud RA, Uprety S, Wali N, et al. The effectiveness of interventions on nutrition social behaviour change communication in improving child nutritional status within the first 1000 days: evidence from a systematic review and meta-analysis. Matern Child Nutr. 2022;18(1):e13286.
9. Matonti L, Blasetti A, Chiarelli F. Nutrition and growth in children. Minerva Pediatr. 2020;72(6):462-71.
10. Moreno Villares JM. Los mil primeros días de vida y la prevención de la enfermedad en el adulto [Nutrition in early life and the programming of adult disease: the first 1000 days]. Nutr Hosp. 2016;33(Suppl 4):337.
11. Pietrobelli A, Agosti M; MeNu Group. Nutrition in the first 1000 days: ten practices to minimize obesity emerging from published science. Int J Environ Res Public Health. 2017;14(12):1491.
12. Schwarzenberg SJ, Georgieff MK; Committee on Nutrition. Advocacy for improving nutrition in the first 1000 days to support childhood development and adult health. Pediatrics. 2018;141(2):e20173716.
13. Scott JA. The first 1000 days: a critical period of nutritional opportunity and vulnerability. Nutr Diet. 2020;77(3):295-7.
14. Victora CG, Adair L, Fall C, et al. Maternal and child undernutrition: consequences for adult health and human capital. Lancet. 2008;371:340-57.
15. Zhou Y, Xu Y. Nutrition and metabolism in the first 1000 days of life. Nutrients. 2023;15(11):2554.

2

Nutrição na criança normal

Patrícia Zamberlan
Beatriz Polisel Mazzoni Venditti

PONTOS-CHAVE DESTE CAPÍTULO

- A monitoração do crescimento e desenvolvimento é uma importante ferramenta para avaliação de saúde e bem-estar da criança e do adolescente.
- A avaliação nutricional deve ser realizada com base em: história clínica, exame físico, histórico alimentar detalhado, exames laboratoriais, antropometria e análise da composição corpórea.
- As recomendações nutricionais, de energia, água, macro e micronutrientes constituem um importante instrumento no planejamento alimentar do indivíduo.

INTRODUÇÃO

O crescimento é a principal característica da infância, sendo um sensível indicador do estado nutricional. Alterações no crescimento, especialmente nos primeiros anos de vida, estão associadas ao aumento do risco de doenças, tanto em curto (infecções) como em longo prazo (doenças cardiovasculares, diabetes tipo 2, obesidade).

Classicamente, a desnutrição tem sido definida como um estado mórbido secundário a uma deficiência ou excesso, relativo ou absoluto, de nutrientes. Na verdade, o termo "desnutrição" significa o inadequado estado nutricional quando comparado a um referencial. Essa inadequação pode ser no excesso (hipernutrição), como no caso da obesidade, ou no déficit, que seria chamado subnutrição.

Nas duas últimas décadas, de acordo com a tendência mundial, observa-se, nos países em desenvolvimento, relevante diminuição da prevalência da subnutrição infantil grave acompanhada de notável aumento dos casos de obesidade. No Brasil, os dados mais recentes apresentados no *Estudo nacional de alimentação e nutrição infantil* (*Enani 2019*) mostraram que a prevalência da subnutrição, dimensionada pela proporção de crianças com déficit de crescimento (*stunting*) em nível nacional, está em 7%. A região Norte apresenta a maior prevalência dos casos, com a taxa de 8%. A prevalência de excesso de peso (sobrepeso e obesidade) em relação à altura em crianças menores de 5 anos foi de 10,1% no Brasil. A região Centro-Oeste apresentou a menor prevalência de excesso de peso (7,1%), com diferença estatisticamente significativa em relação à região Sul (12%), que apresentou a maior prevalência.

Recentemente, a revista *The Lancet* publicou uma série de quatro artigos sobre o que se chama de dupla carga da má nutrição. Trata-se da ocorrência simultânea de sub (magreza e *stunting*) e hipernutrição (obesidade), que afeta a maioria dos países de baixa e média renda, inclusive o Brasil, informação confirmada pelos dados expostos anteriormente.

Com isso, faz-se necessária a implementação de ações que abordem simultaneamente ambas as dimensões a fim de constituir políticas públicas eficazes e uma atuação profissional mais direcionada e assertiva.

Logo, a monitorização do crescimento e do desenvolvimento é uma importante ferramenta para avaliação de saúde e bem-estar do indivíduo. Para tanto, é necessário conhecer sua condição nutricional e as demandas de energia e nutrientes, que variam com a idade, o sexo, a condição fisiológica e/ou patológica e o nível de atividade.

A avaliação nutricional completa é uma etapa fundamental nesse processo e deve incluir: história clínica/exame físico, histórico alimentar detalhado, exames laboratoriais, antropometria e análise da composição corpórea.

AVALIAÇÃO NUTRICIONAL

História clínica/exame físico

O objetivo do histórico clínico e do exame físico é identificar a criança que vai necessitar de uma avaliação objetiva mais detalhada. Pontos-chave como antecedentes pessoais e familiares, além de avaliação socioeconômica e cultural, estilo de vida, rotina diária (tempo de sono, atividade física, hábito intestinal etc.) e vínculo mãe-filho devem ser avaliados nessa etapa.

A desnutrição, seja de natureza energético-proteica, seja decorrente de microdeficiências, é acompanhada de sinais clínicos em diferentes órgãos e sistemas, que variam de acordo com a intensidade e o tempo de privação nutricional (Quadro 1).

Histórico alimentar

A avaliação da ingestão alimentar também é importante para direcionar o diagnóstico nutricional da criança. Porém, deve-se ter um cuidado especial na escolha do(s) métodos(s), pois esse grupo etário, em geral, necessita de um respondente. A qualidade das respostas das crianças melhora com a idade; por volta dos 10 anos, elas já estão aptas a responder com precisão, solicitando auxílio da mãe somente na dúvida.

Para lactentes, os dados de ingestão alimentar podem ser obtidos pela técnica do recordatório de 24 horas ou dia alimentar habitual, sendo importante direcionar as perguntas para conhecer o tipo de aleitamento, o tempo das mamadas, o revezamento das mamas, diluição em caso de uso de fórmula infantil, entre outros.

Já nos pré-escolares é recomendado que, além do inquérito alimentar de 1 dia, seja rea-

QUADRO 1 Achados clínicos associados com carência de energia e de nutrientes

Local examinado	Sinal	Deficiência a ser considerada	Diagnóstico
Aspecto geral	Emagrecido, obeso, edemaciado	Marasmo, obesidade, *kwashiorkor*	Clínico
Pele e face	Seborreia nasolabial	Riboflavina, niacina	Clínico
Mucosas	Palidez	Anemia	Hb, Ht
Pele (geral)	▪ Petéquias, púrpura. ▪ Dermatite descamativa.	▪ Ácido ascórbico. ▪ Zinco, ácidos graxos.	▪ Clínico, vitamina C. ▪ Clínico, zinco, ácidos graxos.
Tecido subcutâneo	Diminuído, aumentado	Energia	Ingestão diária
Cabelos	Alteração de cor, textura, destaca-se com facilidade	Proteína	Albumina
Olhos	Xeroftalmia, queratomalácia	Vitamina A	Retinol
Lábios	Queilose	Niacina, riboflavina	Clínico
Língua	Pálida, lisa, atrófica	Anemia	Hb, Ht e Fe
Gengivas	Gengivite	Vitaminas C e A	Clínico e vitaminas A e C

Hb: hemoglobina; Ht: hematócrito; Fe: ferro.
Fonte: elaboração das autoras.

lizado um registro alimentar de pelo menos 3 ou 4 dias, em razão da grande variação diária da alimentação, apetite instável e rápida mudança de hábitos. O ideal é que seja feito em dias subsequentes, tomando-se 2 dias da semana e pelo menos 1 do fim de semana.

Na adolescência, o inquérito alimentar é feito exclusivamente com o indivíduo avaliado. Se presente a mãe ou algum familiar, devem ser orientados a não interferir nas respostas. Os dados podem ser coletados por intermédio do recordatório de 24 horas ou habitual, além dos questionários de frequência alimentar adaptados, de forma a avaliar a qualidade da alimentação.

Antropometria

A antropometria é um componente básico da avaliação do estado nutricional, especialmente de crianças. Os dados antropométricos nessa população refletem a condição de saúde, bem como o crescimento e o desenvolvimento.

Na avaliação da criança saudável, as principais medidas utilizadas são peso (P), comprimento (C) ou estatura (E) e perímetro cefálico (PC) até os 2 anos, para as quais existem referenciais (curvas) de crescimento. Pela aferição das medidas de P e E, é possível obter ainda os índices antropométricos de acordo com a idade (I) preconizados pela Organização Mundial da Saúde (OMS) para a classificação nutricional: P/I, E/I e P/E e o índice de massa corporal (IMC)/I, que podem ser expressos em percentis ou escore Z. O padrão de referência empregado mundialmente para a classificação do estado nutricional é o da OMS (Quadros 2, 3, 4 e 5).

Composição corporal

As medidas de circunferência do braço (CB) e da dobra cutânea tricipital (DCT)

QUADRO 2 Classificação da estatura/idade (0-19 anos) conforme seus valores em percentis e escore Z

Valores críticos		Diagnóstico nutricional
< percentil 0,1	< escore Z –3	Muito baixa estatura para a idade
≥ percentil 0,1 e < percentil 3	≥ escore Z –3 e escore Z –2	Baixa estatura para a idade
≥ percentil 3	≥ escore Z –2	Estatura adequada para a idade

Fonte: OMS (2006/2007).

QUADRO 3 Classificação do peso/idade (0-10 anos) conforme seus valores em percentis e escore Z

Valores críticos		Diagnóstico nutricional
< percentil 0,1	< escore Z –3	Muito baixo peso para a idade
≥ percentil 0,1 e < percentil 3	≥ escore Z e < escore-Z –2	Baixo peso para a idade
≥ percentil 3 e < percentil 97	≥ escore Z –2 e ≤ escore Z +2	Peso adequado para a idade
< percentil 97	< escore Z +2	Peso elevado para a idade

Fonte: OMS (2006/2007).

QUADRO 4 Classificação do IMC por idade (0 a < 5 anos) conforme seus valores em percentis e escore Z

Valores críticos		Diagnóstico nutricional
< percentil 0,1	< escore Z –3	Magreza acentuada
≥ percentil 0,1 e < percentil 3	≥ escore Z –3 e < escore Z –2	Magreza
≥ percentil 3 e ≤ percentil 85	≥ escore Z –2 e ≤ escore Z +1	Eutrofia
> percentil 85 e ≤ 97	≥ escore Z +1 e ≤ escore Z +2	Risco de sobrepeso
> percentil 97 e ≤ percentil 99,9	≥ escore Z +2 e ≤ escore Z +3	Sobrepeso
> percentil 99,9	> escore Z +3	Obesidade

IMC: índice de massa corporal.
Fonte: OMS (2006/2007).

QUADRO 5 Classificação do IMC por idade (5-19 anos) conforme seus valores em percentis e escore Z*

Valores críticos		Diagnóstico nutricional
< percentil 0,1	< escore Z –3	Magreza acentuada
≥ percentil 0,1 e < percentil 3	≥ escore Z –3 e < escore Z –2	Magreza
≥ percentil 3 e ≤ percentil 85	≥ escore Z –2 e ≤ escore Z +1	Eutrofia
> percentil 85 e ≤ percentil 97	≥ escore Z +1 e ≤ escore Z +2	Sobrepeso
> percentil 97 e ≤ percentil 99,9	≥ escore Z +2 e ≤ escore Z +3	Obesidade
> percentil 99,9	> escore Z +3	Obesidade grave

* Classificação do peso/estatura^2 ou IMC/idade (5-19 anos).
IMC: índice de massa corporal.
Fonte: OMS (2006/2007).

são úteis para avaliar a condição nutricional da criança, especialmente as alterações de composição corporal, uma vez que as quantidades de gordura subcutânea e massa muscular são indicadoras de reservas calóricas e proteicas, respectivamente. Para sua aferição, é necessário o uso de fita métrica milimetrada e de um adipômetro calibrado (Figuras 1 e 2).

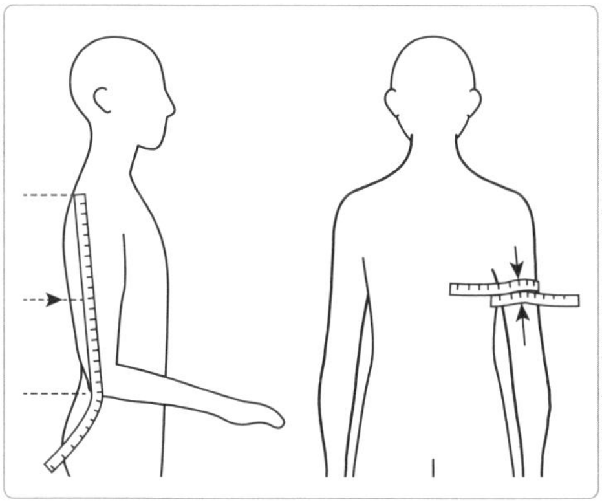

FIGURA 1 Aferição da circunferência do braço.

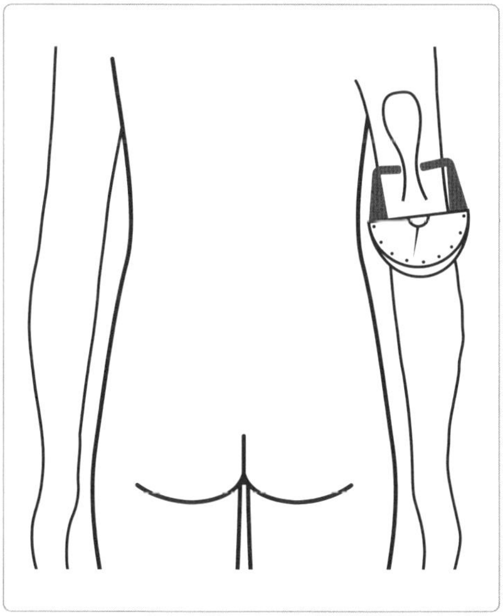

FIGURA 2 Aferição da dobra cutânea tricipital.

Com os valores de CB e DCT, é possível obter ainda a circunferência muscular do braço (CMB) e a área muscular do braço (AMB) pelas relações matemáticas: $CMB = CB - (DCT \times 0{,}314)$ e $AMB = CMB^2/4\pi$.

Os referenciais utilizados para esses indicadores podem ser os propostos por Frisancho (1999) (em percentis), pela OMS (2006/2007) (em escore Z para crianças de 0 a 5 anos) ou por Mramba (2017) (em escore Z para indivíduos de 5 a 18 anos).

A bioimpedância elétrica (BIA), que se baseia na passagem de uma corrente elétrica de baixa intensidade (800 mcA) pelo corpo, é outro método de avaliação que tem apresentado resultados consistentes nas estimativas da composição corporal, tanto de adultos como de crianças, desde que haja padronização da técnica e que sejam utilizadas equações apropriadas para a idade da população avaliada. Cabe ressaltar também que é a única técnica que apresenta equações validadas para sujeitos obesos.

O uso do ultrassom portátil como forma de avaliar a composição corporal (massa gordurosa e massa muscular) em adultos está bem estabelecido; no entanto, em crianças e adolescentes ainda são necessários mais estudos, visto que não temos referenciais/valores de base validados para essa população e distribuídos por sexo e faixa etária.

Laboratorial

Para o diagnóstico nutricional completo, algumas determinações laboratoriais podem ser necessárias. No entanto, são úteis quando utilizadas em conjunto com antropometria, exame físico e histórico alimentar, devendo ser solicitadas somente diante de uma suspeita clínica.

Na prática pediátrica, um dos principais exames utilizados é o hemograma completo, que identifica principalmente a anemia ferropriva, considerada a carência nutricional mais prevalente no mundo, acometendo 42% das crianças com menos de 5 anos em países em desenvolvimento e cerca de 17% das crianças em países industrializados.

Para crianças que apresentam algum risco evidenciado pela história clínica ou excesso de peso (detectado pela antropometria), os exames de perfil lipídico a partir dos 2 anos de idade podem ser realizados e devem contemplar a avaliação dos triglicerídeos, bem como do colesterol total e frações.

NECESSIDADES NUTRICIONAIS

O estado nutricional reflete o grau no qual as necessidades fisiológicas dos nutrientes estão sendo alcançadas, ou seja, a relação entre o consumo de alimentos e as necessidades nutricionais do indivíduo. As necessidades nutricionais são definidas por quantidade de energia e nutrientes biodisponíveis nos alimentos que um indivíduo sadio deve ingerir para satisfazer todas as suas necessidades fisiológicas. É praticamente impossível obter a determinação precisa das necessidades de nutrientes de um indivíduo. Por esse motivo, com base em evidências científicas, estudos de consumo populacional, observações epidemiológicas, avaliações bioquímicas de restrição e saturações de nutrientes, foram elaboradas as chamadas recomendações nutricionais, que constituem um importante instrumento no planejamento alimentar do indivíduo.

Atualmente, as recomendações mais utilizadas, tanto para energia como para macro e micronutrientes, são as *Dietary Reference Intakes* (DRI), embora, em pediatria, as necessidades de energia ainda sejam muito comumente estimadas pela equação de Holliday e Segar, pela facilidade de uso (Quadro 6).

QUADRO 6 Equação de Holliday e Segar para a estimativa das necessidades hídrica e de energia para crianças e adolescentes

Peso corporal	Necessidade calórica
Até 10 kg	100 mL*/kg/dia
11-20 kg	1.000 mL* + 50 mL/kg > 10 kg
> 20 kg	1.500 mL* + 20 mL/kg > 20 kg

* 1 mL = 1 kcal.
Fonte: elaboração das autoras.

Cabe ressaltar que, em casos de sub ou hipernutrição, é recomendado que se utilize o peso ajustado para definir as metas nutricionais, sendo o peso para idade no escore Z zero para crianças menores de 2 anos e, para crianças maiores, o IMC para a idade no escore Z do zero, utilizando a altura atual do paciente.

A necessidade proteica deve seguir as recomendações da DRI de acordo com cada faixa etária. Para maiores de 1 ano de idade, a recomendação é referente a uma faixa de valor percentual em relação ao valor energético total (VET) calculado previamente pelas equações preditivas já apresentadas, e para crianças menores é um valor em gramas/kg/dia (Quadro 7).

QUADRO 7 Recomendação de proteínas/dia segundo as *Dietary Reference Intakes*

Idade	Recomendação
0-6 meses	1,5 g/kg/dia
7-12 meses	1,2 g/kg/dia
1-3 anos	5-20% VET
4-18 anos	10-30% VET

VET: valor energético total.
Fonte: elaboração das autoras.

CONCLUSÕES

O crescimento é a principal característica da criança e do adolescente, e sua monitorização é importante ferramenta para avaliação de saúde e bem-estar, incluindo a condição nutricional.

A avaliação do estado nutricional deve contemplar: exame físico, antropometria, histórico alimentar, determinações laboratoriais e, se necessário, análise da composição corpórea.

Para o planejamento alimentar da criança e do adolescente, deve ser considerado o diagnóstico nutricional, bem como as recomendações de energia, macro e micronutrientes, que variam de acordo com idade, sexo, condição fisiológica e nível de atividade.

SUGESTÕES DE LEITURA

1. Chula de Castro JA, Lima TR, Silva DAS. Body composition estimation in children and adolescents by bioelectrical impedance analysis: a systematic review. J Bodyw Mov Ther. 2018;22(1):134-46.
2. Frisancho AR. Anthropometric standards for the assessment of growth and nutritional status. Ann Arbor: University Michigan Press; 1999.
3. Holliday MA, Segar WE. The maintenance need for water in parenteral fluid therapy. Pediatrics. 1957;19(5):823-32.
4. Mramba L, Ngari M, Mwangome M, et al. A growth reference for mid upper arm circumference for age among school age children and adolescents, and validation for mortality: growth curve construction and longitudinal cohort study. BMJ. 2017;358:j3423.
5. National Academies of Sciences, Engineering, and Medicine; Health and Medicine Division; Food and Nutrition Board; Committee on the Dietary Reference Intakes for Energy. Dietary Reference Intakes for Energy. Washington, DC: National Academies Press; 2023.
6. Popkin BM, Corvalan C, Grummer-Strawn LM. Dynamics of the double burden of malnutrition and the changing nutrition reality. Lancet. 2020;395(10217):65-74.
7. Précoma DB, Oliveira GMMD, Simão AF, et al. Atualização da diretriz de prevenção cardiovascular da Sociedade Brasileira de Cardiologia-2019. Arq Bras Cardiol. 2019;113(4):787-891.
8. Simoni P, Guglielmi R, Aparisi Gómez MP. Imaging of body composition in children. Quant Imaging Med Surg. 2020;10(8):1661-71.
9. Sociedade Brasileira de Pediatria (SBP). Avaliação nutricional da criança ao adolescente: manual de orientação. São Paulo: SBP; 2021. Disponível em: https://www.sbp.com.br/fileadmin/user_upload/_22962e-ManAval_Nutricional_-_2Ed_Atualizada_SITE.pdf. Acesso em: 10 out. 2023.
10. Universidade Federal do Rio de Janeiro (UFRJ). Estado nutricional antropométrico da criança e da mãe: prevalência de indicadores antropométricos de crianças brasileiras menores de 5 anos de idade e suas mães biológicas: Enani 2019. Rio de Janeiro: UFRJ; 2022. Kac G, coord.-geral. Disponível em: https://enani.nutricao.ufrj.br/index.php/relatorios/. Acesso em: 29 ago. 2023.
11. Weffort VRS, Ued FV. Avaliação nutricional. In: Weffort VRS, Lamounier JA. Nutrição em pediatria: da neonatologia à adolescência. 2.ed. Barueri: Manole; 2018.
12. Wells JC, Sawaya AL, Wibaek R, et al. The double burden of malnutrition: etiological pathways and consequences for health. Lancet. 2020;395(10217):75-88.
13. World Health Organization (WHO). Child Growth Standards. Disponível em: https://www.who.int/toolkits/child-growth-standards/standards. Acesso em: 10 out. 2023.

3

Aleitamento materno: crescimento e desenvolvimento

Analisa Gabriela Zucchi Leite
Letícia Guersoni Silveira Alves

PONTOS-CHAVE DESTE CAPÍTULO

- O leite materno consiste no melhor alimento para o recém-nascido. É um sistema altamente complexo de vários componentes bioativos, cujos benefícios reverberam desde o início da vida até a idade adulta, e espera-se que vários deles sejam úteis no diagnóstico e tratamento de doenças.
- A amamentação tem conhecida relevância do ponto de vista biológico, nutricional, imunológico, econômico, psicológico e também ecológico, e interfere de maneira positiva no crescimento e desenvolvimento da criança.
- É considerada uma das estratégias que mais contribuem para evitar a desnutrição e a hospitalização, e auxilia na prevenção da mortalidade no primeiro ano de vida, sendo recomendada sua prática, pela Organização Mundial da Saúde (OMS), de forma exclusiva até os 6 meses e complementada até os 2 anos ou mais.

INTRODUÇÃO

Atualmente, mais de 250 milhões de crianças em todo o mundo não atingem todo o seu potencial de desenvolvimento. A amamentação está entre os fatores que auxiliam no desenvolvimento físico e cognitivo saudável das crianças, e é ativamente promovida pela Organização Mundial da Saúde (OMS). Recomendada por 6 meses de maneira exclusiva e por 2 anos ou mais de forma complementada, é a maneira mais eficiente de atender aos aspectos nutricionais e imunológicos nos primeiros anos de vida, e está consistentemente associada a melhores testes de inteligência, desempenho escolar e rendimento nos adultos.

No que diz respeito ao crescimento físico, está relacionada ao ganho de peso mais lento em lactentes exclusivamente amamentados em comparação aos alimentados com fórmula infantil, também podendo ser um fator de proteção chave contra obesidade, doenças cardiovasculares, diarreia aguda, infecções do trato respiratório inferior, doença inflamatória intestinal, diabetes, asma e dermatite.

A amamentação também é o primeiro estímulo oral do lactente, atuando no desenvolvimento da face, da mandíbula e dos arcos dentários e favorecendo o desenvolvimento da respiração nasal adequada e, depois, da mastigação. Ao realizar os movimentos vigorosos de mamada, a criança também desenvolve o tecido mole e muscular da face e da cavidade oral, o que contribui a longo prazo para o desenvolvimento da fala.

O LH é um sistema altamente complexo de vários componentes bioativos, e espera-se que vários deles sejam úteis no diagnóstico e tratamento de doenças. Neste capítulo serão examinados alguns dos vários constituintes do LH, mostrando as evidências que apoiam seus efeitos associados à saúde e suas aplicações potenciais.

COMPONENTES NUTRICIONAIS DO LEITE HUMANO E BENEFÍCIOS ASSOCIADOS À SAÚDE

Excluindo a água, que compreende cerca de 88% da composição do LH, os componentes mais básicos presentes são os macronutrientes: carboidratos, proteínas e gorduras. Estes fornecem cerca de 65 a 70 kcal de energia por 100 mL e mudam dinamicamente de acordo com os períodos de lactação, mas sempre se adequando para suprir as diversas necessidades do período de crescimento da criança.

Proteínas do leite humano

As proteínas do LH não apenas são fonte de aminoácidos para o lactente, mas também conferem proteção imunológica e desempenham funções regulatórias, exercendo melhores benefícios a longo e curto prazo, quando comparado à alimentação com fórmula infantil. Podem ser divididas em duas principais classes: proteínas do soro (60%) e caseínas (40%).

As proteínas presentes em maiores quantidades no soro são as imunoglobulinas, a alfa-lactoalbumina, a lactoferrina, a soroalbumina e a lactoperoxidase. Já a fração de caseína consiste em subunidades (alfa, beta e kappa-caseínas), forma micelas com Ca^{2+} e PO_4^{3-} e é responsável por dar a cor branca característica ao LH. Os teores de caseína e das proteínas do soro mudam drasticamente desde o início da lactação: nos primeiros dias, a concentração das proteínas do soro é bastante alta, principalmente devido à imunoglobulina A (IgA) secretória e à lactoferrina, enquanto a caseína é praticamente indetectável. Subsequentemente, a síntese de caseína na glândula mamária e sua concentração no leite aumentam, enquanto a concentração das proteínas do soro diminui, o que ocorre parcialmente devido ao maior volume de leite que passa a ser produzido após a apojadura (Tabela 1). Assim, a proporção de proteínas do soro em relação à caseína varia de aproximadamente 80:20 no início para até 50:50 da metade para o final.

As proteínas do LH são multifuncionais. No Quadro 1 são apresentadas as principais proteínas presentes no leite humano e suas funções bioativas.

Carboidratos do leite humano

Os carboidratos, que constituem cerca de 7% (60 a 70 g/L) do LH, representam 40% da reserva calórica total. No LH, a fração de carboidratos é composta essencialmente por lactose (~87%) e oligossacarídeos (~12%), com pequenas concentrações de monossacarídeos livres (~1%) (Quadro 2).

QUADRO 1 Principais proteínas presentes no leite humano e suas funções bioativas

Lactoferrina
▪ É bacteriostática, isto é, pode inibir o crescimento bacteriano, particularmente se ligando ao ferro e tornando-o inacessível a patógenos que requerem ferro para crescer. ▪ Exerce efeitos antivirais: estimula a produção de citocinas, aumenta a imunidade da mucosa, a atividade de células NK e a citotoxicidade de macrófagos.
Lisozima
▪ Atua como uma enzima antibacteriana e cliva as ligações glicosídicas na parede celular de bactérias. ▪ A lisozima tem uma relação especial com a lactoferrina. ▪ A lactoferrina primeiro se liga firmemente aos componentes da membrana celular externa, isto é, lipopolissacarídeos, de bactérias Gram-negativas, e cria orifícios na membrana, através dos quais a lisozima entra na glicomatriz das bactérias, degradando-as e efetivamente matando o patógeno.
Imunoglobulinas
▪ A sIgA é responsável por 90% do total de imunoglobulinas no LH. ▪ A imunidade humoral secretora de crianças e adultos é exercida principalmente pela secreção de IgA e IgM, que representam quantitativamente o mais importante sistema imune humoral do organismo. ▪ A sIgA tem como principal ação a ligação a microrganismos e macromoléculas, impedindo sua aderência a superfícies mucosas e prevenindo o contato do patógeno com o epitélio. ▪ Outros mecanismos de ação da sIgA envolvem a neutralização das toxinas liberadas por patógenos e a prevenção da translocação bacteriana através da barreira epitelial.
Haptocorrina
▪ A haptocorrina (proteína de ligação à vitamina B12) é largamente insaturada no LH, isto é, há muito mais haptocorrina do que vitamina B12. ▪ O fator intrínseco, que é necessário para a absorção de vitamina B12, está ausente no RN, e a haptocorrina pode facilitar a absorção da vitamina B12. ▪ Tem propriedades antimicrobianas. Mesmo em baixas concentrações, demonstrou matar *Escherichia coli*. ▪ É também estável contra enzimas digestivas proteolíticas.
Alfa-lactalbumina
▪ A alfa-lactalbumina é uma das proteínas que sofrem proteólise parcial, deixando biologicamente fragmentos ativos (p. ex., CPP) que podem sobreviver à digestão e ser encontrados totalmente intactos nas fezes. ▪ Pesquisas mostraram que a alfa-lactoalbumina provoca apoptose ("suicídio celular") de mais de 40 tipos de câncer. ▪ Isso acontece quando a alfa-lactoalbumina se mescla com ácidos (presentes no próprio leite materno ou no estômago de lactentes), transformando-se em um composto chamado de HAMLET (sigla em inglês para alfa-lactoalbumina humana transformada em letal para células tumorais).
Lipase estimulada por sais biliares (BSSL)
▪ A BSSL compreende apenas 1-2% das proteínas totais do leite, mas é substancial para uma enzima ativa. ▪ No lúmen intestinal, hidrolisa a gordura do leite (triglicerídeos, diglicerídeos, monoglicerídeos, e a hidrólise destes é muito importante para bebês prematuros), ésteres de vitamina A, colesterol, ésteres e liso-fosfolípidios. ▪ Quando administrada para bebês prematuros, dar preferência ao leite cru ao pasteurizado. A BSSL é inativada pelo processo de pasteurização, e sem esta, sendo a enzima ativa, os prematuros não poderiam absorver lipídios na máxima extensão.

(continua)

QUADRO 1 Principais proteínas presentes no leite humano e suas funções bioativas (*continuação*)

Caseínas
▪ A caseína como classe de proteínas consiste em várias subunidades (alfa, beta e k-caseínas). Sabe-se que ela também se liga ao zinco e ao cobre, potencializando a absorção de ambos. ▪ A beta-caseína é a principal caseína encontrada no leite materno. Atividades biológicas atribuídas à beta--caseína ou a seus fragmentos incluem o aumento da absorção de cálcio, imunoestimulação e modulação, estímulo da síntese de DNA, dentre outros. ▪ A k-caseína no leite materno é fortemente glicosilada (~ 40%) e é um inibidor da adesão bacteriana (p. ex., *Helicobacter pylori*).
Exossomos
▪ Exossomos são pequenas vesículas derivadas de membranas produzidas por quase todos os tipos de células, de origem endocítica, e com tamanhos variando entre 30 e 100 nm, que são liberados pela célula produtora no meio extracelular. ▪ Os exossomos do LH fornecem um meio natural de transferência de material genético para bebês. ▪ A descoberta de que exossomos contêm miRNA e estão presentes no leite materno, RNA curtos e não codificantes de 18 a 25 nucleotídeos de comprimento, envolvidos no desenvolvimento, diferenciação, proliferação, metabolismo e morte de células e tecidos, implica que eles podem enviar miRNA a células distantes, ou seja, exossomos podem transferir sinais genéticos de mãe para filho no período de aleitamento. ▪ Funções exercidas pelos exossomos: como indução da tolerância a alérgenos, erradicação de tumores já estabelecidos, inibição e ativação de células NK, promoção de diferenciação de células T reguladoras e estimulação da proliferação e indução da apoptose em células T.
Defensinas
▪ Defensinas são PAM inatos que participam de maneira importante na defesa contra a invasão microbiana. ▪ Dentre os PAM, a família das defensinas constitui uma importante parte da resposta imune inata na secreção de fluidos. ▪ Uma comprovação cada vez mais forte sugere a importância das defensinas na resposta imune. ▪ Além de sua atividade antimicrobiana, os PAM modulam o sistema imunológico ao ativar células imunes contra organismos patogênicos. ▪ Sua importância na defesa contra infecções de revestimentos mucosos, como pele, trato respiratório e intestino, tem sido claramente demonstrada com modelos animais. ▪ Esses estudos têm mostrado a importância dos PAM contra várias infecções, incluindo as causadas por *E. coli* O157:H7, *Streptococcus pyogenes* e *Streptococcus pneumoniae*.

CPP: fosfopeptídeos de caseína; DNA: ácido desoxirribonucleico; IgA: imunoglobulina A; IgM: imunoglobulina M; LH: leite humano; miRNA: micro RNA; NK: *natural killer*; PAM: peptídeos antimicrobianos; RN: recém-nascido; RNA: ácido ribonucleico; sIgA: imunoglobulina A secretória.
Fonte: elaboração das autoras.

TABELA 1 Composição de proteínas e frações do colostro e do leite humano maduro por 100 mL

Constituinte em 100 mL	Colostro (1-5 dias)	Leite maduro (> 30 dias)
Proteína total (g)	2,3	0,9
Caseína (mg)	140	187
Alfa-lactoalbumina (mg)	218	161
Lactoferrina (mg)	330	167
IgA (mg)	364	142

IgA: imunoglobulina A.
Fonte: adaptação de Riordan (2005).

QUADRO 2 Principais carboidratos presentes no leite humano e suas funções bioativas

Lactose

- A lactose, além de fornecer energia, tem ações bioativas diversas, como facilitar a absorção de cálcio, participar da composição de lactulose e lactoligossacarídeos e promover a colonização intestinal de bactérias probióticas.
- Os lactoligossacarídeos também são usados como probióticos promotores de crescimento e têm ação inibitória de ligação de bactérias como *E. coli* enteropatogênica, *Campylobacter jejunii* e *Streptococcus pneumoniae* às células-alvo intestinais.
- O metabolismo microbiano da lactose produz ácido lático, promovendo uma redução no pH do lúmen intestinal. Essa redução do pH no lúmen intestinal, por sua vez, promove um ambiente favorável à proliferação de bactérias probióticas, como *Bifidobacterium*, e desfavorável a bactérias potencialmente patogênicas.

Oligossacarídeos (HMO)

- São carboidratos compostos por 3 a 22 unidades de monossacarídeos e constituem a terceira fração mais abundante do LH, após a lactose e os lipídios.
- Modulam a microbiota intestinal e atuam como agentes protetores contra infecções, exercendo uma função essencial no desenvolvimento do sistema imunológico da criança.
- Diversos outros efeitos e funções biológicas dos HMO têm sido investigados, e incluem desde efeitos antibacterianos e protetores contra enterocolite necrotizante até seu papel no desenvolvimento cognitivo do lactente.
- Os HMO praticamente não são digeridos e absorvidos pelo trato gastrintestinal do lactente. Dessa forma, chegam intactos ao cólon intestinal, onde exercem diversas funções, sobretudo na modulação da microbiota intestinal.
- Ao chegarem ao intestino grosso, os HMO atuam direta e indiretamente sobre a microbiota intestinal, exercendo efeitos prebióticos e antiadesivo e modulando a resposta celular do epitélio intestinal.
  - Efeito prebiótico: ocorre na promoção de determinadas espécies dos gêneros *Bifidobacterium* e *Bacteroides*, que são os únicos grupos bacterianos capazes de hidrolisar e utilizar HMO como fonte energética.
  - Efeito antiadesivo: a grande maioria dos microrganismos necessita aderir à superfície mucosa para proliferar ou invadir o hospedeiro e causar doença. Geralmente a ligação inicial ocorre nos açúcares da superfície das células epiteliais, também chamada de glicocálice. Os HMO se assemelham a alguns desses açúcares e atuam como receptores de patógenos, inibindo a adesão destes às células epiteliais. Uma vez ligado ao HMO, o patógeno não consegue aderir à superfície celular e é eliminado nas fezes sem causar infecção.
- Os HMO ainda agem de maneira indireta promovendo alterações nos receptores microbianos nas células intestinais, utilizados para a adesão de diversas bactérias patogênicas. Essas alterações celulares promovidas pelos HMO impedem a adesão de bactérias patogênicas ao intestino.
- Dessa forma, os HMO não afetam a ligação entre microrganismo e hospedeiro apenas por meio de suas propriedades antiadesivas descritas previamente, mas também da reprogramação das células epiteliais, alterando a expressão de receptores no glicocálice.
- Outras potenciais funções biológicas dos HMO se relacionam ao Sia, que é um componente estrutural e funcional do sistema nervoso. Os HMO ácidos – que contêm Neu5Ac, um tipo de Sia – podem ser fornecedores de Sia para a biossíntese de gangliosídeos e glicoproteínas importantes para o desenvolvimento cerebral e cognitivo dos lactentes, potencialmente conferindo as vantagens neurológicas e cognitivas do aleitamento materno.

HMO: *human milk oligosaccharides*; LH: leite humano; Sia: ácido siálico.
Fonte: elaboração das autoras.

Nos últimos anos, tem havido um grande avanço no conhecimento da composição e das funções biológicas de determinados componentes do LH, especialmente dos carboidratos, e, dentre estes, os oligossacarídeos. Outras fontes de carboidratos no LH são os glicoconjugados, que incluem mucinas, glicosaminoglicanos, glicoproteínas, glicopeptídeos e glicolipídios.

Gorduras/lipídios do leite humano

A gordura, que representa quase 50% do suprimento nutricional do bebê, é a segunda macromolécula mais prevalente no LH, e é a mais importante para o crescimento infantil e o desenvolvimento do sistema nervoso central.

O leite materno contém de 3 a 5% de lipídios, dentre os quais 98% são de triacilgliceróis, 1% de fosfolipídios e 0,5% de esteróis. Os lipídios são apresentados como glóbulos envoltos por uma membrana contendo fosfolipídios e proteínas, fonte de colesterol e ácidos graxos essenciais, como os ácidos linoleico e linolênico, e vitaminas lipossolúveis. Na Tabela 2 são apresentadas as principais classes de lipídios do leite materno em diferentes períodos de lactação. A quantidade de ácidos graxos poli-insaturados (essenciais) no LH é maior que a presente no leite de vaca (14 e 3%, respectivamente). Os ácidos graxos são em sua maioria de cadeia longa, com cerca de 50% de saturados e 50% de insaturados. O ácido palmítico consiste na maior proporção (53 a 70%) dos ácidos graxos saturados. Mais de 200 ácidos graxos já foram identificados no LH, e apenas 7 correspondem a cerca de 90% do total da gordura, representados pelos ácidos oleico, palmítico, láurico, linoleico, mirístico, esteárico e cáprico.

O teor de gordura no LH é afetado por diferenças nos hábitos alimentares, dieta materna, mudança de peso durante a gravidez e plenitude mamária, incluindo a última alimentação.

No Quadro 3 são apresentados os principais lipídios presentes no leite humano e suas funções bioativas.

Microbioma do leite humano

A composição bacteriana do leite tem sido amplamente estudada ao longo dos últimos anos, e os principais gêneros que colonizam as glândulas mamárias são *Staphylococcus, Streptococcus, Lactobacillus* e *Bifidobacterium*.

A colonização do leite tem diferentes origens. Inicialmente, acreditava-se que

TABELA 2 Principais classes de lipídios do leite humano em diferentes períodos de lactação

Classe de lipídio	Porcentagem de lipídios ao longo da lactação					
		Colostro (3 dias)	Transição (7 dias)	Maduro (21 dias)	Maduro (42 dias)	Maduro (84 dias)
Lipídios totais	%*	2,04	2,89	3,45	3,19	4,87
Colesterol	%**	1,30	0,70	0,50	0,50	0,40
	g/dL	34,50	20,20	17,30	17,30	19,50
Fosfolipídios	%**	1,10	0,80	0,80	0,60	0,60
Triacilglicerol	%**	97,60	98,50	98,70	98,90	99

* Porcentagem no leite (g/dL). ** Teor expresso em peso % em relação ao conteúdo total de lipídios.
Fonte: adaptação de Costa e Sabarense (2010).

QUADRO 3 Principais lipídios presentes no leite humano e suas funções bioativas

Ácidos graxos poli-insaturados de cadeia longa (LC-Pufa)
▪ Os LC-Pufa, o ácido linolênico (LA-18:3 w-6) e o alfa-linolênico (ALA-18:3 w-3) são os que mais se destacam por suas funções no organismo. ▪ Estes são conhecidos como ácidos graxos essenciais, uma vez que não são sintetizados de forma endógena e dependem da dieta. ▪ Uma vez no organismo, o ômega-3 ou ácido alfa-linolênico (ALA) participa de uma cadeia metabólica que resulta nos ácidos eicosapentaenoico (EPA 20:5 w-3) e docosa-hexaenoico (DHA 22:6 w-3). ▪ A conversão de ALA em EPA e DHA depende do metabolismo individual. Estima-se que a conversão de ALA em EPA é da ordem de 0,2 a 6% e que aproximadamente 63% do EPA é convertido em DHA. Portanto, a formação de DHA é maior que a do EPA. ▪ Tanto o DHA quanto o ARA estão presentes em lipídios da membrana da substância cinzenta neuronal do cérebro, da mielinização das fibras nervosas e da retina; o EPA desempenha papel mais relevante na saúde cardiovascular e imunológica. ▪ As concentrações desses ácidos se acumulam na retina, cérebro e outros tecidos neuronais durante o último trimestre da gravidez e no RN e no lactente nos primeiros 2 anos de vida. ▪ Dessa forma, quanto mais prematuro o RN, maior o risco de deficiência, pois não houve tempo suficiente para essa incorporação. ▪ Na gestação, há situações que podem alterar o aporte desses ácidos, como: nutrição inadequada, consumo de gordura e óleos com alta proporção de ômega-6 e muito baixo aporte de ômega-3, gestações frequentes e múltiplas (que podem diminuir consideravelmente as reservas de ácidos graxos de cadeia longa). ▪ Os ácidos graxos de cadeia longa são transferidos para o feto através da placenta, porém a síntese materna é limitada, daí a recomendação da ingestão de fontes de DHA na gestação, como peixes de águas profundas ou a suplementação medicamentosa do DHA de 200 mg/dia. ▪ Estudos em diferentes faixas etárias mostram que o DHA se relaciona com o QI e preserva o aprendizado visuoespacial e a memória. ▪ O aumento do ômega-3 e as concentrações de ácidos poli-insaturados em membranas neuronais têm demonstrado influência sobre a serotonina e a neurotransmissão de dopamina, especialmente no córtex frontal, responsável pela modulação do comportamento social. ▪ Alta concentração de DHA é encontrada nos lobos frontais, que têm a função de realizar a compreensão de situações complexas, de poder decisório e de socialização. Os níveis elevados também são evidenciados no córtex pré-central e pós-central, hipocampo, gânglios da base e tálamos, com função de integração entre conexões sensoriais e motoras e de memória.
Ácido palmítico
▪ A maior parte do ácido palmítico (C16:0) encontrado no leite materno está na posição sn-beta do triacilglicerol. Sua presença no leite materno está associada à digestão facilitada, permitindo sua utilização como fonte energética, na produção de outros ácidos graxos ou, ainda, para estoque e uso posterior. Essa configuração única parece ser a principal causa da eficiência de absorção da gordura do leite materno.
Membrana do glóbulo de gordura do leite – *milk fat globuline membrane* (MFGM)
▪ Os glóbulos de gordura são circundados por uma camada tripla de fosfolipídios que contém, além de outros lipídios associados, proteínas e carboidratos. Essa tripla camada é denominada MFGM, que constitui de 2 a 6% do leite materno. ▪ A estrutura física das gotículas de gordura pode afetar a digestão e o metabolismo pós-prandial, e pode até prevenir o acúmulo de gordura em adultos. ▪ Estima-se que as concentrações de LC-Pufa sejam até 10 vezes maiores nos fosfolipídios (que circundam a membrana do glóbulo de gordura do leite) do que nos triglicerídeos, com consequente melhor incorporação desses ácidos graxos nos tecidos cerebrais e na retina.

(continua)

QUADRO 3 Principais lipídios presentes no leite humano e suas funções bioativas (*continuação*)

- Os fosfolípides da MFGM são fonte de colina, um nutriente essencial envolvido em vários processos biológicos, principalmente no metabolismo, mas também na construção de membranas no cérebro e no tecido nervoso.
- A MFGM exerce efeito essencial para a atividade do cérebro, intestino e outras regiões do organismo do RN e lactente que a recebe do leite materno.
- A absorção e a incorporação dos ácidos graxos de cadeia longa nas membranas celulares são mais eficientes quando DHA e ARA estão ligados aos fosfolipídios presentes na camada externa da membrana do glóbulo de gordura do leite, repercutindo de forma positiva no desenvolvimento neurológico.
- Cerca de metade dos lipídios complexos na membrana do glóbulo de gordura é formada por esfingolipídios. A digestão do principal esfingolipídio do leite materno, a esfingomielina, gera ceramida, esfingosina e esfingosina-1-fosfato, com inúmeras funções de sinalização mediadas por vias intracelulares, cujos efeitos estão relacionados com a regulação do crescimento celular, diferenciação, apoptose e a migração de células imunes.

Ácidos graxos de cadeia curta (AGCC) e média (AGCM)

- Apresentam vantagens nutricionais devido à sua absorção (diretamente na circulação portal) e metabolismo mais rápido.
- A absorção é quase completa em diferentes concentrações, portanto teriam benefícios em condições de absorção limitada de gordura, por exemplo, em bebês prematuros.
- O trofismo intestinal promovido pelos AGCC estimula a proliferação e a diferenciação celular do epitélio intestinal, protegendo da translocação de bactérias patogênicas (por meio da acidificação do meio intestinal), mantendo o efeito de barreira intestinal e evitando doenças inflamatórias.

ARA: ácido araquidônico; QI: quociente de inteligência; RN: recém-nascido.
Fonte: elaboração das autoras.

as bactérias do leite eram provenientes da microbiota oral dos bebês, porém essa via de colonização não explicava a diversidade bacteriana encontrada no LH. Dessa forma, o eixo enteromamário foi proposto; nele, células dendríticas da mucosa intestinal da mãe engolfam bactérias e as levam via circulação até as glândulas mamárias, onde são liberadas. A colonização do leite tem, portanto, mais de uma via, sendo a principal o eixo enteromamário.

Um grupo de oito gêneros bacterianos é encontrado na maioria dos estudos realizados sobre microbioma do LH, podendo ser encontrados em diferentes graus de abundância. São eles:

1. *Staphylococcus.*
2. *Serratia.*
3. *Pseudomonas.*
4. *Corynebacterium.*
5. *Ralstonia.*
6. *Propionibacterium.*
7. *Sphingomonas* spp.
8. Membros da família *Bradyrhizobiaceae.*

Essa intervariabilidade do microbioma do leite materno pode ser atribuída a condições genéticas, idade, tipo de parto, saúde e dieta materna, entre outros fatores.

O colostro tem maior diversidade bacteriana quando comparado ao leite maduro, e apresenta maiores abundâncias de *Weissella, Leuconostoc, Staphylococcus, Streptococcus* e *Lactococcus.*

À medida que o leite começa a entrar na fase de maturação, essa diversidade vai sendo modificada e maior abundância de *Veillonella, Prevotella, Leptotrichia, Lactobacillus* e *Streptococcus* é encontrada, com destaque para os crescentes níveis de colonização por *Bifidobacterium* e *Enterococcus*.

O **tipo de parto** tem influência significativa na composição do microbioma do leite. Maior diversidade e maior prevalência de *Bifidobacterium* e *Lactobacillus* são encontradas no leite de mulheres que tiveram parto vaginal.

A **idade gestacional** também é um importante fator na modulação do LH, uma vez que a composição do leite materno é diferente em mães de RN prematuros e a termo, conferindo maior proteção ao neonato.

O colostro de mães de bebês prematuros tem maior prevalência de *Enterococcus*, e o leite dessas mesmas mães apresenta menor abundância de *Bifidobacterium* sp. quando comparado com colostro e leite de mães de bebês a termo.

Outros fatores são importantes na modulação do microbioma do leite com a saúde materna, em especial a obesidade. Nessa condição, o LH apresenta menor diversidade, menor abundância de *Bifidobacterium* e aumento de *Staphylococcus*, além de aumento dos níveis de leptina e de ácidos graxos pró-inflamatórios.

A importância dos *Lactobacillus* e do *Bifidobacterium* no microbioma intestinal consiste na inibição competitiva com outras bactérias pela adesão à mucosa intestinal e na síntese de compostos que inibem ou destroem bactérias patogênicas. Seus efeitos na imunomodulação da mucosa intestinal ocasionam aumento na atividade das células *natural killer* e na produção de macrófagos que ativam fagócitos, promovendo a secreção da IgA.

Durante as primeiras semanas de vida, o microbioma do bebê modifica-se conforme o tipo de leite administrado, fórmula infantil ou leite materno. Crianças amamentadas ao seio têm maiores quantidades de *Lactobacillus* e *Bifidobacterium* nas fezes. Bebês amamentados com fórmulas infantis têm reduzida colonização de bactérias láticas, como *Lactobacillus* e *Bifidobacterium*, e predominância de *Clostridium difficile*, *C. perfringens*, *Bacteroides* e enterobactérias.

O estudo dos diversos aspectos da microbiota é essencial para a compreensão de diversas doenças do RN, em especial na prematuridade. A interação da microbiota intestinal com a microbiota do LH apresenta inúmeros benefícios à saúde do RN em diversos aspectos fisiológicos, especialmente relacionada ao desenvolvimento do sistema imunológico.

CONCLUSÕES

O leite materno é o padrão-ouro de alimentação infantil. É nutricionalmente completo, de fácil acesso e baixo custo, protege contra possíveis infecções, atuando como barreira imunológica, previne o aparecimento de doenças agudas e crônicas a longo prazo e está consistentemente associado a melhores testes de inteligência, desempenho escolar e rendimento nos adultos. Muitas dessas ações são explicadas pelos diversos componentes bioativos do LH e os aqui descritos são apenas uma parte de um sem-número de componentes, que de maneira coordenada interagem entre si, trazendo ampla gama de ações com reflexos positivos na saúde global.

SUGESTÕES DE LEITURA

1. Brasil. Ministério da Saúde. Secretaria de Atenção Primaria à Saúde. Departamento de Promoção da Saúde. Guia alimentar para crianças brasileiras menores de 2 anos. Brasília, DF: Ministério da Saúde; 2019.
2. Costa AG, Sabarense C. Modulação e composição de ácidos graxos do leite humano. Revista de Nutrição. 2010.
3. Feferbaum R, Leite AGZ, Tonon KM, et al. Dinâmica da composição do leite humano e suas implicações clínicas. São Paulo: ILSI Brasil – International Life Sciences Institute do Brasil; 2018.
4. Mazzoni A. Departamentos Científicos SPSP. Aleitamento materno e desenvolvimento orofacial. Recomendações: atualização de condutas em pediatria. São Paulo; abr. 2019. p.2-5.
5. Riordan J. The biological specificity of human milk. In: Riordan J. Breastfeeding and lactation. 3.ed. Burlington: Jones & Bartlett Learning; 2005. p.97-136
6. Sánchez C, Franco L, Regal P, et al. Breast milk: a source of functional compounds with potential application in nutrition and therapy. Nutrients. 2021;13(3):1026.
7. Thai JD, Gregory K. Bioactive factors in human breast milk attenuate intestinal inflammation during early life. Nutrients. 2020;12(2):581.
8. Wallenborn JT, Levine GA, Santos AC, et al. Breastfeeding, physical growth, and cognitive development. Pediatrics. 2021;147(5):1-10.
9. Yi DY, Kim SY. Human breast milk composition and function in human health: from nutritional components to microbiome and microRNAs. Nutrients. 2021;13(9):3094.

4

Banco de leite humano

Analisa Gabriela Zucchi Leite
Renata Hyppolito Barnabe
Valdenise Martins Laurindo Tuma Calil

PONTOS-CHAVE DESTE CAPÍTULO

- Importância dos bancos de leite humano como estratégia de promoção e incentivo ao aleitamento materno (AM), configurado como um dos mais importantes elementos estratégicos da política pública em favor da amamentação.
- Histórico dos bancos de leite humano (BLH) no Brasil.
- Definições e competências dos BLH.
- Regulamentações oficiais para o funcionamento dos BLH no Brasil.
- Fluxos e processos de funcionamento dos BLH.

INTRODUÇÃO

Os benefícios resultantes do AM para a criança e a mãe são conhecidos e comprovados cientificamente. O valor nutricional, a proteção imunológica e o menor risco de contaminação contribuem para a redução da morbimortalidade infantil por diarreia e por infecção respiratória; evidência crescente também sugere que a amamentação pode proteger contra o excesso de peso e o diabetes mais adiante na vida. Há também evidências de que a amamentação está associada ao melhor desempenho em teste de inteligência, repercutindo em maiores níveis de escolaridade e maior renda na idade adulta.

Apesar dos comprovados benefícios da amamentação, sua prática está aquém das recomendações em todo o mundo. O índice de amamentação exclusiva para menores de 6 meses estabelecido pela Assembleia Mundial de Saúde a ser alcançado até 2025 é de 50%; no entanto, na maioria dos países esse índice está bem abaixo do recomendado. O declínio na prática do AM que ocorreu no final do século XIX, consequência das crenças sobre amamentação, da inserção da mulher no mercado de trabalho, da influência das práticas hospitalares contrárias à amamentação por livre demanda, da industrialização de produtos e da criação de demandas por influência do marketing utilizado pelas indústrias e distribuidores de alimentos artificiais, produziu impacto importante na mortalidade infantil.

O *Estudo nacional de alimentação e nutrição infantil* (*Enani 2019*), encomendado pelo Ministério da Saúde, mostra que metade das crianças brasileiras é amamentada por mais de 1 ano e 4 meses. E, também, que no Brasil quase todas as crianças foram amamentadas alguma vez (96,2%); 2 em cada 3 bebês são amamentados ainda na primeira hora de vida (62,4%). A Organização Mundial da Saúde (OMS) e o Ministério da Saúde recomendam manter o AM até os 2 anos de idade ou mais, oferecendo só leite do peito até o sexto mês de vida.

BANCOS DE LEITE HUMANO

Com o intuito de fortalecer as políticas públicas de saúde voltadas para o incentivo ao AM, os BLH têm cumprido importante papel assistencial junto às puérperas e nutrizes, no sentido de promover, proteger e apoiar esse AM. Para isso, acompanham as mulheres que apresentam dificuldades na prática do aleitamento, além de realizarem coleta, processamento e controle de qualidade do colostro, leite de transição e leite maduro.

De acordo com o Ministério da Saúde, a implantação dos BLH no Brasil deve ser considerada uma das principais medidas adotadas para promover e prolongar o tempo de AM.

Os BLH têm se configurado como um dos mais importantes elementos estratégicos da política pública em favor da amamentação ao longo das duas últimas décadas no Brasil. Contudo, vale destacar que as percepções e construções sociais acerca dessas unidades de serviço estiveram sujeitas a uma série de flutuações ao longo da história. Desde a implantação da primeira unidade no país, atores e grupos sociais imputaram significados que permitiram caracterizar os BLH tanto como estruturas de apoio às situações de excepcionalidade do desmame comerciogênico (publicidade não ética de fórmulas infantis pelas indústrias de alimentos) quanto como unidades de atendimento a serviço da amamentação, a depender do momento histórico que se considere.

Os BLH foram iniciados na década de 1940. No Brasil, o primeiro deles foi inaugurado em outubro de 1943 no Rio de Janeiro, no Instituto Fernandes Figueira (referência nacional atual), seguido pelos BLH de Porto Alegre (1955), Servidor Público Estadual de São Paulo (1967) e Hospital das Clínicas da Faculdade de Medicina de Ribeirão Preto da Universidade de São Paulo (HCFMRPUSP). A partir de 1985, por meio de uma ação conjunta realizada pela Fundação Oswaldo Cruz (Fiocruz) e o Programa Nacional de Incentivo ao Aleitamento Materno – PNIAM – MS, foi observada uma expansão qualitativa e quantitativa dos BLH no Brasil. Em uma década, o Brasil mostrou uma expansão nunca registrada na história dos BHL. De pouco mais de uma dezena em 1985, o país passou a contar com mais de 100 dessas unidades. Em fevereiro de 2024, no site da rede brasileira de banco de leite humano (https://producao.redeblh.icict.fiocruz.br/portal_blh/blh_brasil.php), é demonstrado que atualmente contamos com 233 BLH distribuídos por todo território nacional, sendo o maior número na região Sudeste, 96, e em São Paulo a maior concentração de BLH do Brasil, cerca de 58.

Os BLH representam uma solução de eficácia comprovada para um grupo seleto de lactentes que não dispõem de aleitamento ao peito e dependem prioritariamente de leite humano (LH) para sua nutrição. Nesse grupo destacam-se os prematuros, incluindo os de muito baixo peso. O LH de banco está indicado também em várias doenças infecciosas, como diarreia crônica, gastroenterocolite, colite ulcerativa, sepse e enterocolite necrosante (Quadros 1 e 2).

QUADRO 1 Banco de leite humano: definições

Unidade	Definição
BLH	Centro especializado, responsável pela promoção, proteção, apoio ao AM, execução de atividades de coleta do excedente da produção lática de nutrizes; processamento e controle de qualidade do LH para posterior distribuição, sob prescrição de médicos ou nutricionistas, sendo estes obrigatoriamente vinculados a um hospital materno e/ou infantil. É uma instituição sem fins lucrativos, sendo vedada a comercialização dos produtos de sua responsabilidade.
BLH de empresa	Caracterizado por seu vínculo aos serviços de saúde de empresas onde trabalham mulheres em idade fértil, objetivando a promoção do AM e a coleta, processamento e distribuição de LH, destinado prioritariamente ao filho da funcionária nutriz.
BLH de referência	Caracterizado por desempenhar funções comuns aos bancos de leite; por implementar as ações estratégicas definidas pela política pública para sua área de abrangência, por treinar, orientar e capacitar recursos humanos, por desenvolver pesquisas operacionais, por prestar consultoria técnica e dispor de um laboratório credenciado pelo Ministério da Saúde.
PCLH	Unidade fixa ou móvel, intra ou extra-hospitalar, vinculada tecnicamente a um BLH e administrativamente a um serviço de saúde ou ao próprio BLH, sendo responsável por ações de promoção, proteção e apoio ao aleitamento materno e execução de atividades de coleta da produção lática da nutriz e sua estocagem, não podendo executar as atividades de processamento do LHO, que é exclusiva do BLH.

AM: aleitamento materno; BLH: banco de leite humano; LH: leite humano; LHO: leite humano ordenhado; PCLH: posto de coleta de leite humano.
Fonte: elaboração das autoras.

QUADRO 2 Atividades do banco de leite humano

Desenvolver ações de promoção, proteção e apoio ao AM, como programas de incentivo e sensibilização sobre a doação de LH.	–	–
Prestar assistência à gestante, puérpera, nutriz e lactente na prática do AM.	Em relação à gestante:	▪ Prepará-la para a amamentação. ▪ Elaborar medidas de prevenção de doenças e outros fatores que impeçam a amamentação ou a doação de LHO.
	Quanto à puérpera, nutriz e lactente, deve prestar orientações sobre:	▪ Autocuidado com a mama puerperal. ▪ Cuidados ao amamentar. ▪ Pega, posição e sucção. ▪ Ordenha, coleta, armazenamento do LHO no domicílio. ▪ Cuidados na utilização do LHOC e LHOP.

(continua)

QUADRO 2 Atividades do banco de leite humano (*continuação*)

Executar as operações de controle clínico da doadora.	–	–
Executar as operações de coleta, seleção e classificação, processamento, controle de qualidade e distribuição do LHO, em conformidade com os dispositivos legais vigentes.	–	–
Registrar as etapas e os dados do processo, garantindo a rastreabilidade do produto.	–	–
Dispor de um sistema de informação que assegure os registros relacionados às doadoras e produtos, disponíveis às autoridades competentes, guardando sigilo e privacidade dos registros.	–	–
Estabelecer ações que permitam a rastreabilidade do LHO.	Responder pelo funcionamento dos PCLH a ele vinculados.	–

AM: aleitamento materno; BLH: banco de leite humano; LH: leite humano; LHO: leite humano ordenhado; LHOC: leite humano ordenhado cru; LHOP: leite humano ordenhado pasteurizado; PCLH: posto de coleta de leite humano.
Fonte: elaboração das autoras.

INSTRUMENTOS LEGAIS

No Quadro 3 são apresentados os instrumentos legais que norteiam o funcionamento e as regulamentações oficiais para o funcionamento dos BLH, bem como as normas e recomendações técnicas.

QUADRO 3 Instrumentos legais dos bancos de leite humano

Portarias, resoluções, regulamentações, leis
A Portaria n. 322, de 26 de maio de 1998, foi o primeiro documento que aprovou normas gerais destinadas a regular a instalação e o funcionamento dos BLH no Brasil.
A partir de 5 de setembro de 2006, os BLH brasileiros passaram a ter um novo regulamento para seu funcionamento: a Resolução RDC n. 171, de 4 de setembro de 2006.
As regulamentações oficiais para o funcionamento dos BLH, bem como as normas e recomendações técnicas seguidas atualmente, são encontradas no endereço: https://rblh.fiocruz.br/normas-e-recomendacoes-tecnicas.
A Resolução RDC n. 50, de 21 de fevereiro de 2002, emitida pela Anvisa, dispõe sobre o regulamento técnico para planejamento, programação, elaboração e avaliação de projetos físicos de estabelecimentos assistenciais de saúde.
A Portaria n. 698, de 9 de abril de 2002, modificada pela Portaria n. 2.193, de 14 de setembro de 2006, definiu a estrutura e as normas de atuação e funcionamento dos BLH no Brasil.
A Portaria n. 1.893, de 2 de outubro de 2003, instituiu o Dia Nacional de Doação de Leite Humano no Brasil.
Em 2017, foi sancionada a Lei n. 13.435, em 12 de abril, que institui o mês de agosto como o Mês do Aleitamento Materno (Agosto Dourado), com o objetivo de intensificar ações intersetoriais de conscientização e esclarecimento sobre a importância dessa prática.

AM: aleitamento materno; Anvisa: Agência Nacional de Vigilância Sanitária; BLH: banco de leite humano.
Fonte: elaboração das autoras.

FUNCIONAMENTO

A autorização para funcionamento dos BLH é condicionada a um responsável técnico (coordenador) e expedida pela Vigilância Sanitária. O coordenador deve ser legalmente habilitado e atender às exigências das recomendações técnicas que dispõem sobre a qualificação de recursos humanos definidas pela Comissão Nacional de Bancos de Leite Humano (CNBLH), além de estar de acordo com outros itens: existência de recursos humanos, materiais e estrutura física proporcional à capacidade e demanda do serviço, observando os equipamentos mínimos relacionados, todos definidos pela CNBLH e pela legislação vigente.

A licença deve ser solicitada antes do início das atividades ou quando houver alterações de endereço, da própria atividade, do processo produtivo ou da razão social. Sua emissão e renovação é um processo descentralizado, realizado pelos estados, municípios e Distrito Federal e, portanto, definido de acordo com a legislação vigente, federal e local, complementar e suplementarmente. Cada estado ou município estabelece o trâmite legal e documental. Nesse contexto, o BLH ou o PCLH devem entrar em contato com a Vigilância Sanitária local junto à qual irá requerer a licença sanitária ou o alvará de funcionamento. Os endereços das Vigilâncias Sanitárias podem ser acessados no *site* da Agência Nacional de Vigilância Nutricional (Anvisa): www.anvisa.gov.br.

Recursos humanos

Os recursos humanos necessários ao funcionamento do BLH podem variar de acordo com as atividades e a complexidade de atendimento, o volume de leite coletado e/ou processado por mês, a complexidade da assistência prestada, a carga horária e a escala adotada pela instituição. Deve-se considerar também a proibição de atuação simultânea, em outros setores, durante a realização do processamento do LHO, pois dessa forma reduz-se a possibilidade de contaminação do produto.

A equipe do BLH e do PCLH, a depender das atividades desenvolvidas, pode ser composta por médicos, nutricionistas, enfermeiros, farmacêuticos, engenheiros de alimentos, biólogos, biomédicos, médicos veterinários, psicólogo, assistente social, fonoaudiólogo, terapeuta ocupacional, auxiliares e técnicos de enfermagem, laboratório, nutrição e outros profissionais.

O BLH e o PCLH devem dispor de profissionais de nível superior legalmente habilitados e capacitados para assumir a responsabilidade pelas atividades médico-assistenciais e de tecnologia de alimentos. Um desses profissionais deve assumir a responsabilidade técnica pelo serviço de BLH e PCLH perante a Vigilância Sanitária. Entende-se por profissional legalmente habilitado aquele com formação superior inscrito no respectivo conselho de classe, com suas competências atribuídas por lei.

O BLH e o PCLH devem manter um programa de educação permanente e disponibilizar o registro de formação e qualificação de seus profissionais. A Rede Brasileira de BLH (www.redeblh.fiocruz.br), por meio de seus Centros de Referência Estaduais, oferece cursos aos profissionais que atuam no BLH, de acordo com as atividades desenvolvidas.

Infraestrutura física

Para a implantação do BLH, é necessária a correlação entre os ambientes e suas funções, definindo assim a infraestrutura física necessária ao desenvolvimento de suas atividades e de todas as etapas de funcionamento a que se destina. O BLH deve obedecer a um *layout* com fluxo unidirecional de pessoas e produtos, evitando cruzamentos e facilitando sua higienização de modo a não comprometer a qualidade do leite processado, do ponto de vista tanto físico-químico quanto microbiológico.

Todo projeto arquitetônico de um serviço de BLH, público ou privado, deve ser avaliado e aprovado pela Vigilância Sanitária local previamente à execução da obra, de acordo com a Resolução RDC n. 189, de 2003. As áreas a serem construídas, ampliadas e/ou reformadas ficam condicionadas ao cumprimento das disposições contidas na Resolução RDC/Anvisa n. 171, de 2006, que trata do funcionamento dos BLH.

Doadoras e doações

Toda mulher que estiver amamentando pode doar leite. Segundo o Ministério da Saúde, as doadoras são nutrizes sadias que apresentam secreção láctea superior às exigências de seu filho e que se dispõem a doar, por livre e espontânea vontade. Serão consideradas aptas para doação as nutrizes sadias que atendam às disposições contidas na Resolução RDC/Anvisa n. 171, de 2006.

Também são consideradas doadoras as nutrizes que estão temporariamente impedidas de amamentar seus filhos diretamente no peito, por razões ligadas à saúde das crianças, ou outras não ligadas à sua saúde, mas consideradas incompatíveis com a amamentação. Nesse caso, as nutrizes cujos filhos estão internados em unidades neonatais ou outras unidades hospitalares e que ordenham LH para estimulação da produção ou para consumo exclusivo de seus filhos são também classificadas como doadoras de LH.

A seleção de doadoras é de responsabilidade do médico responsável pelas atividades médico-assistenciais do BLH. Para confirmar que a nutriz seja doadora de LH, o BLH deve seguir as Normas Técnicas da Rede de BLH (www:http:/www.fiocruz.br/redeblh).

Ordenha e coleta

- A coleta é a primeira etapa da manipulação do LHO e vai desde a massagem do seio e ordenha até a pré-estocagem do leite.
- A ordenha deve ser realizada de acordo com as Normas Técnicas da Rede de BLH (www:http:/www.fiocruz.br/redeblh).
- É importante que a doadora seja orientada a massagear as mamas antes da ordenha, pois é mais fácil ordenhar o leite quando as mamas estão murchas do que ingurgitadas ou doloridas. A técnica consiste em massagear a mama com a palma da mão em movimentos circulares desde as axilas até os mamilos, intensificando os locais em que estiverem endurecidos.
- A ordenha pode ser realizada por expressão manual, bomba elétrica ou manual; porém, o ideal, e mais indicado, é que a ordenha seja realizada por expressão manual, que tem o menor risco de contaminação, é menos agressiva por diminuir o risco de formação de fissuras nos mamilos. Sua realização deve ser feita em intervalos regulares para evitar o ingurgitamento.
- A ordenha e a coleta são realizadas no BLH, postos de coleta, enfermaria, domicílio e no trabalho. Apesar de serem locais diferentes, todos devem seguir

procedimentos padrões, pois, se o leite for manipulado em condições higiênico-sanitárias insatisfatórias, pode ser contaminado secundariamente por microrganismos ambientais e comprometer a qualidade do LHO.

Embalagem

O LHO deve ser armazenado em embalagem que garanta a manutenção do valor biológico do leite sem permitir trocas com o meio ambiente, sendo de material inerte e inócuo ao LHO, de fácil higienização, resistente ao processo de esterilização e congelamento (temperaturas na faixa de –25° a 128°C), e de fechamento hermético. São recomendados os frascos de borossilicato, do tipo "maionese" e "café solúvel".

Pré-estocagem

Após a coleta, o leite deve ser imediatamente rotulado e estocado em congelador ou *freezer* pelo prazo máximo de 15 dias (o mesmo se aplica para a estocagem domiciliar).

É recomendado que os frascos sejam armazenados no *freezer* ou congelador na vertical, se possível separados de outros alimentos. A segunda ordenha deve ser realizada em copo esterilizado (fervido por 15 minutos) e, após a coleta, armazenado no mesmo frasco da primeira ordenha, utilizando um frasco a cada 24 horas ou até quando o frasco estiver 75% preenchido de leite. Deve-se encaminhar o LHO até o prazo de 10 dias para permitir que o BLH tenha margem para conseguir pasteurizá-lo no prazo de 15 dias.

Rotulagem

Os frascos com LHOC e LHOP devem ser obrigatoriamente rotulados, contendo informações que permitam a obtenção da história pregressa do leite, viabilizando assim a rastreabilidade, sempre que necessário.

Nos rótulos dos frascos destinados à coleta domiciliar, devem constar pelo menos as seguintes informações: identificação da doadora, data e hora da primeira coleta.

Os rótulos do leite pasteurizado estocado no BLH devem ter no mínimo informações ou identificação que permitam a rastreabilidade e facilitem a adequação do uso às necessidades do receptor, como identificação da doadora, conteúdo energético e validade do LH. No caso de informatização, o rótulo deverá conter localizadores que possibilitem identificar as informações necessárias.

É válido ressaltar a importância de manter dados do leite ordenhado associados às informações contidas no rótulo, ainda que registrados à parte, como transporte, data da recepção, qualidade físico-química, processamento, identificação do ciclo de pasteurização, controle microbiológico e condições de estocagem, entre outros.

Conservação do LHOC

O LHOC congelado pode ser estocado pelo período máximo de 15 dias a partir da data da primeira coleta, à temperatura máxima de –3°C.

- O LHOC refrigerado para ser administrado da mãe para o próprio filho pode ser estocado por um período máximo de 12 horas, à temperatura limítrofe de 5°C.

- O LHOC para uso do próprio filho, uma vez descongelado, deve ser mantido sob refrigeração à temperatura máxima de 5°C com validade de 12 horas.

Transporte

A etapa de transporte ocorre quando o LH é ordenhado em local externo ao BLH, como no domicílio da doadora, unidade de internação ou posto de coleta, e necessita ser transportado ao banco; ou quando o leite pasteurizado é encaminhado do BLH a uma unidade receptora.

O leite deve ser transportado em embalagem isotérmica, constituída de material liso, resistente e impermeável, de fácil limpeza, sob cadeia de frio (é recomendado utilizar embalagem com termômetro de cabo extensor). As temperaturas limítrofes para o transporte são:

- Produtos refrigerados: máxima de 5°C.
- Produtos congelados: máxima de –1°C.

Para garantir as temperaturas limítrofes descritas, é obrigatório o uso de gelo reciclável na proporção de 3 litros para cada litro de leite. Somente em caso de transporte do LHO refrigerado poderá ser utilizado o gelo não reciclável. Para assegurar a manutenção da cadeia de frio no decorrer do transporte, o tempo não deverá ultrapassar 6 horas. O veículo para o transporte do LHO deve apresentar condições higiênico-sanitárias e circular em rota exclusiva.

Recepção no BLH

No ato do recebimento do LHO, deve-se verificar se o leite foi transportado sob cadeia de frio, por meio de uma planilha de temperatura, sanitizar os frascos, verificar se as informações no rótulo estão corretas quanto à origem da doação (nome da doadora, local e data da ordenha) e integridade do frasco; e iniciar o processo de seleção verificando a cor do leite e se apresenta alguma sujidade aparente. Após esse procedimento, deve-se congelar o LHO em *freezer* exclusivo para leite cru, no prazo máximo de 15 dias.

Seleção dos leites para pasteurização

Quando o LHOC for pasteurizado, devem-se seguir alguns procedimentos:

- Verificar a data da ordenha dos leites armazenados.
- Verificar a existência de leites armazenados de mães de recém-nascidos (RN) internados.
- Verificar se há volume maior ou igual a 50 mL, pois leites com volumes inferiores a 50 mL perdem suas propriedades quando pasteurizados.

Após a pasteurização, realiza-se o processo de reenvase:

- Utilizar frasco esterilizado do mesmo tamanho e volume equivalente.
- Reenvasar o leite em capela de fluxo laminar, ou em campo de chama, evitando dessa forma a contaminação do produto.
- Identificar e coletar uma amostra para controle físico químico. Os frascos devem ser tampados com um quarto de volta para saída do ar incorporado ao leite após a ordenha.

Controle de qualidade físico-químico

A qualidade dos produtos processados, estocados e distribuídos pelos BLH deve ser fruto de um esforço inteligente e constante em todas as etapas até a distribuição. O objetivo do controle de qualidade é conseguir um produto de qualidade preservada, boa e constante, desde a coleta até o consumo, a baixo custo e com o mínimo de risco para a saúde do consumidor.

A utilização de indicadores físico-químicos para controlar a qualidade do LHO representa uma alternativa capaz de compatibilizar o custo operacional do controle com as exigências nutricionais dos consumidores. Atualmente são utilizados dois métodos nos BLH do Brasil como indicadores: a técnica do crematócrito (obrigatória desde 1998) e a acidez Dornic (obrigatória desde 2000).

Crematócrito

Dentre as características que definem o valor nutricional do LHO, destacam-se o teor de gordura e o conteúdo energético, obtidos por meio da técnica do crematócrito.

O crematócrito é semelhante ao micro-hematócrito, devendo-se utilizar leite em lugar de sangue. É um critério classificatório do conteúdo energético do LH e deve ser realizado em triplicata.

Acidez titulável

A acidez titulável ou Dornic é uma técnica utilizada para detectar a acidez desenvolvida no leite por ação de microrganismos, ou seja, os microrganismos degradam a lactose presente no leite em ácido lático. É uma técnica que indica o estado de conservação do leite e que deve ser realizada em triplicata.

$C_{12}H_{22}O_{11}$	$4\ C_5H_6O_3$
lactose	ácido lático

O que habitualmente se conhece como acidez do leite é resultado de uma valoração (titulometria), que se mede pela adição ao leite de uma solução alcalina de concentração conhecida para alcançar o ponto de viragem de um indicador, geralmente a fenolftaleína, que muda do incolor para o rosa. A mesma técnica é utilizada nos BLH com o leite humano. O pH não é um valor constante e pode variar no curso do ciclo da lactação e sob a influência da alimentação. O pH do leite humano é levemente alcalino e varia de 6,8 a 7,4. Valores acima de 8°D desqualificam o produto para o consumo.

A técnica é realizada antes de o leite passar pelo processo de pasteurização, pois, como dito anteriormente, se indicar acidez acima de 8°D não pode ser utilizado e, portanto, o leite é desprezado.

Pasteurização

Na abordagem dos aspectos microbiológicos do LH, há sempre uma preocupação maior com os microrganismos patogênicos. Barreiras bioquímicas existentes no leite não são inesgotáveis e devem constituir-se em um dos principais focos de atenção dos profissionais que trabalham nos BLH. O rigor no controle das condições higiênico-sanitárias envolvidas em todas as operações, desde a coleta até a distribuição, deve ser constante. Procedimentos higiênico-sanitários insatisfatórios levam a um aumento da flora de contaminação secundária, que, por sua vez, satura as barreiras bioquímicas, diminuindo o valor imunológico e a capacidade de proteção ao organismo do lactente.

A pasteurização representa uma alternativa eficaz, há muito conhecida e praticada no campo da tecnologia de alimentos. Trata-se de um tratamento térmico aplicável ao LH, que adota como referência a inativação térmica do microrganismo mais termorresistente, a *Coxiella burnetti*. Uma vez observado o binômio temperatura de inativação e tempo de exposição capaz de inativar esse microrganismo, pode-se assegurar que os demais patógenos também estarão termicamente inativados.

Segundo a legislação vigente, todo produto coletado pelo BLH deve ser obrigatoriamente pasteurizado. A exceção pode ser admitida em situações particulares de doação exclusiva de mãe para o próprio filho, que tenha coletado o leite em ambiente próprio para esse fim, com ordenha conduzida sob supervisão e consumo imediato.

Por definição, a pasteurização é um tratamento térmico, conduzido a 62,5°C por 30 minutos, aplicado ao LHO com o objetivo de inativar 100% dos microrganismos patogênicos e 99,99% da microbiota saprófita, equivalente a um tratamento 15D para inativação térmica da *Coxiella burnetti*. Há uma perda de cerca de 25% do valor biológico do leite.

A norma técnica de pasteurização está disponível em www.http:/www.fiocruz.br/redeblh.

Estocagem final

Após o processo de pasteurização, o leite deve ser rotulado e armazenado em *freezer*, aguardando resultado microbiológico em temperatura de –18°C, com temperatura máxima admitida de –3°C, controlando diariamente as temperaturas atual, máxima e mínima do *freezer*, em impresso próprio. Após liberado o resultado microbiológico negativo, deve-se separar o LHO pasteurizado de acordo com a rotina do BLH (calorias, tipo de leite e doadoras).

O LHO pasteurizado tem validade de até 6 meses. Uma vez descongelado, o LHO pasteurizado tem validade máxima de 24 horas, desde que mantido sob refrigeração a 5°C. O LHO pasteurizado liofilizado pode ser estocado à temperatura ambiente por 1 ano, desde que acondicionado em atmosfera inerte.

O BLH deve dispor de um sistema de controle de estoque que permita identificar com segurança os diferentes tipos de produto.

Distribuição

O fornecimento de LHO pasteurizado a um receptor fica condicionado à obrigatoriedade da inscrição do receptor no BLH, gerando um cadastro que contemple as informações que o identifiquem (identificação do receptor e de sua mãe, número do prontuário do receptor e da mãe); parto: data e idade gestacional; a prescrição médica ou de nutricionista contendo a Classificação Estatística Internacional de Doenças e Problemas Relacionados com a Saúde (CID) primária, número de ingestas, aporte energético e volume demandado (Quadro 4).

QUADRO 4 Indicações para recém-nascidos e lactentes como receptores de leite humano

RN e lactentes indicados como receptores de LH.
RN prematuro ou de baixo peso, que não suga.
RN infectado, especialmente com enteroinfecções.
RN em nutrição trófica
RN portador de imunodeficiência.
RN portador de alergia a proteínas heterólogas.
Casos excepcionais, a critério médico.

LH: leite humano; RN: recém-nascido.
Fonte: elaboração das autoras.

A Figura 1 sintetiza o processamento do LH no BLH.

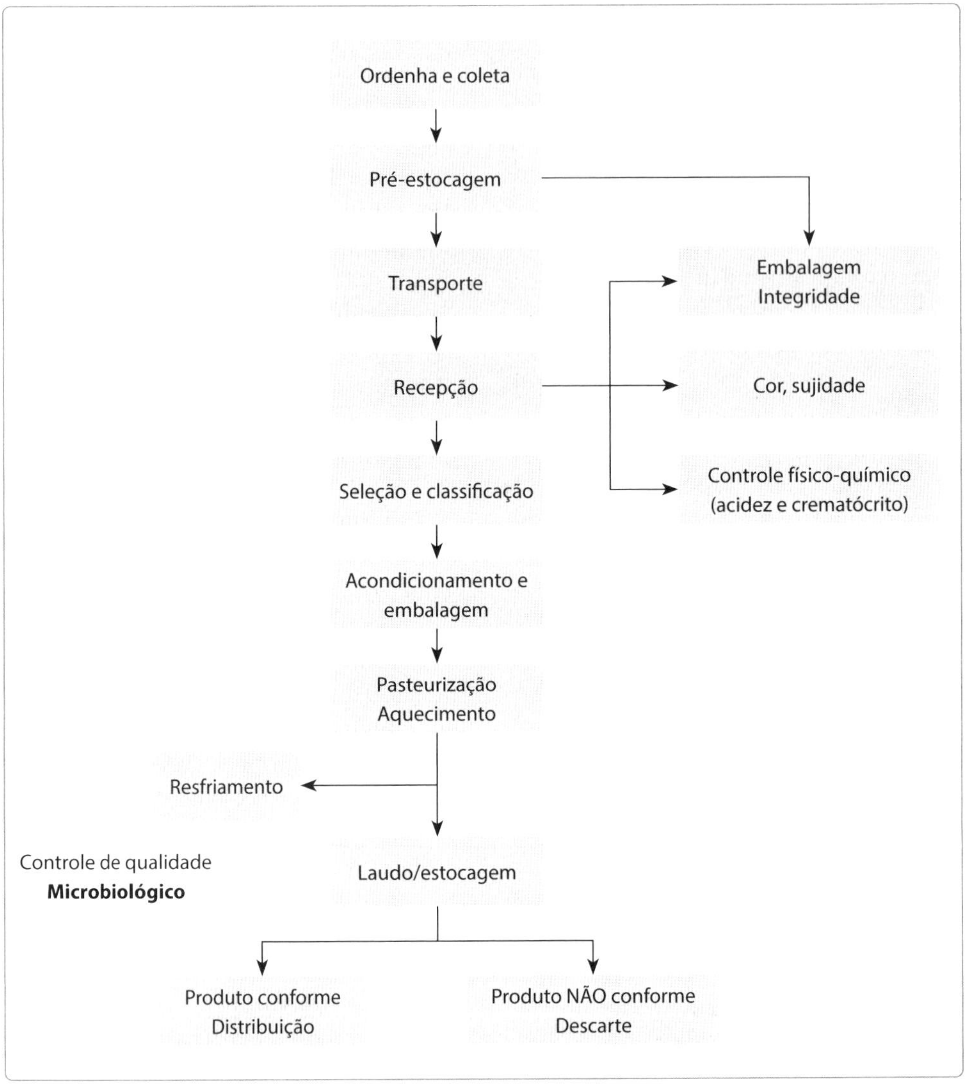

FIGURA 1 Fluxograma de processamento do leite humano no banco de leite humano.
Fonte: elaboração das autoras.

CONCLUSÕES

O trabalho dos BLH deve ser contínuo, de modo a fornecer um alimento adequado que atenda à necessidade do RN e do lactente, especialmente do RN prematuro. A reavaliação periódica dos procedimentos, à luz de padrões e critérios preestabelecidos, pode levar o trabalho do BLH à excelência em qualidade.

SUGESTÕES DE LEITURA

1. Almeida JAG, Novak FR. O papel dos bancos de leite humano no incentivo ao aleitamento materno. In: Rego JD. Aleitamento materno. São Paulo: Atheneu; 2002. p.321-32.
2. Brasil. Ministério da Saúde. Bases para discussão da Política Nacional de Promoção, Proteção e Apoio ao Aleitamento Materno. Brasília, DF: Ministério da Saúde; 2017.
3. Fonseca RMS, Milagres LC, Franceschini SCC, Henriques BD. O papel do banco de leite humano na promoção da saúde materno-infantil: uma revisão sistemática. Ciência & Saúde Coletiva. 2021;26(1):309-18.
4. Rede Brasileira de Bancos de Leite Humano. Normas técnicas e manuais. Disponível em: https://www.rblh.fiocruz.br/normas-tecnicas-e-manuais. Acesso em: 27 jul. 2023.
5. Rede Brasileira de Bancos de Leite Humano. BLH-IFF/NT 48.21: Ambiência – Localização e Infraestrutura Física de Bancos de Leite Humano e Postos de Coleta de Leite Humano. Rio de Janeiro; 2021.
6. Rede Brasileira de Bancos de Leite Humano. RBLH em números. Disponível em: https://www.rblh.fiocruz.br/rblh-em-numeros. Acesso em: 25 jul. 2023.
7. Victora CG, Bahl R, Ramos AJD, et al. Breastfeeding in the 21st century: epidemiology, mechanisms, and lifelong effect. Lancet. 2016;387(10017):475-90.

5

Alimentação complementar da criança

Ary Lopes Cardoso
Camila Pugliese

PONTOS-CHAVE DESTE CAPÍTULO

- O ambiente da criança em seus primeiros mil dias de vida, desde a concepção até os 2 anos de idade, pode influenciar sua saúde futura, e é uma janela de oportunidade única para a prevenção da obesidade.
- O aleitamento materno (AM) exclusivo é recomendado desde o nascimento até os 6 meses, sendo a idade ideal para a introdução da alimentação complementar. A fórmula láctea em caso de necessidade pode substituir o leite humano (LH). O leite de vaca não modificado deve ser evitado até 1 ano de idade.
- A introdução de frutas e vegetais deve começar aos 6 meses. Variedade, diversidade e exposição repetida aos alimentos, até 8 vezes, são estratégias eficientes para aumentar a aceitação de alimentos não bem aceitos inicialmente. Não há necessidade de adicionar açúcar, sal ou líquidos açucarados à dieta.
- Deve-se respeitar o apetite da criança e evitar práticas alimentares coercitivas, adaptar a porção de comida e não usar a comida como recompensa pelo bom comportamento da criança.
- Os pais servem de modelo na alimentação para a criança. Além disso, a televisão e outras telas devem estar desligadas durante as refeições.

ALIMENTAÇÃO COMPLEMENTAR NO CONTEXTO DOS PRIMEIROS MIL DIAS

Os primeiros mil dias de vida compreendem o período que vai do primeiro dia de gestação até os 2 anos de idade da criança (270 dias da gestação + 365 dias do primeiro ano de vida + 365 dias do segundo). É nessa fase que ocorrem inúmeros processos biológicos, como crescimento e diferenciação celulares, além de importante desenvolvimento neurológico. A nutrição desempenha um papel central, permitindo conexões entre os diferentes sistemas orgânicos e exercendo profundo impacto no desenvolvimento das estruturas e funções celulares, cerebrais e cognitivas. Por isso, esse período é considerado uma grande janela de oportunidade.

O AM exclusivo em livre demanda é o melhor alimento para o bebê até 6 meses e deve ser continuado até pelo menos 2 anos ou mais. Já está bem documentado que o leite materno previne infecções, aumenta a imunidade e diminui o risco de doenças crônicas não transmissíveis.

Quando a criança completa 6 meses e apresenta os sinais de prontidão, deve-se considerar o momento oportuno para a introdução de outros alimentos, além do leite materno, que não deve ser interrompido. É na introdução da alimentação complementar que serão apresentados novos alimentos, com cores, texturas e cheiros diferentes.

É sempre interessante separar os alimentos no prato para que a criança conheça os sabores e possa interagir com a comida de modo a pegar aquilo que lhe interessar. Também é importante ensinar às famílias sobre qual deve ser a composição adequada das refeições principais e dos lanches intermediários nessa fase. Além disso, os cuidadores devem ser instruídos acerca da consistência adequada, que deve ser amassada com o garfo, e evoluir gradativamente até chegar à consistência da refeição da família, próximo de 1 ano de idade da criança. É desencorajada a oferta de sucos, chás e outros líquidos que não sejam a água, o leite materno e/ou a fórmula infantil, antes de 1 ano da criança.

Alguns métodos de introdução da alimentação complementar têm sido propostos, considerados mais participativos, como o *Baby-Led Weaning* e o *Baby-Led Introduction to Solids*. Cada um deles apresenta suas particularidades, que devem ser consideradas pelo profissional de saúde juntamente com as famílias e cuidadores. O acompanhamento nutricional deve ser contínuo, a fim de estabelecer se o crescimento e o desenvolvimento estão de acordo com o esperado para a faixa etária.

Os alimentos *in natura* e minimamente processados devem constituir a base da alimentação durante a introdução alimentar e ao longo de toda a infância. Nesse período os hábitos alimentares estão sendo formados e uma alimentação adequada e saudável é crucial para o bom desenvolvimento e crescimento. A criança ganhará peso e altura, e ainda estará aprendendo a fazer coisas novas. Desenvolve agilidade e habilidade, além de colocar em prática as novas capacidades – alcançar objetos, engatinhar, se sentar, inclusive pegar os alimentos com as mãos e levá-los à boca. A alimentação passa a ajudar na formação da identidade. Há aprendizado sobre o ambiente e sobre si própria. Os hábitos alimentares saudáveis da família desempenham um papel fundamental na educação e na relação das crianças com a comida. Em suma, a participação do bebê deve ser encorajada já na introdução alimentar.

ALIMENTAÇÃO COMPLEMENTAR E ALGUNS ASPECTOS RELACIONADOS À PANDEMIA DE COVID-19

Sabe-se que, em 2020, questões como a fome, a insegurança alimentar e a pobreza aprofundaram-se e tornaram-se mais expressivas com a crise sanitária decorrente da pandemia de Covid-19. Houve grande impacto na renda familiar dos brasileiros, decorrente da crise econômica, que resultou em desemprego e vulnerabilidade social. As repercussões econômicas e sociais da pandemia afetaram o poder de compra e o acesso aos alimentos. Isso fez com que os extremos nutricionais crescessem de forma alarmante em nosso país.

As carências nutricionais decorrentes da má alimentação atingem também as gestantes, situação que predispõe à desnutrição intrauterina e à maior prevalência de crianças com baixo peso ao nascer. Diante desse cenário preocupante, assistimos ao aumento do número de crianças e adolescentes com ganho de peso excessivo, e ao aumento da desnutrição e deficiência de micronutrientes, caracterizada como fome oculta.

Nos países nos quais a economia é emergente, como o Brasil, os alimentos processados e ultraprocessados já fazem parte dos hábitos alimentares de bebês, crianças e adultos. Esse achado vai ao encontro do aumento do número de pessoas com excesso de peso ao longo dos últimos anos, o que pode ser explicado pelo fato de que os alimentos saudáveis ficaram mais caros, tornando os produtos industrializados – ricos em gorduras, açúcares e/ou sal – mais acessíveis financeiramente para a população em geral.

A qualidade da alimentação da população como um todo, sobretudo das crianças e adolescentes durante a pandemia, foi um dos tópicos mais abordados por inúmeras pesquisas, nos mais diversos países. Entre as mudanças alimentares, o consumo elevado de alimentos de baixo custo e pobres em nutrientes aumentou expressivamente. Alimentos como macarrão instantâneo, bolos e biscoitos recheados, achocolatados, enlatados, bebidas açucaradas, embutidos etc. foram alguns dos mais citados em levantamento realizado pela Unicef. A pandemia de Covid-19 mudou a rotina das famílias brasileiras. O isolamento social e o trabalho em *home office* tornaram mais difícil dispor de tempo para o preparo dos alimentos e, consequentemente, aumentou o consumo de alimentos industrializados de fácil e rápido preparo, além de *fast-foods*. A rotina alimentar foi prejudicada.

Desde a introdução da alimentação complementar, devem-se encorajar horários adequados para cada refeição e realizá-las em ambiente tranquilo, seguro e sem distrações. Durante as refeições, desligar televisão, celulares, *tablets* e computadores. Nesse momento, o bebê estará aprendendo e desenvolvendo um de seus sentidos mais alusivos à alimentação, que é o paladar. Devem-se orientar a apresentar os alimentos de diferentes formas, texturas, cores e sabores, para que todos os sentidos da criança sejam aguçados. Além disso, o exemplo familiar é fundamental quando se trata de desenvolver bons hábitos alimentares durante toda a infância. Se os pais querem que seus filhos se alimentem de maneira saudável, precisam dar o exemplo. Priorizar as refeições em família, à mesa, e em local calmo (Figura 1).

A falta de cuidados adequados em um período tão importante como os primeiros mil dias de vida pode impactar a saúde dessas crianças pelo resto de suas vidas. Além da má nutrição, a quarentena de Covid-19 e o confinamento dentro de casa, a privação das atividades escolares *in loco*, o maior tempo de telas eletrônicas, e a falta de brincadeiras e atividades ao ar livre que promovam interação social tornaram as crianças mais ansiosas, com oscilações de humor e alterações de comportamento, prevalecendo sentimentos como tristeza, medo, estresse, insônia e causando importante impacto psicológico. Por outro lado, o maior tempo de convívio decorrente do período de qua-

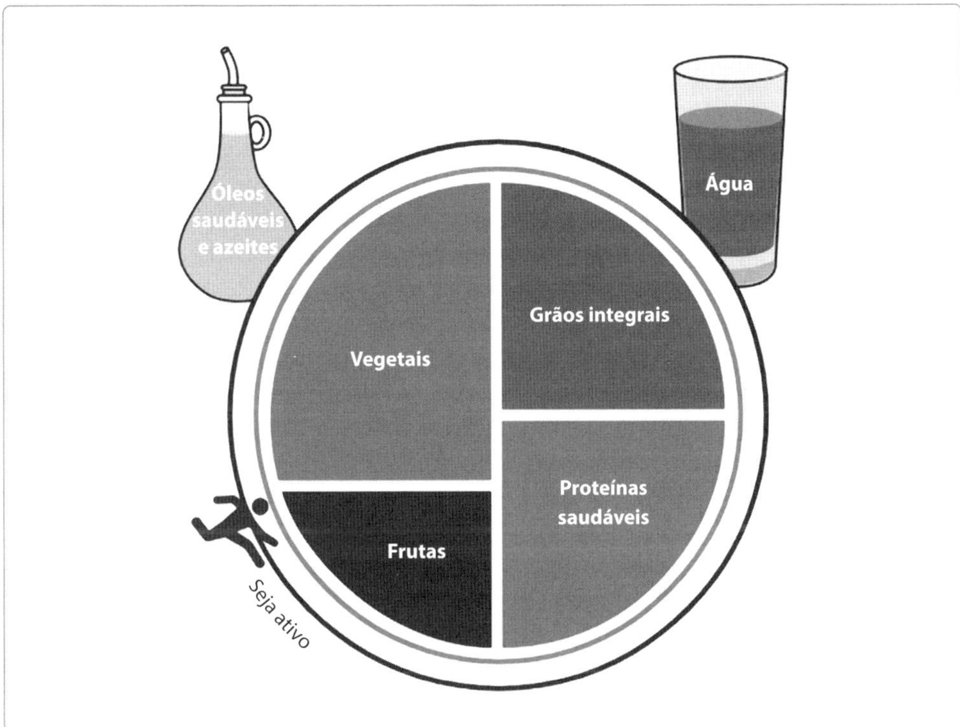

FIGURA 1 Prato da alimentação saudável do lactente.
Fonte: traduzido de Harvard (2015).

rentena proporcionou aumento do vínculo entre pais e filhos e maior tempo de AM.

É preciso incentivar as famílias a realizarem a introdução da alimentação complementar no tempo ideal. Alimentos *in natura* e minimamente processados, como frutas, verduras, legumes, carnes, ovos, peixes, grãos, leguminosas e cereais, devem fazer parte da rotina alimentar dos bebês nessa fase, pois são excelentes fontes de fibras, vitaminas, minerais, proteínas e outros compostos essenciais para a manutenção da saúde e da prevenção de doenças. Deve ser desencorajada e descontinuada a ingestão de alimentos processados e ultraprocessados como achocolatados, bolachas, farináceos, engrossantes, sucos, aditivos químicos, corantes, conservantes e temperos industrializados, pois aumentam o risco de deficiência nutricional, além de estarem associados ao desenvolvimento de anemia, doenças cardiovasculares, obesidade, diabetes, entre outras doenças crônicas. Feiras livres são ótimos locais para aquisição de alimentos *in natura* e com preços mais acessíveis.

Portanto, a melhor prática do médico e do nutricionista deve ser a de orientar pais, cuidadores e familiares acerca da compra adequada dos alimentos e de estabelecer uma rotina com horários bem estabelecidos para as refeições, para o sono e estimular a atividade física e lúdica para as crianças. Os limites em relação ao tempo de uso dos eletrônicos precisam ser discutidos principalmente agora, quando estão acontecendo grandes mudanças estruturais nas famílias e na sociedade. Cada criança é única e deve ter seus direitos individuais preservados, como o acesso adequado à alimentação, à educação e às atividades infantis.

CONCLUSÕES

É fundamental conscientizar os cuidadores acerca dos riscos dos extremos nutricionais, e a partir daí promover mudanças nos hábitos para toda a família. A educação nutricional deve ser proposta para todos os integrantes da casa, dado que a criança aprende a se alimentar também por observação. Os pais, irmãos, tios, avós e cuidadores em geral devem estar cientes de que todos eles têm impacto direto na formação dos hábitos alimentares de uma criança a curto e longo prazos.

SUGESTÕES DE LEITURA

1. Black RE, Victora CG, Walker SP, et al.; Maternal and Child Nutrition Study Group. Maternal and child undernutrition and overweight in low--income and middle-income countries. Lancet. 2013;382(9890):427-51.
2. Brasil. Ministério da Saúde. Secretaria de Atenção Primária à Saúde. Departamento de Promoção da Saúde. Guia alimentar para crianças brasileiras menores de 2 anos. Brasília, DF: Ministério da Saúde; 2019.
3. Food and Agriculture Organization of the United Nations (FAO), Ifad, Unicef, WFP and WHO. 2019. The State of Food Security and Nutrition in the World 2019. Safeguarding against economic slowdowns and downturns. Rome: FAO; 2019. Disponível em: https://www.fao.org/3/ca5162en/ca5162en.pdf. Acesso em: 10 out. 2023.
4. Gray KJ, Bordt EA, Atyeo C, et al. Covid-19 vaccine response in pregnant and lactating women: a cohort study. Am J of Obstetrics and Gynecology. 2021;225(3):303.e1-303.e17.
5. Harvard TH. Chan School of Public Health. Healthy eating plate. 2015. Disponível em: https://www.hsph.harvard.edu/nutritionsource/healthy-eating-plate/; https://www.hsph.harvard.edu/nutritionsource/kids-healthy-eating-plate/. Acesso em: 10 out. 2023.
6. Kelly JC, Carter EB, Raghuraman N, et al. Anti-SARS--CoV-2 antibodies induced in breast milk after Pfizer--BioNTech/BNT162b2 vaccination. American Journal of Obstetrics and Gynecology. 2021;225(1):101-3.
7. Linhares MBM, Enumo SRF. Reflexões baseadas na psicologia sobre efeitos da pandemia Covid-19 no desenvolvimento infantil. Estudos de Psicologia (Campinas). 2020;37:e200089.
8. Perl SH, Uzan-Yulzari A, Klainer H, et al. SARS-CoV-2--specific antibodies in breast milk after Covid-19 vaccination of breastfeeding women. JAMA. 2021;325(19):2013-4.
9. Schappo S. Fome e insegurança alimentar em tempos de pandemia da Covid-19. SER Social, [S. l.], 2021;23(48):28-52.
10. Schwarzenberg SJ, Georgieff MK; Committee on Nutrition. Advocacy for improving nutrition in the first 1000 days to support childhood development and adult health. Pediatrics. 2018;141(2):e20173716.
11. Sociedade Brasileira de Pediatria (SBP). Nota de alerta: aleitamento materno em tempos de Covid-19 – recomendações na maternidade e após a alta. 22 de maio de 2020. Disponível em: https://www.sbp.com.br/fileadmin/user_upload/22467f-NA_-_AleitMat_tempos_COVID-19-_na_matern_e_apos_alta.pdf. Acesso em: 10 out. 2023.
12. Tso WWY, Wong RS, Tung KTS, et al. Vulnerability and resilience in children during the Covid-19 pandemic. Eur Child Adolesc Psychiatry. 2022;31(1):161-76.
13. Unicef Brasil. Impactos primários e secundários da Covid-19 em crianças e adolescentes: relatório de análise – 2ª rodada. Job: 200372_02. 21 de janeiro de 2021. Ibope Inteligência. Disponível em: https://www.unicef.org/brazil/media/12546/file/relatorio_analise_impactos-primarios-e-secundarios-da-covid-19-em-criancas-e-adolescentes_segunda-rodada.pdf. Acesso em: 10 out. 2023.

6

Vegetarianismo na criança e no adolescente

Ary Lopes Cardoso

PONTOS-CHAVE DESTE CAPÍTULO

- O vegetarianismo é uma categoria muito ampla de dietas, com graus variados de consumo de produtos de origem animal. Quanto mais estritamente o vegetarianismo é seguido, mais difícil se torna garantir uma dieta adequada para lactentes e crianças em fase de crescimento. Estudos ainda precisam analisar os resultados de saúde a longo prazo das dietas vegetarianas em crianças.
- As dietas vegetarianas devem ser monitoradas e suplementadas adequadamente. As deficiências nutricionais nessas dietas, especialmente no início da vida, podem afetar negativamente o crescimento, o conteúdo mineral ósseo e o desenvolvimento motor e cognitivo.

INTRODUÇÃO

As dietas vegetarianas estão se tornando cada vez mais populares por diversas razões: benefícios potenciais à saúde, questões sociopolíticas, ecológicas e éticas relacionadas aos direitos dos animais. Os adolescentes valorizam a saúde, a ética e a vontade de restringir a quantidade de alimentos.

PREVALÊNCIA E TENDÊNCIAS

O entendimento do termo "vegetariano" costuma esbarrar em interpretações. Em linhas gerais, refere-se ao indivíduo que evita o consumo de carne. Pode se referir ainda àqueles que, mais radicais, nunca consomem carne, peixe e aves. Uma revisão mostrou que os padrões dietéticos e da ingestão de nutrientes em vegetarianos autodefinidos variam desde as pessoas que consomem quantidades reduzidas de carne vermelha, mas incluem aves e peixes, até aquelas que excluem todos os alimentos de origem animal.

Os tipos e a composição das dietas vegetarianas têm implicações importantes para o crescimento e o desenvolvimento de crianças e adolescentes, variando de acordo com o grau de evitação de alimentos de origem animal (Quadro 1).

QUADRO 1 Tipos e composição das dietas vegetarianas

Tipo de dieta	Composição
Semivegetariana	A carne ocasionalmente é incluída na dieta. Algumas pessoas que seguem essa dieta podem não comer carne vermelha, mas podem comer peixe e às vezes frango.
Pescatariana	Peixe e marisco estão incluídos na dieta, mas não carnes ou aves. As variações são pescatariano-vegetariana (inclui leite e ovos) ou pescatariano-vegana (exclui leite e ovos).
Ovolactovegetariana	Ovos, leite e produtos lácteos estão incluídos, mas nenhuma carne é consumida.
Lactovegetariana	Leite e derivados são incluídos na dieta, mas ovo ou carne não podem ser consumidos.
Macrobiótica	Grãos integrais, especialmente arroz integral, vegetais, frutas, legumes e algas marinhas são permitidos na dieta. Frutas da região e alimentos de origem animal (carnes brancas ou peixes de carnes brancas) podem estar na dieta 1 ou 2 vezes por semana.
Vegana	Todos os produtos de origem animal, incluindo ovos, leite e produtos lácteos, são excluídos da dieta. Alguns veganos também evitam o mel e muitas vezes evitam o uso de produtos de origem animal, como couro ou lã.

Fonte: elaboração do autor.

EFEITOS SOBRE A SAÚDE

Pesquisas indicam que as crianças que seguem uma dieta vegetariana têm mais chances de atingir as metas gerais de uma dieta saudável em comparação com aquelas que não a seguem. Por exemplo, uma pesquisa com adolescentes escolares em Minnesota, nos EUA, mostrou que aqueles que se identificaram como vegetarianos eram mais propensos (em relação aos não vegetarianos) a atingir os objetivos de gordura total (70% *vs.* 48%), gordura saturada (65% *vs.* 39), porções diárias de vegetais (26% *vs.* 14%) e consumo de ≥ 5 porções de frutas por dia (39% *vs.* 28%). A ingestão média de cálcio em ambos os grupos foi de aproximadamente 1.100 mg/dia, inferior aos 1.300 mg/dia recomendados. Apenas 30% dos alunos, independentemente do grupo dietético, atingiram a meta recomendada para o cálcio.

Apesar do perfil de dieta mais saudável, a população vegetariana apresenta alguns riscos nutricionais específicos, especialmente quando a restrição é muito importante.

Efeitos potenciais sobre o crescimento

Embora crianças que seguem uma dieta vegetariana tendam a ser um pouco mais magras do que suas contrapartes onívoras, seu crescimento físico, em geral, está dentro da faixa normal, desde que o planejamento das refeições seja adequado e que alimentos suficientes sejam disponibilizados. Ao contrário, dietas mal planejadas ou muito restritas podem levar a deficiências de nutrientes capazes de comprometer ou atrasar o crescimento das crianças.

Um exemplo interessante foi descrito em crianças holandesas que consumiam uma dieta macrobiótica. Elas tiveram estatura e circunferência do braço reduzidas em todas as idades, tanto as meninas como os meninos. No entanto, com a adição de produtos lácteos à dieta, houve recuperação de toda a antropometria, ainda na adolescência.

Associação com transtornos alimentares

Muitas vezes a dieta vegetariana é uma maneira de adotar hábitos alimentares restritivos e outros comportamentos compulsivos alimentares. Também muitos usam essa dieta para controle de peso, o que não costuma ser saudável.

Benefícios para a saúde cardiovascular e metabólica

Em geral, as pessoas que seguem uma dieta lactovegetariana têm saúde melhor que aquelas que seguem uma dieta onívora. Sabe-se também que a dieta vegana pode trazer benefícios à saúde, mas também mais riscos.

Vários estudos observacionais relataram que o consumo de uma dieta vegetariana está associado a menor incidência de obesidade, doença coronariana, hipertensão e diabetes tipo 2 em comparação com o consumo de uma dieta não vegetariana. Esses benefícios são acompanhados por diminuições modestas no colesterol, nas frações não HDL, na pressão arterial e no índice de massa corporal (IMC).

No entanto, é difícil demonstrar o efeito de uma dieta sobre a saúde ou mortalidade na medida em que mudanças de comportamento e de estilo de vida costumam acompanhar as mudanças de dieta.

Benefícios para a microbiota intestinal

As dietas vegetarianas parecem ser benéficas para a saúde humana, promovendo uma microbiota intestinal mais diversa e estável. A diversidade da microbiota tem associação com IMC, obesidade e proteção cardiovascular.

A Figura 1 apresenta dados a respeito dos consumidores de dietas vegetarianas no Brasil.

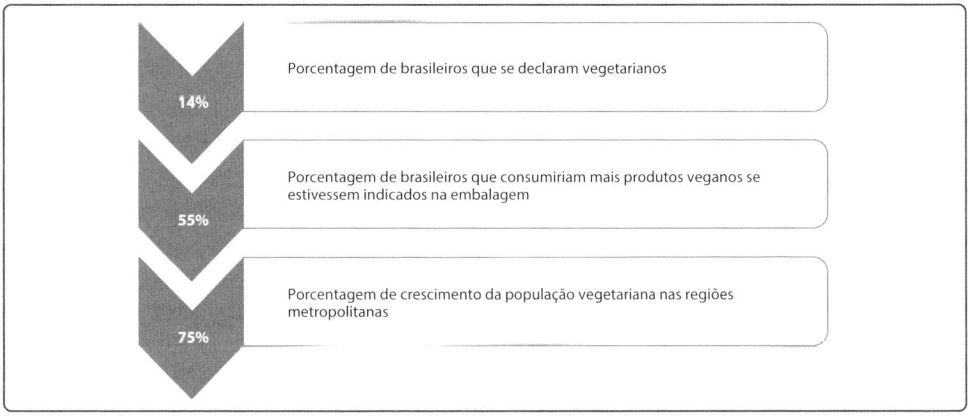

FIGURA 1 Inquérito populacional brasileiro da prevalência de vegetarianos da Sociedade Vegetariana Brasileira.
Fonte: Sociedade Vegetariana Brasileira e Ibope Inteligência (abril 2018) – comparado com a pesquisa Ibope de 2012 (SVB, 2022).

COMO ACONSELHAR A DIETA VEGETARIANA

Ao fornecer aconselhamento nutricional sobre uma dieta restritiva, é importante adotar uma abordagem de apoio e não crítica, a fim de estabelecer uma relação adequada entre orientador e orientado.

As dietas vegetarianas podem atender às necessidades de nutrientes para o crescimento e o desenvolvimento se forem cuidadosamente planejadas com atenção à energia, às necessidades de proteínas, ferro, cálcio, vitamina D e vitamina B12 (cianocobalamina) e, em menor grau, às necessidades de zinco, ômega-3 e fibra dietética.

Os maiores riscos de ingestão inadequada de nutrientes em uma dieta vegetariana ocorrem durante o período de crescimento. Quanto mais restritiva for a dieta, maior o risco de inadequação alimentar. O estabelecimento de padrões alimentares saudáveis na infância reduz a probabilidade de desenvolver doenças crônicas mais tarde na vida. Assim, as crianças vegetarianas, como outras crianças, devem consumir uma dieta pobre em gorduras, ácidos graxos saturados e colesterol e rica em carboidratos complexos.

As dietas vegetarianas ou veganas devem incluir uma variedade de alimentos ricos em nutrientes: legumes cozidos, pães integrais, cereais enriquecidos, nozes e pastas de nozes (amendoim, tahine, amêndoas), sementes (girassol, soja, gergelim), abacates e frutas secas. Se houver a inclusão de produtos lácteos na dieta, uma porção substancial de nutrientes essenciais estará sendo acrescentada. Os produtos lácteos são boas fontes de energia, proteínas de alta qualidade, cálcio, magnésio e fósforo.

A passagem de uma dieta onívora para a vegetariana em crianças deve ser realizada apenas mediante orientação muito rigorosa. É necessário garantir a ingestão adequada de nutrientes, particularmente de energia total, proteína, vitamina B12 (se a dieta for vegana), vitamina D, ferro, zinco, folato e cálcio.

Algumas recomendações são necessárias para a mãe que amamenta e para seu filho que recebe leite materno ou fórmula infantil, caso passe a fazer uso da dieta vegetariana (Quadro 2).

Para identificar possíveis deficiências, recomenda-se:

- Recordatório alimentar com nutricionista para avaliação e aconselhamento detalhados.
- Exames laboratoriais:
  - Ferro: dosagem de ferro sérico periodicamente, e a cada 2 ou 3 anos se clinicamente estável. Em meninas com fluxo menstrual muito grande ou nas crianças com baixo peso, deve-se monitorar ferro e ferritina com maior frequência.
  - 25-OH vitamina D: em crianças com baixa ingestão estimada de vitamina D. Conferir a cada 6 meses e depois a cada 2 ou 3 anos.
  - Vitamina B12: dosar e dar sempre que necessário; para veganos, monitorar e suplementar rotineiramente.

DIETAS VEGETARIANAS E NECESSIDADES ALIMENTARES

Energia

A dieta baseada em vegetais com alto teor de fibras e baixa densidade calórica pode proporcionar uma sensação de saciedade antes que a quantidade adequada de energia seja ingerida. Por isso, é preciso ter

QUADRO 2 Orientações para lactantes (mulheres em amamentação) e lactentes com dieta vegetariana

	Dar fórmula adequada	**Contato com nutricionista**	**Variedade de alimentos**
	Lactante (mãe)	**Lactente com leite materno**	**Lactente com fórmula infantil**
Vitamina B12	▪ Alimentos fortificados (cereais, leite). ▪ 50 mcg/dia para lactovegetarianos ou carne até 1x/semana. ▪ 50 mcg/dia para veganos.	Mãe lactovegetariana ou vegana sem suplementação. RDA (lactente): ▪ 0,4 mcg/dia (0-6 meses). ▪ 0,5 mcg/dia (> 6 meses).	Todas as fórmulas têm quantidades adequadas de vitamina B12; não é necessária a suplementação.
Vitamina D	▪ 4.000-6.500 UI/dia ou 50.000 UI/semana. ▪ Veganos – suplementos derivados de fungos.	▪ 400 UI/dia até o desmame. ▪ Apresentação em gotas – derivado de lã e ovelhas (lanolina): não serve para veganos.	< 1 litro/dia; fórmula infantil precisa suplementar com 400 UI/dia.
Proteínas	Cereais, vegetais.	▪ Leite materno tem a quantidade e a qualidade diária necessárias. ▪ Alimentação complementar: tofu, purê de legumes, óleo de linhaça/colza.	▪ Quantidade e qualidade proteica diária adequadas. ▪ Bebidas vegetais (arroz, amêndoas, bebida de soja, nozes ou suco vegetal) – não são adequadas.

RDA: *Recommended Dietary Allowance* (ingestão diária recomendada).
Fonte: elaboração do autor.

atenção especialmente às crianças pequenas, que têm um estômago menor. O ideal é fazer no mínimo 3 refeições e 3 lanches por dia. Recomenda-se ainda:

- Dar alimentos com alta densidade energética e ricos em gorduras saudáveis, como nozes, sementes, manteiga de nozes e abacate. Isso permite atender às necessidades de nutrientes e energia, especialmente para crianças que estão abaixo do peso.
- Não restringir a ingestão de gordura em menores de 2 anos.
- Para veganos, monitorar o crescimento e o peso corporal para garantir que a ingestão de energia seja apropriada. Adolescentes com sobrepeso e que adotam uma dieta vegetariana como meio de controle do peso também devem ser monitorados.
- Atenção a transtornos alimentares: avaliar os que tiverem IMC < 15 e peso real < 85% do esperado para a idade.

Proteínas

Os requisitos de proteína para crianças são de aproximadamente:

- 1,05 g/kg/dia para crianças de 1 a 3 anos.
- 0,95 g/kg/dia para crianças de 4 a 13 anos.
- 0,85 g/kg/dia para adolescentes.

Essas estimativas são baseadas em proteínas de origem animal (carne, laticínios e ovos) ou isolados de soja bem processados, que são mais de 90% digeríveis. As dietas que incluem essas fontes geralmente incluem proteína suficiente, desde que a ingestão total de energia seja adequada. Isso inclui dietas semivegetarianas, pescatarianas, macrobióticas ou ainda dietas vegetarianas que incluem leite, produtos lácteos e/ou ovos (Quadro 3).

A proteína isolada de soja tem absorção semelhante à da proteína do leite de vaca (90%).

QUADRO 3 Fontes de proteínas sem carne

Fontes de proteínas sem carne	
Tipo de alimento	**Exemplos**
Ovos	
Laticínios	Leite, queijo, iogurte
Produtos de soja	Tofu, tempeh, edamame (soja), leite de soja
Leguminosas	Feijão-preto, lentilha, feijão, grão-de-bico
Nozes	Amêndoas, castanhas de caju, amendoim, nozes
Sementes	Chia, abóbora, girassol
Grãos e seu produtos	Amaranto, quinoa, seitan (glúten de trigo)

Fonte: elaboração do autor.

Bebidas vegetais fornecem substancialmente menos proteína do que o leite de vaca: o leite de soja fornece 60% da proteína do leite de vaca; o leite de arroz fornece 8%, e o leite de amêndoa, apenas 2%. Estas últimas são, portanto, bebidas que não devem ser usadas como fonte primária de energia e proteína para crianças pequenas. Fórmulas para lactentes à base de plantas e fórmulas de "transição" são substitutos apropriados.

As proteínas dos legumes são 80 a 90% digeríveis, enquanto as proteínas dos grãos e outros alimentos vegetais são 70 a 90% digeríveis. Portanto, para vegetarianos que dependem dessas fontes de proteína, a necessidade pode ser aumentada em 20 a 30% para crianças de 2 a 6 anos e em 15 a 20% para crianças de 6 anos ou mais, em comparação com não vegetarianos.

Dietas semivegetarianas, pescatarianas ou macrobióticas e as vegetarianas que incluem leite e/ou ovos atingem as necessidades proteicas.

Tipos de proteínas

As proteínas de origem vegetal e animal diferem na concentração de aminoácidos essenciais, necessários para o crescimento e o reparo muscular. Para evitar a deficiência de aminoácidos essenciais, as dietas vegetarianas devem incluir proteínas completas (de alimentos de origem animal ou soja) ou outras proteínas (de tipos complementares de proteínas vegetais).

Proteínas completas

A deficiência de aminoácidos essenciais não é uma preocupação para dietas que incluem carne, peixe, laticínios, ovos ou soja em quantidades adequadas. Os alimentos de origem animal são considerados proteínas completas porque contêm todos os 9 aminoácidos essenciais.

Produtos à base de soja também são proteínas completas, ao contrário de outras proteínas vegetais. Portanto, a proteína de soja é considerada de alta qualidade e é uma fonte valiosa de proteína para vegetarianos. No entanto, os bebês têm uma necessidade nutricional relativamente alta de aminoácidos essenciais, e os isolados de soja são relativamente deficientes em metionina.

As fórmulas infantis à base de soja são suplementadas com metionina para melhorar sua utilização pelos bebês. A necessidade de aminoácidos essenciais diminui à medida que o crescimento e o desenvolvimento progridem. Assim, as crianças com mais de 2 anos são capazes de consumir isolados de proteína de soja sem suplementação de metionina.

A diferença entre proteína animal e vegetal está nas concentrações de aminoácidos essenciais que são necessários para o crescimento e a reparação muscular. A dieta vegetariana precisa ser diversificada em vegetais para que as diversas proteínas complementares que os compõem atinjam as quantidades necessárias para a melhor oferta.

Já as proteínas de origem animal contêm todos os aminoácidos essenciais.

A proteína de soja é completa, e difere de outras proteínas vegetais.

Lactentes precisam de mais aminoácidos essenciais. Daí se acrescentar nos produtos isolados de soja a metionina. Isso é feito em produtos que são preconizados para crianças até um ano de idade.

Proteínas incompletas

São as proteínas vegetais, com exceção da soja, que não contêm um ou mais dos aminoácidos essenciais.

É necessário planejar combinações de modo a complementar o aminoácido essencial que falta em diferentes vegetais. Os grãos, por exemplo, têm baixo teor de lisina e de metionina; já os legumes têm pouca metionina, mas alto teor de lisina. Juntos, ambos compõem uma fonte proteica de alta qualidade. O ideal é consumir proteínas complementares em diferentes refeições (Quadros 4 e 5).

QUADRO 4 Alimentos fontes de proteínas vegetais

Ranking dos vegetais ricos em proteína		
Posição	**Vegetal**	**Porcentagem de proteína**
1°	Espinafre	49%
2°	Couve (folha)	45%
3°	Brócolis	45%
4°	Couve-flor	40%
5°	Cogumelo	38%
6°	Salsa	34%
7°	Pepino	24%
8°	Pimentão	22%
9°	Repolho	22%
10°	Tomate	18%

Fonte: elaboração do autor.

Vitaminas e minerais

O aconselhamento nutricional é importante para garantir que a dieta forneça vitaminas e minerais adequados, especialmente ferro, cálcio, vitamina D e vitamina B12 (cianocobalamina). Se a dieta não puder ser ajustada para fornecer as quantidades recomendadas de cada um desses nutrientes, suplementos devem ser adicionados para garantir a ingestão adequada. Nesse caso, a sugestão é um suplemento multivitamínico e mineral geral que contenha uma ampla gama de vitaminas solúveis em água e gordura, minerais e oligoelementos para garantir a ingestão alimentar de micronutrientes que se aproximem das necessidades diárias de nutrientes para a idade.

O Quadro 5 mostra que a mãe vegetariana que está amamentando o seu filho tem acesso às necessidades de cálcio, ferro, zinco, ácidos graxos e fibras recomendadas. Isso é mais importante quando o leite fornecido à criança é só o leite materno.

Ferro

As crianças que apresentam taxas de crescimento rápido têm necessidades aumentadas de ferro e estão em risco de defi-

QUADRO 5 Alimentos vegetais e lácteos e sua concentração de proteínas, vitaminas, minerais e ácidos graxos

Proteína sem carne			
Alimento		**Quantidade de proteína por porção**	
Feijão		5 g/100 g	
Coalhada		7 g/100 g	
Pasta de amendoim		4 g/15 g	
Lentilha		6 g/100 g	
Tofu		9 g/100 g	
Proteína do soro do leite (*whey protein*)		22 g/30 g	
Quinoa		5 g/100 g	
Chia		4 g/20 g	
	Lactante	**Lactente em aleitamento materno**	**Lactente com fórmula infantil**
Cálcio	Cálcio 1.000 mg/dia (1.300 mg para adolescentes).	Sempre oferece o que é adequado.	Oferece o necessário e depois de alimentação complementar deve receber 400 mL/dia.
Ferro	Alimentos ricos em ferro com frutas e RDA = 9 mg/dia ou mais.	1 mg/kg/dia de ferro elementar aos 4 meses e, se ferritina baixa, dar 2-3 mg/kg/dia.	Usar fórmula infantil com 0,8-1,2 mg/100 mL de ferro durante o primeiro ano de vida.
Zinco	Nozes, lentilhas e cereais fortificados; RDA = 12 mg/dia.	LM e FI fornecem as necessidades recomendadas. Alimentação complementar: cereais, ovos, ou suplementar 0,3 mg/kg/dia.	RDA 2 mg/dia até 6 meses e 3 mg/dia para maiores de 6 meses.
Iodo	RDA = 290 mcg/dia.	Não dar mais depois de 1 ano de vida.	Não dar mais depois de 1 ano de vida.
DHA e ALA	Chia, castanhas, microalgas. AL-ALA 1.300 mg/dia – DHA = 300 mg.	DHA no LM varia com dieta materna AI para ômega 3 = 500 mg/dia.	Se não ingerir DHA, comer microalga. A dose é de 500 mg/dia.

AI: ingestão adequada; AL: ácido linoleico; ALA: ácido alfa-linonênico; DHA: ácido docosa-hexaenoico; FI: fórmula infantil; LM: leite materno; RDA: ingestão diária recomendada.
Fonte: elaboração do autor.

ciência de ferro com ou sem anemia. A dose diária recomendada (RDA) de ferro é de:

- 7 mg em crianças de 1 a 3 anos.
- 10 mg em crianças de 4 a 8 anos.
- 8 mg em crianças de 9 a 13 anos.
- 11 mg para meninos de 14 a 18 anos.
- 15 mg para meninas de 14 a 18 anos.
- 27 mg/dia para adolescentes grávidas.

Déficits potenciais de ferro para uma dieta vegetariana

A deficiência de ferro é comum entre crianças que consomem uma dieta vegetariana, mas a prevalência varia amplamente. Todas as crianças que comem pouca ou nenhuma carne estão em risco, incluindo os ovolactovegetarianos, porque o leite e os ovos não são boas fontes de ferro absorvível. Os fatores de risco incluem uma dieta vegetariana restritiva em períodos de rápido crescimento e menstruação.

Em um estudo com 1.100 crianças de 4 a 18 anos, adolescentes do sexo feminino que relataram ser vegetarianas eram mais propensas a ter valores baixos de hemoglobina e ferritina sérica do que seus pares onívoros.

Um estudo com 43 crianças ovolactovegetarianas e 46 crianças onívoras com idades entre 4,5 e 9 anos encontrou níveis séricos de hepcidina e ferritina mais baixos nas crianças vegetarianas, apesar da ingestão alimentar mais elevada de vitamina C, em comparação com as crianças não vegetarianas.

Crianças que não comem carne correm o risco de ter deficiência de ferro porque o ferro não heme (das plantas) é menos facilmente absorvido do que o ferro heme (da carne ou peixe). A absorção do ferro heme é de 15 a 35% em comparação com 2 a 20% do ferro não heme. Além disso, a absorção de ferro não heme é bastante reduzida por outros componentes da dieta, enquanto o ferro heme é pouco afetado.

Em particular, os taninos e os polifenóis no chá e no café formam complexos de tanato de ferro que reduzem muito a absorção de ferro não heme. O fitato encontrado em legumes, nozes, sementes, grãos inteiros e na proteína de soja também se liga ao ferro não heme para formar complexos insolúveis e reduzir a absorção de ferro. Em outro estudo, a absorção de ferro de uma variedade de legumes comumente consumidos (feijões secos e ervilhas) preparados como sopas foi de apenas 1 a 2%.

Aconselhamento nutricional

Para crianças que não comem carne ou peixe, estratégias importantes para aumentar a absorção de ferro incluem ingerir ácido ascórbico (vitamina C) em cada refeição, evitar grandes quantidades de chás contendo tanino e aumentar o teor de ferro na dieta.

Suplementos de ferro podem ser necessários para indivíduos com marcadores laboratoriais para deficiência de ferro (p. ex., baixos volume celular médio [VCM] e hemoglobina corpuscular média [HCM], anemia microcítica e/ou ferritina baixa) ou aqueles com baixa ingestão de ferro, conforme estimado a partir de uma recordação dietética. Isso é mais provável para indivíduos com dietas vegetarianas restritas com pouca ou nenhuma carne ou peixe. Meninas adolescentes apresentam risco aumentado de deficiência de ferro após a menarca, devido à perda de sangue menstrual.

O ácido ascórbico (vitamina C) é um poderoso promotor da absorção de ferro não heme, pois evita a formação de compostos férricos menos solúveis. Uma dose de 75 mg de ácido ascórbico aumenta a absorção de ferro não heme de 3 a 4 vezes. Devido a seu mecanismo de ação, o ácido ascórbico é eficaz apenas quando consumido ao mesmo tempo que o alimento que contém ferro. Fontes importantes de vitamina C e outros facilitadores da absorção de ferro (p. ex., ácido cítrico e málico) incluem frutas cítricas e morangos, brócolis e tomate. Ao aumentar a absorção de ferro não heme, o ácido ascórbico ajuda a neutralizar o efeito inibitório dos fitatos em uma dieta baseada em vegetais.

Boas fontes vegetais de ferro incluem pães ou grãos inteiros ou enriquecidos, cereais enriquecidos com ferro, leguminosas, vegetais de folhas verdes, frutas secas, produtos de soja, melaço e gérmen de trigo. A fortificação generalizada de pães enriquecidos, cereais e massas alimentícias ajudou a aumentar a ingestão de ferro pelas crianças.

A seguir são apresentadas as características de necessidades diárias, de armazenamento, mobilização e riscos de vegetarianos em suas diferentes dietas. Além disso, mostram o que se propõe fazer – ou seja, uma orientação nutricional.

O ferro também é indispensável ao cérebro e essencial para pele, unhas e cabelo; também é muito importante para a pigmentação do sangue e músculos.

Recomendação:

- 7 mg para crianças de 1 a 3 anos.
- 10 mg para crianças de 4 a 8 anos.
- 8 mg para crianças de 9 a 13 anos.
- 11 mg para meninos de 14 a 18 anos.
- 15 mg para meninas de 14 a 18 anos
- 27 mg/dia para gestantes adolescentes.

Déficits nos vegetarianos:

- Prevalência amplamente variada.
- Ovolactovegetarianos também são propensos.
- Veganos + rápido crescimento + menstruações = grande risco.
- Não come carne = risco, pois o ferro não heme é 20% menos absorvido. Além disso, o não heme sofre interferência de taninos, polifenóis e fitatos.

Aconselhamento nutricional:

- Veganos: evitar chá e indica-se suplemento de ferro se o hemograma sugerir anemia microcítica e/ou ferritina baixa.
- Ácido ascórbico: lembrar de que quando se usa o ácido ascórbico, este deve ser ingerido com ferro, uma vez que isso vai neutralizar o efeito inibitório dos fitatos.
- Fontes vegetais de ferro: pães ou grãos inteiros ou enriquecidos, cereais enriquecidos, leguminosas, vegetais de folhas verdes, frutas secas, produtos de soja, melaço e gérmen de trigo (Quadros 6 e 7).

Vitamina B12

A vitamina B12 ou cobalamina só é encontrada em alimentos de origem animal (carne, peixe, ovos e laticínios). A RDA é de:

- 0,9 mcg para crianças de 1 a 3 anos.
- 1,2 mcg para crianças de 4 a 8 anos.
- 1,8 mcg para crianças de 9 a 13 anos.
- 2,4 mcg para adolescentes de 14 a 18 anos.
- 2,6 mcg para adolescentes grávidas.

Como quantidades substanciais de vitamina B12 são armazenadas no corpo (principalmente no fígado), a deficiência se desenvolve gradativamente. Depois que a vitamina B12 é removida da dieta, a deficiência se desenvolve dentro de 4 a 6 meses em bebês (p. ex., bebê amamentado por uma mãe com deficiência de vitamina B12) e de 1 a 2 anos em adultos. Lactentes com deficiência de vitamina B12 apresentam tremores, irritabilidade ou ataques (apneias, ausências e convulsões motoras).

Déficits potenciais de vitamina B12 para uma dieta vegetariana

Ovolactovegetarianos e lactovegetarianos podem, embora nem sempre, consumir quantidades suficientes de vitamina B12 de

QUADRO 6 Fatores que influenciam a absorção e a biodisponibilidade de ferro na dieta

Absorção do ferro heme
Quantidade de ferro, em especial na carne.
Conteúdo de ferro na refeição (cálcio diminui a absorção).
Absorção de ferro não heme
Estado do ferro.
Quantidade de ferro não heme potencialmente disponível.
Balanço entre os fatores positivos e negativos
Positivos
Carne ou peixe (fatores na carne além do ferro heme que aumentam a absorção de ferro não heme).
Negativos
Fitatos (aveia, fibras, centeio).
Polifenóis (chás, alguns vegetais e cereais).
Cálcio na dieta.
Proteína de soja .

Fonte: elaboração do autor.

QUADRO 7 Ferro profilático para lactentes sem fator de risco*

Ferro profilático naqueles com fator de risco	
Situação	**Recomendação**
RNT AIG com LM exclusivo até o 6º mês	1 mg de ferro elementar/kg/dia – início aos 90 dias até 24 meses.
RNT AIG, independentemente da alimentação	1 mg de ferro elementar/kg/dia – início aos 90 dias até 24 meses.
RNT com peso < 2.500 g	2 mg de ferro elementar/kg/dia começando com 30 dias, por 1 ano; depois, 1 mg/kg/dia + 1 ano.
RNPT com peso > 1.500 g	2 mg de ferro elementar/kg/dia começando com 30 dias, por 1 ano; depois, 1 mg/kg/dia + 1 ano.
RNPT com peso entre 1.000-1.500 g	3 mg de ferro elementar/kg/dia começando com 30 dias, por 1 ano; depois, 1 mg/kg/dia + 1 ano.
RNPT com peso < 1.000 g	4 mg de ferro elementar/kg/dia começando com 30 dias, por 1 ano; depois, 1 mg/kg/dia + 1 ano.
RNPT que recebeu mais de 100 mL de sangue	Avaliar individualmente – pode não precisar de suplemento aos 30 dias de vida, mas depois sim.

* RNT, AIG, LM exclusivo até o 6º mês = 1 mg/kg/dia dos 180 dias até 2 anos.
AIG: adequado para a idade gestacional; LM: leite materno; RNPT: recém-nascido pré-termo; RNT: recém-nascido a termo.
Fonte: elaboração do autor.

ovos, leite e produtos lácteos. Os veganos correm um risco considerável de ter deficiência de vitamina B12.

Aconselhamento nutricional

Para crianças que comem peixe (p. ex., aquelas que seguem uma dieta pescatariana), seu consumo 2 a 3 vezes por semana pode ser uma boa fonte de vitamina B12. Crianças veganas e outros vegetarianos cuja dieta não contém quantidades significativas de carne ou peixe devem consumir uma fonte regular e confiável da vitamina, seja em alimentos fortificados, seja em um suplemento oral de vitamina B12. O leite de soja fortificado é outra boa fonte de vitamina B12 para crianças.

Suplementos de vitamina B12 normalmente fornecem de 6 a 9 mcg/dia. Essa dose é maior que a RDA para garantir a ingestão adequada e porque não há efeitos adversos da dose mais alta. É importante observar que apenas a cianocobalamina é a forma ativa da vitamina.

A deficiência de vitamina B12 pode cursar com anemia megaloblástica e acometimento neurológico; estudos mostraram que geralmente essa carência vem associada com ferropenia e pode ser mascarada pelo alto consumo de ácido fólico pelas crianças vegetarianas. A reposição de vitamina B12 é controversa em alguns aspectos; há quem afirme que todo vegetariano deve repor; há quem oriente a reposição apenas aos veganos; há também a recomendação de reposição a depender da ingesta ou do nível sérico, por exemplo, nos ovolactovegetarianos; e há resoluções que permitem o aporte a partir de alimentos fortificados e, se não alcançados os níveis necessários, opta-se pela reposição. Em relação às crianças menores, como as fórmulas à base de soja e de arroz são habitualmente suplementadas, há a recomendação de iniciar a reposição assim que for feito o desmame da fórmula.

A dose recomendada para reposição é de 5 a 25 mcg/dia via oral. Também se pode dar a dose diária conforme a idade da criança (Quadro 8).

Vitamina B12

Recomendação diária de cobalamina:

- 0,9 mcg para crianças de 1 a 3 anos.
- 1,2 mcg para crianças de 4 a 8 anos.
- 1,8 mcg para crianças de 9 a 13 anos.
- 2,4 mcg para adolescentes de 14 a 18 anos.
- 2,6 mcg para gestantes adolescentes.

Pelo armazenamento no fígado, a deficiência leva meses para surgir; em lactentes em aleitamento materno de mães deficientes, pode ser aos 6 meses.

Ovolactovegetarianos e lactovegetarianos podem consumir quantidades suficientes de vitamina B12 em ovos, leite e produtos lácteos.

Veganos: risco de deficiência de vitamina B12 – macrocitose e baixos níveis séricos de vitamina B12 (até 90%).

Aconselhamento nutricional: dieta pescatariana – comer peixe 2 a 3 vezes por semana pode ajudar.

Veganos e outros vegatarianos: dar vitaminas ou suplemento oral (cereais fortificados, leveduras nutricionais, leite de soja fortificado e suplementos vitamínicos – 6 a 9 mcg/dia).

Lembrar que só a cianocobalamina é a forma ativa da vitamina.

A única forma ativa da vitamina B12 é a cianocobalamina. Aquela encontrada em vegetais do mar, na espirulina, no tempeh e missô são inativas.

QUADRO 8 Dose recomendada de suplementação de vitamina B12 em veganos

	Administração diária (mcg)	Administração semanal (mcg)
Crianças de 6 meses a 3 anos	5	–
Crianças de 4-10 anos	25	1.000 x 3
Crianças a partir de 11 anos	50	1.000 x 3

Fonte: elaboração do autor.

Cálcio

A ingestão adequada de cálcio é importante ao longo da vida para garantir o pico de acúmulo de massa óssea, especialmente durante o período de crescimento. Crianças com ossos mais fortes podem sofrer menos fraturas e ser mais resistentes ao desenvolvimento de osteoporose mais tarde na vida.

A ingestão recomendada de cálcio é de aproximadamente:

- 700 mg para crianças de 1 a 3 anos.
- 1.000 mg para crianças de 4 a 8 anos.
- 1.300 mg para crianças de 9 a 18 anos.

Déficits potenciais de cálcio para uma dieta vegetariana

Para crianças que consomem dietas lactovegetarianas ou ovolactovegetarianas, a maioria das necessidades de cálcio pode ser atendida por leite com baixo teor de gordura e laticínios; estes fornecem aproximadamente 75% do cálcio na dieta americana média.

As crianças que evitam laticínios, como as que seguem uma dieta vegana, têm mais dificuldade de atender às necessidades de cálcio. Isso ocorre em parte porque elas consomem alimentos vegetais contendo oxalatos e fitatos e porque o teor de cálcio de vegetais típicos, frutas e grãos de cereais é relativamente baixo. Essas crianças requerem uma ingestão substancial de alimentos enriquecidos com cálcio (p. ex., várias porções diárias de leite de soja enriquecido com cálcio) ou um suplemento de cálcio para atingir a ingestão recomendada dependendo da idade.

As estimativas das necessidades de cálcio são imprecisas porque outros constituintes dietéticos também afetam o equilíbrio de cálcio: o oxalato e o fitato diminuem a absorção de cálcio, enquanto o sal e a proteína aumentam sua excreção. Alimentos ricos em oxalato incluem espinafre, folhas de beterraba, acelga e inhame. Assim, a menor ingestão de proteína entre os vegetarianos pode diminuir a perda urinária, o que melhora seu equilíbrio líquido e reduz o risco de formação de cálculos de cálcio em comparação com onívoros.

Aconselhamento nutricional

As crianças vegetarianas que não bebem leite devem incluir pelo menos um alimento rico em cálcio ou enriquecido com cálcio em cada refeição e vários lanches por dia. Aquelas que seguem uma dieta vegana podem obter cálcio de alimentos e bebidas enriquecidos com cálcio (como leite de soja fortificado), alimentos naturalmente ricos em cálcio, suplementos de cálcio ou uma combinação destes:

- Alimentos enriquecidos com cálcio incluem leite de soja, iogurte de soja e queijo de soja, bem como tofu precipitado com cálcio e cereais enriquecidos com cálcio, barras de café da manhã, massas, *waffles* e sucos. A biodisponibilidade de cálcio na maioria dessas fontes é equivalente à do leite.
- Suplementos de cálcio também podem ser usados para fornecer ingestão adequada desse elemento. Consumir suplementos de cálcio ao mesmo tempo que suplementos de ferro ou zinco pode interferir na absorção e utilização desses minerais.

Zinco

A ingestão recomendada de zinco é de:

- 3 mg/dia para crianças de 1 a 3 anos.
- 5 mg/dia para crianças de 4 a 8 anos.
- 8 mg/dia para crianças de 9 a 13 anos.
- 9 mg/dia para adolescentes do sexo feminino.
- 11 mg/dia para adolescentes do sexo masculino.

Déficits potenciais de zinco para uma dieta vegetariana

As crianças que não consomem laticínios correm o risco de apresentar níveis de zinco abaixo do ideal devido às altas exigências para o crescimento, embora o significado clínico da deficiência leve de zinco não seja claro. A deficiência grave de zinco pode estar associada ao comprometimento do crescimento e a um risco aumentado de infecções, principalmente diarreia e pneumonia.

O zinco é encontrado em alimentos de origem animal e vegetal. As fontes animais incluem ostras, mariscos, fígado, carne, aves e laticínios. Em dietas vegetarianas tem menor biodisponibilidade devido ao alto teor de fitato e fibra dietética. Certas técnicas de preparação de alimentos, como a imersão de feijões, grãos e sementes, bem como a fermentação de pães, podem mitigar esse problema, reduzindo a ligação de zinco por fitatos e aumentando a biodisponibilidade de zinco.

Aconselhamento nutricional

Leite e produtos lácteos são a principal fonte de zinco para crianças em dietas vegetarianas que também consomem laticínios. Para crianças que não consomem leite (p. ex., veganas), os cereais são a principal fonte de zinco; fontes secundárias são substitutos da carne (p. ex., legumes, nozes e produtos de soja). Fontes vegetais de zinco incluem grãos integrais, legumes, gérmen de trigo e nozes.

Apesar dos resultados citados, não houve evidência de prejuízo intelectual ou físico nas crianças vegetarianas. Assim, devem-se dosar regularmente os níveis séricos e repor conforme necessário.

Ácidos graxos ômega-3

Os requisitos dietéticos de ácidos graxos ômega-3 em lactentes, crianças e adolescentes não foram estabelecidos. No entanto, evidências indiretas sugerem que eles trazem alguns benefícios para a saúde.

Déficits potenciais de ácidos graxos para uma dieta vegetariana

As dietas vegetarianas geralmente são ricas em ácidos graxos ômega-6, mas podem ser marginais em ácidos graxos ômega-3, a menos que incluam peixe, ovos ou quantidades generosas de algas. Os ácidos graxos ômega-3, que incluem ácido docosa-hexaenoico (DHA) ou ácido eicosapentaenoico (EPA), ou seu precursor, o ácido alfa-linolênico (ALA), são importantes para a saúde cardiovascular e o desenvolvimento dos olhos e do cérebro. Os vegetarianos, particularmente os veganos, têm níveis sanguíneos mais baixos de EPA e DHA do que os não vegetarianos.

Aconselhamento nutricional

As crianças vegetarianas devem incluir peixes oleosos ou outras boas fontes de ácidos graxos ômega-3 em sua dieta, como linhaça, nozes, óleo de canola e soja. Fórmulas infantis, leite de soja e barras matinais enriquecidas com DHA também estão disponíveis.

O profissional de saúde deve dar atenção à ingesta de ômega-3 e vitamina B12, principalmente com avaliações seriadas do nível de vitamina B12. Vitamina D e cálcio também merecem atenção, porém há poucas recomendações que diferem da população geral.

Fibras

Algumas crianças pequenas que seguem uma dieta vegetariana ou vegana podem ter dificuldade em atender a suas necessidades energéticas devido à capacidade estomacal relativamente pequena e às necessidades energéticas para o crescimento. Uma dieta baseada em vegetais com alto teor de fibras e baixa densidade calórica pode fornecer uma sensação de plenitude antes que uma quantidade adequada de energia seja ingerida. Essa situação pode ser um problema significativo em crianças pequenas, que têm pequena capacidade estomacal.

A ingestão recomendada de fibra para crianças é de aproximadamente:

- 19 g/dia para crianças de 1 a 3 anos.
- 25 g/dia para crianças de 4 a 8 anos.
- 26 a 31 g/dia para crianças de 9 a 13 anos.

Metas um pouco mais baixas podem ser mais realistas para crianças cujas dietas não são baseadas em vegetais.

O nível ideal de fibra dietética para lactentes e crianças menores de 2 anos não é conhecido. Para essa faixa etária, estudos de dietas de desmame com aumento de fibras sugeriram que 5 g/dia são benéficos e não encontraram efeito negativo na absorção de energia, zinco e biodisponibilidade de cálcio ou ferro. No entanto, outros estudos mostraram que o crescimento é ruim entre bebês e crianças desmamadas com dietas muito ricas em fibras e baixas calorias, que muitas vezes são deficientes em vitaminas e minerais.

CONCLUSÕES

É essencial planejar e balancear as dietas vegetarianas para que a criança tenha bom desenvolvimento e crescimento. As dietas lactovegetarianas trazem poucos riscos à saúde.

Deve-se ter cuidado com as dietas vegetarianas para os adolescentes, pois estes devem atingir níveis adequados de energia, cálcio, fósforo, ferro, vitamina B12 (cobalamina) e vitamina D. Se isso não for possível, ajustar com o uso de suplementos.

Dietas sem carnes ou peixes levam a risco de deficiência de ferro, principalmente nos períodos de crescimento e nas meninas que menstruam. Para aumentar a absorção de ferro não heme (das plantas), fornecer ácido ascórbico nas refeições. Os chás que contêm taninos devem ser limitados.

Se não houver ingestão de laticínios, haverá deficiência de cálcio e de vitamina D. Cereais prontos para consumo e leites alternativos (p. ex., de soja) são fontes desses nutrientes, desde que fortificados.

Dietas sem carnes, peixes e laticínios levam a déficit de vitamina B12, sendo recomendado, por esse motivo, o uso de suplementos de soja ou cereais.

O início da dieta vegetariana deve ser acompanhado por um especialista em nutrição restritiva.

SUGESTÕES DE LEITURA

1. Anderson GH, Zlotkin SH. Developing and implementing food-based dietary guidance for fat in the diets of children. Am J Clin Nutr. 2000;72:1404S.
2. Appel LJ. The effects of dietary factors on blood pressure. Cardiol Clin. 2017;35:197.
3. Baroni L, Goggi S, Battino M. Planning well-balanced vegetarian diets in infants, children, and adolescents: The VegPlate Junior. J Acad Nutr Diet. 2019;119:1067.
4. Burke KI. The use of soy foods in a vegetarian diet. Top Clin Nutr. 1995;10:37.
5. Davidsson L, Mackenzie J, Kastenmayer P, et al. Dietary fiber in weaning cereals: a study of the effect on stool

characteristics and absorption of energy, nitrogen, and minerals in healthy infants. J Pediatr Gastroenterol Nutr. 1996;22:167.
6. Di Genova T, Guyda H. Infants and children consuming atypical diets: vegetarianism and macrobiotics. Paediatr Child Health. 2007;12:185.
7. Dominique Ashen M. Vegetarian diets in cardiovascular prevention. Curr Treat Options Cardiovasc Med. 2013;15:735.
8. Elliott LJ, Keown-Stoneman CDG, Birken CS, et al.; TARGet KIDS! Collaboration. Vegetarian diet, growth, and nutrition in early childhood: a longitudinal cohort study. Pediatrics. 2022;149(6):e2021052598.
9. Fewtrell M, Bronsky J, Campoy C, et al. Complementary feeding: a position paper by the European Society for Paediatric Gastroenterology, Hepatology, and Nutrition (ESPGHAN) Committee on Nutrition. J Pediatr Gastroenterol Nutr. 2017;64:119.
10. Foster M, Samman S. Vegetarian diets across the lifecycle: impact on zinc intake and status. Adv Food Nutr Res. 2015;74:93.
11. Fox N, Ward KJ. You are what you eat? Vegetarianism, health and identity. Soc Sci Med. 2008;66:2585.
12. Greene-Finestone LS, Campbell MK, Evers SE, Gutmanis IA. Attitudes and health behaviours of young adolescent omnivores and vegetarians: a school-based study. Appetite. 2008;51:104.
13. Greer FR, Krebs NF, American Academy of Pediatrics Committee on Nutrition. Optimizing bone health and calcium intakes of infants, children, and adolescents. Pediatrics. 2006;117:578.
14. Haddad EH, Tanzman JS. What do vegetarians in the United States eat? Am J Clin Nutr. 2003;78:626S.
15. Harland BF, Morris ER. Phytate: a good or a bad food component? Nutr Res. 1995;15:733.
16. Healthy Eating Research. Consensus Statement: healthy beverage consumption in early childhood, recommendations from Key National Health and Nutrition Organizations. 2019. Disponível em: https://healthyeatingresearch.org/wp-content/uploads/2019/09/HER-HealthyBeverage-ConsensusStatement.pdf. Acesso em: 10 out. 2023.
17. Heaney RP. Protein intake and the calcium economy. J Am Diet Assoc. 1993;93:1259.
18. Hebbelinck M, Clarys P, De Malsche A. Growth, development, and physical fitness of Flemish vegetarian children, adolescents, and young adults. Am J Clin Nutr. 1999;70:579S-585S.
19. Hellebostad M, Markestad T, Seeger Halvorsen K. Vitamin D deficiency rickets and vitamin B12 deficiency in vegetarian children. Acta Paediatr Scand. 1985;74:191.
20. Hunt JR. Bioavailability of iron, zinc, and other trace minerals from vegetarian diets. Am J Clin Nutr. 2003;78:633S.
21. Institute of Medicine, Food and Nutrition Board. Dietary Reference Intakes for energy, carbohydrate, fiber, fat, fatty acids, cholesterol, protein, and amino acids. Washington DC: National Academies Press; 2005. Disponível em: http://www.nap.edu/catalog.php?record_id=10490. Acesso em: 10 out. 2023.
22. Institute of Medicine, Food and Nutrition Board. Dietary Reference Intakes for thiamin, riboflavin, niacin, vitamin B6, folate, vitamin B12, pantothenic acid, biotin, and choline. Washington DC: National Academy Press; 1998. Disponível em: http://www.nap.edu/catalog.php?record_id=6015. Acesso em: 10 out. 2023.
23. Johnston PK. Vegetarians among us: implications for health professionals. Top Clin Nutr. 1995;10:1.
24. Kiely ME. Risks and benefits of vegan and vegetarian diets in children. Proc Nutr Soc. 2021;80:159.
25. Koletzko B, Beblo S, Demmelmair H, Hanebutt FL. Omega-3 LC-Pufa supply and neurological outcomes in children with phenylketonuria (PKU). J Pediatr Gastroenterol Nutr. 2009;48(Suppl 1):S2.
26. Mangels AR. Bone nutrients for vegetarians. Am J Clin Nutr. 2014;100(Suppl 1):469S.
27. Messina V, Mangels AR. Considerations in planning vegan diets: children. J Am Diet Assoc. 2001;101:661.
28. Nathan I, Hackett AF, Kirby S. A longitudinal study of the growth of matched pairs of vegetarian and omnivorous children, aged 7-11 years, in the North-West of England. Eur J Clin Nutr. 1997;51:20.
29. Orlich MJ, Jaceldo-Siegl K, Sabaté J, et al. Patterns of food consumption among vegetarians and non-vegetarians. Br J Nutr. 2014;112(10):1644-53.
30. Pawlak R, Bell K. Iron Status of vegetarian children: a review of literature. Ann Nutr Metab. 2017;70:88.
31. Pawlak R, Lester SE, Babatunde T. The prevalence of cobalamin deficiency among vegetarians assessed by serum vitamin B12: a review of literature. Eur J Clin Nutr. 2014;68:541.
32. Perry CL, McGuire MT, Neumark-Sztainer D, Story M. Adolescent vegetarians: how well do their dietary patterns meet the healthy people 2010 objectives? Arch Pediatr Adolesc Med. 2002;156:431-7.
33. Qian F, Liu G, Hu FB, et al. Association between plant-based dietary patterns and risk of type 2 diabetes: a systematic review and meta-analysis. JAMA Intern Med. 2019;179:1335.
34. Rizzo G, Baroni L. Soy, soy foods and their role in vegetarian diets. Nutrients. 2018;10.
35. Robinson-O'Brien R, Perry CL, Wall MM, et al. Adolescent and young adult vegetarianism: better dietary intake and weight outcomes but increased risk of disordered eating behaviors. J Am Diet Assoc. 2009;109:648.
36. Rosell MS, Lloyd-Wright Z, Appleby PN, et al. Long-chain n-3 polyunsaturated fatty acids in plasma in British meat-eating, vegetarian, and vegan men. Am J Clin Nutr. 2005;82:327.

37. Sabaté J, Wien M. A perspective on vegetarian dietary patterns and risk of metabolic syndrome. Br J Nutr. 2015;113(Suppl 2):S136.
38. Sanders TA, Manning J. The growth and development of vegan children. J Hum Nutr Diet. 1992;5:11.
39. Sandström B. Micronutrient interactions: effects on absorption and bioavailability. Br J Nutr. 2001;85(Suppl 2):S181.
40. Sociedade Vegetariana Brasileira (SVB). Pesquisa do Ibope aponta crescimento histórico no número de vegetarianos no Brasil. 22 de setembro de 2022. Disponível em: https://svb.org.br/2469-pesquisa-do-ibope-aponta-crescimento-historico-no-numero-de-vegetarianos-no-brasil/. Acesso em: 10 out. 2023.
41. Stonehouse W. Does consumption of LC omega-3 Pufa enhance cognitive performance in healthy school-aged children and throughout adulthood? Evidence from clinical trials. Nutrients. 2014;6:2730.
42. Tomova A, Bukovsky I, Rembert E, et al. The effects of vegetarian and vegan diets on gut microbiota. Front Nutr. 2019;6:47.
43. Tong TYN, Appleby PN, Bradbury KE, et al. Risks of ischaemic heart disease and stroke in meat eaters, fish eaters, and vegetarians over 18 years of follow-up: results from the prospective Epic-Oxford study. BMJ. 2019;366:l4897.
44. Tucker KL. Vegetarian diets and bone status. Am J Clin Nutr. 2014;100(Suppl 1):329S.
45. US Food and Drug Administration: FDA Advises Parents and Caregivers to Not Make or Feed Homemade Infant Formula to Infants (February 2021). Disponível em: https://www.fda.gov/food/alerts-advisories-safety-information/fda-advises-parents-and-caregivers-not-make-or-feed-homemade-infant-formula-infants. Acesso em: 10 out. 2023.
46. Verduci E, D'Elios S, Cerrato L, et al. Cow's milk substitutes for children: nutritional aspects of milk from different mammalian species, special formula and plant-based beverages. Nutrients. 2019;11.
47. Weaver CM, Proulx WR, Heaney R. Choices for achieving adequate dietary calcium with a vegetarian diet. Am J Clin Nutr. 1999;70:543S.
48. Williams CL, Bollella M, Wynder EL. A new recommendation for dietary fiber in childhood. Pediatrics. 1995;96:985.

7

Atuação do nutricionista em hospital pediátrico

Ana Paula Alves Reis

PONTOS-CHAVE DESTE CAPÍTULO

- Entender o papel e as atribuições do nutricionista no hospital pediátrico.
- Compreender como o nutricionista pode contribuir para a recuperação nutricional do paciente.
- Identificar os diversos meios disponíveis para melhorar a aceitação alimentar do paciente pediátrico.

INTRODUÇÃO

O nutricionista é o profissional que estuda a ciência da nutrição humana. Na área hospitalar, sua atuação é muito diversificada, compreendendo atividades de planejamento, supervisão da produção e distribuição de leite materno, fórmulas infantis, nutrição enteral e refeições, assistência nutricional direta a pacientes em internação ou ambulatório, além de ensino e pesquisa.

Para que as ações de nutrição aconteçam, existe a unidade de alimentação e nutrição (UAN), responsável por realizar todas as atividades relacionadas à área. A UAN pode ser considerada um setor, um serviço ou uma divisão de nutrição que desempenha atividade-fim ou atividade-meio dentro do hospital. A primeira envolve assistência nutricional ao paciente nas áreas de internação e ambulatório; e a atividade-meio apoia as atividades-fim por meio da produção e do fornecimento de produtos, como refeição, dieta, leite materno, fórmulas infantis e nutrição enteral, realizadas pelas áreas de produção (cozinha, banco de leite e lactário, respectivamente), colaborando para que sejam concretizadas as atividades-fim.

O nutricionista da área clínica é o responsável pela assistência nutricional do paciente desde a admissão até a alta hospitalar, e lhe compete elaborar o diagnóstico nutricional com base nos dados clínicos, dietéticos, antropométricos e bioquímicos, identificar as metas terapêuticas, definir as intervenções a serem implementadas e realizar as orientações necessárias ao paciente.

A triagem de risco nutricional deve ser realizada em até 24 horas da internação do paciente a fim de realizar uma intervenção precoce. Em seguida, identificar os níveis de assistência em nutrição (primário, secundário ou terciário), de acordo com a presença ou não do risco nutricional e da dietoterapia específica, e realizar as condutas dietoterápicas necessárias para melhorar e recuperar o estado nutricional do cliente-paciente.

O plano terapêutico, também conhecido como plano de cuidado de cada paciente, é o resultado da discussão da equipe multiprofissional com o objetivo de avaliar e reavaliar diagnósticos e riscos, redefinindo as linhas de intervenção terapêutica aos profissionais envolvidos no cuidado.

O nutricionista da área de produção é o responsável por acompanhar:

- O planejamento do cardápio a ser oferecido.
- A previsão, a quantidade e os gêneros alimentícios a serem adquiridos.
- O recebimento e o acondicionamento adequado dos gêneros.
- O preparo das refeições, considerando diferentes tipos de dietas (normais, modificadas, especiais e especializadas).
- A distribuição.

Juntos, esses profissionais da nutrição planejam e programam a assistência nutricional dos pacientes.

Hoje, vários recursos são utilizados para tornar os alimentos mais atraentes e apetitosos, como cortes variados, métodos de cocção (assados, grelhados, refogados), molhos diversos, acompanhamentos diversificados, combinação de cores, sabores e texturas, criando receitas inéditas de alimentos, selecionando receitas tradicionais e adaptando-as às exigências dietoterápicas, simplificando-as e modernizando-as. A cozinha hospitalar tem um papel importante na recuperação nutricional do cliente a partir do momento em que é responsável pelo preparo e pela apresentação das dietas, que devem estar adequadas nutricional e bacteriologicamente e com aparência, consistência, sabor e odor agradáveis, pois devem despertar no cliente a vontade de se alimentar com prazer.

Em pediatria, a apresentação da alimentação deve ser diferenciada, com a utilização de bandeja, pratos e copos coloridos com tamanho e capacidade próprios para crianças. Em qualquer uma dessas atividades, o nutricionista tem de sentir e perceber a importância do próprio papel diante do conceito de saúde sob "o bem-estar físico, social e mental" e ver o cliente-paciente globalmente, respeitando condições clínicas, individuais, socioeconômicas, culturais e religiosas.

Para que tudo isso aconteça de forma harmônica, a UAN deve ter sistematização de atendimento nutricional, manual de boas práticas de fabricação, procedimentos operacionais padrão, rotinas, padronização de dietas e fórmulas, mapeamento de processos das áreas, identificação dos riscos e, além disso, profissionais capacitados e comprometidos que atendam às necessidades dos clientes.

Sabe-se que a nutrição é de fundamental importância para que a criança tenha crescimento e desenvolvimento neuropsicomotor adequados. A criança, do nascimento ao primeiro ano de vida, triplica o peso e, ao fim do primeiro ano, duplica a altura, o que mostra que o monitoramento do estado nutricional é uma ferramenta valiosa para identificar precocemente situações de risco nutricional e fazer a criança conseguir atingir o potencial máximo de crescimento e desenvolvimento.

A educação nutricional é uma das ferramentas utilizadas para melhorar o hábito alimentar da criança e da família, e deve ser utilizada sempre e com muita criatividade para despertar mudança ou adequação do hábito, quando necessário.

Quando a criança está doente, o apetite pode diminuir em razão da febre, da dificuldade de ingerir alimentos, da dor e do desconforto respiratório. Nas doenças agudas de curta duração, há necessidade de aumento do consumo de líquidos e nutrientes. Nas doenças crônicas, esse processo é ainda mais difícil, pois muitas vezes é necessária a restrição alimentar permanente, o que pode dificultar o alcance das necessidades nutricionais.

Estudos nacionais com crianças hospitalizadas nos últimos 40 anos observaram que o percentual de desnutrição encontrado é de cerca de 70%, variando de 58,1 a 91%, e que, apesar da gravidade do problema da desnutrição hospitalar e dos reflexos negativos em 81,2% dos prontuários consultados, não havia nenhuma referência à condição nutricional do paciente.

Os números mostram a importância da atuação do nutricionista no processo de recuperação do estado nutricional do paciente e da equipe multiprofissional de terapia nutricional (EMTN), composta por médico, nutricionista, enfermeiro e farmacêutico, segundo a Resolução da Diretoria Colegiada (RDC) n. 503, de maio de 2021, da Agência Nacional de Vigilância Sanitária (Anvisa). Nesse time devem ser incluídos o assistente social, o psicólogo, o fisioterapeuta, o fonoaudiólogo e o terapeuta ocupacional, que trabalharão em conjunto, visando ao atendimento global do paciente, coordenando serviços para seu conforto e satisfação. Todos os profissionais devem identificar os dados e registrá-los no prontuário do paciente para que toda a equipe possa utilizar as informações e analisar fatores ambientais de ordens físicas, econômicas, sociais, culturais e psicossociais, bem como as influências favoráveis ou desfavoráveis, a fim de poder compreender e realizar as ações necessárias para melhorar esse ambiente, com o objetivo de melhorar a saúde.

Pensando em tudo isso, o nutricionista que atua em hospital tem de utilizar e desenvolver a sensibilidade para conhecer a realidade do cliente-paciente, ouvir opiniões e respeitar suas necessidades, além de proporcionar o melhor atendimento nutricional.

ASSISTÊNCIA NUTRICIONAL DO PACIENTE PEDIÁTRICO

A Lei Federal n. 8.234, de 17 de setembro de 1991, que regulamenta a profissão do nutricionista, informa: "são atividades privativas do nutricionista a assistência dietoterápica hospitalar ambulatorial e em nível de consultórios de nutrição e dietética, prescrevendo, planejando, analisando, supervisionando e avaliando a dieta para enfermos".

O Conselho Federal de Nutricionistas (CFN) promulgou a Resolução n. 600, de 25 de fevereiro de 2018, que dispõe sobre a definição das áreas de atuação do nutricionista e suas atribuições, que são as seguintes:

- Estabelecer e executar protocolos técnicos do serviço, segundo níveis de assistência nutricional, de acordo com a legislação vigente.
- Elaborar o diagnóstico de nutrição.
- Elaborar a prescrição dietética, com base nas diretrizes do diagnóstico de nutrição e considerando as interações drogas/nutrientes e nutrientes/nutrientes.
- Registrar em prontuário dos clientes/pacientes/usuários a prescrição dietética e a evolução nutricional, de acordo com protocolos preestabelecidos pela unidade de nutrição e dietética (UND).
- Realizar orientação nutricional na alta dos clientes/pacientes/usuários, estendendo-a aos cuidadores, familiares ou responsáveis, quando couber.
- Orientar e supervisionar a distribuição de dietas orais e enterais, verificando o percentual de aceitação, infusão e tolerância da dieta.
- Interagir com nutricionistas responsáveis pela produção de refeições, definindo procedimentos em parceria.
- Elaborar relatórios técnicos de não conformidades, impeditivas da boa prática profissional e que coloquem em risco a saúde humana, encaminhando-os ao superior hierárquico e às autoridades competentes, quando couber.

Além disso, ficam definidas como atividades complementares do nutricionista:

- Solicitar exames laboratoriais necessários ao acompanhamento dietoterápico, de acordo com protocolos preestabelecidos pela UND.
- Prescrever suplementos nutricionais, bem como alimentos para fins especiais e fitoterápicos, em conformidade com a legislação vigente, quando necessário.
- Promover ações de educação alimentar e nutricional para clientes/pacientes/usuários, cuidadores, familiares ou responsáveis.
- Realizar e divulgar estudos e pesquisas relacionados à sua área de atuação, promovendo o intercâmbio técnico-científico.
- Participar do planejamento e supervisão de estágios para estudantes de graduação em nutrição e de curso técnico em nutrição e dietética e programas de aperfeiçoamento para profissionais de saúde, desde que sejam preservadas as atribuições privativas do nutricionista.
- Participar do processo de acreditação hospitalar e da avaliação da qualidade em serviços de nutrição clínica.
- Integrar a EMTN, quando houver, conforme a legislação vigente.
- Interagir com a equipe multiprofissional, definindo com ela, sempre que pertinente, os procedimentos complementares à prescrição dietética.

A Resolução n. 594, de 17 de setembro de 2017, promulgada pelo CFN, dispõe sobre o registro das informações clínicas e administrativas do paciente a cargo do nutricionista, relativas à assistência nutricional, em prontuário físico (papel) ou eletrônico. O nutricionista deverá efetuar o registro no prontuário do paciente com as seguintes informações:

1. Identificação do paciente, exceto se tiver sido feita anteriormente por outro profissional da equipe: nome completo, data de nascimento, idade, sexo, gênero, estado civil, nacionalidade, naturalidade, etnia, escolaridade, profissão, endereço completo, endereço eletrônico e telefones, assim como dados do responsável

legal, se for o caso; a pedido do paciente, poderá ser incluído o "nome social", depois do nome constante da identificação civil.
2. Triagem nutricional para avaliação de risco nutricional.
3. Identificação do nível de assistência de nutrição para estabelecer conduta dietoterápica adequada.
4. Anamneses alimentar e nutricional compreendendo informações sobre o nível de atividade física e mobilidade, histórico clínico individual e familiar, histórico pregresso relacionado à nutrição, aplicação de inquérito de consumo alimentar (com identificação do nível socioeconômico), intolerâncias, aversões, alergias e restrições alimentares, alterações ponderais recentes, medicamentos em uso, queixas, sinais e sintomas, em especial do sistema digestório, exames bioquímicos prévios e atuais.
5. Avaliação do estado nutricional compreendendo, obrigatoriamente, avaliação antropométrica (peso, estatura, índice de massa corporal [IMC]) e avaliação dos indicadores clínicos e laboratoriais, quando houver; complementarmente, exame físico nutricional, circunferências, pregas cutâneas e outros métodos para avaliação da composição corporal.
6. Hipótese diagnóstica de nutrição e, se couber, diagnóstico nutricional, com identificação e determinação do estado nutricional do paciente, com indicação do protocolo referencial utilizado.
7. Determinação das necessidades nutricionais específicas, quando aplicável, com base na avaliação do estado nutricional.
8. Prescrição dietética: obrigatoriamente data, horário, características da dieta (valor energético total, consistência da alimentação, composição de macro e micronutrientes mais importantes para o paciente, fracionamento, doses, incluindo volume e gramatura), conforme o caso, assim como outras informações nutricionais pertinentes.

TRIAGEM DE RISCO NUTRICIONAL

A triagem tem por objetivo identificar o risco de desnutrição do paciente internado. Deve ser realizada em até 24 horas da internação para que o paciente em risco possa se beneficiar da terapia nutricional (TN).

Existem várias ferramentas para avaliar o risco nutricional, como:

- *Subjective Global Assessment* – Avaliação Subjetiva Global (SGA).
- *Nutritional Risk Screening* (NRS 2002).
- *Screening Tool Risk Nutritional Status and Growth* (Strong Kids).
- *Malnutrition Screening Tool* (MST) – Instrumento de Triagem de Desnutrição.
- *Malnutrition Universal Screening Tool* (Must) – Instrumento de Triagem Universal de Desnutrição.

A ferramenta Strong Kids foi elaborada por pesquisadores holandeses e é aplicada em 44 hospitais, sendo bastante utilizada em pediatria, pois é específica para crianças de 1 mês a 18 anos e obtém uma classificação de risco, que pode ser baixo, médio ou alto. Essa ferramenta é de fácil e rápida aplicação, pois são 4 perguntas para as quais é atribuída uma pontuação. As perguntas são as seguintes:

- Há doença de alto risco ou cirurgia de grande porte prevista?

- Ocorreu perda de massa muscular e adiposa (por meio da avaliação clínica subjetiva)?
- Houve diminuição da ingestão alimentar?
- Ocorreu perda ou não houve ganho de peso (para crianças com menos de 1 ano)?

NÍVEL DE ASSISTÊNCIA NUTRICIONAL

Para que o nutricionista preste melhor assistência nutricional, é necessário classificar o paciente por níveis. Segundo Maculevicius et al. (1994), "a sistematização do processo, por meio dos níveis da assistência, é uma categorização dos procedimentos, de acordo com o grau de complexidade das ações do nutricionista executadas no atendimento ao cliente, seja ele internado ou ambulatorial".

A classificação prevê níveis primários, secundários e terciários, de acordo com a dieta e/ou o risco nutricional (Quadro 1).

QUADRO 1 Classificação por nível de assistência

Nível	Classificação	
	Dietoterapia	Risco nutricional
Primário	Não	Não
Secundário	Sim	Não
	Não	Sim
Terciário	Sim	Sim

Fonte: Maculevicius et al. (1994); CRN 3 (1997); Asbran (2014).

Os níveis de assistência são apresentados a seguir:

- Primário: prestar assistência nutricional ao paciente pediátrico cuja doença de base não exija dietoterapia específica e cujos fatores de risco nutricional inexistam ou sejam baixos.
- Secundário: prestar assistência nutricional ao paciente pediátrico cuja doença de base exija dietoterapia específica e cujos fatores de risco nutricional inexistam ou sejam baixos ou ao paciente que não exija dietoterapia específica e com fatores de risco nutricional associado.
- Terciário: prestar assistência nutricional ao paciente pediátrico cuja doença de base exija dietoterapia específica e para o qual existam fatores de risco nutricional.

Em pediatria, um bom exemplo de dietoterapia específica ocorre quando a criança necessita de dieta especial em virtude da doença e/ou está recebendo nutrição enteral e/ou parenteral. Um exemplo de risco nutricional pode ocorrer quando a criança está em jejum por mais de 12 horas e apresenta alteração de peso, diarreia, náuseas, vômitos, obstipação, erros alimentares e/ou doenças que aumentem o catabolismo. A seguir, será apresentado o plano de atendimento de nutrição a pacientes internados e ambulatoriais, segundo o nível de assistência de nutrição (Quadro 2).

AVALIAÇÃO DO ESTADO NUTRICIONAL

As avaliações dietética, bioquímica, clínica e antropométrica são os principais métodos para avaliar o estado nutricional e têm por objetivo identificar distúrbios nutricionais e possibilitar a intervenção nutricional adequada.

A avaliação das necessidades especiais de cada paciente é realizada com base na consulta ao prontuário para verificar prescrição médica, diagnóstico médico, idade (ano e meses), peso (em gramas) e estatura

QUADRO 2 Plano de atendimento de nutrição a pacientes internados e ambulatoriais, segundo o nível de assistência de nutrição

Nível primário	
Ações propostas no nível hospitalar/ internação	Visita admissional em 24 horas. Avaliação do estado nutricional e diagnóstico de nutrição. Verificação da prescrição médica. Planejamento dietético após análise da prescrição médica. Registro do atendimento em prontuário. Retorno em até 1 semana (7 dias). Aferição do peso a cada 15 dias.
Ações propostas no ambulatório	Orientação nutricional sobre alimentação saudável de acordo com a faixa etária. Registro do atendimento em prontuário. Alta da nutrição.
Nível secundário	
Ações propostas no nível hospitalar/ internação	Visita admissional em 24 horas. Avaliação do estado nutricional e diagnóstico de nutrição a cada 10 dias. Verificação da prescrição médica. Planejamento dietético após análise da prescrição médica. Evolução clínica e nutricional. Orientação nutricional durante a internação. Orientação nutricional na alta hospitalar. Registro do atendimento em prontuário. Retorno em até 96 horas (4 dias).
Ações propostas no ambulatório	Anamnese e elaboração do diagnóstico de nutrição. Orientação nutricional com base no diagnóstico de nutrição. Registro do atendimento em prontuário. Programação de retorno ou alta da nutrição.
Nível terciário	
Ações propostas no nível hospitalar/ internação	Visita admissional em 24 horas. Visita diária. Avaliação do estado nutricional e diagnóstico de nutrição a cada 7 dias. Verificação da prescrição médica. Planejamento dietético após análise da prescrição médica. Evolução clínica e nutricional. Orientação nutricional durante a internação. Orientação nutricional na alta hospitalar. Registro do atendimento em prontuário. Retorno em até 72 horas (3 dias).
Ações propostas no ambulatório	Anamnese e elaboração do(s) diagnóstico(s) de nutrição. Orientação nutricional com base no(s) diagnóstico(s) de nutrição. Encaminhamento para atendimento em grupo (de nutrição e/ou multiprofissional) ou individual. Acompanhamento de acordo com a evolução; levantamento das dúvidas do paciente e/ou acompanhante e reforço das orientações. Registro do atendimento em prontuário. Programação de retorno ou alta da nutrição.

Fonte: Asbran (2014).

(em centímetros). Em seguida, é necessário realizar uma entrevista inicial para levantar dados pessoais, hábito intestinal, dentição, mastigação, fatores limitantes à ingestão alimentar, perda ou ganho de peso recente, atividade física, horário da escola e doenças associadas.

Após o levantamento desses dados, realiza-se a avaliação do estado nutricional. O Capítulo 2 da Seção 1 abordou a avaliação e as recomendações nutricionais da criança normal. Adiante, na avaliação do estado nutricional, será enfocada em maior profundidade a avaliação da dieta.

Avaliação da dieta

O diagnóstico alimentar consiste em avaliar se a dieta está adequada ou não e, para isso, é necessário analisar o dia alimentar habitual/recordatório, discriminando o tipo de alimentação, o horário, os alimentos, as quantidades, as preferências e as restrições.

No caso do paciente pediátrico, deve-se questionar a mãe sobre o tipo de aleitamento que a criança recebeu ou está recebendo e o histórico do desmame, ou seja, como foi feita a introdução dos alimentos.

No caso de lactente, se o aleitamento for exclusivo, devem-se analisar a técnica de aleitamento materno e a alimentação da nutriz; no caso de aleitamento misto, devem-se analisar tipo de fórmula, diluição, forma de preparo, higienização dos utensílios, horários, volume ofertado e verificar se a criança deixa resto ou se mama todo o volume.

No caso de pré-escolar, escolar e adolescente, a alimentação é analisada considerando o padrão, a composição, a variedade, a disciplina e a administração (Quadro 3).

Para realizar o cálculo de calorias e proteínas ingeridas e infundidas, é necessário fazer o recordatório de 24 horas. No caso de o paciente estar recebendo nutrição enteral e/ou parenteral, deve-se calcular a quantidade de calorias e proteínas da solução ingerida e infundida, somando todos os aportes (parenteral, enteral e via oral). Após realizar esse cálculo, é avaliado se a quantidade de calorias e proteínas obtidas atende ou não às necessidades nutricionais da criança.

Se necessário, deve-se levantar o hábito alimentar da família e o comportamento de preparo, higiene e armazenamento dos alimentos.

Avaliação clínica

É subjetiva e pode ser observada a partir da perda de gordura e massa muscular, edema e ascite, além dos sinais de deficiência de nutrientes que possam ser facilmente observados.

Avaliação bioquímica

Os exames bioquímicos indicam a condição nutricional por meio do estado metabólico do indivíduo e, embora sejam importantes na identificação precoce de alterações nutricionais, nunca devem ser utilizados isoladamente para estabelecer o diagnóstico nutricional. Por exemplo, hemograma, colesterol sérico, glicemia, entre outros, conforme protocolo preestabelecido.

O CFN, na Resolução n. 306, de 25 de fevereiro de 2003, estabeleceu critérios sobre as solicitações de exames laboratoriais na área de nutrição clínica: "Art. 1º Compete ao nutricionista a solicitação de exames laboratoriais necessários à avaliação, à prescrição e à evolução nutricional do paciente. Parágrafo único: [...] II – considerar diagnósticos, laudos e pareceres dos demais

QUADRO 3 Avaliação da dieta do pré-escolar, do escolar e do adolescente

Diagnóstico	Definição	Adequado	Inadequado
Padrão	Número e tipo de refeição	5-6 refeições/dia: ▪ Café da manhã. ▪ Almoço. ▪ Lanche da tarde. ▪ Jantar. ▪ Lanche da noite.	▪ Omitir refeições. ▪ Substituir almoço e/ou jantar por lanches. ▪ Almoçar ou jantar 2 vezes/dia, exceto se desnutrido ou em risco para desnutrição.
Composição	Alimentos consumidos e número de porções/dia	▪ Leite e derivados: 3 porções/dia. ▪ Hortaliças cruas: 2 porções/dia. ▪ Hortaliças cozidas: 2 porções/dia. ▪ Frutas: 3 porções/dia. ▪ Carnes: 2 porções/dia. ▪ Carboidratos: 5-6 porções/dia. ▪ Leguminosas: 1 porção/dia (1 concha média).	Faltar ou exceder porções de alimentos (leite e derivados, hortaliças, frutas, carnes, carboidratos e leguminosas).
Variedade	Variedade da oferta de alimentos	Variar alimentos e preparações oferecidos nas refeições.	Oferecer sempre os mesmos alimentos e/ou preparações. Priorizar determinados alimentos.
Disciplina	Intervalo entre as refeições	Realizar as refeições nos horários determinados e com os seguintes intervalos: ▪ Pré-escolar: 2-3 horas. ▪ Escolar e adolescente: 3-4 horas.	▪ Comer nos intervalos das refeições (guloseimas). ▪ Transgressão da dietoterapia (falta de adesão à dieta).
Administração	Avaliar os seguintes aspectos e/ou comportamentos relacionados à alimentação: ▪ Responsável pelo preparo, oferta e aquisição de gêneros. ▪ Local em que realiza as refeições. ▪ Repetição de refeições. ▪ Utensílios.	▪ Realizar refeição à mesa com a família. ▪ Comer devagar e mastigar bem os alimentos. ▪ Não fazer outras atividades durante as refeições. ▪ As refeições devem acontecer em ambiente calmo e tranquilo. ▪ Deixar a criança comer sozinha. ▪ Deixar a criança participar do preparo das refeições.	▪ Comer assistindo à televisão ou fazendo outras atividades. ▪ Comer rapidamente, não mastigar os alimentos. ▪ Repetir as refeições. ▪ Ter disponível em casa refrigerante, bala, chiclete, bolacha recheada em grande quantidade, e permitir seu consumo sem controle. ▪ Forçar a criança a comer. ▪ Dar doces como premiação e/ou recompensa. ▪ Ameaçar e chantagear durante as refeições. ▪ Usar mamadeira.

Fonte: Serviço de Nutrição do ICr/HCFMUSP (2018).

membros da equipe multiprofissional, definindo com estes, sempre que pertinente, outros exames laboratoriais; [...] V – solicitar exames laboratoriais cujos métodos e técnicas tenham sido aprovados cientificamente" (Brasil, 2003b).

Avaliação antropométrica

A antropometria consiste na medição dos diversos parâmetros corporais, que em pediatria incluem peso, altura, prega cutânea, circunferência do braço e perímetro cefálico.

A avaliação antropométrica é um resultado direto para avaliar o crescimento físico e, consequentemente, o estado nutricional.

DIAGNÓSTICO NUTRICIONAL

A finalidade do diagnóstico nutricional é verificar a influência da alimentação na saúde do indivíduo, e o estabelecimento de uma conduta dietética adequada depende do diagnóstico nutricional para avaliar a existência de fatores de risco nutricional.

Com base na avaliação nutricional (dietéticos, clínicos, bioquímicos e antropométricos), ocorre a análise das informações e o diagnóstico nutricional. Em seguida, estabelece-se um plano de ação e realiza-se a conduta dietoterápica específica e individualizada.

PRESCRIÇÃO DIETÉTICA

A prescrição da dieta é o primeiro item da prescrição médica que está anexado ao prontuário. Ela é realizada de acordo com a condição do paciente, que pode variar desde dieta zero a dieta normal.

A Resolução n. 304/2003 do CFN estabelece os critérios para prescrição dietética na área de nutrição clínica, na qual "compete ao nutricionista a prescrição dietética como parte da assistência hospitalar, ambulatorial e em domicílio. A prescrição dietética deve ser elaborada com base nas diretrizes estabelecidas no diagnóstico nutricional. Compete ao nutricionista elaborar o diagnóstico nutricional com base nos dados clínicos, bioquímicos, antropométricos e dietéticos. O registro da prescrição dietética deve constar no prontuário do cliente-paciente [...] devendo conter data, valor energético total (VET), consistência, macro e micronutrientes mais importantes para o caso clínico, fracionamento, assinatura seguida de carimbo, número e região no CRN do nutricionista responsável pela prescrição, outros dados poderão ser acrescentados [...]" (Brasil, 2003a).

O nutricionista, por meio de ato privativo, realiza a prescrição dietética, com base na prescrição médica, e utiliza métodos e técnicas terapêuticas específicas em que se avaliam os fatores apresentados no Quadro 4.

O registro da prescrição dietética deve constar no prontuário, de acordo com os protocolos preestabelecidos pelas UAN, devendo conter data, VET, consistência, macro e micronutrientes mais importantes, além do tipo de dieta, do fracionamento, da quantidade (porção pequena, média ou grande) e, no caso de fórmula infantil, do volume oferecido, do horário e do nome da fórmula.

Para a determinação das necessidades de calorias, é utilizada a regra de Holliday e Segar:

- Crianças com peso até 10 kg = 1.000 mL/dia.
- Crianças com peso de 10 a 20 kg = 1.000 mL + 50 mL/kg acima de 10.

QUADRO 4 Glossário sobre prescrição dietética

Alteração da ingestão alimentar (com base na anamnese alimentar)	Avaliar se ocorreu alteração do padrão de consumo alimentar intencional ou não. Se houve alteração da ingestão alimentar, serão avaliados, em relação à duração, tipos de modificação como: ▪ Alteração de quantidade. ▪ Alteração de consistência. ▪ Alteração de composição (exclusão de leite, carnes, gordura adicional etc.). ▪ Jejum total ou parcial.
Avaliação da tolerância digestiva (com base na anamnese alimentar)	Avaliar distúrbios gastrintestinais (disfagia, odinofagia, anorexia, náuseas, vômitos, dor abdominal, diarreia, constipação etc.).
Antropometria	Medir diversos compartimentos corporais, como peso, altura, pregas cutâneas, circunferência dos membros e perímetro cefálico.
Capacidade funcional	Avaliar as modificações funcionais que possam ocorrer com as alterações antropométricas e dietéticas que possam modificar os riscos nutricionais, relacionados com mudanças nas atividades diárias, avaliando duração e intensidade.
Avaliação bioquímica	Avaliar os dados laboratoriais dando ênfase aos exames mais específicos do caso clínico.
Exame físico	Avaliar subjetivamente perda de gordura, massa muscular, edema e ascite, além dos sinais de deficiência de nutrientes que possam ser facilmente observados.

Fonte: Asbran (2014).

- Crianças com peso acima de 20 kg = 1.500 mL + 20 mL/kg para cada kg acima de 20 (1 mL corresponde a 1 cal).

O cálculo de macro e micronutrientes é realizado de acordo com cada caso clínico (Quadro 5).

QUADRO 5 Cálculo de macro e micronutrientes

Nutrientes	Cálculo
Proteínas	*Recommended Dietary Allowances*/ cota diária recomendada (RDA).
	Crianças estáveis – relação kcal/ nitrogênio = 180:1.
	Pacientes críticos em estresse até 2 g/kg/dia (relação kcal/nitrogênio = 150:1).
Vitaminas e minerais: *Dietary Reference Intakes*/ ingestões dietéticas de referência (DRI/IDR).	

Fonte: National Research Council (1989); IOM (2001).

É necessário registrar todas essas informações em impresso próprio de evolução nutricional, que passa a fazer parte do prontuário, além da avaliação nutricional, do diagnóstico nutricional, do registro da hipótese diagnóstica de nutrição, da prescrição dietética e da classificação do nível de assistência em nutrição.

Nos dias em que o paciente for atendido, devem ser realizados os registros da evolução e a conduta nutricional, sempre com a identificação do nutricionista responsável, por meio de assinatura, carimbo e número do registro no CRN. Após a elaboração da prescrição dietética, esta é encaminhada para a área de produção, de forma informatizada ou não, para ser providenciada a dieta, a fórmula ou a nutrição enteral para o paciente internado.

No Quadro 6 estão apresentados os tipos de dietas.

QUADRO 6 Tipos de dietas

Dietas	Classificação
Normais ou de rotina	Permitem alterações da consistência (p. ex., dieta geral, branda, pastosa, leve ou líquida).
Modificadas	Permitem alterações quantitativas e/ou qualitativas e/ou físico-químicas e/ou organolépticas, originadas de adaptações da dieta normal (dieta sem resíduos).
Especiais	Permitem alterações quantitativas e/ou qualitativas que envolvem restrições de nutrientes (hipoproteica, hipogordurosa).
Especializadas	Destinadas a fins determinados e a clientela especializada, como dietas enterais, fórmulas infantis, dietas metabólicas, dietas para preparo de exames.

Fonte: Brasil (2020a).

EQUIPE MULTIPROFISSIONAL DE TERAPIA NUTRICIONAL

A EMTN é acionada quando, a partir do diagnóstico nutricional, o nutricionista identifica a necessidade da TN, como nos casos de pacientes desnutridos, em risco nutricional, recém-nascidos (RN) de baixo peso com doença associada, RN de peso muito baixo, disfunção metabólica grave, dificuldade ou incapacidade de alimentar-se por meio do trato gastrintestinal (TGI) ou incapacidade de digerir os nutrientes por via oral.

A TN enteral é um conjunto de procedimentos terapêuticos que tem a finalidade de manter ou recuperar o estado nutricional do paciente por meio da nutrição enteral (NE), e a TN parenteral (TNP) é o conjunto de procedimentos terapêuticos para manutenção ou recuperação do estado nutricional do paciente por meio de nutrição parenteral (NP).

A Resolução RDC n. 503, de 27 de maio de 2021, da Anvisa, e a Portaria SVS/MS n. 272/1998, do Ministério da Saúde, fixam os requisitos mínimos, estabelecem as boas práticas e definem a obrigatoriedade de uma EMTN, e o nutricionista é o responsável por "avaliar os indicadores nutricionais objetivos e subjetivos, [...] de forma a identificar riscos ou deficiências nutricionais e a evolução de cada paciente até a alta nutricional estabelecida pela EMTN, avaliar qualitativa e quantitativamente as necessidades de nutrientes baseadas na avaliação do estado nutricional do paciente, acompanhar a evolução nutricional do paciente [...], participar e promover atividades de treinamento [...], elaborar a prescrição dietética [...], formular a NE estabelecendo a composição qualitativa e quantitativa [...], adequar a prescrição dietética [...], garantir o registro claro e preciso de todas as informações relacionadas à evolução nutricional do paciente, orientar o paciente, a família ou o responsável legal [...]" (Anvisa, 2021).

TELECONSULTA EM NUTRIÇÃO

O CFN publicou a Resolução n. 646, de 18 de março de 2020, que facultava aos profissionais a assistência nutricional por meio não presencial até o dia 31 de agosto de 2020. Foi revogada pela Resolução n. 666, de 30 de setembro de 2020, que define e disciplina a teleconsulta como forma de realização da consulta de nutrição por meio de tecnologias da informação e comunicação (TIC) durante a pandemia de Covid-19 e institui o Cadastro Nacional de Nutricionistas para Teleconsulta (e-Nutricionista). Segundo esta última resolução, "define-se por teleconsulta a consulta de Nutrição realizada de maneira remota, mediada por TICs, com comunicação síncrona entre nutricionista e cliente/paciente/usuário localizados em diferentes espaços geográficos, desde que mantido o caráter privativo e confidencial; e o e-Nutricionista consiste em um sistema *on-line* de Cadastro Nacional de Nutricionistas para Teleconsulta, com os objetivos de permitir ao cidadão verificar se determinado profissional encontra-se devidamente cadastrado, nos termos desta regulamentação, assim como de subsidiar as ações de orientação e de fiscalização do Sistema CFN/CRN" (Brasil, 2020b).

Em outubro de 2023, a Resolução n. 666 foi revogada e o CFN publica a Resolução n. 760, que define e regulamenta a telenutrição como forma de atendimento e/ou prestação de serviços em alimentação e nutrição por meio de Tecnologias da Informação e Comunicação (TICs).

O atendimento por teleconsulta deve cumprir as mesmas etapas do atendimento presencial, que compreende desde a avaliação clínica, dietética, bioquímica e antropométrica relatada pelo paciente ou seu acompanhante, para a partir daí ter o diagnóstico nutricional, acompanhamento dos resultados, reavaliações e atender às normas legais do Código de Ética do Nutricionista. O CFN ressalta a necessidade do registro, e este deve conter as informações clínicas e administrativas do paciente necessárias para a tomada de decisão, com diagnóstico, prescrição dietética e monitoramento da evolução nutricional, em meio físico (papel) ou eletrônico.

GASTRONOMIA HOSPITALAR

O trabalho do nutricionista no hospital não termina na área clínica. Sua área de atuação vai além, pois também é o responsável pelos processos de aquisição, planejamento, produção e distribuição da refeição.

A nutrição clínica é importante, porém, se o paciente não se alimentar, os objetivos de manutenção e recuperação nutricional não serão atingidos. Assim, a gastronomia hospitalar veio para ficar e cresce cada vez mais dentro dos hospitais, pois é a arte de conciliar a prescrição dietética e as restrições alimentares à elaboração de refeições saudáveis, nutritivas, atrativas e saborosas, com o objetivo de atender às necessidades dietéticas, clínicas e sensoriais, com prazer.

Hoje, pode-se perceber que a expressão "comida de hospital" associada a uma imagem negativa tem se tornado cada vez menos frequente. É necessário identificar as necessidades do cliente e traduzi-las em uma refeição saudável, nutritiva, atrativa, saborosa e que atenda às necessidades nutricionais.

No levantamento do hábito alimentar, verificou-se que alguns pacientes pediátricos apresentam monotonia alimentar por aversão a certos alimentos, por desconhecimento ou por nunca lhe terem sido oferecidos; isso ocorre principalmente com relação às hortaliças e frutas. Nesse momento, a cozinha experimental hospitalar é uma grande aliada, pois aplica e associa conceitos e práticas de técnicas dietética e culinária à dietoterapia e à análise sensorial, promovendo a criação de preparações dietéticas e culinárias e atendendo às necessidades nutricionais, respeitando restrições e auxiliando a TN oral.

A cozinha experimental dentro do hospital pediátrico é o local em que ocorrem testes experimentais com alimentos e elaboração de preparações dietéticas para adquirir alimentos novos. Além disso, tem como objetivo elaborar e criar receitas com ou sem restrição de alguns nutrientes, por exemplo, para dieta hipoproteica ou dietas com restrição de certos grupos de alimentos, como as dietas sem leite ou sem glúten, com a finalidade de variar o cardápio do paciente, dos acompanhantes e dos funcionários. As receitas devem ser testadas e degustadas, e deve ser realizada a análise sensorial. As receitas aprovadas são utilizadas na orientação dietética aos pacientes internados ou de ambulatório. A cozinha experimental também pode ser utilizada para oficinas culinárias para as crianças e/ou para os acompanhantes e como espaço para treinar funcionários na confecção de preparações, entre outros (Figura 1).

EDUCAÇÃO NUTRICIONAL

A educação nutricional é mais uma ferramenta para melhorar o hábito alimentar da criança e, consequentemente, da família. A Organização das Nações Unidas para Alimentação e Agricultura (FAO) define a educação nutricional como o conjunto de atividades de comunicação destinado a melhorar as práticas alimentares indesejáveis, mediante uma mudança voluntária das condutas relacionadas à alimentação, tendo como finalidade a melhora do estado nutricional da população.

No Instituto da Criança e do Adolescente do Hospital das Clínicas da Faculdade de Medicina da Universidade de São Paulo, verifica-se que a boa comunicação é fundamental para que ocorra melhora das práticas alimentares; logo, conhecer a clientela com relação ao nível socioeconômico e à idade é importante para que a linguagem e as ações do nutricionista sejam compatíveis com esse público-alvo. No processo de educação nutricional, a quantidade de informações deve ser limitada, pois o excesso é um dos fatores do insucesso dos programas.

Em pediatria, jogos, brincadeiras e atividades lúdicas prendem a atenção da criança e permitem transmitir informações que contribuem para o aprendizado. A família tem papel fundamental na formação de hábitos alimentares saudáveis, por isso deve estar envolvida nesse processo de ensino e aprendizagem.

HUMANIZAÇÃO HOSPITALAR

A humanização depende da capacidade de ouvir e falar, do diálogo com os semelhantes. Considerando as normas de conduta para o exercício da profissão de nutricionista, constantes no Código de Ética dos Nutricionistas, aprovado pela Resolução CFN n. 334/2004 e que é um guia para a atuação profissional, cabe a cada profissional a percepção da própria conduta, que pode ser ética ou antiética, dependendo da comunicação verbal (tom de voz, vocabulário) e não verbal (postura, gestos e feição). Ao verbalizar as informações, é necessário que o ouvinte receba com clareza o que se deseja que ele realmente entenda. Para que haja preocupação ética, é preciso perceber o outro e acreditar que a ética e a assistência humanizada devem caminhar juntas.

A tecnologia tem trazido uma série de benefícios, mas tem como efeito adverso o incremento à desumanização. O preço que se paga pela suposta objetividade da ciência é a eliminação da condição humana da palavra, que não pode ser reduzida a mera informação ou coleta de dados, por exemplo. Quando se preenche uma ficha, não se escuta a palavra, mas apenas se recolhe a informação necessária para o ato técnico. Indispensável, sem dúvida; no entanto, o

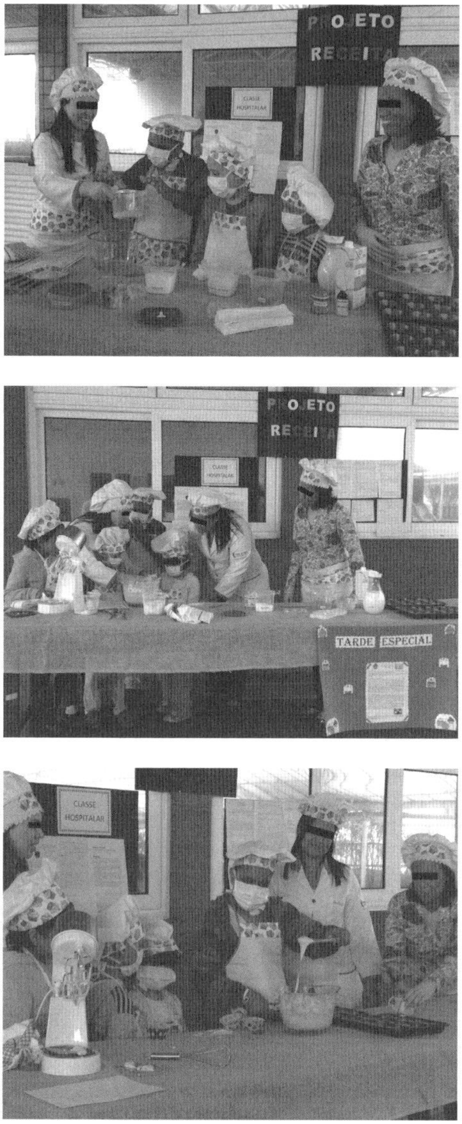

FIGURA 1 Oficina de culinária.
Fonte: acervo da autora.

lado humano fica excluído. O ato técnico, por definição, elimina a dignidade ética da palavra, pois esta é necessariamente pessoal, subjetiva e precisa ser reconhecida na palavra do outro. A dimensão desumanizante da ciência e da tecnologia se dá, portanto, na medida em que as pessoas ficam reduzidas a objetos da própria técnica e objetos despersonalizados de uma investigação que se propõe de maneira fria e objetiva.

O ato de se alimentar é fisiológico, e a alimentação deve proporcionar momentos agradáveis, de prazer e descontração, não se preocupando apenas em atender às necessidades nutricionais e aos aspectos higiênico-sanitários.

O hospital e a internação, especificamente, criam ansiedade, angústia e tensões psicológicas na criança, no adolescente e nos familiares; logo, é preciso fazer o que for possível para amenizar os momentos passados nesse local e nessa condição. É preciso incentivar a criança e o adolescente a continuarem se alimentando e, para isso, oferecer os alimentos preferidos, respeitando a aceitabilidade, a individualidade e a dieta prescrita. A UND, para atender cada vez melhor à necessidade do cliente, tem realizado reformulações desde planta física, equipamentos e utensílios, cardápios, dietas, preparo e distribuição, até recursos humanos, visando atuar de maneira humana junto à clientela.

CONCLUSÕES

A assistência nutricional ao paciente pediátrico é muito importante para acompanhar o crescimento e o desenvolvimento, na prevenção e no tratamento de doenças relacionadas à alimentação, como é o caso de doenças crônicas.

O acompanhamento nutricional no hospital é necessário para melhorar e recuperar o estado nutricional do paciente. Cabe ao nutricionista e aos profissionais da equipe registrar os atendimentos em prontuário para que todos possam utilizar as informações em benefício do cliente.

Hoje, nos hospitais pediátricos, existem recursos para melhorar a aceitação alimentar da criança, como a gastronomia hospitalar, a cozinha experimental e a educação nutricional.

Para que o resultado esperado seja obtido, é necessário o trabalho conjunto de toda a equipe de nutrição, incluindo as áreas fins e meios.

Os dados, as informações e os registros são importantes, mas nunca se deve deixar de olhar para o cliente, saber ouvir e identificar, até mesmo subjetivamente, as informações que não são faladas, mas sentidas.

SUGESTÕES DE LEITURA

1. Abreu MS, Taddei JAA, Colugnatii FAB, Cury MCFS. Evolução nutricional de crianças internadas nas unidades de clínica e cirurgia pediátrica de hospital público. Rev Paul Pediatr (São Paulo). 2004;22(4):212-20.
2. Associação Brasileira de Nutrição (Asbran). Manual orientativo: sistematização do cuidado de nutrição. São Paulo: Asbran; 2014.
3. Bonato JAS, Parra JAQ. Educação nutricional na infância. Nutrição, Saúde e Performance. 2004;5:28-33.
4. Brasil. Agência Nacional de Vigilância Sanitária (Anvisa). Resolução n. 503, de 27 de maio de 2021. Dispõe sobre os requisitos exigidos para a terapia de nutrição enteral. Disponível em: https://bvsms.saude.gov.br/bvs/saudelegis/anvisa/2020/rdc0503_27_05_2021.pdf. Acesso em: 10 out. 2023.
5. Brasil. Conselho Federal de Nutricionistas (CFN). Resolução n. 304, de 25 de fevereiro de 2003a. Dispõe sobre os critérios da prescrição dietética na área de nutrição clínica e dá outras providências. Disponível em: http://sisnormas.cfn.org.br:8081/viewPage.html?id=304. Acesso em: 15 fev. 2024.
6. Brasil. Conselho Federal de Nutricionistas (CFN). Resolução n. 306, de 25 de fevereiro de 2003b. Dispõe sobre a solicitação de exames laboratoriais na área de nutrição clínica.
7. Brasil. Conselho Federal de Nutricionistas (CFN). Resolução n. 594, de 17 de setembro de 2017. Dispõe sobre o registro das informações clínicas e administrativas do paciente a cargo do nutricionista, relativas à assistência nutricional, em prontuário físico (papel) ou eletrônico do paciente. Disponível em: http://sisnormas.cfn.org.br:8081/viewPage.html?id=594. Acesso em: 10 out. 2023.
8. Brasil. Conselho Federal de Nutricionistas (CFN). Resolução n. 599, de 25 de fevereiro de 2018a. Aprova o código de ética e de conduta do nutricionista e dá outras providências. Disponível em: http://www. cfn.org.br/wp-content/uploads/resolucoes/Res_599_2018.htm. Acesso em: 10 jul. 2023.
9. Brasil. Conselho Federal de Nutricionistas (CFN). Resolução n. 600, de 25 de fevereiro de 2018b. Dispõe sobre a definição das áreas de atuação do nutricionista e suas atribuições, indica parâmetros numéricos mínimos de referência, por área de atuação, para a efetividade dos serviços prestados à sociedade e dá outras providências. Disponível em: http://www.cfn.org.br/wp-content/uploads/resolucoes/Res_600_2018.htm. Acesso em: 10 out. 2023.
10. Brasil. Conselho Federal de Nutricionistas (CFN). Resolução CFN n. 646, de 18 de março de 2020a. Suspende até o dia 31 de agosto de 2020 o disposto no artigo 36 da Resolução CFN n. 599, de 25 de fevereiro de 2018, que aprova o Código de Ética e de Conduta dos Nutricionistas.

11. Brasil. Conselho Federal de Nutricionistas (CFN). Resolução n. 666, de 30 de setembro de 2020b. Define e disciplina a teleconsulta como forma de realização da Consulta de Nutrição por meio de tecnologias da informação e da comunicação (TICs) durante a pandemia da Covid-19 e institui o Cadastro Nacional de Nutricionistas para Teleconsulta (e-Nutricionista). Diário Oficial da União, Brasília, n.190, p.122, 2020.
12. Brasil. Conselho Federal de Nutricionistas (CFN). Resolução n. 760, de 22 de outubro de 2023. Define e regulamenta a telenutrição como forma de atendimento e/ou prestação de serviços em alimentação e nutrição por meio de Tecnologias da informação e comunicação (TICs). Dário Oficial da União, Brasília, n. 202, de 24/10/2023, p. 205, Seção1.
13. Brasil. Lei n. 8.234, de 17 de setembro de 1991. Regulamenta a profissão de nutricionista e determina outras providências. Disponível em: http://www.planalto.gov.br/ccivil_03/leis/1989_1994/L8234.htm. Acesso em: 10 out. 2023.
14. Brito S, Dreyer E. Terapia nutricional: condutas do nutricionista. Grupo de Apoio Nutricional GAN/EMTN-HC. 2003. Disponível em: http://www.doencasdofigado.com.br/manual_nutricionista_na%20UNICAMP%20SP.pdf. Acesso em: 14 fev. 2024.
15. Conselho Regional de Nutricionistas – 3a Região (CRN 3). Instrução Normativa CRN-3 n. 28, de 1997.
16. Holliday MA, Segar WE. The maintenance need for water in parenteral fluid therapy. Pediatrics. 1957;19(5):823-32.
17. Institute of Medicine (IOM). Dietary Reference Intakes for vitamin A, vitamin K, arsenic, boron, chromium, copper, iodine, iron, manganese, molybdenium, nickel, silicon, vanadium and zinc. Washington, DC: National Academies Press; 2001.
18. Jorge AL, Maculevicius J. Gastronomia hospitalar: como utilizá-la na melhoria do atendimento da unidade de nutrição e dietética. In: Guimarães NVR. Hotelaria hospitalar: uma visão interdisciplinar. São Paulo: Atheneu; 2009.
19. Jorge AL. Oficinas de culinária em cozinha experimental hospitalar como estratégia de educação nutricional e gastronomia. Nutrição Profissional. 2008;21:38-46.
20. Maculevicius J, de Fornasari MLL, Baxter YC. Níveis de assistência em nutrição. Rev Hosp Clin Fac Med Univ São Paulo. 1994;49(2):79-81.
21. Martins MCFN. Humanização das relações assistenciais: a formação do profissional de saúde. São Paulo: Casa do Psicólogo; 2001.
22. Nascimento AG. Humanização na nutrição. In: Silva APA, Forte MJP, Juliani RCTP, Azevedo SDR (eds.). Instituto da Criança 30 anos: ações atuais na atenção interdisciplinar em pediatria. São Caetano do Sul: Yendis; 2006. p.135-52.
23. National Research Council. Recommended dietary allowances. Washington, DC: National Academies Press; 1989.
24. Ramos M, Stein LM. Desenvolvimento do comportamento infantil. J Pediatr (Rio J). 2000;76(3):229-37.
25. Serviço de Nutrição do Instituto da Criança e do Adolescente do Hospital das Clínicas da Faculdade de Medicina da Universidade de São Paulo (ICr/HC-FMUSP). Manual de sistematização do atendimento de nutrição na internação e ambulatório. Serviço de Nutrição. São Paulo: Serviço de Nutrição do ICr/HCFMUSP; 2018.
26. Waitzberg DL, Caiffa WT, Correia MI. Inquérito Brasileiro de Avaliação Nutricional Hospitalar – Ibranutri. Rev Bras Nutr Clin. 1999;14(2):124-34.
27. Teixeira SMFG, Oliveira ZMC, Rego JC, Biscontini TMB. Administração aplicada às unidades de alimentação e nutrição. Rio de Janeiro: Actínia; 1990.

8

Segurança alimentar e regulamentação da indústria de alimentos

Carolina Vieira de Mello Barros Pimentel
Sonia Tucunduva Philippi

PONTOS-CHAVE DESTE CAPÍTULO

- A insegurança alimentar (IA) é uma situação crítica que compromete a saúde individual, coletiva e até mesmo o desenvolvimento do país.
- Dentre as políticas públicas de segurança alimentar e nutricional no Brasil, o Programa Nacional de Alimentação Escolar (Pnae) é a mais antiga e a que dispõe de um dos maiores orçamentos.
- As intervenções devem integrar ações de incentivo (difundem informação e motivam os indivíduos para a adoção de práticas saudáveis), apoio (visam facilitar opções saudáveis entre pessoas que já estejam motivadas) e proteção à saúde (objetivam evitar a exposição de indivíduos e coletividades a fatores que estimulem práticas não saudáveis).

INTRODUÇÃO

O conceito de nutrição ótima ou otimizada na infância envolve fatores que maximizam as funções fisiológicas de cada criança para assegurar o bem-estar total, a saúde plena e o melhor desempenho do potencial físico e cognitivo, ao mesmo tempo que confere um risco mínimo de doenças ao longo da vida. Essa teoria foi fundamentada desde Hipócrates, que já reconhecia a relação essencial entre alimento e saúde, enfatizando que as diferenças entre as apresentações das doenças dependem da nutrição. O direito humano à alimentação adequada (DHAA) é essencialmente básico, pois dele depende o direito à vida. Porém, nos últimos anos a segurança alimentar (SA) desperta um sinal de alerta no Brasil e no mundo.

Segundo a Organização das Nações Unidas para a Agricultura e a Alimentação (FAO) (2022), a SA ocorre quando todas as pessoas têm acesso físico, social e econômico permanente a alimentos seguros, nutritivos e em quantidade suficiente para satisfazer suas necessidades nutricionais e preferências alimentares, tendo assim uma vida ativa e saudável. Entretanto, estudos recentes revelam o oposto: hoje a IA é uma situação crítica que compromete a saúde individual, coletiva e até mesmo o desenvolvimento do país.

A FAO (2022) estima que entre 702 e 828 milhões de pessoas no mundo (correspondente a 8,9 e 10,5% da população mundial, respectivamente) enfrentaram a fome em 2021. O estudo mais recente do Inquérito Nacional sobre Insegurança Alimentar (Vigisan/2022) no Brasil demonstrou que são 125,2 milhões de pessoas em IA e mais de 33 milhões em situação de fome expressa pela IA grave. Comparado ao I Vigisan, que identificou, em dezembro de 2020, 9% da população (ou 19 milhões de pessoas) convivendo com a fome, no II Vigisan esse percentual passou para 15,5% da população (ou 33,1 milhões de pessoas), indicando que 14 milhões de brasileiros foram deslocados para tal condição em 1 ano.

POLÍTICAS PÚBLICAS NO BRASIL

Dentre as políticas públicas de segurança alimentar e nutricional no Brasil, o Pnae é a mais antiga e a que dispõe de um dos maiores orçamentos. O expressivo aumento da IA nos domicílios com crianças de até 10 anos, de 9,4 para 18,1% em 1 ano, demonstra tanto o aumento da vulnerabilidade de suas famílias no período da pandemia como a inoperância das políticas públicas. Diante da impossibilidade do ensino presencial, a alimentação dessas crianças foi duplamente prejudicada, pois elas não puderam contar com a alimentação escolar com regularidade, ao mesmo tempo que ficaram expostas à escassez de alimentos em seus domicílios.

Estima-se que 45 milhões de crianças menores de 5 anos sofriam de baixo peso para a estatura, a forma mais grave de má nutrição, o que aumenta o risco de morte das crianças em até 12 vezes. Além disso, 149 milhões de crianças menores de 5 anos tiveram crescimento e desenvolvimento atrofiados devido à falta crônica de nutrientes essenciais em suas dietas (dados disponíveis em: https://brasil.un.org/pt-br/189062-n%C3%BAmero-de-pessoas-afetadas-pela-fome-sobe-para-828-milh%C3%B5es-em-2021)..

Diante disso, as políticas públicas são fundamentais no combate à fome, uma vez que a IA é resultado da não governança política e econômica. Medidas urgentes devem ser adotadas em favor do enfrentamento do direito humano à alimentação adequada com proposituras positivas no combate à IA.

Em 1993, foi criado o Conselho de Segurança Alimentar e Nutricional (Consea) e, em 1999 foi instituída a Política Nacional de Alimentação e Nutrição (Pnan), visando garantir a qualidade dos alimentos, promover práticas alimentares saudáveis, prevenir e controlar distúrbios nutricionais, bem como estimular ações que promovam o acesso universal aos alimentos básicos e de qualidade. A partir da criação do Consea e da Pnan, foram implementadas ações para o combate à fome e à desnutrição no Brasil, por exemplo, o *Guia alimentar para a população brasileira,* editado pelo governo, o programa Fome Zero e o Programa de Aquisição de Alimentos (PAA).

Logo, as evidências sugerem que os governos necessitam repensar o destino dos recursos, incentivando a produção, o fornecimento e o consumo de alimentos com densidade nutricional. Essas ações poderão contribuir para tornar menor o custo de alimentos mais saudáveis como o grupo frutas, legumes e verduras (FLV), com maior acessibilidade e equidade. Sabe-se ainda que os desafios atuais envolvendo a alimentação global e os sistemas agrícolas são complexos e inter-relacionados. Portanto, para as mudanças ocorrerem, são necessárias a sensibilização e a participação de todos, envolvendo organizações governamentais e não governamentais e sociedades científicas, guiadas por um pensamento sistêmico.

O conceito de SA aplicado à infância é o de que todas as crianças devem ter acesso físico, social e econômico a alimentos seguros e nutritivos, e que atendam às necessidades nutricionais, respeitando as preferências alimentares, sendo suficientes para uma vida ativa e saudável.

Fazem parte da cadeia para garantir a SA:

- As dimensões de disponibilidade de alimentos de qualidade.
- O acesso aos recursos para adquirir alimentos saudáveis.
- A orientação para a utilização de técnicas dietéticas adequadas para o preparo dos alimentos, otimizando seu valor nutritivo.
- O acesso a água de qualidade e saneamento.
- A acessibilidade aos alimentos de qualidade.

No conceito de segurança alimentar foi incluída a questão da sustentabilidade, com alimentos suficientes e sem comprometimento do meio ambiente. Um estudo transversal sobre a prevalência de IA em Pelotas no Rio Grande do Sul, desenvolvido por Santos et al. em 2010 sobre o estado nutricional de indivíduos, em 1.450 domicílios, pesou e mediu membros da família quando considerados inseguros. A prevalência de IA observada foi de 11%, concluindo-se que o estado de IA estava relacionado não só à quantidade de alimentos, mas também à perda de qualidade nutritiva.

Várias pesquisas foram realizadas, mas o pior índice desde então foi revelado pela Rede Brasileira de Pesquisa em Soberania e Segurança Alimentar e Nutricional (Rede Penssan), que em 2021 realizou o Inquérito Nacional sobre IA no contexto da pandemia da Covid-19 no Brasil, apontando que 116,8 milhões de brasileiros apresentavam IA em algum grau.

O cenário de desigualdades sociais nas diferentes regiões do país reforça os altos graus de IA entre adultos e principalmente na infância, devido à vulnerabilidade das crianças nas famílias de baixa renda. São necessárias políticas voltadas ao resgate da dignidade e de condições mínimas de acesso das famílias aos alimentos básicos que permitam o pleno crescimento e desenvolvimento das crianças com alto risco nutricional e em estado de IA.

Ao mesmo tempo, os elevados índices de sobrepeso e obesidade em escolares no Brasil e no mundo suscitaram a necessidade de implementar estratégias de promoção da alimentação saudável para essa população. Nesse contexto, políticas públicas e programas de promoção da saúde visando à adoção de hábitos alimentares saudáveis e práticas de atividades físicas regulares são necessários para combater essa realidade.

Dada a complexidade do quadro epidemiológico atual e de seus determinantes, uma única medida não é suficiente para melhorar o perfil nutricional de nossa população. As intervenções devem integrar ações de incentivo (difundem informação e motivam os indivíduos para a adoção de práticas saudáveis), apoio (visam facilitar opções saudáveis entre pessoas que já estejam motivadas) e proteção à saúde (objetivam evitar a exposição de indivíduos e coletividades a fatores que estimulem práticas não saudáveis). São exemplos o Programa Nacional de Controle da Deficiência da Vitamina A, o Programa de Controle da Anemia Ferropriva e o Sistema de Vigilância Alimentar e Nutricional (Sisvan).

O Plano Nacional de Saúde (PNS) aprova diretrizes nacionais para a alimentação saudável, o repasse de recursos federais para o financiamento de ações específicas de promoção de alimentação saudável e de atividade física nos municípios. No âmbito intersetorial, destaca-se a adoção de políticas de segurança alimentar e nutricional, bem como a integração do Pnae com a produção local de alimentos e a agricultura familiar, favorecendo a oferta de frutas e hortaliças nas escolas e comunidades.

No Distrito Federal, o Projeto de Lei n. 3.695/2005 dispõe sobre a promoção da alimentação saudável nas escolas de sua rede de ensino, indicando que a cantina escolar deve ser administrada por pessoa capacitada em aspectos de alimentação e nutrição, que são relevantes para o exercício do comércio de alimentos destinados à população infantojuvenil. Trata-se do Projeto Escola Saudável (PES).

PROPAGANDA DE ALIMENTAÇÃO INFANTIL

Em relação às propagandas de alimentos direcionadas às crianças, elas apresentam produtos com muitas calorias e baixo teor nutricional. O público infantil se identifica e interage com aquilo que é transmitido, permitindo a assimilação inadequada do que é um alimento saudável. A publicidade infantil de alimentos é considerada imprópria por vários segmentos da sociedade por "aproveitar-se" de alguém que está em processo de desenvolvimento moral. As indústrias de alimentos e de comunicação são responsáveis pela veiculação de mensagens que proporcionam ambientes que convidam as crianças para o consumo de ultraprocessados.

A regulamentação da publicidade infantil de alimentos faz parte da publicação *Plano de ações estratégicas para o enfrentamento das doenças crônicas não transmissíveis no Brasil 2011-2022*. Nesse sentido, o governo brasileiro formulou uma proposta de regulamento técnico que normatiza os termos das atividades publicitárias destinadas ao público infantil, ratificada pela Resolução n. 408/2008 do Conselho Nacional de Saúde (CNS).

Esse regulamento técnico trata da oferta, propaganda, publicidade, informações e outras práticas correlatas cujo objeto seja a divulgação ou a promoção de alimentos com quantidade elevada de açúcar, gordura trans, sódio e de bebidas de baixo teor nutricional. Em seus termos, "propaganda" e "publicidade" têm o mesmo significado, abrangendo um conjunto de técnicas e atividades de informação e persuasão, com fins ideológicos ou comerciais, utilizadas com o objetivo de divulgar conhecimento e/ou visando exercer influência sobre o público, por meio de ações que visem promover e/ou induzir a prescrição, a aquisição, a utilização e o consumo de alimentos. Assim, considerando o aumento do sobrepeso e da obesidade e a possível influência que a televisão exerce sobre as escolhas alimentares, o governo federal vetou a publicidade de alimentos infantis que seriam prejudiciais à amamentação, como papinhas, leites artificiais e até mesmo mamadeiras. A ideia é regular a alimentação das crianças de até 3 anos e evitar a interferência da publicidade nas campanhas de incentivo ao aleitamento materno.

O Decreto n. 8.552/2015, que regulamenta a Lei n. 11.265/2006, trata da comercialização de alimentos para mães e crianças durante o período da amamentação e proíbe que esses produtos, além de mamadeiras e chupetas, tenham propagandas veiculadas nos meios de comunicação. A regulamentação também restringe descontos e exposições especiais desses alimentos e produtos em supermercados. Quanto à rotulagem, a regra proíbe que as embalagens contenham fotos, desenhos e textos que induzam ao uso e as obriga a informar a idade correta indicada para o consumo.

O que é importante observar é que a sociedade, bem como as grandes marcas anunciantes, vem se dispondo a enriquecer o debate com informações e ideias que possam direcionar os caminhos, a fim de que as empresas encontrem formas de impactar seu público-alvo sem infringir regras ou direcionar apelos de consumo desmedidos a um grupo sem discernimento acerca do que seria apropriado ou não em termos de consumo e escolhas.

Em relação à regulamentação técnica em pauta, os limites estabelecidos para as propagandas incidem sobre a maneira como a indústria explora em seu favor os fatores que condicionam as práticas alimentares no cotidiano das crianças e das mães. Ou seja, no caso das crianças, a indústria realça o sabor dos alimentos processados por meio do alto teor de açúcares e gorduras, considerando o atrativo do paladar doce e gorduroso. Além disso, promove a associação com personagens que fazem parte de seu imaginário social, criando uma relação de confiança e afetividade com o produto, dois elementos que são essenciais na infância.

No caso das mães, a indústria explora a praticidade, aliada também à confiança de que aquele produto supre as necessidades alimentares da criança, quando ele é enriquecido com vitaminas e minerais. Assim, se, por um lado, a dinâmica cotidiana de vida favorece a demanda por produtos práticos e de rápido preparo e consumo, por outro há também uma preocupação social com a saúde diante dos múltiplos riscos das práticas alimentares contemporâneas associadas às doenças crônicas não transmissíveis, seja pelo baixo consumo de frutas, legumes e verduras e, consequentemente, de micronutrientes, seja pelo consumo excessivo de açúcar, sódio e gorduras. A indústria, por sua vez, capitaneia todos esses elementos apresentando saídas que aparentemente "respondem" a tais demandas e, consequentemente, estimulam a venda de seus produtos.

Em 2021, o Supremo Tribunal Federal julgou constitucional a Lei n. 13.582/2016 do estado da Bahia, que proíbe a publicidade dirigida a crianças de alimentos e bebidas pobres em nutrientes e com alto teor de açúcar, em sala de aula e em determinados horários, no rádio e na televisão.

CONCLUSÕES

As políticas públicas são fundamentais para a garantia do direito humano à alimentação adequada, portanto, o projeto, o planejamento, a implementação e a gestão dessas políticas devem se apoiar na busca da transformação do problema social da desnutrição e obesidade.

SUGESTÕES DE LEITURA

1. Bahia. Lei n. 13.582, de 14 de setembro de 2016. Regulamenta a publicidade infantil de alimentos no Estado da Bahia.
2. Brasil. Ministério da Saúde. Secretaria de Vigilância em Saúde. Departamento de Análise de Situação de Saúde. Plano de ações estratégicas para o enfrentamento das doenças crônicas não transmissíveis (DCNT) no Brasil 2011-2022. Brasília, DF: Ministério da Saúde; 2011.
3. Food and Agriculture Organization (FAO). The state of food security and nutrition in the world – 2022. Repurposing food and agricultural policies to make healthy diets more affordable. Rome: FAO; 2022.
4. Henriques P, Sally EO, Burlandy L, Beiler RM. Regulamentação da propaganda de alimentos infantis como estratégia para a promoção da saúde. Ciênc Saúde Coletiva. 2012;17(2):481-90.
5. Marchiori DML, de Carvalho AM. Sistemas alimentares e alimentação sustentável. Santana de Parnaíba: Manole; 2022.
6. Reis CEG, Vasconcelos IAL, Barros JFN. Políticas públicas de nutrição para o controle da obesidade infantil. Rev Paul Pediatr. 2011;29(4):625-33.
7. Santos JV, Gigante DP, Domingues MR. Prevalência de insegurança alimentar em Pelotas, Rio Grande do Sul, Brasil e estado nutricional de indivíduos que vivem nessa condição. Cadernos de Saúde Pública. 2010;26(1):41-9.
8. Vigisan. Inquérito Nacional sobre Insegurança Alimentar no Contexto da Pandemia da Covid-19 no Brasil. 2021. Disponível em: http://olheparaafome.com.br. Acesso em: 1 jun. 2023.

Seção II

Nutrologia nas diferentes áreas de atuação

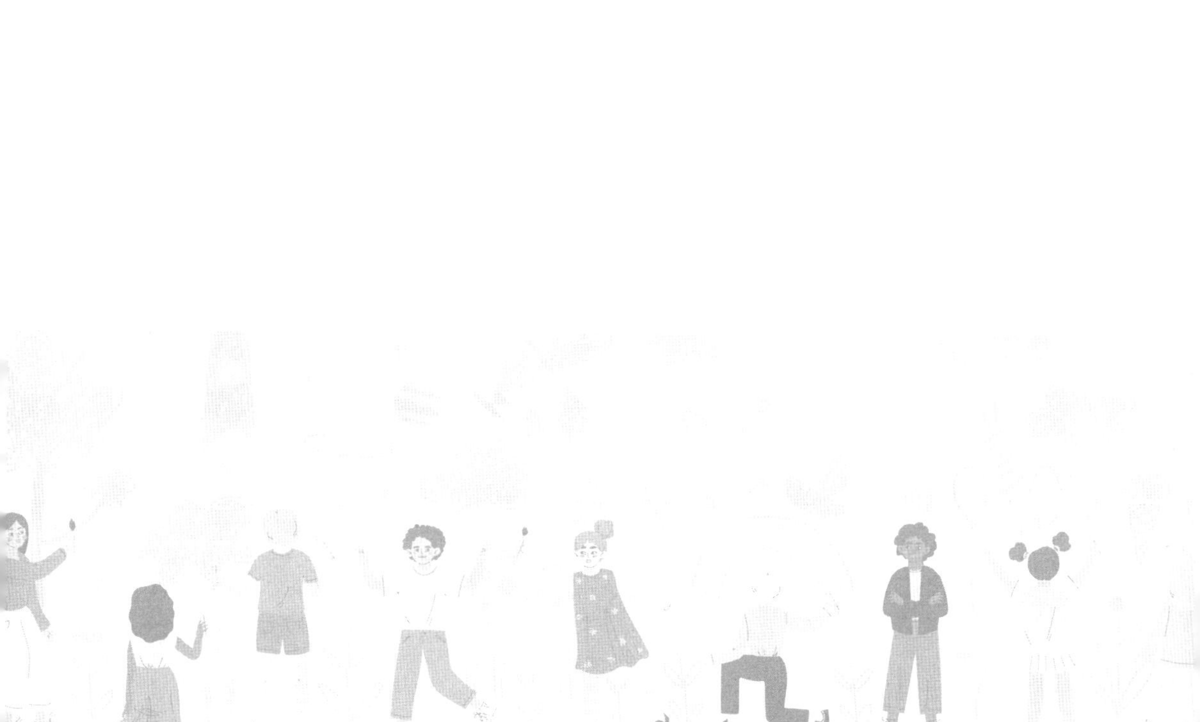

9

Abordagem fisioterapêutica e recuperação nutricional

Maristela Trevisan Cunha

PONTOS-CHAVE DESTE CAPÍTULO

- A fisioterapia de reabilitação pulmonar e de atividade física nos pacientes pediátricos com distúrbios nutricionais melhora sua recuperação, sua capacidade funcional e qualidade de vida.
- A fisioterapia, por meio de técnicas específicas e recursos próprios, deve ser indicada para o paciente pediátrico com problemas nutricionais, obesidade ou desnutrição, associados ou não à doença pulmonar.

INTRODUÇÃO

A fisioterapia respiratória e a fisioterapia motora são parte integrante do tratamento das mais variadas afecções. Este capítulo tem por objetivos abordar a fisioterapia em pacientes pediátricos com desnutrição ou obesidade, podendo estar associadas à doença pulmonar, e facilitar a decisão do pediatra quanto ao melhor momento de prescrevê-la à criança com disfunção aguda ou crônica.

A indicação da fisioterapia considera que a criança, do recém-nascido (RN) ao adolescente, é um ser em crescimento e desenvolvimento, e os distúrbios nutricionais podem acarretar sequelas respiratórias e/ou motoras, com comprometimento de vida futura.

A desnutrição é um fator que contribui tanto para o alto índice de morbidade quanto para a mortalidade em crianças internadas, principalmente em terapia intensiva. Em crianças desnutridas ocorre importante perda da massa muscular, especialmente do tipo I, que confere pior desempenho para a função contrátil do diafragma, sobretudo em crianças menores e nos RN.

A imobilização no leito por mais de 7 dias acarreta redução na função dos sistemas osteomuscular, respiratório, metabólico e psicológico, entre outros. Com a imobilização no leito por 7 semanas, independentemente do estado nutricional, ocorre perda de até 10% da massa muscular e de 10 a 20% da força do músculo. A criança imobilizada no leito poderá apresentar alterações articulares, fraqueza e/ou atrofia muscular, contraturas musculares e descondicionamento cardiopulmonar, especialmente os pacientes com doenças crônicas. Em alguns casos, pode haver atraso do desenvolvimento neuropsicomotor (DNPM).

A finalidade da fisioterapia motora consiste em proporcionar posicionamentos funcionais, mobilizações articulares e musculares, para prevenir a diminuição da amplitude de movimento articular e da força muscular, estimular o desenvolvimento neuropsicomotor, otimizar a atividade de vida diária e, consequentemente, melhorar a qualidade de vida.

A desnutrição compromete o metabolismo, pois a ingesta de nutrientes essenciais é deficiente em face das necessidades do organismo. Em decorrência da doença aguda ou crônica ou ainda da admissão hospitalar, as respostas aos diversos tratamentos podem estar prejudicadas. Portanto, há um interesse especial no cuidado com o paciente que possa apresentar desnutrição, que afeta tanto o sistema físico quanto o mental, levando à apatia e à depressão.

O suporte nutricional, principalmente na fase aguda, atuará na prevenção da perda da massa corpórea magra e na reposição de nutrientes, o que favorecerá a recuperação da massa e da força dos músculos com os exercícios fisioterapêuticos.

Na década de 1950, a fisioterapia respiratória foi indicada em pediatria em razão, principalmente, das epidemias de poliomielite. Atualmente ela oferece uma variedade de técnicas e métodos que auxiliam na remoção de secreção brônquica. A hipersecreção associada às infecções pulmonares tem como consequência o prejuízo do trabalho do diafragma e a diminuição no desempenho de qualquer atividade motora nas crianças.

Na criança desnutrida também podem ocorrer alterações pulmonares importantes pelo déficit proteico-calórico, como diminuição da defesa pulmonar por queda dos níveis de imunoglobulina A (IgA), aumento dos espaços aéreos distais e diminuição da massa muscular diafragmática, com redução da força contrátil e da resposta ventilatória à hipoxemia.

O paciente pediátrico internado em unidade de terapia intensiva (UTI) requer maior cuidado e atenção, já que se encontra em situação de maior complexidade e, consequentemente, maior gravidade.

Por outro lado, a obesidade em crianças e adolescentes é considerada doença universal de prevalência crescente e assume caráter epidemiológico como o principal problema de saúde pública na sociedade moderna, com aumento considerável nas últimas duas décadas. Existe um desequilíbrio entre ingesta e gasto calórico, que deve ser tratado com orientação alimentar e otimização da atividade física.

DESNUTRIÇÃO E PARTICULARIDADES ANATOMOFISIOLÓGICAS NA CRIANÇA

Em RN, a função respiratória está prejudicada pelo desenvolvimento incompleto dos alvéolos e capilares. Há deficiência na produção de surfactante pelos pneumócitos tipo II e imaturidade do centro respiratório. O desenvolvimento do pulmão não se encontra totalmente estabelecido ao nascimento, e nos RN pré-termo (RNPT) essa imaturidade é mais acentuada; além disso, existem importantes fatores anatômicos e fisiológicos que contribuem para a vulnerabilidade do sistema respiratório.

Os RN apresentam as costelas horizontalizadas, dificultando o deslocamento em "alça de balde" realizado durante a inspiração. Essa característica anatômica, aliada ao pobre desenvolvimento da musculatura intercostal, principalmente nos prematuros, confere instabilidade à caixa torácica e redução dos diâmetros torácicos durante a inspiração, podendo gerar uma respiração paradoxal, aumentando o trabalho respiratório e fazendo do diafragma o principal músculo na respiração. Essa instabilidade também pode gerar redução da capacidade residual funcional (CRF), causada pelo deslocamento centrípeto das paredes torácicas, decorrente da força elástica dos pulmões durante a expiração.

O diafragma apresenta aproximadamente 55% de fibras musculares oxidativas do tipo I no adulto, 25% no RN a termo e apenas 10% nos RNPT com idade gestacional inferior a 30 semanas. Essa característica do músculo diafragma confere menor resistência à fadiga nos RNPT.

O RN tem maior risco de ter hipotermia, que leva a maior gasto de energia para manter a homeotermia corporal. Esse gasto de energia ocasionará maior consumo de glicose e oxigênio, que poderia ser evitado mantendo o RN aquecido em incubadora ou berço aquecido.

Dessa forma, a atenção dispensada aos pacientes pediátricos que estão desnutridos ou evoluindo para desnutrição se faz cada vez mais presente. É de suma importância para o fisioterapeuta conhecer as consequências da desnutrição, bem como as particularidades anatomofisiológicas da criança, com a finalidade de colaborar no tratamento das afecções e das consequentes complicações. Considerando esses aspectos, as crianças internadas ou acompanhadas ambulatorialmente precisam ser submetidas a avaliação fisioterapêutica, realizada por meio do exame da ausculta pulmonar, do padrão respiratório, da tonicidade, da força dos músculos respiratórios, de deformidades da caixa torácica e de alterações posturais.

OBESIDADE

Crianças com obesidade apresentam hábito alimentar inadequado, caracterizado por colocar mais sal na comida já preparada, menor consumo de laticínios e frutas e, por outro lado, maior consumo de alimentos como refrigerantes, manteiga e salgadinhos, além do sedentarismo.

Na infância, a obesidade está relacionada a várias complicações e com maior taxa de mortalidade, prevendo adultos obesos e com risco de desenvolvimento de doenças associadas (doença arterial coronariana, doença cerebrovascular e doença vascular periférica). Existem evidências anatomopatológicas de que a formação da placa aterosclerótica inicia-se na infância e progride lentamente até a vida adulta. Quanto mais tempo o indivíduo se mantiver obeso, maior será a chance do desenvolvimento precoce de complicações, que podem ser articulares (osteoartrose), cardiovasculares (hipertensão arterial sistêmica, hipertrofia cardíaca), cutâneas (dermatite), endocrinometabólicas (diabetes), gastrintestinais (litíase biliar), psicossociais (depressão) e respiratórias (apneia do sono).

Mudanças demográficas e econômicas propiciam mudança no perfil alimentar, com aumento do consumo de alimentos processados industrialmente, ricos em gorduras saturadas e açúcares, associado à mudança do estilo de vida, com predomínio de hábitos cada vez mais sedentários, contribuindo para o aumento de sobrepeso e da obesidade em todas as faixas etárias. A obesidade também está associada ao atual estilo de vida, com a presença constante de televisores com controle remoto, computadores, telefones e *videogames*.

Dessa forma, promover o aumento da atividade física e o incentivo à aquisição de hábitos alimentares saudáveis é a melhor estratégia para a diminuição de peso. A criança deve ser motivada a manter-se ativa fisicamente, e essa prática deve ser incorporada preferencialmente por toda a família. A prática das atividades físicas ou atividades esportivas previne o isolamento psicológico e social e melhora a autoimagem e a autoconfiança.

FISIOTERAPIA RESPIRATÓRIA E MOTORA

Em pediatria, tanto a fisioterapia respiratória como a motora consideram a idade da criança, o diagnóstico, as características da doença, se está internada ou faz atendimento ambulatorial, o nível de compreensão do paciente e do cuidador, a colaboração no momento da terapia e sua adesão ao tratamento. Os recursos da fisioterapia respiratória têm como objetivos otimizar o *clearance* mucociliar, evitar o acúmulo de secreções brônquicas nas vias aéreas, melhorar a ventilação pulmonar, melhorar a mobilidade torácica e favorecer a efetividade da tosse, contribuindo, dessa forma, para a redução dos gastos energéticos da respiração.

As técnicas de fisioterapia respiratória são classificadas em convencionais, terapias a fluxo e dispositivos. As técnicas fisioterapêuticas mais usadas em pediatria são drenagem postural, tapotagem (ou percussão), vibração manual, vibrocompressão manual, *bag squeezing*, aspiração das vias aéreas, estímulo de tosse, exercícios respiratórios (associados ou não aos exercícios dos membros inferiores e superiores), exercícios por pressão positiva intermitente (RPPI), posicionamento, aceleração de fluxo (AFE), dispositivos como Voldyne, Coach, máscara de pressão expiratória positiva (PEP), entre outros.

Os exercícios respiratórios em pediatria têm por objetivo a reexpansão pulmonar, o aumento da ventilação e da oxigenação, a melhora da mobilidade da caixa torácica, a aprendizagem de um padrão respiratório normal e o ganho de força da musculatura respiratória com um gasto energético mínimo. Em pediatria, utilizam-se brinquedos de sopro, como bolhas de sabão, línguas de sogra, entre outros, com o objetivo de incentivar, treinar as crianças a soltar o ar e iniciar técnicas mais elaboradas de cinesioterapia respiratória.

O exercício diafragmático é realizado pela inspiração nasal suave e profunda, deslocando a região abdominal, com expiração labial. Pode-se utilizar o recurso de propriocepção diafragmática, colocando a mão do fisioterapeuta ou do paciente sobre o abdome.

A criança necessita de atenção especial em relação a seus aspectos físicos, sensoriais, emocionais e cognitivos. As sondas e as cânulas diminuem a mobilidade, especialmente na boca, e dificultam a deglutição e a linguagem. A imobilização e a restrição no leito acarretam a diminuição da movimentação e da estimulação tátil, com consequente deterioração da função motora.

A fisioterapia motora, por meio da estimulação motora, proprioceptiva e sensorial, deverá ser realizada dentro das rotinas da criança (ao alimentar-se, banhar-se ou brincar), promovendo a organização temporoespacial. Em condições de estabilidade clínica, a estimulação motora é realizada por meio de posicionamentos, posturas e exercícios. A movimentação dos membros superiores e inferiores pode ser passiva, ativa ou ativa assistida, visando à manutenção de amplitudes articulares e trofismos musculares. O tônus e os movimentos são obtidos ou mantidos pela estimulação tátil e proprioceptiva adequadas.

Os posicionamentos e as posturas evitam a assincronia da caixa torácica e promovem melhor padrão respiratório, otimizando a expansão pulmonar e a troca gasosa, igualmente com menor gasto energético. O posicionamento também visa à aquisição de tônus de base mais adequado, criando condições para sua organização, e é uma medida de prevenção de deformidades articulares e musculares e de fixações posturais patológicas. A estimulação vestibular, fundamental para a postura e o equilíbrio, e a estimulação visual são realizadas de acordo com as necessidades, as limitações e o quadro clínico. Os exercícios motores estimulam a criança a obter massa muscular adequada para o desempenho de diversas funções, coordenação motora e sincronismo, evitando a fadiga da musculatura, o que repercute nos efeitos maléficos da perda de força musculoesquelética.

ATIVIDADE FÍSICA NA INFÂNCIA

A participação da criança em atividade física é parte relevante do processo de crescimento e desenvolvimento. Previne diversas patologias, como obesidade, diabetes e hipertensão, ou trata de doenças pulmonares como asma e fibrose cística. O exercício também oferece à criança a oportunidade para o lazer, a integração social e o desenvolvimento de aptidões que levam a maiores autoestima e confiança.

A prática de atividade física tem sido recomendada como importante estratégia de saúde pública para melhoria da saúde de crianças e adolescentes. Crianças e adolescentes fisicamente ativos apresentam menores morbidade e agravos à saúde na idade adulta, além da proteção de fatores de risco cardiovasculares na infância e adolescência.

É essencial que crianças e adolescentes que praticam exercícios físicos consumam energia e nutrientes suficientes para alcançar as necessidades de crescimento e para o desempenho de atividades físicas. Uma das principais preocupações durante a infância e a adolescência é garantir que o crescimento e o desenvolvimento esperados sejam alcançados. O treinamento físico regular ou o envolvimento em atividades físicas do dia a dia, associados às variáveis ambientais, influenciam na obtenção do padrão de crescimento geneticamente determinado. Sua ação sobre músculos e ossos é fator importante no aumento da massa magra e da massa óssea, acarretando, consequentemente, melhora do desempenho muscular e prevenção da osteoporose.

As crianças com problemas pulmonares crônicos apresentam deterioração da função pulmonar e do estado nutricional, diminuição da capacidade física, da tolerância ao exercício e da qualidade de vida.

A reabilitação pulmonar (RP) foi proposta inicialmente para o paciente adulto com doença pulmonar obstrutiva crônica (DPOC), e atualmente o paciente pediátrico com problema respiratório também tem se beneficiado. Os objetivos da RP são:

- Reduzir a obstrução das vias aéreas.
- Aliviar e controlar os sintomas e a fisiopatologia da incapacidade respiratória.

- Otimizar a condição nutricional.
- Introduzir o exercício físico na vida dos pacientes, com mudanças no estilo de vida.

Assim, as crianças atingem o nível máximo de independência com melhor qualidade de vida e, consequentemente, integram-se à sociedade.

Os pacientes pediátricos que mais se beneficiam com o programa de RP são aqueles com doenças pulmonares obstrutivas, como a asma e a fibrose cística. Entretanto, pacientes com dispneia por outras causas, como doenças neuromusculares, intersticiais e obesidade, apesar de serem menos frequentemente incluídos, usufruem também dos benefícios dos programas de reabilitação.

Os critérios para indicação para o programa de RP são estabilidade clínica, utilização da máxima terapêutica necessária e não apresentar outras doenças que possam limitar a realização do esforço físico. Os pacientes com volume expiratório forçado no primeiro segundo (VEF_1) abaixo de 30% necessitam de maior atenção medicamentosa e nutricional, e apoio da equipe interdisciplinar. Pacientes com grau moderado de limitação respiratória poderão usufruir ao máximo desses programas, e os benefícios obtidos são mais evidentes que os dos pacientes mais graves ou com limitação respiratória leve.

Apesar dos excelentes resultados terapêuticos dos últimos anos, farmacológicos (terapêutica medicamentosa) e não farmacológicos (técnicas de higiene brônquica, cinesioterapia respiratória e motora abordadas pelo fisioterapeuta, orientação nutricional e apoio psicológico), o acréscimo do programa de reabilitação pode retardar a deterioração da capacidade física e melhorar a qualidade de vida desses pacientes.

As crianças ou os pais restringem por conta própria as atividades físicas e/ou de esportes temendo que a doença piore, o que resulta em hipoatividade, a qual, associada à obstrução das vias aéreas, leva ao descondicionamento físico e, muitas vezes, ao isolamento social.

Os programas de treinamento físico aeróbio para crianças com doença pulmonar melhoram a capacidade de exercício. Quando necessário, o uso da medicação preventiva pré-exercício como medicação broncodilatadora (beta-2) inalatória antes do treino é capaz de prevenir a asma induzida por exercício e sequelas psicológicas relacionadas.

É conhecido que a hipoxemia leva à dispneia, ao aumento do trabalho respiratório e da frequência cardíaca, à fadiga geral, à falta de apetite, à intolerância ao exercício e à redução do alerta mental. A administração de oxigênio pode aliviar ou minimizar esses sintomas e, consequentemente, diminuir a chance de o paciente apresentar quedas na saturação de pulso de oxigênio durante as atividades físicas e melhorar o desempenho durante os esforços.

A maioria dos pacientes tem peso abaixo do valor previsto, necessitando de suplementação nutricional. Outros apresentam peso acima do valor, porém, em ambos os extremos, o desempenho físico pode estar comprometido. O paciente, quando classificado fora da faixa da normalidade para o estado nutricional, deve receber orientação dietética.

A atividade física programada deve obedecer aos parâmetros mínimos de frequência, intensidade e continuidade. Os exercícios seguem três princípios fisiológicos:

1. Especificidade do treinamento, que atribui melhora para os grupos musculares exercitados.

2. Intensidade do treinamento, que estabelece a carga adequada para induzir o treinamento efetivo.
3. Reversibilidade do efeito do treinamento, que estabelece que, uma vez descontinuado, o efeito do treinamento desaparecerá.

Os programas de treinamento objetivam mudanças significativas de estilo de vida, como nos hábitos alimentares e nas atividades físicas de crianças e adolescentes. Esses programas incluem a prática de atividade física, a orientação alimentar no conjunto familiar, o controle de fatores de risco e hábitos relacionados à saúde.

A adolescência é um período caracterizado por mudanças nos planos individual e social. A quantidade de atividade física realizada pelo escolar muitas vezes é diminuída na fase adulta. Durante a adolescência são incorporados muitos dos hábitos relacionados à alimentação, à prática de atividade física e ao consumo de cigarros e bebidas alcoólicas, que propiciam o aparecimento ou agravam fatores de risco cardiovascular passíveis de reversão, como hipertensão arterial, obesidade, hiperinsulinemia, hipercolesterolemia, fadiga e dispneia aos esforços.

Os programas de exercícios devem incluir atividades cardiovasculares (*endurance*), fortalecimento e alongamento. A finalidade do componente de *endurance* é melhorar as funções cardiorrespiratória e musculoesquelética, que refletirão no aumento da capacidade de exercício e no consumo máximo de oxigênio ($VO_{2máx}$). Em acréscimo, as atividades que desenvolvem *endurance* incluem *jogging*, corrida, ciclismo e natação.

O mais simples exercício que pode ser indicado ao paciente é caminhar por 30 minutos no mínimo 3 vezes por semana. Outras modalidades de treinamento aeróbio são a bicicleta estacionária e a esteira.

Para os pacientes com doenças pulmonares crônicas, especialmente para aqueles com obstrução grave e com desnutrição, os exercícios dos membros superiores são pouco tolerados e exigem um gasto energético maior. O treinamento de membros superiores acarreta diminuição da ventilação-minuto e do consumo de oxigênio para a mesma carga de trabalho, além do aumento do desempenho. Pacientes adultos e pediátricos referem melhorias nas habilidades e no desempenho de tarefas diárias relacionadas ao uso dos membros superiores, pois possibilita diminuição da dispneia, melhor coordenação dos músculos e adaptações metabólicas.

O treinamento para os membros superiores pode ser realizado de várias maneiras: halteres, faixas com diferentes resistências, bastões e cicloergômetro de braços.

Podem-se utilizar várias formas de treinamento para crianças:

- Intensidade de 50 a 70% da reserva de frequência cardíaca e duração de 20 a 30 minutos.
- Cinquenta por cento da carga máxima de trabalho ou de 65 a 80% da frequência cardíaca de pico.
- Ou ainda 65 a 90% da frequência cardíaca máxima ou a frequência cardíaca de 90% do limiar anaeróbio e duração de pelo menos 30 minutos.

Os programas de exercícios aeróbios realizados com frequência, intensidade e duração adequadas acarretam aumento da capacidade aeróbia. Entretanto, esse aumento pode estar comprometido por inadequação nutricional.

AVALIAÇÃO DA CAPACIDADE FÍSICA

A resposta ao exercício e a avaliação da atividade diária são importantes ferramentas clínicas para compor a avaliação do sistema hemodinâmico e cardiorrespiratório tanto na criança obesa como na criança desnutrida, com ou sem problemas pulmonares. Sabe-se que as crianças com doenças crônicas, sejam elas respiratórias, reumáticas, renais, entre outras, apresentam frequentemente déficit ponderoestatural e limitações físicas impostas pela doença ou por efeitos colaterais da terapêutica utilizada. A capacidade física e a tolerância ao exercício podem ser avaliadas por testes mais simples e menos onerosos, como o Teste de Caminhada de Seis Minutos (TC6M), que já mostrou ser um teste reprodutível em pediatria, ou por teste máximo de exercício realizado na esteira ou bicicleta ergométrica.

A capacidade de andar certa distância o mais rápido possível, e de maneira fácil, reflete a capacidade de suportar as atividades do dia a dia. Os testes de caminhada são administrados com o intuito de avaliar a capacidade física, monitorar a efetividade do tratamento e estabelecer o prognóstico em pacientes com doença crônica. Podem refletir a qualidade de vida do paciente e correlacionar sua condição física com o grau de satisfação ou insatisfação.

PROGRAMA EDUCACIONAL

A educação do paciente pediátrico e dos cuidadores/pais é de extrema importância, e os incentiva ao conhecimento das alterações físicas e fisiológicas que ocorrem em decorrência da doença, assim como orienta a família.

O processo educativo pode ser em grupo ou individual, dependendo da necessidade do paciente e da família, dos recursos disponíveis e da estrutura do programa. Nas aulas para pacientes e famílias, pode-se abordar a doença, o tratamento farmacológico ou não farmacológico, a necessidade do exercício físico ou atividade física e a nutrição.

CONCLUSÕES

A condição nutricional das crianças e dos adolescentes pode estar associada a uma variedade de comportamentos de risco à saúde e à inatividade física.

A fisioterapia em pediatria requer um trabalho em conjunto com profissionais de saúde, tanto no cuidado com o paciente quanto com o cuidador. No cenário pediátrico, a família precisa assumir a responsabilidade pelos tratamentos da criança para que ela possa ser reabilitada junto à sociedade.

No dia a dia, o terapeuta deve avaliar o paciente e rever os objetivos do trabalho, bem como alterar ou introduzir técnicas de fisioterapia.

Tanto os adultos como as crianças se beneficiam de atividade física regular, sendo ela um elemento favorável no tratamento. Porém, existe ainda a necessidade de mudança de estilo de vida e de comportamento tanto dos pacientes como de seus familiares.

SUGESTÕES DE LEITURA

1. American Thoracic Society (ATS)/European Respiratory Society (ERS). Statement on pulmonary rehabilitation. Am J Respir Crit Care Med. 2015;192:1373-86.
2. Bradley J, O'Neill B, Kent L, et al. Physical activity assessment in cystic fibrosis: a position statement. J Cyst Fibros. 2015;14(6):e25-32.
3. Cunha MT. Programa de reabilitação pulmonar. In: Juliani RCTP, Cunha MT, Lahóz ALC, et al. Fisioterapia. Santana de Parnaíba: Manole; 2017. p.112-27.
4. Cunha MT, Lima MF. Fisiologia respiratória: peculiaridades do aparelho respiratório do recém-nascido e da criança. In: Lahóz ALC, Nicolau CM, Paula LCS, Juliani RCTP. Fisioterapia em UTI pediátrica e neonatal. Santana de Parnaíba: Manole; 2009. p.73-81.
5. Cunha MT, Rozov T, Oliveira RC, Jardim JR. Six-minute walk test in children and adolescents with cystic fibrosis. Pediatr Pulmonol. 2006;41:618-22.
6. Dantas CM, Silva PFS, Siqueira FHT, et al. Influence of early mobilization on respiratory and peripheral muscle strength. Rev Bras Ter Intensiva. 2012;24(2):173-8.
7. Fernandes LR, Lima MF, Venturini VA. Assistência nas doenças pulmonares obstrutivas crônicas. In: Juliani RCTP, Cunha MT, Lahóz ALC, et al. Fisioterapia. Santana de Parnaíba: Manole; 2017. p.86-102.
8. Fernandes RA, Christofaro DGD, Dias RMR, et al. Desnutrição e sua associação com atividades durante o lazer entre adolescentes. Ciência & Saúde Coletiva. 2014;19(3):875-80.
9. Lahóz ALC, Andrade BA. Protocolo de imobilização precoce. In: Juliani RCTP, Cunha MT, Lahóz ALC, et al. Fisioterapia. Santana de Parnaíba: Manole; 2017. p.202-14.
10. Mello ED, Luft VC, Meyer F. Atendimento ambulatorial individualizado versus programa de educação em grupo: qual oferece mais mudança de hábitos alimentares e de atividade física em crianças obesas? J Pediat. 2004;80(6):468-74.
11. Mikkilineni S. Pulmonary rehabilitation in pediatric patients. In: Cherniack NS, Altose MD, Homma I. Rehabilitation of the patient with respiratory disease. New York: McGraw-Hill; 1999. p.631-42.
12. Nobre MRC, Domingues RZL, Silva ARS, et al. Prevalências de sobrepeso, obesidade e hábitos de vida associados ao risco cardiovascular em alunos do ensino fundamental. Rev Assoc Med Bras. 2006;52(2):118-24.
13. Norman AC, Drinkard B, McDuffie JR, et al. Influence of excess adiposity on exercise fitness and performance in overweight children and adolescents. Pediatrics. 2005;115(6):690-6.
14. Sabia RV, Santos JE, Ribeiro RPP. Efeito da atividade física associada à orientação alimentar em adolescentes obesos: comparação entre o exercício aeróbio e anaeróbio. Rev Bras Med Esporte. 2004;10(5):349-55.
15. Vasconcelos MI, Tirapegui J. Aspectos atuais na terapia nutricional de pacientes na unidade de terapia intensiva. Revista Brasileira de Ciências Farmacêuticas. 2002;38:24-32.
16. Zuana AD, Cunha MT, Panegaci PCH. Técnicas e aplicações na terapia respiratória. In: Rodrigues JC, Adde FV, Silva Filho LVRF, Nakaie CMA. Doenças respiratórias. Santana de Parnaíba: Manole; 2019. p.120-36.

10

Nutrição na disfunção cardíaca pediátrica

Jane Oba
Artur Figueiredo Delgado

PONTOS-CHAVE DESTE CAPÍTULO

- A criança com doença cardíaca congênita apresenta risco progressivo multifatorial de desnutrição, dependendo do tipo de lesão cardíaca, instabilidade hemodinâmica, isquemia, resposta inflamatória aguda, demandas energéticas, disfunção motora oral, má-absorção intestinal, refluxo gastroesofágico, disbiose intestinal e síndromes genéticas associadas.
- Os objetivos da terapia nutricional de crianças com cardiopatias são promover o crescimento/desenvolvimento adequado e evitar a subnutrição, evitar a enterocolite necrosante (ECN), as complicações infecciosas ou a doença pulmonar crônica.

INTRODUÇÃO

As doenças cardíacas congênitas (DCC) são anormalidades estruturais do coração ou dos grandes vasos intratorácicos que ocorrem durante o desenvolvimento fetal. A DCC é o tipo mais comum de defeito congênito e a principal causa de morte em crianças com malformações congênitas. Crianças com DCC sofrem de uma variedade de condições clínicas que podem comprometer gravemente o estado nutricional a partir dos primeiros dias de vida. As crianças com DCC apresentam alto risco de subnutrição devido às alterações hemodinâmicas causadas pelas lesões cardiovasculares e outras alterações fisiopatológicas associadas.

A etiologia do risco progressivo de desnutrição durante a hospitalização é multifatorial e inclui o tipo de lesão cardíaca, instabilidade hemodinâmica, isquemia, resposta inflamatória aguda, demandas energéticas, disfunção motora oral, má-absorção intestinal, refluxo gastroesofágico, disbiose intestinal e síndromes genéticas associadas. Crianças com cardiopatia congênita (CC) também podem sofrer complicações específicas, como quilotórax, insuficiência cardíaca e necessidade de suporte circulatório mecânico, que têm grande impacto na administração da nutrição.

Atender às necessidades de macro e micronutrientes das crianças na unidade de terapia intensiva (UTI) cardíaca requer uma tomada de decisão complexa quando se considera a perfusão gastrintestinal, o suporte vasoativo e as metas de equilíbrio hídrico. Ademais, não existem diretrizes específicas para o suporte nutricional de crianças com DCC. Diretrizes de outras sociedades pediátricas, de cuidados intensivos, podem ser extrapoladas, porém não consideram as características únicas das crianças com DCC.

EPIDEMIOLOGIA

A DCC é a anomalia congênita mais comum, ocorrendo em cerca de 10% dos nascidos vivos em todo o mundo. De acordo com os dados epidemiológicos do estudo *Global burden of diseases* de 2017, a DCC foi uma das principais causas de mortalidade infantil, ocupando o sexto lugar em todo o mundo. No estudo de Wu et al., a incidência das DCC foi relativamente alta nos países em desenvolvimento localizados na África e na Ásia, e baixa na maioria dos países desenvolvidos. Os mesmos autores relatam que, entre 1990 e 2017, a taxa de incidência de DCC permaneceu estável em nível global, mas aumentou em alguns países desenvolvidos, como Alemanha e França. Interessante observar que a incidência de DCC permaneceu estável nas últimas três décadas, sugerindo pouca melhoria nas estratégias de prevenção de DCC.

A prevalência de subnutrição pré-operatória de crianças com doença cardíaca é estimada em 27,4%, mas apresenta boa recuperação do crescimento após a cirurgia.

No Brasil, um estudo epidemiológico realizado no estado do Paraná mostrou incidência estimada em 5,4/1.000 nascimentos vivos, muito semelhante à incidência americana e à europeia (4 a 6/1.000 por nascidos vivos).

PATOGÊNESE

A subnutrição energético-proteica aguda e crônica nas crianças com DCC é documentada em mais da metade dos casos. As crianças com CC, especialmente as cianogênicas, têm maior risco nutricional, no entanto, fatores extracardíacos também devem ser considerados. Entre eles, a demanda metabólica aumentada por aumento no consumo de oxigênio em repouso, *shunts* da esquerda para a direita aumentando a carga de trabalho cardíaco, aumento das pressões pulmonares, aumento da secreção de catecolaminas e alterações genéticas (síndrome de Down, síndrome de DiGeorge, síndrome de Turner e as trissomias 13 e 18), que também podem influenciar negativamente a ingestão energética, a absorção gastrintestinal e o crescimento (Figura 1).

As respostas imunológicas celulares e humorais estão alteradas na subnutrição energético-proteica grave, facilitando os riscos de infecções. Além disso, a CC é um fator de risco para ECN, e os neonatos submetidos a cirurgia cardíaca apresentam alteração da permeabilidade intestinal até o 14º dia do período pós-operatório. As crianças com CC podem ter instabilidade hemodinâmica e presença ou não de cianose desde os primeiros dias de vida, fatores que aumentam o risco nutricional. Malformações não cardíacas, ECN e ou-

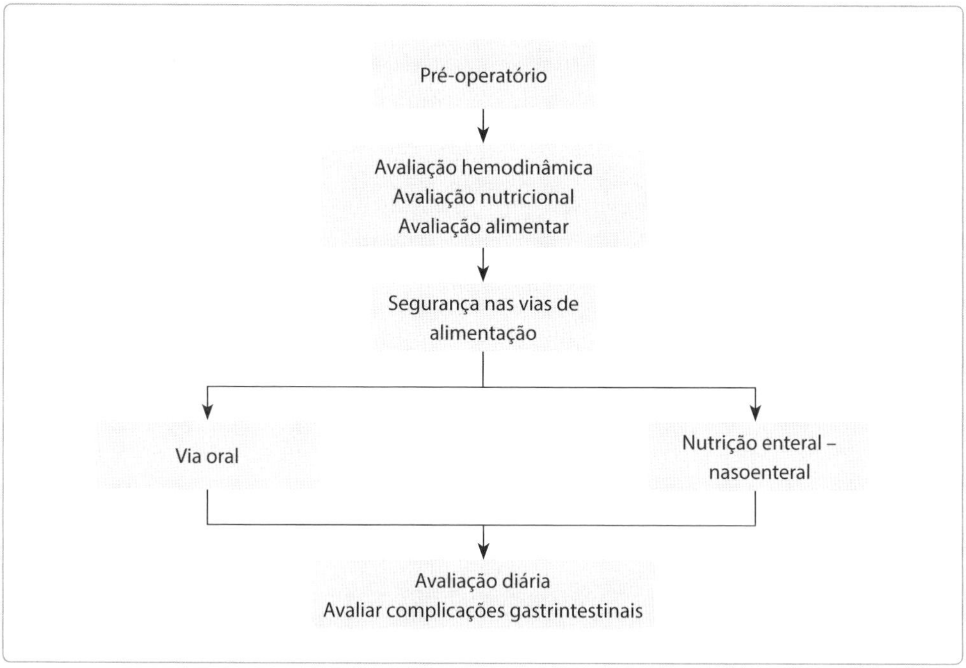

FIGURA 1 Avaliação para iniciar o suporte nutricional nas crianças com cardiopatia congênita. Fonte: adaptação de Slicker et al. (2013).

tras síndromes também podem se associar à doença cardíaca e ser deletérias para o estado nutricional.

Apesar da importância do ganho de peso, alcançar as metas nutricionais é um processo lento no período pré-operatório, especialmente quando há necessidade de interrupções frequentes no fornecimento de nutrientes, limitação da ingestão de líquidos, risco de ECN e suporte inotrópico. Se for adequadamente monitorada, a nutrição enteral (NE) precoce pode ser um componente importante para otimizar as práticas nutricionais no período pré-operatório, dado seu papel essencial na maturação da barreira intestinal pós-natal, no desenvolvimento da mucosa celular e no estabelecimento de um microbioma intestinal saudável nos neonatos.

Adiar a NE no período pré-operatório como medida protetora para diminuir o risco de ECN pode ser deletério para esses neonatos. A NE postergada pode causar mais danos que benefícios, por contribuir para atrofia celular no intestino, aumento da permeabilidade do intestino, atraso no desenvolvimento intestinal, maturação pós-natal e problemas de motilidade.

MANIFESTAÇÕES CLÍNICAS

As avaliações clínicas inicial e periódica são importantes para diagnosticar precocemente o processo de subnutrição, muito comum nesses pacientes, que tem impacto na cognição e na morbimortalidade.

O Quadro 1 resume o roteiro para avaliação nutricional clínica e laboratorial. A

QUADRO 1 Roteiro para avaliação nutricional da criança com cardiopatia congênita

Anamnese	▪ Histórico clínico, doenças anteriores ou associadas, anomalias congênitas, medicamentos em uso, comportamentos, cirurgias. ▪ Peso de nascimento, antecedentes pré-natais.
Histórico alimentar	▪ Hábitos alimentares e recordatório alimentar para avaliação calórica e de carências alimentares (análise de ingestão calórica, proteica, lipídica, de minerais e vitaminas); intolerância alimentar; síndromes disabsortivas.
Exame físico	▪ Geral e especial, com atenção para os sinais clínicos de desnutrição. ▪ Antropometria: peso corporal, estatura, comprimento, circunferência cefálica, pregas cutâneas, circunferência do braço.
Exames laboratoriais	▪ Hemograma, hematócrito, sódio, potássio, cálcio sérico, magnésio, fosfato, proteínas totais, pré-albumina, albumina, transferrina, proteína ligada ao retinol, eletrólitos, enzimas hepáticas, glicose, ureia, creatinina. ▪ Testes funcionais: testes do sistema imunológico (linfócitos, imunidade celular e humoral, fagócitos, fibronectina, reações antigênicas da pele). ▪ Fezes: pH, gordura, substâncias redutoras. ▪ Urina: osmolaridade, açúcares, corpos cetônicos, creatinina.
Avaliação metabólica	▪ Calorimetria indireta e direta, balanço metabólico.

Fonte: elaboração dos autores.

definição de desnutrição grave pela Organização Mundial da Saúde (OMS) é P/E < –3 desvios padrão e E/I < –3 desvios padrão.

TRATAMENTO

Os principais objetivos da terapia nutricional de crianças com cardiopatias são promover o crescimento/desenvolvimento, evitar a subnutrição, evitar a ECN, complicações infecciosas, doença pulmonar crônica e promover melhores resultados do desenvolvimento neurológico. De modo geral, esses pacientes ingerem 68% da energia e 40% das necessidades totais de proteínas diárias. Dessa forma, os objetivos secundários são alcançar o fornecimento de pelo menos 100% das necessidades diárias de energia e proteínas, aumentando se necessário (Quadro 2).

O baixo ganho de peso e estatura pode ser um indicativo do início do processo de subnutrição. Monitorar o crescimento e a tolerância alimentar é um requisito importante para o início e sucesso da alimentação. Alguns estudos mostram que as anormalidades de gasto energético podem ser corrigidas após uma cirurgia, se esta for realizada no período mais adequado.

O leite humano é o alimento preferido para todos os lactentes prematuros e a termo. No entanto, é desafiador satisfazer as necessidades de alta demanda de energia de lactentes com DCC com leite humano e com insuficiência cardíaca congestiva, podendo ser necessária a utilização de aditivos.

Os benefícios da NE estão bem documentados em neonatos prematuros, e incluem: taxas reduzidas de ECN, complicações infecciosas e doença pulmonar crônica. Além disso, proporcionam melhores resultados de desenvolvimento neurológico. A NE precoce pode ajudar na restauração do microbioma intestinal e na redução da translocação bacteriana. Ambas as terapias nutricionais, pré e pós-pilórica, têm demonstrado boa segurança.

A nutrição parenteral (NP) é indicada quando a NE não é viável ou insuficiente.

QUADRO 2 Recomendações para suporte nutricional de crianças com doenças cardíacas congênitas

Energia	▪ Calorimetria indireta é o método preferido e mais preciso para determinar o GER. ▪ Outra possibilidade são as equações de estimativa sem a adição de fatores de estresse.
Necessidades nutricionais	▪ Necessidades energéticas para neonatos: 90-120 kcal/kg/dia. ▪ Necessidades proteicas para neonatos: > 2 g/kg/dia.
Nutrição enteral	▪ Pode ser considerada se hemodinamicamente estável e em ambiente monitorado. ▪ Cateteres arteriais umbilicais não impedem o início da NE. ▪ O leite humano é recomendado preferencialmente. ▪ Leite humano desnatado ou fórmula rica em MCT por 4-6 semanas é recomendado para tratar lactentes com doença coronariana que desenvolvem derrame quiloso. ▪ Quando há restrição de líquidos, recomendam-se fórmulas fortificadas. ▪ As terapias nutricionais gástrica ou pós-pilórica são seguras. A pós-pilórica pode encurtar a duração para atingir a meta de ingestão de energia. ▪ Atenção à disfagia orofaríngea.
Nutrição parenteral	▪ Emulsão lipídica à base de soja pode ser prescrita quando a NP é iniciada em pacientes sem comorbidades conhecidas. ▪ Não há evidências suficientes para recomendar o uso de novas emulsões lipídicas com o objetivo de imunomodulação.
Micronutrientes	▪ Ferro IV pode ser considerado. ▪ Ferro oral > 3 mg/kg/dia. ▪ Vitamina D.

GER: gasto energético de repouso; IV: intravenoso; MCT: triglicerídeos de cadeia média; NE: nutrição enteral; NP: nutrição parenteral.
Fonte: Mills et al. (2002); Kerstein et al. (2023).

As emulsões lipídicas são uma fonte vital de calorias e ácidos graxos essenciais para pacientes que recebem NP. Várias emulsões lipídicas, utilizando triglicérides de cadeia longa ou sua mistura com os de cadeia média, podem ser utilizadas. Não há evidências de que emulsões com componentes especiais (ômega-3 ou 9, por exemplo) sejam significativamente superiores às tradicionais. As complicações associadas à NP na população neonatal são semelhantes às dos lactentes com outras cardiopatias. Essas complicações incluem infecções, alterações hepáticas e tromboses venosas associadas aos cateteres (Quadros 1 e 3).

A dieta oral/enteral deve ser utilizada, preferencialmente, se a função gastrintestinal for adequada. Essa dieta é mais fisiológica, acessível, segura e superior em custo-efetividade que a parenteral, além da possibilidade da rápida progressão, desde que haja tolerância. Se o tempo de administração da dieta oral for superior a 20 a 30 minutos, recomenda-se a utilização de sondas nasoenterais.

O aleitamento materno tem muitos benefícios, como vínculo materno, passagem de anticorpos, fácil digestibilidade, benefícios motores e da fala. Na criança com CC, o aleitamento materno é mais complexo e depende do estado clínico do paciente. O leite materno/humano pode ser fortificado ou suplementado com fórmulas por via enteral, particularmente no período pós-

QUADRO 3 Nutrição parenteral total e nutrição enteral adaptada

NPT: preferencialmente central	NE: por via oral ou por sonda nasoenteral
Iniciar com 1-2 g/kg/dia de proteína e pelo menos 1 g/kg/dia de gordura. Aumentar diariamente para alcançar os objetivos: ▪ Taxa de infusão de glicose 12-14 mg/kg/hora. ▪ Proteína: 3 g/kg/dia de proteína em lactentes a termo e 4 g/kg/dia em prematuros. ▪ Gordura: 2-3 g/kg/dia em prematuros e termo. ▪ Calorias: 100-130 kcal/kg/dia (termo) e 120-140 kcal/kg/dia (pré-termo). Obs.: a NPT é indicada para os neonatos de muito baixo peso ao nascer. Deve ser mantida até que a nutrição por via enteral seja tolerada e suficiente. Descontinuar a NP somente após atingir o volume total/densidade calórica dos alimentos.	Colostro 6 horas após o nascimento. NEM – 10-20 mL/kg/dia, em bolo, com leite materno ou fórmula láctea 3x/dia. Considerar o uso de uma fórmula enriquecida com triglicerídeos de cadeia média nos caso de quilotórax. Progressão do volume de 20 mL/kg/dia em prematuros e 40-60 mL/kg/dia em lactentes a termo. Risco aumentado de ECN, particularmente na população de prematuros, ao avanço rápido na densidade calórica. Monitorar intolerância (distensão abdominal, resíduos biliosos e fezes com sangue). Manter a dieta de 100 mL/kg/dia, enquanto aumenta gradualmente a densidade calórica (0,7-1 kcal/mL) antes de avançar para o volume total (150-170 mL/kg/dia). Atenção se houver restrição hídrica. Leite humano fortificado:* 1 kcal/mL, 60 mL/kg/dia. Restrição de sódio: 1,5-2 mEq/100 kcal/dia. Manter as necessidades de potássio em 2-3 mEq/100 kcal/dia (máximo 4-5 mEq/100 kcal/dia). Manter a osmolaridade urinária: 300-400 mOsm/L. Desmame da NP passo a passo para manter a ingestão calórica de muito baixo peso ao nascer. Acompanhar o ganho de peso e considerar aumentar para 1 kcal/mL se for necessário alcançar o crescimento adequado.
Aferir peso, comprimento e circunferência da cabeça semanalmente para avaliar a adequação de ingestão regional.	
Conferir peso ao nascimento e nos primeiros 7 dias de vida para evitar perdas. Acompanhar os níveis de nitrogênio, ureia, albumina, pré-albumina, cálcio, fósforo e fosfatase alcalina como marcadores do estado nutricional. Monitorar eletrólitos.	

* O consumo de leite materno não fortificado pelos neonatos pré-termo e de baixo peso pode causar déficit da mineralização óssea.
ECN: enterocolite necrosante; NE: nutrição enteral; NEM: nutrição enteral mínima; NP: nutrição parenteral; NPT: nutrição parenteral total.
Fonte: Kataria-Hale et al. (2023).

-operatório do paciente. A fortificação com produtos específicos aumenta a densidade calórica e proteica.

O uso de terapia anticoagulante nessas crianças é comum. O ácido acetilsalicílico pode causar irritação gástrica, portanto recomenda-se a supressão ácida com inibidores de bomba de prótons (esomeprazol para lactentes e omeprazol ou lansoprazol para crianças com mais de 1 ano de idade).

A atuação da equipe multiprofissional, boas práticas médicas e uma comunicação mais ágil otimizam o tratamento dessas crianças.

Manter a vacinação atualizada é uma atenção preventiva muito importante.

CONCLUSÕES

Crianças com doença cardíaca congênita têm alto risco de subnutrição e atraso de crescimento pós-natal. A avaliação nutricional pré e pós-operatória adequada, a otimização da dieta e as formas de administração utilizando protocolos de terapia nutricional padronizados, bem como reavaliações periódicas da equipe multidisciplinar, podem melhorar os resultados a curto e longo prazo. A estratégia nutricional das crianças com DCC deve ser adaptada ao tipo de lesão cardíaca, à idade gestacional e ao estágio operatório. Comorbidades gastrintestinais como refluxo gastroesofágico, alergias alimentares, constipação e disfagia, que dificultam a nutrição, são muito frequentes e devem ser tratadas concomitantemente (Figura 2).

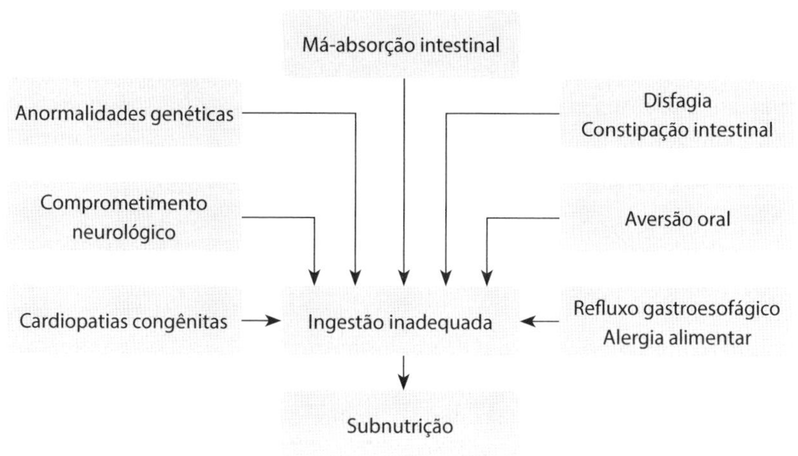

FIGURA 2 Causas de subnutrição nas crianças com cardiopatia congênita.
Fonte: adaptação de Karpen (2016).

SUGESTÕES DE LEITURA

1. Bernier P-L, Stefanescu A, Samoukovic G, Tchervenkov CI. The challenge of congenital heart disease worldwide: epidemiologic and demographic facts. Semin Thorac Cardiovasc Surg Pediatr Card Surg Annu. 2010;13(1):26-34. Disponível em: https://linkinghub.elsevier.com/retrieve/pii/S1092912610000141. Acesso em: 23 set. 2023.
2. Blasquez A, Clouzeau H, Fayon M, et al. Evaluation of nutritional status and support in children with congenital heart disease. Eur J Clin Nutr. 2016;70(4):528-31.
3. Diao J, Chen L, Wei J, et al. Prevalence of malnutrition in children with congenital heart disease: a systematic review and meta-analysis. J Pediatr. 2022;242:39-47.e4.
4. Guitti JCDS. Aspectos epidemiológicos das cardiopatias congênitas em Londrina, Paraná. Arq Bras Cardiol. 2000;74(5):395-9. Disponível em: http://publicacoes.cardiol.br/abc/2000/7405/74050001.pdf. Acesso em: 30 out. 2023.
5. Himes R, Shulman R. Use of laboratory measurements in nutritional assessment. In: Koletzko B, Cooper P, Makrides M, et al. (eds.). Pediatric nutrition in practice. 2.ed. Basel: Karger; 2015. p.23-8.

6. Karpen HE. Nutrition in the cardiac newborns: evidence-based nutrition guidelines for cardiac newborns. Clin Perinatol. 2016;43(1):131-45.
7. Kataria-Hale J, Gollins L, Bonagurio K, et al. Nutrition for infants with congenital heart disease. Disponível em: https://doi.org/10.1016/j.clp.2023.04.007. Acesso em: 23 set. 2023.
8. Kerstein JS, Klepper CM, Finnan EG, Mills KI. Nutrition for critically ill children with congenital heart disease. Nutr Clin Pract. 2023;38(S2):S158-73.
9. Mills KI, Kim JH, Fogg K, et al. Nutritional considerations for the neonate with congenital heart disease. Pediatrics. 2022;150(Suppl 2):e2022056415G.
10. Nydegger A, Bines JE. Energy metabolism in infants with congenital heart disease. Nutrition. 2006;22(7-8):697-704.
11. Oba J. Terapia nutricional na criança com cardiopatia congênita. In: Ebaid M (ed.). Cardiologia em pediatria. São Paulo: Roca; 2000. p.495-512.
12. Ossa Galvis MM, Bhakta RT, Tarmahomed A, Mendez MD. Cyanotic heart disease. 2023 Jun 26. In: StatPearls [Internet]. Treasure Island (FL): StatPearls Publishing; 2023 Jan.
13. Savoca MLYN, Davis SP. Growth and nutrition. In: Anderson's pediatric cardiology. 4.ed. Elsevier; 2023. p.1495-1503.e4.
14. Scahill CJ, Graham EM, Atz AM, et al. Preoperative feeding neonates with cardiac disease. World J Pediatr Congenit Heart Surg. 2017;8(1):62-8.
15. Slicker J, Hehir DA, Horsley M, et al.; Feeding Work Group of the National Pediatric Cardiology Quality Improvement Collaborative. Nutrition algorithms for infants with hypoplastic left heart syndrome; birth through the first interstage period. Congenit Heart Dis. 2013;8(2):89-102.
16. World Health Organization (WHO). The WHO child growth standards. Disponível em: http://www. who.int/childgrowth/en/. Acesso em: 30 out. 2023.
17. Wu W, He J, Shao X. Incidence and mortality trend of congenital heart disease at the global, regional, and national level, 1990-2017. Medicine (Baltimore). 2020;99(23):e20593. Disponível em: https://pubmed.ncbi.nlm.nih.gov/32502030/. Acesso em: 23 set. 2023.

11

Terapia nutricional perioperatória na criança e no adolescente

Mário Cícero Falcão
Cristiane Haga
Uenis Tannuri
Ana Cristina Aoun Tannuri

PONTOS-CHAVE DESTE CAPÍTULO

- Alterações metabólicas que ocorrem nos períodos pré e pós-operatório devem ser corrigidas de acordo com os déficits prévios, para a prevenção da desnutrição, a promoção da cicatrização das feridas e a profilaxia de complicações, tanto cirúrgicas como clínicas.
- A terapia nutricional (TN) da criança e do adolescente submetidos à cirurgia é baseada em: idade, estado nutricional, momento da cirurgia, resposta metabólica ao estresse e suporte nutricional perioperatório.
- A avaliação da condição nutricional pré e pós-operatória da criança e do adolescente pode influenciar diretamente na morbimortalidade pós-operatória e na recuperação plena no período pós-operatório.
- Importância da sistematização da oferta de nutrientes no pré e no pós-operatório.
- Importância da indicação e condução correta da TN (enteral/oral, parenteral, enteral/parenteral) no pré e no pós-operatório.

INTRODUÇÃO

Atualmente o suporte nutricional perioperatório é a conclusão de uma série de investigações realizadas por inúmeros pesquisadores. Nas últimas décadas, a mortalidade associada à cirurgia na criança declinou rapidamente, e esse progresso é atribuído:

- Ao melhor conhecimento das alterações fisiopatológicas no período perioperatório.
- Ao diagnóstico mais precoce das afecções cirúrgicas, inclusive na vida intrauterina.
- Às técnicas cirúrgicas mais refinadas.
- A assepsia e antissepsia rigorosas e nutrição adequada, tanto no pré quanto no pós-operatório, por via oral/enteral ou parenteral.

Algumas considerações devem ser levadas em conta durante a terapia nutricional

(TN) da criança submetida a uma cirurgia, a saber:

- Idade e estado nutricional.
- Momento adequado da intervenção cirúrgica.
- Monitoração da resposta metabólica ao estresse.
- Suporte nutricional perioperatório adequado.

TERAPIA NUTRICIONAL NO PACIENTE CIRÚRGICO PEDIÁTRICO

Avaliação do estado nutricional

O momento da indicação cirúrgica, a perda de peso prévia ao evento, vômitos, diarreia, anorexia e a evidência de diminuição de tecido adiposo e de massa muscular são elementos clínicos importantes para a criança que vai ser submetida a um ato cirúrgico.

Em relação à antropometria, o peso, o comprimento/estatura, o perímetro cefálico de recém-nascidos (RN) e lactentes e as dobras cutâneas, principalmente a dobra tricipital, são elementos importantes para a avaliação nutricional. Esses parâmetros devem ser aferidos na internação da criança e, posteriormente, em sequência semanal até a alta hospitalar.

A avaliação nutricional bioquímica refere-se à determinação das proteínas plasmáticas, com ênfase nas proteínas de meia-vida curta, como a pré-albumina e a proteína ligada ao retinol, já que as proteínas de meia-vida longa, como a albumina (14 a 20 dias), não são indicativas de um *status* nutricional imediato. Vale a pena enfatizar que existem situações não nutricionais que acarretam a diminuição dessas proteínas plasmáticas, como a síntese diminuída na insuficiência hepática e a perda urinária em lesões glomerulares.

No final dos anos 1990, foi proposto um índice de prognóstico nutricional que correlacionou o estado nutricional do paciente com os resultados pós-operatórios e a presença de complicações. Esse índice incluía parâmetros antropométricos e bioquímicos, como a dobra cutânea, os níveis séricos de albumina e transferrina e as provas de hipersensibilidade cutânea. Estudos subsequentes mostraram que em RN, lactentes e pré-escolares esse índice pode resultar em interpretações inadequadas, subestimando o prognóstico nutricional.

Avaliar adequadamente o estado nutricional de uma criança antes de submetê-la ao ato cirúrgico é indispensável, uma vez que o diagnóstico de desnutrição ou de risco nutricional terá influência direta na morbimortalidade pós-operatória e na recuperação plena no período pós-operatório.

Necessidades nutricionais

Na fase inicial da resposta ao estresse, o objetivo prioritário é a manutenção das estabilidades hemodinâmica, respiratória e dos outros sistemas. Em situações de instabilidade absoluta ou relativa, o aporte nutricional se limita a uma infusão intravenosa de glicose (6 a 8 mg/kg/minuto) para cobrir as necessidades dos tecidos glicose-dependentes, evitando-se, assim, catabolismo da massa muscular; além do acréscimo de eletrólitos, sempre com prévia monitoração laboratorial. O volume a ser infundido também deve ser monitorado, evitando-se as desidratações e as hiperidratações e suas respectivas complicações clínicas. O controle do peso e da diurese mostra-se útil para titular o volume a ser infundido.

Na fase hipermetabólica, o suporte nutricional deve ser dirigido à correção de déficits prévios, à prevenção da desnutrição, à promoção da cicatrização das feridas e à profilaxia de complicações, tanto cirúrgicas como clínicas. É importante ressaltar que nessa fase o paciente tem necessidades nutricionais específicas e não necessariamente demanda metabólica aumentada, portanto, "mais não significa melhor". O Quadro 1 apresenta as consequências clínicas de ofertas excessivas de nutrientes.

Vários métodos foram propostos para estimar as necessidades hídricas e nutricionais de uma criança, no entanto, nenhum deles apresenta acurácia completa. Além disso, vale ressaltar que a criança gravemente doente tem necessidades nutricionais totalmente distintas das necessidades das crianças saudáveis. Na ausência de calorimetria indireta, recomenda-se o uso da equação de Schofield ou da FAO/WHO/UNU (2004) (Quadro 2) sem correção do fator de estresse, não utilizar Holliday-Segar e Harris-Benedict e atingir 2/3 dos requerimentos em até 7 dias de internação.

A Tabela 1 resume as necessidades parenterais diárias de água, energia e proteínas na criança. Os eletrólitos, os minerais e as vitaminas devem ser prescritos segundo as recomendações de peso e idade e sempre guiados pelos exames laboratoriais.

QUADRO 1 Consequências clínicas da hiperalimentação no perioperatório

- Hiperglicemia: hiperosmolaridade, diurese osmótica e desidratação.
- Hipertrigliceridemia.
- Hiperazotemia.
- Complicações respiratórias: aumento do quociente respiratório e dificuldades na retirada do suporte ventilatório.
- Disfunção hepática: esteatose e colestase.
- Alteração da função imunológica.

Fonte: elaboração dos autores.

QUADRO 2 Equações para o cálculo do gasto energético em crianças e adolescentes gravemente doentes

Autor	Equação (calorias/dia)
FAO/WHO (2004)	▪ Meninos (3-10 anos): GER = [22,7 x peso (kg)] + 495 ▪ Meninas (3-10 anos): GER = [22,5 x peso (kg)] + 499 ▪ Meninos (10-18 anos): GER = [12,2 x peso (kg)] + 746 ▪ Meninas (10-18 anos): GER = [17,5 x peso (kg)] + 651
Schofield (P e E)	▪ Meninos (3-10 anos): GER = [19,6 x peso (kg)] + [1,033 x estatura (cm)] + 414,9 ▪ Meninas (3-10 anos): GER = [16,97 x peso (kg)] + [1,618 x estatura (cm)] + 371,2 ▪ Meninos (10-18 anos): GER = [16,25 x peso (kg)] + [1,372 x estatura (cm)] + 515,5 ▪ Meninas (10-18 anos): GER = [8,365 x peso (kg)] + [4,65 x estatura (cm)] + 200

E: estatura; GER: gasto energético de repouso; P: peso.
Fonte: FAO/WHO, 2004; Schofield, 1985.

Terapia nutricional pré-operatória

As evidências mostram que a adequada nutrição pré-operatória tem efeitos benéficos, diminuindo a morbidade e a mortalidade, o tempo de hospitalização e as complicações cirúrgicas, além de colaborar para ações benéficas na cicatrização. Além disso, essa nutrição pré-operatória melhora os principais parâmetros antropométricos (peso e dobras cutâneas) e o prognóstico pós-operatório de crianças subnutridas. A indicação depende da idade, do estado clínico da criança e da função intestinal, assim como do tipo de cirurgia que será realizado.

As principais indicações de suporte nutricional pré-operatório são crianças des-

TABELA 1 Necessidades diárias de água, energia e proteínas de crianças recebendo nutrição parenteral total (mg/kg/dia)

	Peso corpóreo < 10 kg	Peso de 11-20 kg	Peso > 20 kg
Água	130 mL	90-100 mL	70-90 mL
Energia	100 kcal	90 kcal	80 kcal
Proteínas	2,5 g	2 g	1,5 g

Obs.: a Sociedade Americana de Nutrição Parenteral e Enteral (Aspen) recomenda a seguinte oferta proteica para crianças gravemente doentes:

- 0-2 anos: 2-3 g/kg/dia.
- 2-13 anos: 1,5-2 g/kg/dia.
- 13-18 anos: 1,5 g/kg/dia.

Fonte: elaboração dos autores.

nutridas que serão submetidas a cirurgias de grande porte ou a cirurgias do sistema digestório ou que apresentem maior risco de morbidade e mortalidade pós-operatórias.

A TN de escolha é a enteral, com base nos princípios fisiológicos (imunológicos, metabólicos e endócrinos) que o alimento propicia, no sentido de manter a microbiota colônica e a integridade da barreira intestinal, evitando, assim, translocação bacteriana, enterocolite necrosante e sepse. A via enteral, quando tolerada, associa-se à menor incidência de pneumonias pós-operatórias e infecções intra-abdominais, além de evitar a ocorrência de complicações decorrentes da nutrição parenteral (NP). No entanto, existem situações que requerem repouso intestinal. Nesses casos, a NP está indicada, de preferência por via central, por permitir a utilização de soluções hiperosmolares. Vale ressaltar que essa via deve ser exclusiva para a infusão da NP.

Terapia nutricional pós-operatória

Na criança submetida a uma cirurgia de grande porte, a resposta metabólica ao estresse é generalizada e caracteriza-se por incremento variável das necessidades proteicas, energéticas e de micronutrientes. Essa resposta apresenta três fases distintas e evolutivas:

1. Fase inicial catabólica ou fase aguda inicial (24 a 72 horas): nesse período pós-operatório ou pós-traumático imediato, as necessidades metabólicas estão exacerbadas, assim como a excreção urinária de nitrogênio. As proteínas são mobilizadas para gerar energia por meio de glicogenólise; a lipólise é estimulada e os níveis plasmáticos de insulina diminuem. Importante salientar que nessa fase ocorre ativação das citocinas, hormônios neuroendócrinos (catecolaminas, glucagon, fator de crescimento semelhante à insulina tipo 1 – IGF-1 – e vasopressina). O objetivo dessa fase é reparar o dano tecidual, retornar à homeostase tecidual e resolver a inflamação. Seu término ocorre quando os sintomas clínicos se estabilizam e o suporte cardiorrespiratório agudo pode ser reduzido.
2. Fase aguda tardia ou fase anabólica imediata (3 a 7 dias): pode ocorrer após o sétimo dia de pós-operatório em cirurgias eletivas sem complicações, podendo iniciar-se mais tardiamente, inclusive após várias semanas, na dependência

de complicações cirúrgicas, infecciosas e de estado nutricional debilitado. Caracteriza-se como uma fase discretamente hipermetabólica pós-injúria e mostra aumento do catabolismo muscular esquelético e visceral, balanço nitrogenado negativo ou neutro, aumento da diurese e melhora clínica.

3. Fase anabólica mediata ou fase de recuperação (após o sétimo dia): é o período de recuperação do paciente cirúrgico ou politraumatizado, podendo perdurar por várias semanas. Nessa fase, o balanço nitrogenado se normaliza e ocorre a restauração gradual das reservas corpóreas, ou seja, ocorre o retorno do metabolismo oxidativo, com reparação e regeneração tecidual, não necessitando mais de suporte cardiorrespiratório. As diretrizes atuais recomendam que, no final da primeira semana de pós-operatório, a criança receba pelo menos 2/3 do alvo energético.

O pronto reconhecimento da fase metabólica em que cada paciente se encontra permitirá uma avaliação adequada de suas necessidades metabólicas e promoverá o êxito da TN do paciente cirúrgico. Isso ajuda a evitar uma nutrição inapropriada, especialmente de *overfeeding* durante a fase inicial do catabolismo e de *underfeeding* durante a recuperação. Porém, complicações cirúrgicas, infecciosas e estado nutricional debilitado podem dificultar ainda mais a identificação do momento metabólico do paciente (Figura 1).

A TN no pós-operatório pode ser dividida em imediata, mediata e tardia:

- Imediata: reposição de fluidos, eletrólitos e glicose.

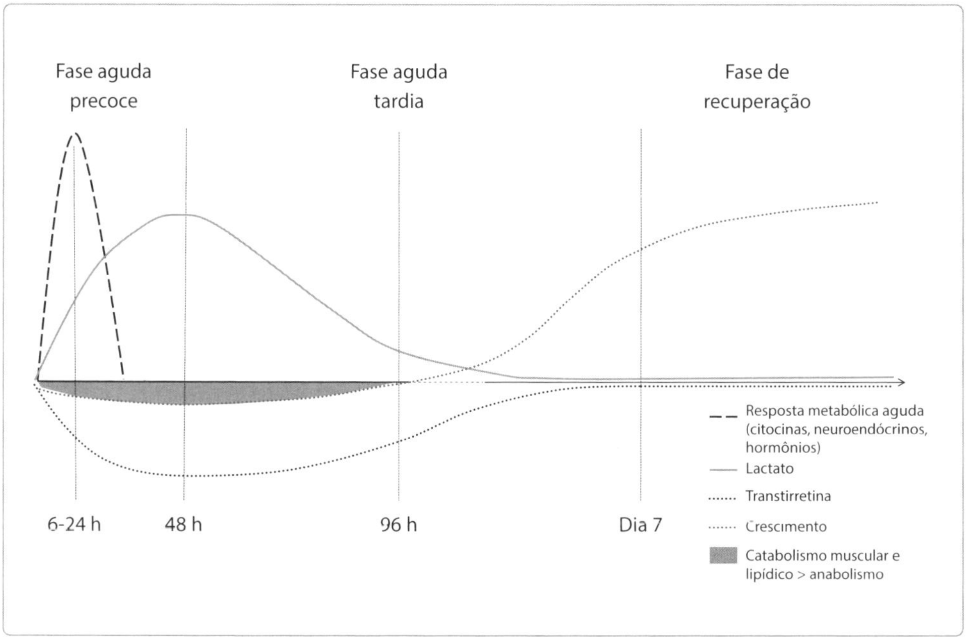

FIGURA 1 Diferentes fases da doença crítica (observar que a duração das fases é variável).
Fonte: Moltu et al., 2021.

- Mediata: terapia nutricional enteral (TNE) e/ou parenteral (TNP).
- Tardia: TNE/oral.

No pós-operatório imediato, a prioridade é o aporte de água, glicose e eletrólitos. O íon potássio merece especial atenção, pois o ato cirúrgico necessariamente destrói tecido e há liberação de potássio do espaço intracelular para o extracelular, com possível risco de hiperpotassemia e as consequências sobre a fisiologia das células, especialmente as cardíacas.

Normalmente crianças eutróficas não necessitam de um suporte nutricional agressivo no pós-operatório, a não ser que tenham sido submetidas a cirurgias de grande porte do trato digestório, como grandes ressecções.

As principais indicações de suporte nutricional pós-operatório são para pacientes que tenham recebido suporte nutricional pré-operatório, crianças com desnutrição grave submetidas a cirurgias de grande porte, situações em que é impossível fornecer a adequada oferta nutricional na primeira semana de pós-operatório, ou a presença de complicações pós-operatórias graves, como sepse, insuficiência respiratória, fístulas intestinais e íleo adinâmico prolongado.

Estudos demonstraram que após grandes cirurgias abdominais, por exemplo, não há aumento de gasto energético. O pico do gasto energético em repouso se dá de 2 a 4 horas após a cirurgia e retorna para o basal em 12 a 24 horas. Como esse aumento é de curta duração e envolve mudanças metabólicas temporárias, não há necessidade de aumentar a ingestão energética da criança que não apresentou complicações cirúrgicas.

No entanto, vale ressaltar que no pós-operatório há aumento de *turnover* e catabolismo proteico em 25%, sendo o aporte proteico adequado uma das intervenções nutricionais mais importantes no paciente grave. Tal fato refletirá na melhor cicatrização cirúrgica e em menores respostas inflamatórias, além da importância de preservar a massa muscular esquelética da criança. Porém, deve-se ficar atento, pois a administração excessiva pode ser tóxica e precisa ser evitada, principalmente para crianças com comprometimento das funções hepática e renal.

A escolha entre a TNE e a TNP depende do tipo de cirurgia, do estado nutricional, da função intestinal e da presença de complicações pós-operatórias. Geralmente a nutrição enteral apresenta menor incidência de complicações e menor custo, no entanto exige alguma função do trato digestório. Sempre que o sistema gastrintestinal não puder ser utilizado, a NP estará indicada. Em várias situações a nutrição enteral (NE) é tolerada, porém em quantidades que não preenchem as necessidades de nutrientes da criança, permitindo apenas manter o trofismo intestinal. Nesses casos é realizada a TN mista, que é o somatório da NE e da NP, bastante útil nos pós-operatórios mediato e imediato. Em lactentes, sempre que possível, deve-se ofertar o leite da própria mãe, seja por meio do aleitamento materno, quando as condições clínicas permitirem, seja ordenhado.

Atualmente, com o advento do cateter central de inserção periférica (PICC), praticamente só é utilizada a NP em veias centrais. Essas soluções devem manter a concentração máxima de glicose de 25%; geralmente se utiliza 22%, junto com proteínas, lipídios, eletrólitos, micronutrientes e vitaminas.

A seguir será apresentada, de forma resumida, a diretriz de TN no paciente pediátrico crítico (Sociedade Americana de Nutrição Parenteral e Enteral [Aspen], 2017), na qual está inserida a criança em pós-operatório de cirurgia de grande porte (Quadro 3).

QUADRO 3 Resumo das diretrizes de terapia nutricional no paciente pediátrico crítico

	Grau de evidência
Desnutrição, incluindo obesidade, está associada a: ▪ Ventilação mecânica prolongada. ▪ Maior risco de infecções nosocomiais. ▪ Internação mais prolongada. ▪ Aumento da mortalidade.	Forte
▪ Início da TN: até 48 horas da admissão. ▪ Avaliação nutricional à admissão e semanalmente.	Forte
Recomendação de energia: ▪ Equação de Schofield. ▪ Não utilizar Holliday-Segar e Harris-Benedict. ▪ 2/3 dos requerimentos até 7 dias de internação.	Moderado
Recomendação proteica: ▪ Oferta mínima: 1,5 g/kg/dia o mais rápido possível. ▪ Balanço nitrogenado (BN) neutro ou levemente + BN negativo → perda de massa muscular → piores desfechos. ▪ Excesso de proteína → ↑ mortalidade.	Forte
Em relação à nutrição enteral: ▪ Iniciar 24-48 horas após a admissão. ▪ Meta: 2/3 das necessidades até 7 dias. ▪ Posição da sonda gástrica. ▪ Intermitente *versus* contínua (sem evidências).	Moderado

TN: terapia nutricional.
Fonte: Mehta, 2017.

CONCLUSÕES

As evidências mostram que crianças com afecções cirúrgicas necessitam de suporte nutricional adequado e individualizado durante o período perioperatório, objetivando o decréscimo da morbidade e mortalidade e a plena recuperação nutricional. A abordagem nutricional adequada inclui a avaliação nutricional, o cálculo correto das necessidades nutricionais de todos os nutrientes e o conhecimento amplo da resposta metabólica da criança gravemente doente.

A avaliação nutricional deve ser realizada por meio de anamnese, exame físico e parâmetros antropométricos (incluindo peso, comprimento/estatura, perímetros cefálico e braquial e dobras cutâneas). Dentre os parâmetros laboratoriais, destacam-se as proteínas plasmáticas.

O suporte nutricional de eleição é a TNE. Entretanto, em ocasiões em que o trato gastrintestinal não pode ser utilizado, a indicação da NP é mandatória. Em ambas as situações, a escolha de uma dieta adequada (fórmula enteral ou solução parenteral) é imprescindível.

Assim, deve-se ter em conta:

- Tentar reverter a desnutrição, caso exista, no pré-operatório.
- Pós-operatório imediato:
  - Rígido controle hídrico, glicêmico, de eletrólitos (sódio, potássio, cálcio e magnésio) e evitar acidose.
- Pós-operatório mediato:
  - Realimentar o mais precocemente possível, de preferência com leite humano, quando indicado e disponível. Caso haja intolerância, utilizar fórmulas/dietas extensamente hidrolisadas ou de aminoácidos.
  - Na impossibilidade de TNE, introduzir NP em até 48 a 72 horas (atenção para a oferta proteica e lipídica).
  - Caso não seja possível utilizar a via oral, usar sondas gástricas ou pós-pilóricas.
- Pós-operatório tardio:
  - Tentar sempre a via oral; caso não seja possível, manter a oferta por sonda e, se for por tempo prolongado, aventar a possibilidade de gastrostomia.
  - Controlar a ingestão hídrica e de nutrientes. Caso esteja insuficiente, utilizar aditivos do leite humano (quando estiver sendo utilizado) ou fórmulas/dietas hiperproteicas e hipercalóricas, que, seguras e bem toleradas, promovem aporte calórico adequado, melhoram o balanço energético e não apresentam efeitos adversos.

SUGESTÕES DE LEITURA

1. Braegger C, Decsi T, Dias JA, et al. Practical approach to paediatric enteral nutrition: a comment by the ESPGHAN committee on nutrition. J Pediatr Gastroenterol Nutr. 2010;51(1):110-22.
2. Cardoso LE, Falcão MC. Nutritional assessment of very low birth weight infants: relationships between anthropometric and biochemical parameters. Nutr Hosp. 2007;22(3):322-9.
3. de Betue CT, van Waardenburg DA, Deutz NE, et al. Increased protein-energy intake promotes anabolism in critically ill infants with viral bronchiolitis: a double-blind randomised controlled trial. Arch Dis Child. 2011;96(9):817-22.
4. Delgado AF, Falcão MC, Carrazza FR. Basis of nutritional support in pediatrics. J Pediatr (Rio R). 2000;76(Suppl 3):S330-338.
5. Falcão MC, Tannuri U. Nutrition for the pediatric surgical patient: approach in the perioperative period. Rev Hosp Clin Fac Med Sao Paulo. 2002;57(6):299-308.
6. FAO/WHO/UNU. Expert consultation: human energy requirement. Rome: World Health Organization; 2004.
7. Hojsak I, Colomb V, Braegger C, et al. Intravenous lipid emulsions and risk of hepatotoxicity in infants and children: a systematic review and meta-analysis. J Pediatr Gastroenterol Nutr. 2016;62(5):776-92.
8. Mehta NM, Bechard LJ, Cahill N, et al. Nutritional practices and their relationship to clinical outcomes in critically ill children: an international multicenter cohort study. Crit Care Med. 2012;40(7):2204-11.
9. Mehta NM, Compher C; A.S.P.E.N. Board of Directors. A.S.P.E.N clinical guidelines: nutrition support of the critically ill child. JPEN J Parenter Enteral Nutr. 2009;33(3):260-76.
10. Mehta NM, Skillman HF, Irving SY, et al. Guidelines for the provision and assessment of nutrition support therapy in the pediatric critically ill patient: Society of Critical Care Medicine and American Society for Parenteral and Enteral Nutrition. JPEN J Parenter Enteral Nutr. 2017;41(5):706-42.

11. Mihatsch WA, Braegger C, Bronsky J, et al. ESPGHAN/Espen/ESPR/CSPEN guidelines on pediatric parenteral nutrition. Clin Nutr. 2018;37(6 Pt B):2303-5.
12. Moltu SJ, Bronsky J, Embleton N, Gerasimidis K, et al. Nutritional management of the critically ill neonate: a position paper of the ESPGHAN Committee on Nutrition. J Pediatr Gastroenterol Nutr. 2021;73(2):274-89.
13. Schofield WN. Predicting basal metabolic rate, new standards and review of previous work. Hum Nutr Clin Nutr. 1985;39(Supl 1):5-41.
14. Strang BJ, Reddix BA, Wolk RA. Improvement in parenteral nutrition-associated cholestasis with the use of omegaven in an infant with short bowel syndrome. Nutr Clin Pract. 2016;31(5):647-53.
15. Wales PW, Allen N, Worthington P, et al.; American Society for Parenteral and Enteral Nutrition, et al. Clinical guidelines: support of pediatric patients with intestinal failure at risk of parenteral nutrition-associated liver disease. JPEN J Parenter Enteral Nutr. 2014;38(5):538-57.

12

Nutrição na disfunção hepática

Maria Aparecida Carlos Bonfim
Artur Figueiredo Delgado
Patrícia Azevedo de Lima

PONTOS-CHAVE DESTE CAPÍTULO

- A subnutrição nos portadores de hepatopatias é de causa multifatorial, podendo abranger insuficiência alimentar, anorexia, compressão gástrica, má-absorção, disfunção de síntese de proteínas e aumento do consumo energético.
- As vitaminas lipossolúveis na disfunção hepática são menos absorvidas devido às anormalidades no fluxo hepático e na função celular. Por outro lado, a colestase eleva as concentrações séricas do cobre.
- A terapia nutricional na insuficiência hepática deve levar em consideração as alterações de carboidratos, proteínas, gorduras, vitaminas e microelementos.

INTRODUÇÃO

O fígado desempenha papel fundamental no metabolismo da maioria dos nutrientes, pois é um órgão essencial no metabolismo intermediário, sendo responsável por vários processos fisiológicos e bioquímicos relacionados com o metabolismo proteico e energético.

A subnutrição nos portadores de hepatopatias é de causa multifatorial: ingestão alimentar insuficiente, anorexia associada à própria doença, compressão gástrica causada pelo aumento do volume abdominal (ascite ou hepatomegalia), utilização de dietas impalatáveis, má-absorção de nutrientes (gorduras, vitaminas lipossolúveis e minerais), disfunção da síntese e utilização das proteínas e de múltiplas disfunções no metabolismo energético, com aumento do gasto basal.

Pacientes com doença hepática terminal apresentam alta prevalência de subnutrição (60 a 80%). O prognóstico cirúrgico para os pacientes transplantados é significativamente pior. A atresia de vias biliares e outras doenças colestáticas (síndrome de Alagille, deficiência de alfa-1-antitripsina, fibrose cística etc.) são as causas principais de indicação de transplante hepático, e um suporte nutricional adequado desde a cirurgia de Kasai pode promover uma condição nutricional mais adequada para o transplante hepático.

A indicação e o sucesso do transplante hepático são dependentes do estado nutricional, e há relação direta com as complicações pré e pós-cirúrgicas e com a evolução clínica. Nos pacientes sem indicação de transplante, existe a necessidade de recuperação ou estabilização do funcionamento dos hepatócitos, sendo fundamental a terapia nutricional.

ALTERAÇÕES METABÓLICAS

O fígado é o principal órgão relacionado ao metabolismo intermediário das proteínas, dos carboidratos e das gorduras, e as lesões hepáticas comprometem seu funcionamento, interferindo nas funções de regulação e metabolismo. As principais consequências metabólicas da lesão hepática estão descritas no Quadro 1.

O agravo nutricional dependerá da duração da doença e do grau de comprometimento parenquimatoso, alterando síntese de proteínas, ativação de vitaminas, excreção de substâncias tóxicas ou síntese e armazenamento de outros compostos.

HIPERMETABOLISMO

As hepatopatias estão associadas a um estado hipermetabólico, o que contribui ainda mais para o estado de subnutrição. Estudos utilizando a calorimetria indireta indicaram o gasto energético basal de 30 a 40% acima do normal, conforme demonstrado em crianças com atresia biliar. Além do gasto energético basal mais elevado, apenas 10% da energia é armazenada para a síntese de novos tecidos.

QUADRO 1 Consequências metabólicas da lesão hepática

Distúrbios do metabolismo	▪ Glicose
	▪ Cetonas
	▪ Ácidos graxos livres
	▪ Lactato
	▪ Lipoproteínas
	▪ Aminoácidos aromáticos
Redução de estoque	▪ Vitaminas
	▪ Zinco
Distúrbio de síntese	▪ Albumina
	▪ Transferrina
	▪ Fibrinogênio
	▪ Ureia
	▪ Apoproteínas
Redução de excreção	▪ Sais biliares
	▪ Colesterol
	▪ Ureia
	▪ NH_4

Fonte: elaboração dos autores.

METABOLISMO DE CARBOIDRATOS

As hepatopatias são caracterizadas pela depleção de glicogênio hepático, por apresentar alteração na síntese e diminuição na metabolização de insulina pelo fígado. Assim, a oxidação de glicose está diminuída, aumentando a dependência de gordura como substrato energético e aumentando a gliconeogênese e, consequentemente, o catabolismo proteico.

A falha desses mecanismos homeostáticos na doença hepática pode resultar em hipoglicemia, hiperglicemia ou intolerância à glicose. A hipoglicemia é causada pela diminuição da síntese de glicogênio e das reservas; e a hiperglicemia é consequência da resistência periférica à insulina. Em geral, a hipoglicemia é observada na doença hepática aguda e grave, e a intolerância à glicose prevalece na doença hepática crônica.

METABOLISMO DAS PROTEÍNAS

Na insuficiência hepática, normalmente ocorre a diminuição das proteínas plasmáticas, como albumina, pré-albumina, transferrina, proteína ligadora do retinol (RBP), lipoproteínas e fatores de coagulação. A concentração dessas proteínas está diretamente relacionada ao grau de comprometimento hepático; assim, a concentração de albumina pode ser normal na insuficiência hepática leve.

A alteração no metabolismo das proteínas plasmáticas e dos aminoácidos é um dos fatores marcantes da subnutrição proteico-energética, que é mais frequente que a desnutrição energética. Os mecanismos responsáveis por essas alterações ainda são controversos; alguns autores justificam esse fato pelo catabolismo proteico e outros afirmam que é a síntese proteica que está reduzida. O aumento das necessidades proteicas ocorre pela dificuldade de armazenar glicogênio e pela diminuição da glicogenólise. Com isso, há estímulo à neoglicogênese, com consequente utilização de aminoácidos para a produção de energia. Dessa forma, o balanço nitrogenado será negativo. Em crianças saudáveis, o gasto energético para oxidação de proteínas é de cerca de 4 a 9%, enquanto em crianças com atresia de vias biliares esse gasto é de 17%.

A depleção de massa muscular implica redução da concentração plasmática dos aminoácidos de cadeia ramificada e aumento dos aminoácidos aromáticos (fenilalanina, tirosina e triptofano). Os aminoácidos aromáticos têm maior facilidade de penetrar na barreira hematoencefálica, funcionando como falsos neurotransmissores, o que parece ser um dos fatores associados à encefalopatia hepática quando a disfunção é avançada.

A encefalopatia hepática também está relacionada com a hiperamonemia na hepatopatia grave pela diminuição da conversão dos aminoácidos provenientes da alimentação em ureia. Esse aumento da concentração de amônia no sangue implica a alteração de formação de ácido gama-aminobutírico pelo sistema nervoso central.

METABOLISMO DE GORDURAS

O fígado metaboliza os ácidos graxos provenientes da absorção intestinal e do tecido adiposo que são oxidados para a produção de energia.

A síntese de triglicérides, fosfolipídios, lipoproteínas e sais biliares também ocorre nas células hepáticas. Esses mecanismos estão alterados na insuficiência hepática pelo aumento da lipólise e pela redução da lipase lipoproteica hepática.

Há elevação dos ácidos graxos livres e do glicerol, causando hiperlipidemia, e ativação da lipogênese hepática, que, associadas à diminuição de síntese de apoproteínas (principalmente lipoproteína de baixa densidade – VLDL) e à excreção de triglicérides, podem levar a graus variados de esteatose hepática.

A absorção de gorduras depende de um fluxo adequado de bile. Nas hepatopatias, como atresia de vias biliares e colestases, com fluxo biliar inadequado, a má-absorção de gorduras está presente, ocasionando esteatorreia nesses pacientes. A carnitina é essencial para o transporte desses triglicérides de cadeia longa para dentro do hepatócito e tem a síntese diminuída nos pacientes com cirrose hepática.

METABOLISMO DE VITAMINAS E MINERAIS

A má-absorção de gorduras pelas anormalidades no fluxo hepático e da função hepatocelular determina absorção deficiente de vitaminas lipossolúveis (A, D, E e K), resultando em diversas consequências. As principais manifestações clínicas da deficiência de nutrientes estão relacionadas no Quadro 2.

A ingestão alimentar insuficiente justifica a deficiência de vitaminas hidrossolúveis e a deficiência de minerais nas hepatopatias. Além de aceitação alimentar inadequada, algumas deficiências de minerais decorrem da alteração do metabolismo hepático.

Nas hepatopatias crônicas, observam-se diminuição dos níveis séricos de zinco e aumento da excreção urinária. Essa dosagem pode ser subestimada pela presença de hipoalbuminemia, já que o zinco circula ligado à albumina. O zinco leucocitário ou o eritrocitário são indicadores mais precisos.

Em crianças com colestase, é comum observar concentrações séricas elevadas de cobre, tão próximas como as da doença de Wilson. O cobre é excretado pela bile, e o fígado, para compensar essa excreção prejudicada, aumenta a concentração de ceruloplasmina, elevando a concentração de cobre.

A deficiência de ferro é comum nas hepatopatias pela baixa ingestão alimentar; no entanto, em pacientes cirróticos, os níveis de ferritina sérica podem estar altos. Portanto, a determinação da concentração sérica de ferro e da saturação da transferrina é o melhor indicador.

QUADRO 2 Manifestações clínicas de desnutrição na doença hepática

Etiologia	Manifestações clínicas
Subnutrição proteico-energética	Déficit de crescimento
Catabolismo proteico	Depleção de massa muscular e atraso no desenvolvimento motor
Má-absorção de gordura	Esteatorreia
Deficiência de ácido graxo essencial (ácido linoleico e ácido linolênico)	Descamação de pele
Deficiência de vitamina A	Xeroftalmia e cegueira noturna
Deficiência de vitamina E	Neuropatia periférica, oftalmoplegia, ataxia e anemia hemolítica
Deficiência de vitamina D	Osteopenia, osteoporose e raquitismo
Deficiência de vitamina K	Hematoma, epistaxe e coagulopatia
Deficiência de zinco	Anorexia, acrodermatite e déficit de crescimento
Hipercolesterolemia	Xantoma
Comprometimento da função gastrintestinal (hipocloridria e redução da função da mucosa intestinal)	Diarreia
Imunossupressão: secundária à redução da imunidade celular	Infecções sistêmicas

Fonte: elaboração dos autores.

A absorção de cálcio nessas crianças é normal; no entanto, a deficiência de cálcio ocorre pela deficiência de vitamina D.

AVALIAÇÃO NUTRICIONAL

A avaliação frequentemente compreende: antropometria, evidências de sinais de deficiências de nutrientes e testes bioquímicos laboratoriais. Os métodos antropométricos tradicionais de avaliação nutricional (peso e estatura ou peso/estatura) parecem superestimar o estado nutricional, visto que os pacientes com hepatopatias têm edema ou ascite, interferindo nesses indicadores.

A prega cutânea triciptal demonstra ser um bom método e até o método de escolha para esses pacientes. Crianças com insuficiência hepática crônica foram classificadas como desnutridas pelos resultados das medidas de prega cutânea triciptal, indicando depleção da reserva de tecido adiposo, enquanto índices de desnutrição não foram encontrados quando comparados peso/estatura ou valores de escore Z.

As medidas de prega cutânea triciptal (circunferência e área muscular do braço) são mais adequadas para os hepatopatas, visto que são aferidas nos membros superiores. Valores abaixo do percentil 5 são indicativos de desnutrição.

A retenção hídrica, principalmente nos membros inferiores, interfere em qualquer método de avaliação de composição corporal cujo edema ou ascite esteja incluído nos resultados. Portanto, a impedância bioelétrica deve ser descartada na insuficiência hepática. Contudo, estudos recentes indicam o uso promissor do ângulo de fase obtido pelo exame de impedância bioelétrica como preditor de desfecho clínico em crianças e adolescentes submetidos a transplante hepático.

A circunferência abdominal pode ser utilizada como um parâmetro comparativo para avaliar melhora da ascite.

As deficiências nutricionais afetam o crescimento e o desenvolvimento das crianças com disfunção hepática. A alteração na composição da massa óssea é uma das consequências da deficiência de vitamina D e do cálcio, e métodos como densitometria óssea podem ser utilizados na avaliação nutricional e da composição corpórea.

As concentrações de proteínas plasmáticas, utilizadas como um dos parâmetros da avaliação nutricional, estão sob influência da doença hepática, conforme relatado anteriormente, e muitas vezes não refletirão o estado nutricional. O mesmo critério deve ser adotado em relação à concentração de creatinina urinária. Exames laboratoriais específicos relacionados à doença de base ou a complicações (encefalopatia, hemorragia digestiva etc.) podem ser necessários para a adequação da terapia nutricional.

TERAPIA NUTRICIONAL

O objetivo da terapia nutricional na insuficiência hepática é prevenir ou tratar a subnutrição proteico-energética, favorecer o crescimento e o desenvolvimento, reduzir os riscos ou tratar a encefalopatia e prevenir as complicações pós-transplante pela melhora do estado nutricional.

A escolha da via de administração mais adequada aos pacientes com insuficiência hepática depende, inicialmente, da avaliação da condição clínica. Se possível, a via oral deve ser sempre priorizada. O ganho de peso inadequado pela baixa ingestão alimentar determina o uso de suplementos orais, a mudança ou a associação da terapia nutricional enteral ou a nutrição parenteral como melhor escolha na impossibilidade de utilizar o trato gastrintestinal. Nos casos de terapia nutricional enteral, é necessário considerar a presença de varizes esofágicas para a escolha do tipo de sonda, e a gastrostomia pode não ser indicada em pacientes com ascite ou hepatomegalia significativas.

A terapia nutricional parenteral deve ser indicada apenas quando não for possível administrar a nutrição oral ou enteral. Algumas complicações, como sepse, varizes esofágicas e rápida deterioração da função hepática, associadas a grave catabolismo e baixo peso, justificam a terapia nutricional combinada (parenteral e enteral).

O estado de hipermetabolismo na disfunção hepática justifica o aumento das necessidades energéticas nessas crianças para a oferta de 120 a 150% de calorias comparadas às necessidades diárias habituais.

A ingestão de proteínas não deve ser restritiva a ponto de causar déficits no crescimento e redução na aceitação alimentar. A recomendação de proteínas deve ser individualizada conforme o grau de tolerância. Nos casos em que não haja evidência de encefalopatia, valores entre 2 e 3 g/kg/dia são bem tolerados, sendo suficientes para minimizar a produção excessiva de amônia. Alguns autores referem que até 4 g/kg/dia podem ser tolerados por crianças com hepatopatias.

O uso de fórmulas ou suplementos com adição de aminoácidos de cadeia ramificada (BCAA) e redução dos aminoácidos aromáticos têm sido benéfico na melhora do balanço nitrogenado, na preservação dos níveis plasmáticos de proteína, na melhora da função imunológica, na melhora dos índices antropométricos e na diminuição dos efeitos ou no retardo da instalação da encefalopatia em casos de insuficiência hepática. Nos casos de encefalopatia ou nos pacientes em risco de desenvolvê-la, a ingestão proteica deve ser de 1 g/kg/dia e reduzida para 0,5 g/kg/dia, se o paciente continuar intolerante.

Alguns trabalhos têm observado efeito benéfico da dieta com proteína vegetal na prevenção e na melhora da encefalopatia. Considera-se que a proteína vegetal possui menor concentração de aminoácidos aromáticos, amoniogênicos e sulfurados, assim como maior teor de aminoácidos de cadeia ramificada. A proteína vegetal também apresenta maior conteúdo de fibras, diminuindo o tempo de trânsito intestinal e o pH intestinal e, consequentemente, aumentando a excreção de amônia fecal.

A dieta hipogordurosa indicada nos casos de má-absorção deverá ser composta por preparações sem gordura e sem alimentos e/ou preparações com alto teor de gordura, como margarina, manteiga, banha, óleos, frios, embutidos, queijos amarelos, abacate, frutas oleaginosas, frituras, carnes gordas e gema de ovo.

Os ácidos graxos podem ser fornecidos pelos triglicérides de cadeia média (TCM) em forma de módulo ou com o uso de fórmulas compostas de TCM (30 a 50%) e triglicérides de cadeia longa (TCL), sendo os ácidos graxos essenciais fornecidos somente pelos TCL. Os TCM são absorvidos mais facilmente por não necessitarem da formação da micelas. Em crianças com doença hepática colestática, 98% dos TCM foram absorvidos, além de haver melhora da esteatorreia.

Os TCM podem ser fornecidos sob a forma de óleo ou gordura de coco, e o óleo de milho, por ter alto conteúdo de ácido linoleico, pode ser orientado para fornecer os ácidos graxos essenciais.

O leite materno contém cerca de 10% de ácidos graxos essenciais, e a necessidade mínima de ingestão para prevenir deficiências em lactentes e crianças é de 2,7 a 4,5% da energia, sendo a razão de ácido linoleico e linolênico de 5:1. Na impossibilidade do aleitamento materno, as fórmulas infantis devem sempre ser priorizadas.

Os carboidratos podem ser incorporados à dieta, pois apresentam benefícios nos casos em que seja necessário aumento da oferta energética em pacientes com restrição hídrica. A função do acréscimo de carboidratos na dieta muitas vezes pode ser para compensar a redução do valor calórico consequente a uma dieta hipogordurosa.

Em crianças com ascite, hipertensão portal, desenvolvimento de encefalopatia e estágio final da insuficiência hepática, a restrição hídrica e a de sódio se fazem necessárias. Essa restrição de volume indica a importância da escolha de uma dieta com densidade energética > 1 kcal/mL, preferencialmente 1,5 kcal/mL.

As deficiências de vitaminas lipossolúveis são comuns nas colestases e, portanto, indicam a necessidade de suplementação. O Quadro 3 representa um esquema de suplementação que pode ser seguido. As vitaminas hidrossolúveis devem ser suplementadas nos casos de baixa ingestão alimentar. A monitoração dos micronutrientes é o cuidado essencial que se deve adotar na suplementação. No caso do uso de fórmulas ou suplementos, a quantidade de vitaminas também deve ser considerada.

A deficiência de ferro é comum nas crianças com atresia biliar, e a suplementação oral deve ser considerada. A suplementação de zinco também é indicada nos casos de déficit de crescimento, anorexia e no caso de os indicadores laboratoriais serem baixos.

INSUFICIÊNCIA HEPÁTICA AGUDA

A disfunção hepática aguda se caracteriza pela evidência das seguintes alterações:

- Alterações bioquímicas compatíveis com lesão hepática sem qualquer evidência de componente crônico.
- Coagulopatia não corrigível com a administração de vitamina K.
- *International normalized ratio* > 1,5 se o paciente apresentar sinais sugestivos de encefalopatia ou > 2 se encefalopatia ausente.

Total atenção é necessária para o aparecimento de distúrbios metabólicos, eletrolíticos e nutricionais no paciente com disfunção hepática aguda. Infusão contínua de glicose em velocidade de 10 a 15 mg/kg/minuto pode ser necessária para atingir concentrações estáveis de glicose e prevenir lesões cerebrais adicionais consequentes à hipoglicemia. A hiponatremia deveria ser evitada, pois pode exacerbar o edema cerebral. A hipocalemia pode ser consequência de sobrecarga de volume, perdas para ascite ou de origem renal. As concentrações de fosfato deveriam ser monitoradas, pois a hipofosfatemia pode ser grave. Hipocalcemia e hipomagnesemia são comuns e deveriam ser corrigidas.

A disfunção hepática aguda é uma condição hipermetabólica, e as necessidades energéticas podem estar aumentadas em até 20%. A utilização de terapia nutricional logo que possível é uma recomendação frequente e importante para pacientes com estabilidade hemodinâmica, e não há recomendações para uma fórmula específica inicial.

O aporte calórico-proteico deveria ser suficiente para minimizar o catabolismo, manter a glicemia adequada e evitar a hiperamonemia. As soluções com maior proporção de aminoácidos de cadeia ramificada não oferecem qualquer vantagem quando comparadas às soluções comuns de aminoácidos. Os lipídios podem ser fontes úteis de calorias se o paciente não apresentar mitocondriopatias ou déficit de metabolização.

QUADRO 3 Exemplo de esquema para suplementação de vitaminas lipossolúveis

Vitamina	Dose	Nome do produto	Monitoração
A	5.000-20.000 UI/dia	Arovit ou Aquasol A	Nível sérico de 0,7 mmol/L
D	50-150 ng/dia	Alfacalcidol	Fostase alcalina < 1.000 UI
	1.200-5.000 UI/cada 3 meses	Calciferol	Radiografia de ossos
	0,05-0,2 mcg/kg/dia	Calcitriol	Nível sérico de cálcio
E	1-2 UI/kg/dia	DL-alfatocoferol	Nível sérico > 5 mg/L
K	2,5-10 mg	Menadiol	Tempo de protrombina < 15 segundos

Fonte: elaboração dos autores.

CONCLUSÕES

A doença hepática em crianças tem impacto significativo no estado nutricional, no crescimento e no desenvolvimento. A subnutrição aumenta a morbimortalidade na insuficiência hepática e nos transplantes hepáticos. O tratamento objetiva a reversão das consequências da anorexia, do aumento das necessidades energéticas, da má-absorção intestinal associada e dos distúrbios do metabolismo de carboidratos e proteínas.

A intervenção nutricional está diretamente relacionada com a melhora do prognóstico desses pacientes. Devem-se criar estratégias dentro das instituições de saúde para detectar deficiências nutricionais ou preveni-las com uma terapia nutricional adequada.

SUGESTÕES DE LEITURA

1. Bhatt H, Rao GS. Management of acute liver failure: a pediatric perspective. Current Pediatrics Reports. 2018;6:246-57.
2. Bonfim MAC, Zamberlan PS. Utilização do ângulo de fase obtido pela bioimpedância elétrica na avaliação clínica e nutricional de crianças em pós-operatório de transplante hepático: um estudo piloto. Braspen J. 2019;34 (Suppl 2):161-2.
3. Hammad A, Kaido T, Aliyev V, et al. Nutritional therapy in liver transplantation. Nutrients. 2017;9(10):1126.
4. Mouzaki M, Bronsky J, Gupte G, et al. Nutrition support of children with chronic liver diseases: a joint position paper of the North American Society for Pediatric Gastroenterology, Hepatology, and Nutrition and the European Society for Pediatric Gastroenterology, Hepatology, and Nutrition (ESPGHAN). J Pediatr Gastroenterol Nutr. 2019;69:498-511.
5. Puri P, Dhiman RK, Taneja S, et al. Nutrition in chronic liver disease: consensus statement of the Indian National Association for Study of the Liver. J Clin Exp Hepatol. 2021;11(1):97-143.
6. Santos CV, Takahashi M, Bonfim MAC, et al. Analysis of protein-calorie adequacy of nutrition therapy in pediatric patients postoperative in liver transplantation. Bras Transpl. 2019;22(1):1-77.
7. Shneider BL, Magee JC, Bezerra JA, et al. Efficacy of fat-soluble vitamin supplementation in infants with biliary atresia. Pediatrics. 2012;130:e607-14.
8. Takahashi M, Santos CV, Bonfim MAC, et al. Avaliação do tempo de jejum pré e pós-operatório e do estado nutricional de pacientes pediátricos submetidos a transplante hepático. Braspen J. 2019;34(3):265-70.
9. Tessitore M, Sorrentino E, Schiano Di Cola G, et al. Malnutrition in pediatric chronic cholestatic disease: an up-to-date overview. Nutrients. 2021;13(8):2785.
10. Yang CH, Perumpail BJ, Yoo ER, et al. Nutritional needs and support for children with chronic liver disease. Nutrients. 2017;9(10):1127.

13

Nutrição na criança e no adolescente com doença renal crônica

Carla Aline Fernandes Satiro
Andreia Watanabe

PONTOS-CHAVE DESTE CAPÍTULO

- As alterações nutricionais na insuficiência renal crônica pediátrica variam conforme a idade precoce de início, a etiologia e o grau de comprometimento renal.
- As alterações nutricionais presentes na doença renal crônica (DRC) são, principalmente, a anorexia, o aumento do gasto energético relacionado à desnutrição, a síndrome de desperdício proteico-calórico e a caquexia.
- As fases da insuficiência renal determinam as necessidades nutricionais da criança e do adolescente.

INTRODUÇÃO

A doença renal crônica (DRC) é uma síndrome caracterizada pelo declínio progressivo e irreversível da função renal, associada a anormalidades estruturais e/ou funcionais presentes por mais de 3 meses. O grau de comprometimento da função renal é estimado pela taxa de filtração glomerular (TFG), e tem sido classificado em cinco estágios de evolução (Quadro 1). A TFG, por sua vez, pode ser estimada por meio da equação de Schwartz, e para tanto é preciso considerar a creatinina sérica, o método de dosagem da creatinina, a idade, o sexo e a estatura. A TFG também pode ser avaliada pelo *clearance* de cistatina C e pela depuração de creatinina urinária. O estágio 5 (doença renal terminal) requer a indicação de terapia renal substitutiva, na forma de diálise ou transplante renal.

As anormalidades dos rins e do trato urinário (*congenital anomalies of the kidney and the urinary tract* – Cakut) estão entre as causas mais frequentes de DRC na faixa etária pediátrica, seguidas pelas glomerulopatias, doenças císticas e outras nefropatias hereditárias.

Um dos grandes desafios no tratamento de crianças e adolescentes com DRC é a preservação do crescimento e a manutenção do estado nutricional, que, quando acometidos, estão associados ao aumento de mortalidade, necessidade de internação hospitalar e redução da qualidade de vida.

A idade precoce de início de insuficiência renal, a etiologia da DRC e o grau de comprometimento renal são fatores que estão associados à anorexia, ao aumento do gasto energético relacionado à desnutrição, à síndrome de desperdício proteico-calórico e à caquexia.

A redução da ingesta alimentar, por sua vez, é influenciada por anorexia, vômitos, preferência por água em crianças poliúricas, uso de múltiplas medicações e alteração do paladar. Além disso, a uremia está relacionada à redução dos hormônios orexígenos como grelina, neuropeptídeo Y e peptídeo relacionado ao gene agouti, e acúmulo de substâncias anorexígenas, como desacil grelina, leptina, adiponectina, obestatina, peptídeo Y e visfatina. Por fim, os níveis aumentados de citocinas circulantes, como interleucinas 1 e 6, TNF-alfa e leptina, agem no hipotálamo, interferindo no apetite e na saciedade.

A acidose metabólica contribui para a inapetência e para a dificuldade no crescimento, e está relacionada à redução de síntese de albumina e ao aumento de degradação de proteína muscular. A anemia, por sua vez, contribui para o aumento do gasto energético.

Se, por um lado, a desnutrição está associada à morbidade e à mortalidade, o excesso de peso também se associou à maior mortalidade no registro North American Pediatric Renal Trials and Collaborative Studies (NAPRTCS).

Dessa forma, desde o diagnóstico de DRC é preciso estabelecer esforços para retardar o declínio da função renal, prover o melhor método de suporte renal na DRC na fase terminal e oferecer cuidado nutricional dedicado e adequado em todas as fases, minimizando o risco de desnutrição e obesidade e suas consequências no prognóstico da criança e do adolescente.

AVALIAÇÃO DO ESTADO NUTRICIONAL

A complexidade da dietoterapia e das alterações nutricionais que ocorrem durante a evolução da DRC exige cuidadosa avaliação do estado nutricional de crianças e adolescentes, na qual se deve identificar

QUADRO 1 Estágios da doença renal crônica

Estágio	Descrição	TFG – mL/minuto/1,73 m^2
1	Lesão renal com TFG normal ou aumentada	≥ 90
2	Lesão renal com redução leve da TFG	60-89
3	Lesão renal com redução moderada da TFG	30-59
4	Lesão renal com redução grave da TFG	15-29
5	Falência renal	< 15 (ou diálise)

- TFG: taxa de filtração glomerular, fórmula de Schwartz (KDIGO 2012)[1] para estimar a TFG em crianças e adolescentes: [estatura (cm) x k]/Crs.
- k varia de acordo com a técnica de dosagem da creatinina.
- Picrato alcalino (Jaffe): K 0,33 (prematuros), K 0,45 (lactentes nascidos a termo no 1º ano de vida), k 0,55 (meninas após o primeiro ano de vida e meninos após o primeiro ano de vida até a puberdade), k 0,7 (adolescentes após a puberdade).
- Calibração rastreável ao IDMS (*isotope-dilution mass spectometry*): k 0,413 (crianças 1 a 16 anos).

Fonte: KDIGO (2012).

e diagnosticar o risco nutricional. A avaliação deve ser realizada precocemente, e o monitoramento ao longo do tratamento deve ser periódico.

Os parâmetros utilizados para a avaliação nutricional são os mesmos adotados para crianças sadias e incluem anamnese nutricional, antropometria e exames bioquímicos, porém a interpretação dos resultados deve ser realizada com cautela, uma vez que alterações específicas podem ocorrer de acordo com a fase de crescimento e desenvolvimento da criança, da etiologia e do estágio da DRC.

A periodicidade da avaliação baseia-se na idade da criança e no estágio da DRC (Tabela 1), que se divide basicamente em duas fases:

1. Tratamento conservador (fase não dialítica).
2. Fase de terapia renal substitutiva – dialítica (hemodiálise [HD] ou diálise peritoneal [DP]) ou transplante renal.

A frequência recomendada é de, no mínimo, duas vezes o preconizado para crianças saudáveis.

Anamnese nutricional

A ingestão alimentar é o determinante mais importante do estado nutricional de crianças com doença renal. A anamnese nutricional inclui a avaliação do histórico do paciente e do consumo alimentar atual, em relação à quantidade e à qualidade dos alimentos. Com esses dados, é possível obter informações sobre a ingestão de energia, macro e micronutrientes. Os principais métodos utilizados para essa avaliação incluem recordatório de 24 horas, registro alimentar habitual, registro alimentar (3 a 7 dias) e questionário de frequência alimentar. É importante considerar as peculiaridades de cada método e utilizar o mais adequado de acordo com o objetivo da avaliação. No caso de pacientes em HD, o uso do recordatório de 24 horas e do registro alimentar deve considerar dias com e sem sessão de diálise. A ingestão hídrica também deve ser avaliada. Outros aspectos além da ingestão alimentar também são fundamentais na anamnese nutricional, como:

- Medicamentos: horários, quantidade, adesão ao tratamento.
- Presença de comorbidades como sobrepeso/obesidade, dislipidemia, resistência à insulina/diabete, anemia, entre outros.
- Avaliação do apetite.
- Presença de anorexia, alterações no paladar, disfagia/dificuldade no processo de mastigação e/ou deglutição.
- Questões gastrintestinais: náuseas, vômitos, constipação intestinal, diarreia, dor e distensão abdominal, redução no tempo de esvaziamento gástrico.
- Rotina do paciente: horário da escola, sono, atividades extracurriculares, prática de atividade física.
- Preferências e aversões alimentares.
- Recursos financeiros para aquisição de alimentos.
- Responsável pela aquisição, preparo e oferta de alimentos.
- Local das refeições (casa, escola, casa de familiares).
- Fatores ambientais/alimentação da família.
- Comportamento alimentar – além das perguntas tradicionais sobre "o que" e "quanto" o paciente consome, considerar questões fundamentais para a adesão às orientações: "como" e "por que" consomem os alimentos referidos.

TABELA 1 Parâmetros recomendados e frequência das medidas antropométricas para crianças com DRC nos estágios 3B a 5D*

Parâmetros	Intervalo mínimo (mês)					
	0 a < 1 ano***		1-3 anos		> 3 anos	
	DRC 3B a 5	DRC 5D	DRC 3B a 5	DRC 5D	DRC 3B a 5	DRC 5D
Ingestão dietética	2	2	3	3	6	4
E/I (percentil ou SDS)	1,5	0,5-1	3	2	3	3
Velocidade de crescimento (percentil ou SDS)	NA	NA	3	2	6	6
Peso seco e P/I (percentil ou SDS)	1,5	1	2	1	3	3
IMC corrigido para a E/I (percentil ou SDS)	NA	NA	2**	1**	3	3
Peso para comprimento/estatura**	1,5	1,5	2**	1**	NA	NA
Circunferência da cabeça/idade (percentil ou SDS)	1,5	1	2	2	NA	NA

* Os estágios iniciais da DRC não são abordados nesta tabela, pois as condições clínicas podem variar e é necessária a discrição do médico. Mais detalhes são abordados em KDOQI (2008).
** O peso para comprimento/estatura deve ser usado para crianças < 2 anos de idade ou até 3 anos se a medição precisa da altura em pé não for possível.
*** Bebês e crianças pequenas não podem ser categorizados no estágio da DRC, pois pode haver melhora espontânea da função renal até os 2 anos de idade. O método sugerido para caracterizar o estágio da DRC nessa faixa etária é utilizar a diretriz de prática clínica KDIGO 2012 para avaliação e tratamento da doença renal crônica, substituindo uma TFG > 1, mas ≤ 2 SDS abaixo da média, por TFG moderadamente reduzida (estágios 3 e 4) e gravemente TFG reduzida > 2 SDS abaixo da média para o estágio 5 (KDIGO 2012).
DRC: doença renal crônica; E/I: estatura para a idade; IMC: índice de massa corporal; NA: não se aplica; P/I: peso para a idade; SDS: escore Z de desvio-padrão; TFG: taxa de filtração glomerular.
Fonte: adaptação de Nelms et al. (2021).

Essas informações são fundamentais para o planejamento da terapia nutricional e para verificar a adesão às orientações.

Antropometria

As medidas antropométricas e os referenciais são os mesmos utilizados para crianças saudáveis. Pela ausência de padrões específicos para DRC, é essencial a análise longitudinal desses pacientes para acompanhar a evolução nutricional.

Considerações importantes na avaliação antropométrica de pacientes com DRC:

- Peso: verificar a presença de edema; para pacientes em DP, descontar, quando houver, o volume de líquido infundido na cavidade abdominal no momento da avaliação; para pacientes em HD, considerar o peso euvolêmico, também conhecido como "peso seco". Idealmente, o peso seco é o peso em que o paciente sai da sessao de HD e permanece normotenso até a próxima sessão sem anti-hipertensivos. Essa definição é um desafio em pediatria, uma vez que se espera que esse peso aumente ao longo do tempo. Além do peso, podem-se considerar o diâmetro da veia cava inferior, dados de bioimpedância e cardioimpedância para ajudar na determinação do peso seco.
- Estatura: a avaliação pode ser feita considerando idade cronológica, idade biológica (idade correspondente ao percentil 50 de estatura/idade e gênero) e idade

óssea, desde que a criança ainda não tenha alcançado a estatura adulta. No caso de pacientes com deformidades ósseas ou outra dificuldade na aferição da estatura em pé, se possível utilizar o estadiômetro horizontal mesmo após os 2 anos.

- Velocidade de crescimento: pode ser utilizada para avaliar evolutivamente a perda ou ganho ponderoestatural.
- IMC: deve ser utilizado para maiores de 2 anos; para pacientes com déficit de crescimento (escore Z de E/I < 2), a correção do IMC para a idade da estatura em pacientes abaixo do percentil 3 pode minimizar os erros de classificação, mas essa forma de avaliação deve ser individualizada e ainda é não é um consenso na literatura. Para menores de 2 anos, utilizar a avaliação de peso para estatura.
- Dobras e circunferências: podem ser utilizadas como medidas complementares para o diagnóstico nutricional. As dobras cutâneas refletem a gordura corporal, e as mais utilizadas na prática clínica pediátrica são a tricipital e a subescapular. As circunferências, por sua vez, são um bom indicador de reserva proteica (a circunferência do braço é a mais utilizada na prática clínica). Para pacientes em HD, as medidas devem ser realizadas logo após uma sessão de diálise, no braço contrário ao da fístula.
- Outros métodos: bioimpedância (BIA) e absorciometria radiológica de dupla energia (Dexa) têm limitações na prática clínica. Além do custo, a principal limitação da Dexa é a incapacidade de distinguir o estado de hidratação da massa magra, o que pode superestimá-la em pacientes com edema. A BIA também apresenta limitações referentes ao estado de hidratação do paciente e carência de fórmulas adequadas para avaliação individual em pediatria. Alguns estudos têm sugerido o uso para avaliação seriada do equilíbrio hídrico.
- Perímetro cefálico: deve ser avaliado em todas as crianças até os 2 anos.
- A taxa de catabolismo proteico ou *protein catabolic rate* (PCR) pode ser utilizada para avaliar a ingesta proteica de pacientes entre 13 e 19 anos, em HD crônica, estáveis. A fórmula utilizada para o cálculo é:

$$nPCR = 5{,}43 \times estG/V1 + 0{,}17$$

sendo: G (mg/minuto): [(C2 × V2) – (C1 × V1)]/T; C1 BUN (balanço urinário nitrogenado, em mg/dL) pós-diálise; C2 BUN pré-diálise; V1 (para cálculo do G): total de água corporal pós-diálise; V2: total de água corporal pré-diálise; T: tempo em minutos entre as sessões de diálise (última e próxima sessão); V1 (para cálculo do nPCR): total de água corporal (em litros); volume calculado para o valor de V = 5,8 dL/kg e peso pré ou pós-diálise em kg; para V1 em nPCR: 0,58 em peso (kg).

O BUN tem sido considerado um indicador da adequação da ingestão proteica. Porém, vale ressaltar que o resultado pode ser influenciado por outros parâmetros, como TFG, estado de hidratação e nível de catabolismo.

Os indicadores antropométricos relacionados ao peso e à estatura devem ser avaliados de acordo com o preconizado pela Organização Mundial da Saúde (OMS). Para prematuros, considerar a idade corrigida. Para dobras e circunferências, utilizar o padrão de referência estabelecido por Frisancho.

A reposição do hormônio do crescimento (GH) ou somatropina está indicada quando o paciente pediátrico se encontra abaixo de 1,88 do desvio padrão ou abaixo do percentil 3 de estatura para a idade, mesmo após receber aporte nutricional adequado para o grau de DRC, por pelo menos 3 meses. Atentar para que, previamente à indicação do GH, o paciente esteja sem acidose metabólica e em equilíbrio eletrolítico, principalmente relacionado ao metabolismo cálcio e fósforo, além de anemia tratada e o mais próximo da euvolemia quando for iniciado. A utilização do GH é mais efetiva quando a criança/adolescente ainda apresenta função renal residual. Preconiza-se não utilizar o GH nos 12 meses que seguem ao transplante renal.

Avaliação bioquímica

A avaliação bioquímica constitui mais uma etapa para a avaliação nutricional e é fundamental para direcionar a terapia nutricional do paciente com DRC. Ureia e creatinina devem ser monitoradas a cada consulta. A acidose metabólica é um achado comum em crianças com DRC e está associada ao baixo crescimento, assim como a distúrbios relacionados ao metabolismo mineral ósseo, podendo prejudicar o crescimento e agravar o quadro de desnutrição. O nível de bicarbonato sérico deve ser corrigido para, pelo menos, 22 mmol/L em crianças com estágios de DRC 2 a 5 e 5D.

A avaliação da reserva proteica pode ser realizada por meio de exames, como albumina, pré-albumina e transferrina, porém, para interpretação adequada, devem-se considerar alterações no estado volêmico e inflamação, ou seja, causas não nutricionais precisam ser consideradas.

A avaliação eletrolítica de sódio, potássio, fósforo, cálcio, magnésio, entre outros, direciona importantes condutas dietoterápicas. Porém, fatores como a acidose, o hiperparatireoidismo e o uso de alguns medicamentos influenciam esses valores e devem ser considerados.

O mais importante na avaliação bioquímica desses pacientes é não considerar um parâmetro de forma isolada, e sim entender a inter-relação entre os exames com o quadro clínico atual e o estágio da DRC.

TRATAMENTO

Os principais objetivos da terapia nutricional durante o tratamento conservador são: manter o estado nutricional adequado, evitar a desnutrição e a obesidade, reduzir ou minimizar o impacto da DRC no crescimento e desenvolvimento, reduzir o acúmulo de produtos nitrogenados tóxicos, prevenir ou minimizar as alterações do metabolismo ósseo, reduzir o risco de morbimortalidade na vida adulta e retardar a progressão da DRC.

A terapia deve ser estabelecida precocemente, considerando o estágio da DRC, o volume de diurese e a idade da criança. A prescrição deve ser individualizada e com intervenções nutricionais periódicas considerando a etiologia, o estágio e a progressão da doença, a evolução do estado nutricional, a aceitação alimentar, os exames bioquímicos, a idade e a fase de desenvolvimento da criança, além dos aspectos biopsicossociais.

Calorias

A oferta calórica adequada é fundamental considerando as alterações metabólicas, o déficit no crescimento, o hipercatabolismo e o consequente risco nutricional característicos do paciente com DRC. Além disso, a utilização adequada de proteína está condicionada à ingestão energética, para evitar o desvio de aminoácidos para a gliconeogênese, por isso a oferta calórica adequada está diretamente relacionada à síntese proteica e ao crescimento adequado. Assim, é sempre importante considerar a oferta calórica total, proteica e não proteica.

As necessidades energéticas não diferem das recomendadas para crianças e adolescentes sadios, e podem ser calculadas por equações de acordo com o estabelecido pelas *Dietary Reference Intakes* (DRI) por equações disponíveis na Tabela 2, considerando o sexo, a idade e o grau de atividade física. Vale ressaltar que em 2023 as fórmulas de estimativa calórica das DRI foram atualizadas, porém, ainda não houve nenhuma atualização nas diretrizes específicas para DRC, por isso este capítulo manteve as fórmulas de 2008, sugeridas pelo KDOQI.

Recomenda-se que esses pacientes tenham uma ingestão calórica média de aproximadamente 100% das necessidades e, se houver perda ou ganho excessivo de peso, a oferta deve ser ajustada. Crianças que apresentam baixa estatura para a idade podem ter as recomendações diárias ajustadas para a idade biológica (estatura para a idade). O KDOQI, *guideline* que norteia a prescrição nutricional para crianças com DRC, é de 2009, por isso um grupo de pesquisadores se reuniu recentemente para publicar orientações mais atualizadas sobre o assunto. As recomendações calóricas e proteicas sugeridas por esse grupo estão descritas na Tabela 3.

A distribuição dos macronutrientes segue as mesmas recomendações de pacientes pediátricos sadios, de acordo com o estabelecido pelas DRI, porém, devido a alterações lipídicas frequentes em crianças e adolescentes com DRC, a escolha das fontes de carboidratos e lipídios deve ser criteriosa.

O leite materno é a primeira escolha para a alimentação de lactentes com DRC. Quando a amamentação ou o uso de leite materno de banco de leite não é possível, devem-se usar fórmulas infantis.

Devido à inapetência, comum nesses pacientes com a piora da função renal, pode ser necessário o uso de suplementos (completos ou módulos de carboidratos/lipídios) para atingir a meta calórica. Caso as necessidades nutricionais não sejam alcançadas por via oral, deve ser indicada a terapia nutricional enteral. A estimulação oral é desejável, mesmo que a ingestão oral seja limitada, para prevenir o desenvolvimento de aversão alimentar.

Em lactentes com perspectiva de iniciar a DP, preconiza-se a instalação de gastrostomia antes do implante do cateter de Tenckhoff para promover aporte nutricional e hidreletrolítico adequados. Outra opção seria a utilização de sonda nasogástrica, de mais fácil instalação, porém com maior incidência de vômitos e perda da sonda. Pelo quadro característico de anorexia desses pacientes, principalmente nos primeiros anos de vida, a terapia nutricional enteral provavelmente será necessária por longo período, o que justifica a indicação de uma ostomia. Estudos mostram que bebês com DRC tiveram aumento significativo na velocidade de crescimento após adequação da meta calórica via sonda nasogástrica ou gastrostomia.

No planejamento da dieta de pacientes em DP, as calorias provenientes da absorção da glicose do dialisato (8 a 12 kcal/kg/dia) devem ser contabilizadas na prescrição calórica total, caso ocorra ganho excessivo de peso.

TABELA 2 Equações para estimar os requerimentos energéticos de crianças e adolescentes com peso saudável

Idade	Requerimentos energéticos estimados (REE)
0-3 meses	REE = [89 x peso (kg) – 100] +175
4-6 meses	REE = [89 x peso (kg) – 100] + 56
7-12 meses	REE = [89 x peso (kg) – 100] + 22
13-35 meses	REE = [89 x peso (kg) – 100] + 20
3-8 anos	Meninos: REE = 88,5 – 61,9 × idade (anos) + FA × [26,7 × peso (kg) + 903 × altura (m)] + 20 Meninas: REE = 135,3 – 30,8 × idade (anos) + FA × [10 × peso (kg) + 934 × altura (m)] + 20
9-18 anos	Meninos: REE = 88,5 – 61,9 × idade (anos) + FA × [26,7 × peso (kg) + 903 × altura (m)] + 25 Meninas: REE = 135,3 – 30,8 × idade (anos) + FA × [10 × peso (kg) + 934 × altura (m)] + 25

FA: fator de atividade.
Fonte: adaptação de National Kidney Foundation (KDOQI), 2008.

TABELA 3 Recomendação calórica e proteica (g/kg/dia) para crianças e adolescentes com DRC classes 2 a 5 em diálise

Mês	SDI energia (kcal/kg/dia)	SDI proteína (g/kg/dia)	SDI proteína (g/dia)	
0	93-107	1,52-2,5	8-12	
1	93-120	1,52-1,8	8-12	
2	93-120	1,4-1,52	8-12	
3	82-98	1,4-1,52	8-12	
4	82-98	1,3-1,52	9-13	
5	72-82	1,3-1,52	9-13	
6-9	72-82	1,1-1,3	9-14	
10-11	72-82	1,1-1,3	9-15	
12	72-120	0,9-1,14	11-14	
Anos	**SDI energia (kcal/kg/dia)**		**SDI proteína (g/kg/dia)**	**SDI proteína (g/dia)**
	Masculino	**Feminino**		
2	81-95	79-92	0,9-1,05	11-15
3	80-82	76-77	0,9-1,05	13-15
4-6	67-93	64-90	0,85-0,95	16-22
7-8	60-77	56-75	0,9-0,95	19-28
9-10	55-69	49-63	0,9-0,95	26-40
11-12	48-63	43-57	0,9-0,95	34-42
13-14	44-63	39-50	0,8-0,9	34-50
15-17	40-55	36-46	0,8-0,9	Feminino: 52-65 Masculino: 45-49

DRC: doença renal crônica; SDI: ingestão dietética sugerida.
Fonte: adaptação de Shaw et al. (2020).

Proteínas

A ingestão proteica adequada é essencial para promover o crescimento e o desenvolvimento da criança e do adolescente. A restrição proteica não é recomendada para pacientes pediátricos com DRC, mesmo durante o tratamento conservador. A orientação atual é de uma dieta com adequação proteica sem déficit ou excesso no consumo, suficiente para promover o crescimento adequado, sem comprometer a função renal e o equilíbrio metabólico e eletrolítico, avaliados com base nos parâmetros laboratoriais.

Para pacientes em tratamento dialítico, recomenda-se acréscimo proteico para compensar as perdas que ocorrem durante o processo de diálise. Para pacientes transplantados, a oferta proteica varia de acordo com a função do enxerto.

As recomendações proteicas para crianças e adolescentes com DRC são baseadas nas DRI, de acordo com o estágio da função renal, e a recomendação do KDOQI está descrita na Tabela 4. As recomendações mais recentes sugeridas por um grupo de pesquisadores estão na Tabela 3. Para pacientes com excesso de peso, ajustar o cálculo de acordo com o peso ideal, para evitar sobrecarga proteica.

Com base em estudos que demonstram que pacientes pediátricos em hemodiafiltração diária (no mínimo 5 vezes por semana) têm maior flexibilidade na dieta, as equipes de Nefrologia e de Nutrição do Instituto da Criança e do Adolescente do Hospital das Clínicas da Faculdade de Medicina da Universidade de São Paulo (ICrA-HCFMUSP) instituíram uma mudança de protocolo na prescrição proteica de pacientes com DRC

TABELA 4 Recomendação proteica em crianças e adolescentes com DRC estágios III a VD

DRI					
Idade	DRI (g/kg/dia)	Recomendações para DRC estágio III (g/kg/dia) (100-140% DRI)	Recomendações para DRC estágios IV a V (g/kg/dia) (100 a 120% DRI)	Recomendações para HD (g/kg/dia)*	Recomendações para DP (g/kg/dia)**
0-6 meses	1,5	1,5-2,1	1,5-1,8	1,6	1,8
7-12 meses	1,2	1,2-1,7	1,2-1,5	1,3	1,5
1-3 anos	1,05	1,05-1,5	1,05-1,25	1,15	1,3
4-13 anos	0,95	0,95-1,35	0,95-1,15	1,05	1,1
14-18 anos	0,85	0,85-1,2	0,85-1,05	0,95	1

* DRI + 0,1 g/kg/dia para compensar perdas dialíticas.
** DRI + 0,15 a 0,3 g/kg/dia, dependendo da idade do paciente, para compensar perdas peritoneais.
DP: diálise peritoneal; DRC: doença renal crônica; DRI: *Dietary Reference Intakes*; HD: hemodiálise; VD (estágio VD): significa que o paciente está em terapia dialítica (hemodiálise ou diálise peritoneal).
Fonte: adaptação de National Kidney Foundation (KDOQI), 2008.

TABELA 5 Distribuição calórica de macronutrientes

Macronutriente	Crianças de 1-3 anos	Crianças de 4-18 anos
Carboidrato	45-65%	45-65%
Gordura	30-40%	25-35%
Proteína	5-20%	10-30%

Fonte: KDOQI (2008).

com idade superior a 1 ano. A implantação foi iniciada com os pacientes em HD e, após avaliação positiva, o protocolo foi ampliado para os demais pacientes – tratamento conservador e DP.

Seguindo a recomendação da distribuição de macronutrientes (Tabela 5), estabeleceu-se um protocolo de prescrição proteica considerando a idade do paciente, o estágio da função renal e do tratamento (conservador, DP e HD), conforme descrito na Tabela 6.

Além da prescrição com adequação proteica, esse protocolo reforça a importância do ajuste na oferta de calorias não proteicas.

Algumas considerações importantes para uso do protocolo que considera o cálculo do VET:

- Verificar o estágio de função renal (atual e como está a progressão recente da doença).
- Verificar exames, principalmente ureia, creatinina, PTH e fósforo.
- Sempre considerar o que o paciente consome atualmente (consumo calórico e proteico) e avaliar os exames. A partir disso, definir a progressão da dieta.
- Considerar o estado nutricional do paciente (o *clearance* de creatinina pode estar superestimado em pacientes desnutridos, por isso, sempre que possível, considerar também o *clearance* estimado com base na cistatina C ou cromo EDTA [ácido etilenodiamino tetra-acético]).
- Pacientes com magreza: aumentar a oferta calórica e proporcionalmente a oferta proteica, gradativamente.
- Pacientes com excesso de peso: utilizar o peso ideal para o cálculo calórico.
- O paciente não deve receber uma prescrição proteica superior ao recomendado para a idade. Assim como a restrição proteica não é indicada para crianças, o excesso pode ser prejudicial.

TABELA 6 Protocolo de prescrição calórica e proteica do Instituto da Criança e do Adolescente do HCFMUSP

Estágio	1-3 anos	4-6 anos	7-10 anos	11-18 anos
Tratamento conservador				
1 e 2	20% VET	Adequada para a idade (sem excessos)	Adequada para a idade (sem excessos)	Adequada para a idade (sem excessos)
3	15-20% VET	15-20% VET	20-25% VET	20-25% VET
4 e 5	10-15% VET	10-15% VET	15-20 % VET	15-20% VET
Hemodiálise diária				
5D	20%	20-25%	25%	25%
Hemodiálise intermitente				
5D	15%	15-20%	15-20%	15-25%
Diálise peritoneal				
5D	15% VET (em média 3-3,5 g/kg/dia)	15-20% VET	20-25% VET	25% VET

HD diária: realizada de 5 a 7 vezes por semana.
HD intermitente: realizada de 3 a 4 vezes por semana.
HD: hemodiálise; VET: valor energético total.
Fonte: Protocolo Instituto da Criança e do Adolescente.

Sódio

A dieta com restrição de sódio não é indicada para todos os pacientes da faixa etária pediátrica com DRC. A recomendação nutricional inicial de sódio considera os mesmos valores indicados para crianças saudáveis de acordo com as DRI:

- 0 a 6 meses: 0,12 g de sódio/dia.
- 7 a 12 meses: 0,37 g de sódio/dia.
- 1 a 3 anos: 1 g de sódio/dia.
- 4 a 8 anos: 1,2 g de sódio/dia.
- 9 a 18 anos: 1,5 g de sódio/dia.

Os sais substitutos (sal *light*) são contraindicados para pacientes com DRC pelo alto teor de cloreto de potássio na composição.

Durante o tratamento conservador, geralmente não há necessidade de restrição, mas, em razão do elevado consumo de sal na população brasileira, inclusive durante a infância, a orientação nutricional deve ter como principal foco a redução no consumo de ultraprocessados com alto teor de sódio.

Pacientes com uropatias e doenças císticas são frequentemente poliúricos e, nesse caso necessitam de reposição de sódio. Além da etiologia da DRC, para a prescrição de sódio também é fundamental considerar questões como hipertensão arterial, estágio da doença renal, edema, proteinúria e anúria/oligúria, que podem variar ao longo do tempo, de acordo com a progressão da doença.

No caso de pacientes dialíticos, a dieta hipossódica ajuda na redução da sede, auxiliando no melhor controle do ganho de peso interdialítico.

Dietas muito restritas em sódio podem comprometer a aceitação alimentar, por isso a prescrição deve ser bem avaliada pela equipe e o acompanhamento nutricional periódico é fundamental. Além disso, sempre que possível, a restrição de sódio deve ser gradual, para adaptação do paladar.

Ingestão hídrica

A necessidade hídrica também segue as mesmas recomendações para pacientes pediátricos sadios, de acordo com as DRI. Pacientes em tratamento conservador geralmente não necessitam de restrição hídrica. Em pacientes poliúricos, a reposição adequada é fundamental. Nos pacientes em terapia dialítica, as necessidades hídricas devem ser avaliadas individualmente, considerando função renal residual, ganho de peso interdialítico, presença de edema, hipertensão arterial, débito urinário e outras perdas eventuais, como vômitos, diarreia e débito de enterostomias.

De modo geral, a prescrição da oferta hídrica de crianças em terapia dialítica leva em consideração a diurese residual e as perdas insensíveis (400 a 600 mL/m^2 de superfície corporal, a depender da idade). Como a maior parte dos alimentos é composta por quantidade considerável de água, o volume retirado na terapia dialítica pode ser utilizado para refinar tal adequação hídrica, destacando-se a importância de reavaliação constante dessa oferta com base no peso, controle pressórico e ganho interdialítico. A orientação para restrição hídrica deve considerar o consumo de água, café, chás, suco, leite, refrigerantes, gelo, sopas, gelatina e algumas frutas com maior teor de água, como melancia, melão e laranja.

Potássio

A restrição de potássio não deve ser indicada de maneira preventiva para os pacientes com DRC com exames laboratoriais dentro do esperado para a idade. Nos casos de risco de hipercalemia (valores limítrofes de acordo com a idade e parâmetros do laboratório) e hipercalemia, a dieta com controle/restrição de potássio deve ser indicada, sendo o seguimento essencial para sua melhor adequação. A prescrição é individualizada, e a avaliação periódica dos níveis séricos de potássio é fundamental para guiar a conduta nutricional e identificar a necessidade de restrição ou suplementação de potássio.

Caso o paciente não tenha alteração nos níveis séricos de potássio, as recomendações nutricionais são as mesmas consideradas para crianças saudáveis, pelas DRI (Tabela 7).

A hipercalemia é multifatorial e não envolve apenas fatores nutricionais. Por isso, antes da orientação dietética é importante avaliar e discutir com a equipe médica sobre as causas não dietéticas que podem contribuir para a hipercalemia: acidose metabólica, desidratação, constipação, medicamentos que podem afetar o nível sérico de potássio (como betabloqueadores, inibidores da enzima conversora de angiotensina [iECA], bloqueador do receptor de angiotensina [BRA], bloqueador de aldosterona) e adequação da diálise no caso de pacientes dialíticos.

A orientação dietética inicial para pacientes com hipercalemia deve ser direcionada para a redução de alimentos com baixo valor nutricional, favorecendo os alimentos frescos e não processados. A redução de alimentos industrializados, principalmente com aditivos à base de potássio, deve ser a etapa inicial do tratamento. Apenas após essa etapa, se necessário, a orientação deve contemplar os alimentos *in natura* e minimamente processados.

Sempre que possível, deve-se orientar o consumo de frutas e hortaliças cruas com menor teor de potássio. Vale ressaltar que o número de porções deve ser prescrito individualmente, guiado pelos resultados dos exames laboratoriais. Porém, em muitos casos, a introdução desses grupos alimentares somente é possível com a orientação dietética de cocção para reduzir o teor de potássio e descartar a água do cozimento uma única vez. O mesmo procedimento pode ser indicado para o preparo das leguminosas.

TABELA 7 Recomendações nutricionais de água, sódio, potássio e fósforo para crianças e adolescentes saudáveis

	Água* (L/dia)		Sódio** (mg/dia)		Cloreto (mg/dia)		Potássio (mg/dia)	
Idade	**AI**	**UL**	**AI**	**UL**	**AI**	**UL**	**AI**	**UL**
0-6 meses	0,7	ND	120	ND	180	ND	400	ND
7-12 meses	0,8	ND	370	ND	570	ND	700	ND
1-3 anos	1,3	ND	1	1,500	1,500	2.300	3	ND
4-8 anos	1,7	ND	1,250	1,900	1,900	2,900	3,800	ND
9-13 anos	2,4	ND	1,500	2,200	2,300	3,400	4,500	ND
14-18 anos	3,3	ND	1,500	2,300	2,300	3,600	4,700	ND

* Inclui água, bebidas em geral e água dos alimentos.
** gramas de sódio x 2,53 = gramas; 1 colher de chá = 2.300 mg de sódio.
AI: ingestão adequada; ND: não determinado; UL: limite máximo.
Fonte: adaptação de National Kidney Foundation (KDOQI), 2008.

Ressalta-se que tal restrição pode tornar a dieta, muitas vezes já restrita, mais monótona, prejudicando a aceitação, e pode levar também à obstipação, pela menor oferta de fibras. Quando possível, podem ser consideradas resinas trocadoras de potássio para proporcionar uma dieta mais flexível. Para lactentes não amamentados, pode ser necessário sugerir o uso de fórmulas infantis com menor teor de potássio, e até mesmo com diluição fora do padrão, por um período maior que o habitual para a idade.

Estudos recentes mostram a importância do consumo adequado de potássio por pacientes com hipertensão arterial. Muitas vezes a orientação dietética considera apenas a prescrição de sódio, mas o potássio também tem papel importante na dietoterapia desses pacientes.

Fósforo

Durante a evolução da DRC, a hiperfosfatemia pode surgir em decorrência de questões multifatoriais, como o uso de análogos da vitamina D, osteodistrofia renal, baixa eficiência de excreção de fósforo pela queda da taxa de filtração glomerular, ou mesmo pela eficiência dialítica, principalmente na DP. A adequação proteica na DRC limita igualmente o fósforo dietético, pois alimentos fontes de proteína também contêm fósforo. A biodisponibilidade de fósforo é diferente entre alimentos proteicos de origem animal e vegetal, sendo maior no primeiro grupo.

Porém, o foco inicial da orientação nutricional para restrição de fósforo deve estar na redução de alimentos industrializados com aditivos à base de fósforo, pois o fósforo inorgânico presente nesses alimentos tem alta biodisponibilidade e, por esse motivo, deve ser evitado na alimentação.

A orientação atual é que pacientes com níveis séricos de hormônio da paratireoide (PTH) acima do esperado, mesmo com nível sérico de fósforo normal, já recebam orientação de controle da ingestão dietética de fósforo, com limitação a 100% das DRI. Se os níveis de fósforo sérico estiverem acima do recomendado, a oferta deve ser limitada a 80% das DRI.

O uso de quelantes de fósforo normalmente é necessário quando a dieta não é suficiente para o controle da hiperfosfatemia. Podem ser utilizados quelantes à base de cálcio (carbonato ou acetato de cálcio) ou preferencialmente os que não contêm cálcio (cloridrato de sevelamer). É importante reforçar que o uso desses quelantes deve ser realizado com as refeições que contenham alimentos com alto teor de fósforo. Caso o paciente tenha hipercalcemia, deve preferir quelantes sem cálcio.

Pacientes com hipofosfatemia persistente devem ter sua ingestão dietética aumentada. A reposição de fósforo pode ser necessária em alguns pacientes, particularmente aqueles com perda renal de fósforo.

Cálcio e vitamina D

A ingestão adequada de cálcio é fundamental para crianças e adolescentes com DRC. Enquanto o déficit está relacionado a prejuízos na mineralização óssea adequada, o excesso está associado à morbidade cardiovascular.

Recomenda-se a ingestão de no mínimo 100% e no máximo 200% das DRI para crianças com DRC em tratamento conservador e dialítico. Hipocalcemia persistente ou um PTH elevado podem requerer uma ingestão de cálcio acima de 200% das DRI para cálcio por períodos curtos e sob supervisão médica, sendo essencial avaliar a necessidade de reposição de 1-25OH vitamina D. Leite e derivados são alimentos com elevada biodisponibilidade de cálcio, mas também são fontes importantes de proteína, fósforo e potássio, por isso o teor de cálcio da dieta pode ser insuficiente.

Quando a alimentação não pode mais suprir as recomendações dietéticas, recomendam-se suplementos de cálcio, que devem ser, nesses casos, administrados nos intervalos das refeições. Os mais comumente utilizados são gluconato de cálcio (9% de cálcio elementar), lactato de cálcio (13% de cálcio elementar), acetato de cálcio (25% de cálcio elementar) ou carbonato de cálcio (40% de cálcio elementar).

Sabe-se que a deficiência está associada a alterações do metabolismo ósseo, manifestadas por meio de hiperparatireoidismo, fraturas ósseas, osteopenias e alterações da calcemia e da fosfatemia. Em crianças com DRC nos estágios II a V, sugere-se que seja monitorado o nível sérico de 25-hidroxivitamina D e que haja suplementação quando os níveis atingirem valores inferiores a 30 ng/mL.

O calcitriol (1,25[OH]2D) é utilizado em situações de hiperparatireoidismo secundário. Para avaliação adequada da vitamina D, é importante avaliar o eixo vitamina D, cálcio, fósforo e PTH, pelo menos a cada 3 meses.

Vitaminas e oligoelementos

Crianças com DRC, principalmente em terapia dialítica, apresentam risco de deficiência de vitaminas e oligoelementos devido a alteração no metabolismo renal, anorexia, ingestão insuficiente, inclusive pela dietoterapia específica, má-absorção, interação fármaco-nutriente e perdas relacionadas ao processo dialítico.

O número de estudos em populações pediátricas sobre esse tema é limitado. De acordo com as recomendações, as necessidades desses pacientes devem ser inicialmente baseadas nas recomendações para crianças sadias. Os valores de referência são as DRI, e recomenda-se que pacientes recebam no mínimo 100% das DRI de vitaminas e oligoelementos.

Quando a alimentação pode não suprir as necessidades nutricionais de vitaminas e oligoelementos, ou a avaliação clínica ou laboratorial demonstrar deficiência nutricional, a suplementação é indicada. A mesma orientação é válida para pacientes em tratamento dialítico, considerando as perdas que possam ocorrer durante o processo de diálise, e por isso devem receber uma suplementação adequada, que deve ser monitorada periodicamente, pois o excesso de algumas vitaminas também pode ser prejudicial.

RACIOCÍNIO SEQUENCIAL NO MANEJO NUTRICIONAL DE CRIANÇAS COM DRC

Considerando o conteúdo apresentado ao longo do capítulo, sugere-se que um nutricionista, ao receber um paciente com DRC, construa o seguinte raciocínio clínico para definir a prescrição nutricional:

- Identificar a causa da DRC (etiologia) e verificar o estágio da doença (1 a 5D) de acordo com os exames disponíveis.
- Anamnese clínica completa, considerando histórico, evolução da doença e os medicamentos utilizados atualmente pelo paciente.
- Avaliação nutricional: antropometria, ingestão alimentar, exames laboratoriais

e todos os tópicos sugeridos no tópico "Avaliação do estado nutricional".

- Definir prescrição calórica e proteica: sugere-se oferta calórica pelas fórmulas das DRI (monitorar ganho ponderal e se necessário reavaliar conduta) e estimativa proteica pelo protocolo de % VET (verificar todas as considerações descritas no tópico "Proteínas").
- Verificar exames laboratoriais e parâmetros clínicos (como pressão arterial e presença de edema) para definir a oferta de eletrólitos (principalmente sódio, potássio e fósforo).
- Vitaminas e minerais: recomendação saudável para a idade.
- Verificar a ingestão hídrica. No tratamento conservador, seguir a recomendação de ingestão adequada para a idade. Para pacientes poliúricos, considerar o volume urinário para ajuste na ingestão. Para pacientes anúricos, seguir o cálculo de restrição hídrica sugerido no tópico "Ingestão hídrica".
- Reavaliar periodicamente o paciente (de acordo com o intervalo mínimo sugerido na Tabela 1) e reavaliar a conduta de acordo com a evolução individual de cada criança e adolescente.

CONCLUSÕES

A doença renal crônica (DRC) na infância merece atenção especial em razão da complexidade desde a etiologia, a progressão e o potencial impacto por toda a vida.

A anorexia, a desnutrição e o retardo do crescimento são achados comuns e importantes nesses pacientes e estão associados ao aumento da morbimortalidade. Assim, o manejo nutricional requer uma cuidadosa avaliação do estado nutricional, devendo ser iniciado no momento do diagnóstico e ocorrer de forma periódica e sistemática ao longo da evolução e do tratamento da DRC, de maneira a atender às necessidades nutricionais de acordo com cada estágio da doença, considerando as características individuais da criança ou do adolescente.

SUGESTÕES DE LEITURA

1. de Onis M, Onyango AW, Borghi E, et al. Development of a WHO growth reference for school-aged children and adolescents. Bull World Health Organ. 2007;85(9):660-7.
2. Desloovere A, Renken-Terhaerdt J, Tuokkola J, et al. The dietary management of potassium in children with CKD stages 2-5 and on dialysis: clinical practice recommendations from the Pediatric Renal Nutrition Taskforce. Pediatric Nephrology. 2021;36:1331-46.
3. Diretriz Braspen de terapia nutricional no paciente com doença renal. Braspen J. 2021;36(Suppl 2):2-22.
4. Drube J, Wan M, Bonthuis M, et al. Clinical practice recommendations for growth hormone treatment in children with chronic kidney disease. Nat Rev Nephrol. 2019;15(9):577-89.
5. Falkner B. Does potassium deficiency contribute to hypertension in children and adolescents. Curr Hypertens Rep. 2017;19(5):37.
6. Fischbach M, Terzic J, Menouer S, et al. Daily online haemodiafiltration promotes catch-up growth in children on chronic dialysis. Nephrol Dial Transplant. 2010;25(3):867-73.
7. Food and Nutrition Board: dietary reference intakes for energy, carbohydrate, fiber, fat, fatty acids, cho-

lesterol, protein, and amino acids (macronutrients). Food and Nutrition Board. Washington, DC: National Academies Press; 2002.
8. Foster BJ, Leonard MB. Measuring nutritional status in children with chronic kidney disease. Am J Clin Nutr. 2004;80(4):801-14.
9. Foster BJ, McCauley L, Mak RH. Nutrition in infants and very young children with chronic kidney disease. Pediatr Nephrol. 2012;27(9):1427-39.
10. Foster KR, Lukasky HC. Whole-body impedance. What does it measure? Am J Clin Nutr. 1996;64(Suppl 1):388-96.
11. Frisancho AR. Anthropometric standards for the assessment of growth and nutritional status. Ann Arbor: University of Michigan Press; 1990.
12. Gao T, Leonard MB, Zemel B, et al. Interpretation of body mass index in children with CKD. Clin J Am Soc Nephrol. 2012;7(4):558-64.
13. Harambat J, van Stralen KJ, Kim JJ, Tizard EJ. Epidemiology of chronic kidney disease in children. Pediatr Nephrol. 2012;27(3):363-73.
14. KDIGO 2012 clinical practice guideline for the evaluation and management of chronic kidney disease. Kidney Int Sup. 2013;3(1):1-150.
15. KDOQI Work Group. KDOQI clinical practice guidelines for nutrition in children with CKD: 2008 update. Am J Kidney Dis. 2009;53(3)(Suppl 2):S70-3.
16. Mastrangelo A, Paglialonga F, Edefonti A. Assessment of nutritional status in children with chronic kidney disease and on dialysis. Pediatr Nephrol. 2014;29(8):1349-58.
17. McAlister L, Pugh P, Greenbaum L, et al. The dietary management of calcium and phosphate in children with CKD stages 2-5 and on dialysis: clinical practice recommendation from the Pediatric Renal Nutrition Taskforce. Pediatric Nephrology. 2020;35:501-18.
18. Micheli ET, Rosa AA. Estimation of sodium intake by excretion and dietary records in children and adolescents from Porto Alegre, Brazil: a comparision of two methods. Nutr Res. 2003;23(11):1477-87.
19. National Academies of Sciences, Engineering, and Medicine. Dietary Reference Intakes for energy. Washington, DC: The National Academies Press; 2023.
20. Nelms CL, Shaw V, Greenbaum LA, et al. Assessment of nutritional status in children with kidney diseases--clinical practice recommendations from the Pediatric Renal Nutrition Taskforce. Pediatr Nephrol. 2021;36(4):995-1010.
21. Rashid R, Neill E, Maxwell H, Ahmed SF. Growth and body composition in children with chronic disease. Br J Nutr. 2007;97(2):232-8.
22. Rees L, Jones H. Nutritional management and growth in children with chronic kidney disease. Pediatr Nephrol. 2013;28(4):527-36.
23. Rees L, Mak RH. Nutrition and growth in children with chronic kidney disease. Nat Rev Nephrol. 2011;7(11):615-23.
24. Rees L, Shaw V. Nutrition in children with CRF and on dialisys. Pediatr Nephrol. 2007;22(10):1689-702.
25. Rees L, Shaw V, Qizalbash L, et al. Delivery of a nutritional prescription by enteral tube feeding in children with chronic kidney disease stages 2-5 and on dialysis: clinical practice recommendations from the Pediatric Renal Nutrition Taskforce. Pediatric Nephrology. 2021;36:187-204.
26. Shaw V, Polderman N, Renken-Terhaerdt J, et al. Energy and protein requirements for children with CKD stages 2-5 and on dialysis-clinical practice recommendations from the Pediatric Renal Nutrition Taskforce. Pediatr Nephrol. 2020;35(3):519-31.
27. Stabouli S, Polderman N, Nelms CL, et al. Assessment and management of obesity and metabolic syndrome in children with CKD stages 2-5 on dialysis and after kidney transplantation-clinical practice recommendations from the Pediatric Renal Nutrition Taskforce. Pediatr Nephrol. 2022;37(1):1-20.
28. Twardowski ZJ. Sodium, hypertension, and an explanation of the "lag phenomenon" in hemodialysis patients. Hemodial Int. 2008;12(4):412-25.
29. Vaisbich MH, Satiro CAF, Roz D, et al. Abordagem multidisciplinar para pacientes com cistinose nefropática: modelo para atendimento em uma doença renal rara e crônica. Braz J Nephrol. 2019;41(1):131-41.
30. VanSickle JS, Warady BA. Chronic kidney disease in children. Pediatr Clin North Am. 2022;69(6):1239-54.
31. Vervloet MG, Sezer S, Massy ZA, et al. The role of phosphate in kidney disease. Nature Reviews Nephrology. 2017;13:27-38.
32. WHO Multicentre Growth Reference Study Group. WHO Child Growth Standards based on length/height, weight and age. Acta Paediatr. 2006;95(Suppl 450):S76-S85.
33. Wingen AM, Mehls O. Nutrition in children with preterminal chronic renal failure. Myth or important therapeutic aid? Pediatr Nephrol. 2002;17(2):111-20.

14

Abordagem nutricional na alergia à proteína do leite de vaca

Ary Lopes Cardoso
Glauce Hiromi Yonamine

PONTOS-CHAVE DESTE CAPÍTULO

- Orientar adequadamente uma dieta de exclusão.
- Escolher o substituto do leite de vaca mais apropriado para cada criança.
- Estabelecer condutas para a prevenção de deficiências nutricionais.
- Avaliar o consumo de cálcio e vitamina D e realizar suplementação medicamentosa.
- Orientar reintrodução gradativa do leite de vaca após a aquisição de tolerância.

INTRODUÇÃO

A alergia alimentar é definida como um conjunto de reações adversas a alimentos ou aditivos, imunologicamente mediadas. Oito tipos de alimentos são responsáveis por cerca de 90% das reações alérgicas alimentares que afetam as pessoas: leite, ovo, amendoim, frutos do mar, castanhas, soja e trigo. De todas, a alergia à proteína do leite de vaca (APLV) costuma ser a mais frequente.

As manifestações podem ser mediadas por IgE, não mediadas por IgE (imunidade celular) ou uma associação destas (mistas). Em crianças com APLV, é frequente a associação com histórico familiar de atopia.

Nas manifestações imediatas (mediadas por IgE), o quadro clínico inclui: anafilaxia, síndrome da alergia oral, urticária, angioedema, náuseas, vômitos, diarreia, dores abdominais e broncoespasmo, que ocorrem em até 2 horas após a ingestão do leite. Nas manifestações tardias (não mediadas por IgE ou mistas), que ocorrem após mais de 2 horas após a ingestão do leite, predominam os sintomas relativos ao trato digestivo, destacando-se proctocolite alérgica, enteropatia e enterocolite alérgica (não mediadas por IgE), dermatite atópica e esofagite eosinofílica (mista).

Neste capítulo, serão abordados tópicos específicos relacionados à orientação nutricional na APLV. Os aspectos relacionados à fisiopatologia, ao quadro clínico, a diagnósticos, ao tratamento e à prevenção de crises já foram motivo de inúmeras publicações e revisões no Brasil.

O tratamento clássico da APLV envolve a exclusão da proteína alergênica da alimentação da criança por determinado período. Pela complexidade, o envolvimento de diversos profissionais da área da saúde (p. ex., alergistas, assistentes sociais, gastroenterologistas, nutricionistas, nutrólogos, psicólogos, entre outros), em conjunto com o pediatra geral, beneficia pacientes e familiares, permitindo que se sintam seguros e capazes de controlar a APLV. Além disso, é possível prevenir a desnutrição e melhorar a qualidade de vida do paciente e dos familiares.

Ao diagnóstico, é importante explicar aos pais e/ou responsáveis as razões da dieta de exclusão e quais as consequências das transgressões à orientação. Isso ajuda na melhor adesão ao tratamento. Além disso, deve-se tranquilizar os familiares, informando que a APLV é uma situação transitória na vida, uma vez que grande parte dos estudos demonstra prognóstico favorável para o desenvolvimento de tolerância, ocorrendo durante a infância ou no início da adolescência, na maioria dos casos.

Os aspectos envolvidos na orientação do paciente englobam rotulagem, contato cruzado, cuidados fora de casa, escolha do substituto do leite de vaca, risco de reatividade cruzada e fornecimento de orientações práticas.

ROTULAGEM

É fundamental o reconhecimento de produtos industrializados que contenham ou não leite e derivados. Uma lista de alimentos permitidos e proibidos pode ser útil para auxiliar no momento da aquisição de produtos industrializados, entretanto não substitui a leitura dos rótulos, pelo risco de modificação dos ingredientes pelos fabricantes. De acordo com determinação da Agência Nacional de Vigilância Sanitária (Anvisa), a partir de julho de 2016 os rótulos dos produtos alimentícios passaram a informar claramente a presença de leite. A possibilidade de contato cruzado também deve ser informada. O Quadro 1 ilustra um esquema prático de orientação.

CONTATO CRUZADO

Deve-se evitar o contato de proteínas do leite de vaca com alimentos e utensílios da criança. Pode ser útil reservar áreas "seguras" na despensa e na geladeira, bem como adquirir talheres, pratos e copos coloridos para uso exclusivo da criança alérgica. Ao cozinhar, a refeição sem o alérgeno deve ser preparada primeiro e removida da área de cocção, para evitar contato acidental com outras preparações que contenham o alérgeno.

CUIDADOS FORA DE CASA

Na maioria dos casos, a criança não deve ser privada do contato social; entretanto, deve haver orientação quanto aos cuidados na escola, em restaurantes, viagens, festas ou visitas a casas de parentes e amigos. Em situações de transgressões acidentais, especialmente nos casos de anafilaxia, a família

QUADRO 1 Esquema de orientações quanto à leitura de rótulos

▪ Ler todos os rótulos de produtos industrializados, inclusive medicamentos e cosméticos (xampu, sabonete, hidratante etc.).
▪ Fazer a leitura no ato da compra; reler antes do consumo.
▪ Não consumir produtos com as informações "Alérgicos: contém leite", "Alérgicos: contém derivados de leite" ou "Alérgicos: pode conter leite".
▪ Atenção: lactose, caseína, caseinato, proteína do soro, lactoalbumina, betalactoglobulina, proteína hidrolisada = leite.
▪ Sabor ou aroma natural de caramelo pode significar leite.
▪ Cuidado com balas, biscoitos, cereais matinais, embutidos, pães, sopas, purês, manteigas, margarinas, creme de leite, chocolates, sorvetes, bolos, pudins, empanados, molhos, tortas, entre outros.
▪ Em caso de dúvidas de rotulagem, ligar para o serviço de atendimento ao consumidor (SAC) do fabricante.

Fonte: adaptação de Anvisa (2015); Steinman (1996).

deve ser adequadamente orientada quanto aos procedimentos necessários.

ESCOLHA DO SUBSTITUTO DO LEITE DE VACA

Vale ressaltar que o aleitamento materno deve ser sempre incentivado, com restrição do LV e derivados da dieta materna, se houver sintomas com o aleitamento. Se o desmame já tiver ocorrido, o ideal é que o lactente receba uma fórmula infantil. A escolha do substituto depende da idade da criança, do tipo de manifestação clínica (IgE ou não IgE-mediada), palatabilidade, características nutricionais, segurança e custo.

Em São Paulo, a orientação a ser seguida foi elaborada por um grupo de médicos e nutricionistas e devidamente publicada no *Diário Oficial do Estado de São Paulo*, em 2007. Essa orientação está resumida nos três algoritmos expostos nas Figuras 1, 2 e 3 e representa a conduta a ser seguida, respectivamente, em lactentes com menos de 6 meses, lactentes com idade entre 6 e 12 meses e crianças com idade superior a 12 meses.

As substituições ao leite de vaca que são propostas incluem o uso de:

- Fórmulas à base de proteína extensamente hidrolisada (hidrolisados proteicos de leite de vaca ou arroz), compostas por peptídeos com peso molecular menor que 1.500 daltons, além de aminoácidos obtidos por hidrólise enzimática e/ou térmica ou por ultrafiltragem. Essas fórmulas são consideradas hipoalergênicas, pois devem ser toleradas por 90% das crianças com APLV. Atualmente existem fórmulas com e sem lactose. As fórmulas à base de arroz não foram incorporadas no rol de fórmulas para dispensação no âmbito do Sistema Único de Saúde devido a questionamentos em relação à segurança nutricional.
- Fórmulas de aminoácidos livres que são as únicas consideradas totalmente não alergênicas.
- Fórmulas à base de proteína isolada de soja, com proteína purificada e suplementada para atingir as recomendações nutricionais do lactente. Estas vêm tendo o uso cada vez mais criticado. Devem ser evitadas para pacientes com APLV não IgE-mediadas. Essa recomendação é apoiada tanto pela Sociedade Europeia de Alergologia Pediátrica e Imunologia Clínica (Espaci) quanto pela Sociedade Europeia de Gastroenterologia, Hepato-

logia e Nutrição Pediátrica (ESPGHAN). A Academia Americana de Pediatria (APA) sugere considerar tais fórmulas nas alergias mediadas por IgE, em lactentes com mais de 6 meses de idade. Nas hipersensibilidades não mediadas por IgE e que apresentam manifestações como colites, enterocolites ou esofagites, o risco de alergia simultânea à soja pode chegar a 60%, não sendo, portanto, rotineiramente recomendada, exceto em formas clínicas leves ou nas fases mais tardias de tratamento em algumas situações, após no mínimo 6 a 8 semanas de uso de fórmulas à base de proteína extensamente hidrolisada ou à base de aminoácidos.

De acordo com a idade, as recomendações são as seguintes:

- Crianças com menos de 6 meses: manter o aleitamento materno e orientar dieta materna de exclusão de leite de vaca e derivados (se houver sintomas com leite materno) sob supervisão; se necessário, suplementar micronutrientes. É importante ressaltar que **não** se deve orientar

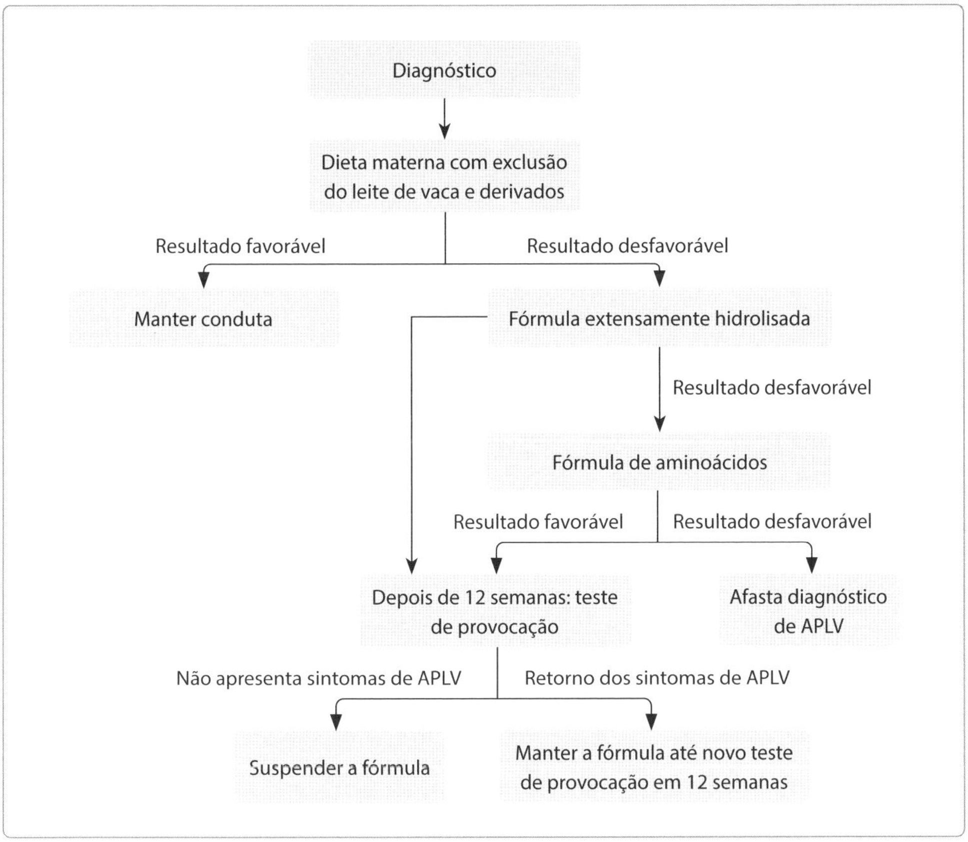

FIGURA 1 Algoritmo – protocolo de tratamento da alergia à proteína do leite de vaca (APLV) para crianças com menos 6 meses.
Fonte: Secretaria de Estado de Saúde.

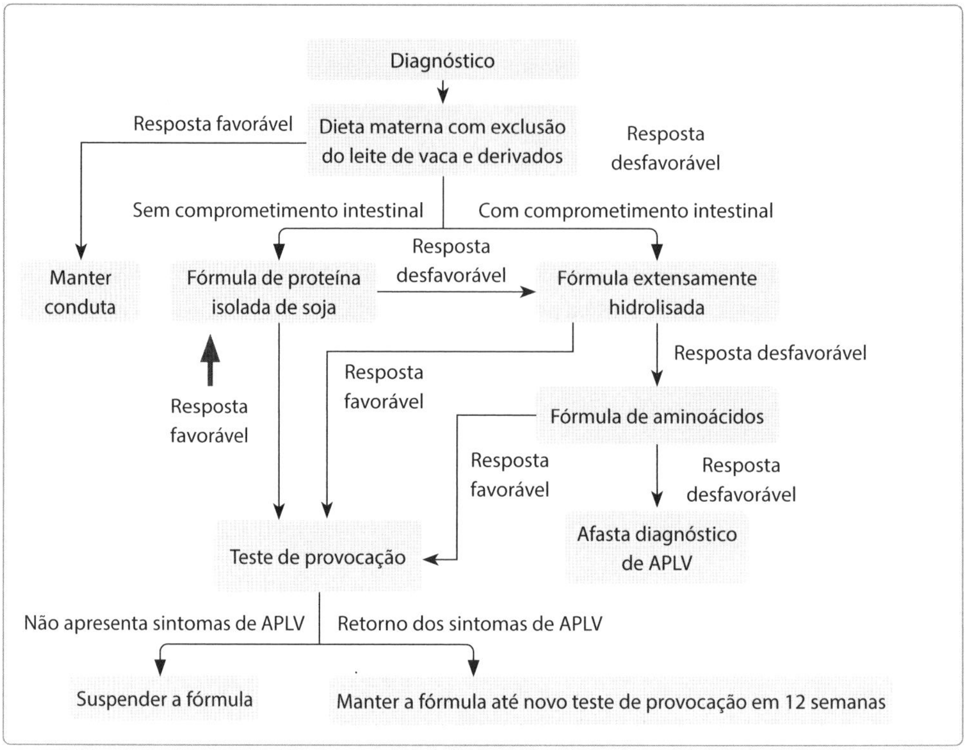

FIGURA 2 Algoritmo – protocolo de tratamento da alergia à proteína do leite de vaca (APLV) para crianças de 6 a 12 meses.
Fonte: Secretaria de Estado de Saúde.

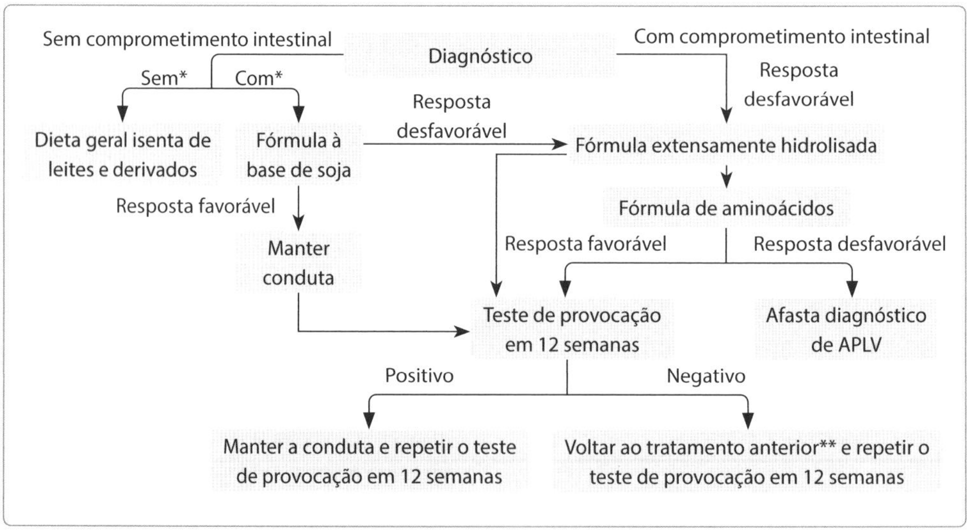

FIGURA 3 Algoritmo – protocolo de tratamento da alergia à proteína do leite de vaca (APLV) para crianças entre 12 e 24 meses.
* Desnutrição, percentil < 10 ou desaceleração do crescimento nas últimas 3 avaliações.
** Tratamento anterior: último tratamento em que ocorreu sucesso terapêutico.
Fonte: Secretaria de Estado de Saúde.

a mãe a suspender aleitamento na fase inicial do tratamento, com objetivo de garantir que as proteínas do leite de vaca não sejam veiculadas via leite materno. O aleitamento deve ser incentivado sempre, mas na impossibilidade de amamentar é fundamental orientar o uso de fórmula infantil extensamente hidrolisada. Nos raros casos em que não houver melhora dos sinais e sintomas, substituir por fórmulas à base de aminoácidos (FAA). O uso tanto dos hidrolisados como eventualmente da fórmula de aminoácidos deve sempre ser feito por um período mínimo de 8 a 12 semanas. Ao final destas, procede-se ao teste de provocação para avaliar a tolerância do paciente.

- Crianças maiores de 6 meses: nas literaturas americana e europeia, a mesma conduta anteriormente descrita para crianças menores de 6 meses é aplicada. No Brasil, principalmente em virtude do alto custo das fórmulas extensamente hidrolisadas e das de aminoácidos livres, muitos médicos iniciam fórmula à base de proteína isolada de soja quando se trata de paciente com alergia IgE-mediada e se não existir sensibilização à soja.

Nos pacientes que têm APLV não IgE-mediadas, em razão do alto risco de alergia à soja, a fórmula extensamente hidrolisada (FEH) ou à base de aminoácidos deve ser mantida. Essas fórmulas devem ser utilizadas pelo menos até o final do primeiro ano de vida e, se possível, até o segundo ano de vida, especialmente quando há déficit de ganho de peso (crianças abaixo do percentil 10 de peso para a idade ou curva de peso com traçado descendente após 3 pesagens).

Em média, a remissão dos sintomas relacionados à APLV, após o início da fórmula prescrita, deve ocorrer entre 1 e 3 semanas. Se isso não ocorrer, há necessidade de prescrever outro produto. Portanto, o não desaparecimento de sinais e sintomas, como cólicas importantes, sangramento intestinal ou dermatite atópica, após o uso de FEH por 3 dias seguidos, não é motivo para alteração imediata da prescrição para FAA.

Estudo recente no Brasil demonstrou que a economia e o desgaste familiar diante do diagnóstico de APLV podem ser minimizados com o denominado teste diagnóstico com fórmula de aminoácidos. Demonstrou-se que o tempo de certeza diagnóstica diminui em relação ao preconizado pelo Consenso Brasileiro. Além disso, facilita o entendimento da família em relação ao diagnóstico e à perda de tempo em busca de soluções alternativas, evitando assim que haja maior comprometimento nutricional da criança. Esse estudo ainda não está devidamente validado para ser posto em prática em nosso país, mas vem sendo utilizado pela classe pediátrica com muito sucesso.

Destaca-se que as FAA devem ser a primeira escolha nos casos em que a criança se encontra com sintomas graves, independentemente da faixa etária, como descrito no tópico sobre FAA. Assim que houver estabilização clínica, deve ser realizada a transição para FEH ou fórmula à base de soja (FS). Caso os sintomas persistam após aproximadamente 15 dias de uso de FAA, o diagnóstico de APLV deve ser desconsiderado, o uso de FAA deve ser interrompido e a criança, encaminhada para o especialista.

Alguns estudos demonstram que o uso de fórmula de aminoácidos livres acrescido de simbióticos apresenta desfechos favoráveis em relação a microbiota intestinal, redução de infecções, do uso de antibióticos e internações. Entretanto, devido à legislação brasileira quanto ao preparo de fórmula a

70°C, essas fórmulas não estão disponíveis no mercado brasileiro.

Algumas observações devem ser feitas para evitar confusões:

- Fórmulas parcialmente hidrolisadas (comercializadas com o termo hipoalergênico [HA]) não estão indicadas para o tratamento da APLV.
- As fórmulas à base de proteína isolada de soja são as de menor custo e melhor palatabilidade, entretanto existe o risco de reação alérgica à soja e, mais recentemente, surgiram questionamentos sobre os efeitos adversos do uso em longo prazo, especialmente quanto à maturação sexual e à fertilidade. Contudo, revisão sistemática não evidenciou comprometimento do crescimento, saúde óssea e funções metabólicas, reprodutivas, endócrinas, imunes e neurológicas de crianças que utilizaram fórmula de soja em comparação com as que receberam fórmula padrão ou leite materno.
- As bebidas vegetais (geralmente comercializadas com o termo "original") não estão indicadas para crianças com menos de 1 ano e devem ser preferencialmente utilizadas a partir de 2 anos. Esses produtos não atendem às recomendações do *Codex Alimentarius*, legislação que regulamenta a fabricação de fórmulas infantis, em termos de composição nutricional e segurança microbiológica. Se forem utilizados para crianças maiores, é aconselhável orientar bebidas de composição nutricional semelhante à do LV, atentando-se para a qualidade nutricional (presença de açúcar e aditivos). As bebidas à base de arroz não estão indicadas para menores de 4,5 anos. Também tem sido frequente o uso de bebidas vegetais caseiras, que apresentam como vantagem não ter aditivos alimentares, porém não apresentam fortificação, especialmente de cálcio.

Também é importante lembrar que, quanto maior o grau de hidrólise, maior o custo e pior a palatabilidade. Na maioria dos casos, a introdução dessas fórmulas durante os 6 primeiros meses de vida é bem aceita, embora possa não acontecer nos lactentes maiores.

RISCO DE REATIVIDADE CRUZADA

Não está indicado o uso de leite de cabra ou de outros animais, pelo alto risco de manifestações alérgicas. O risco de alergia à carne vermelha é baixo e, portanto, não é recomendada a exclusão como rotina.

ORIENTAÇÕES PRÁTICAS

Em vez de informar apenas os alimentos proibidos, é importante orientar quanto aos permitidos, além de auxiliar no planejamento das refeições e oferecer exemplos de cardápios. O fornecimento de listas de substitutos adequados, receitas ou orientações para adaptação de preparações da família é extremamente útil. O leite pode ser substituído em receitas caseiras por água, suco de frutas ou pelas fórmulas especiais/ bebidas vegetais utilizadas pela criança.

ACOMPANHAMENTO DO ESTADO NUTRICIONAL

A cada consulta, deve-se realizar a avaliação nutricional básica, que envolve a avaliação do crescimento e do consumo alimentar. O padrão de crescimento e as recomendações de nutrientes de crianças com APLV não diferem das crianças sem alergia. As necessidades nutricionais podem estar aumentadas em crianças desnutridas ou com dermatite atópica moderada a grave, dependendo do grau de envolvimento da pele. Após o diagnóstico de APLV e o tratamento adequado, as crianças com déficit de crescimento devem apresentar recuperação nutricional.

O consumo excessivo de energia, resultando em sobrepeso ou obesidade, também ocorre, principalmente pela exclusão de frutas e vegetais e ingestão exagerada de alimentos "seguros" altamente calóricos ou pela permissão de guloseimas pelos pais, como resultado da preocupação com as restrições dietéticas impostas.

É importante investigar o consumo de todos os grupos de alimentos (cereais, frutas, verduras, legumes, carnes e leguminosas) e avaliar se estão de acordo com as recomendações. De forma prática, pode-se utilizar como referência a pirâmide de alimentos para cada faixa etária. As recomendações de vitaminas e minerais geralmente são atingidas com uma alimentação saudável, mas pode ser necessário o uso de suplementos medicamentosos.

As crianças com APLV apresentam risco nutricional elevado, pela importância do leite na dieta habitual dessa faixa etária. O leite e os derivados contribuem de forma significativa para o aporte de energia, proteína, vitaminas A e D, ácido fólico, tiamina, riboflavina, vitaminas B6 e B12, fósforo e, principalmente, para a ingestão de cálcio. Na literatura existem diversos estudos demonstrando déficit de ganho de peso e crescimento, ingestão de nutrientes inadequada, raquitismo e ocorrência de fraturas. Entretanto, quando há aconselhamento dietético, a chance de ingestão adequada de nutrientes pode ser até duas vezes superior.

A avaliação do consumo de cálcio merece atenção especial, para verificar a necessidade de suplementação. Crianças com menos de 1 ano, em uso de fórmulas infantis especiais, com boa aceitação (> 500 mL/dia), não necessitam de suplementação de cálcio, pois as fórmulas já são enriquecidas (a maioria apresenta aproximadamente 60 a 70 mg de cálcio para cada 100 mL). Para crianças maiores, é importante avaliar o substituto utilizado, a composição nutricional e o volume ingerido.

A suplementação de cálcio deve ser prescrita apenas para completar o valor recomendado (Tabela 1), considerando o consumo dos outros alimentos, que contribuem com, aproximadamente, 30 a 40% da recomendação. É importante ressaltar que a biodisponibilidade do cálcio nos alimentos não lácteos é muito inferior, sendo, portanto, praticamente impossível atingir as recomendações apenas com esses alimentos. Por exemplo, o conteúdo de cálcio absorvido de um copo de leite (240 mL) equivale a 8 xícaras de espinafre, aproximadamente 5 xícaras de feijão ou 2¼ xícaras de brócolis (Tabela 2).

Quando for necessária a suplementação de cálcio, deve-se atentar para o tipo utilizado, biodisponibilidade, dose e horário de administração (Quadro 2). A suplementação acima de 500 mg de cálcio elementar deve ser subdividida durante o dia para melhor aproveitamento. A recomendação de uma dose antes de dormir pode ser favorável, pela prevenção da perda óssea que ocorre durante a noite.

Outro nutriente importante é a vitamina D, que auxilia na absorção intestinal de cálcio. De forma semelhante ao cálcio, as crianças em uso de fórmulas infantis especiais (aceitação > 500 mL/dia) recebem a quantidade necessária recomendada (as fórmulas contêm, no mínimo, 400 UI/L de vitamina D). Os peixes gordos, como salmão, cavala, sardinha e atum, também são alimentos naturalmente ricos em vitamina D e o consumo pode ser estimulado de acordo com a disponibilidade, a condição socioeconômica e os hábitos alimentares. A exposição solar adequada também deve ser recomendada com a finalidade de produção

TABELA 1 Recomendação de cálcio e vitamina D de acordo com a faixa etária

Idade	Cálcio (mg/dia)	Vitamina D (mcg/UI/dia)
0-6 meses	200	10/400
7-12 meses	260	10/400
1-3 anos	700	15/600
4-8 anos	1.000	15/600
9-18 anos	1.300	15/600

Fonte: IOM (2011).

TABELA 2 Comparação das fontes de cálcio absorvível com o conteúdo de cálcio do leite

Alimento	Porção (g)*	Conteúdo de cálcio (mg)	Absorção (%)	Cálcio absorvível estimado (mg)**	Porções equivalentes a 240 mL de leite
Leite	240	300	32,1	96,3	1
Queijo *cheddar*	42	303	32,1	97,2	1
Iogurte	240	300	32,1	96,3	1
Feijão	172	40,5	24,4	9,9	9,7
Brócolis	71	35	61,3	21,5	4,5
Couve	85	61	49,3	30,1	3,2
Espinafre	85	115	5,1	5,9	16,3
Batata-doce	164	44	22,2	9,8	9,8

* Para as folhas, foi considerada a porção de ½ xícara (~ 85 g de folhas).
** Calculado pelo conteúdo de cálcio *versus* absorção.
Fonte: Weaver et al. (1999).

QUADRO 2 Formulações de cálcio e biodisponibilidade

Tipo de sal	% cálcio	Observações
Carbonato	40	▪ Melhor absorção em ambiente ácido. ▪ Consumir após as refeições (café da manhã e lanches).
Citrato	21, 30	▪ Absorção independe da refeição. ▪ Aconselhável para pacientes com acloridria ou em uso de bloqueadores de H_2 e inibidores de bomba de prótons.
Fosfato (dibásico)	24,4	Consumir após as refeições (café da manhã e lanches).
Fosfato (tribásico)	38,8	Consumir após as refeições (café da manhã e lanches).
Gluconato	94	Baixa concentração de cálcio, não recomendável para a prática clínica.
Lactato	13, 18,4	Baixa concentração de cálcio, não recomendável para a prática clínica.
Lactogluconato	12,9	Baixa concentração de cálcio, não recomendável para a prática clínica.

Fonte: adaptação de Straub (2007); Grüdtner et al. (1997).

de vitamina D. Se não houver exposição solar e as necessidades não forem atingidas pela dieta (Tabela 1), pode ser necessário iniciar a suplementação medicamentosa.

Há dois produtos à base de aminoácidos disponíveis no mercado brasileiro, mas que não se enquadram na categoria de fórmula infantil e, portanto, não devem ser utilizados de forma exclusiva. Esses produtos correspondem à mistura para o preparo de mingau indicado a partir dos 6 meses de idade e um suplemento oral indicado a partir de 1 ano, de acordo com o fabricante. O primeiro pode ser útil quando houver necessidade de alteração de consistência da dieta, com oferta de dieta espessada. Ambos são alternativas para pacientes com alergia alimentar múltipla, particularmente quando houver dificuldade de consumo adequado de calorias, macro e micronutrientes. Entretanto, deve-se atentar para a importância da orientação nutricional adequada, garantindo a oferta de alimentos em consistência, quantidade e variedade, com o objetivo de promover uma boa evolução nutricional. Ressalta-se ainda que a mistura para o preparo de mingau contém amido de arroz, o que contraindica sua utilização em pacientes com alergia a esse alimento. Além disso, é importante considerar os ingredientes desses produtos (glicose, sacarose, sucralose e espessante) antes da prescrição.

O incentivo à prática de atividade física também é importante, pois tem efeito positivo sobre a saúde óssea.

Os exames laboratoriais são úteis para auxiliar na avaliação do estado nutricional e incluem hemograma, proteínas totais e frações, cálcio, fósforo, fosfatase alcalina, calciúria de 24 horas, 25-hidroxivitamina D, hormônio da paratireoide (PTH) e densitometria óssea (quando possível).

Aspectos importantes do acompanhamento em longo prazo incluem verificação da adesão ao tratamento e motivos das transgressões, avaliação da adequação da dieta e do estado nutricional, presença de seletividade/dificuldades alimentares, revisão das orientações para o tratamento de possíveis reações alérgicas, discussão das preocupações dos pacientes e fornecimento de apoio psicológico.

TOLERÂNCIA

O prognóstico da APLV é favorável, portanto reavaliações sistematizadas são fundamentais para evitar a manutenção desnecessária da dieta de exclusão. Ao longo do acompanhamento pode-se avaliar a liberação de traços de leite na dieta, o que melhora consideravelmente a qualidade de vida.

A avaliação de tolerância é realizada por meio de teste de provocação oral (TPO), que pode ser realizado de forma domiciliar, ambulatorial ou hospitalar, de acordo com as características do paciente, o histórico clínico e o risco de reações graves. O TPO pode ser aberto ou cego:

- TPO aberto: realizado com o alimento na forma natural, sem mascaramento e de forma não cega. Pode ser feito quando o risco de erro for baixo, isto é, se o histórico revela sintomas objetivos como urticária e chiado. O resultado negativo descarta reação ao alimento; entretanto, um resultado positivo com reações subjetivas (p. ex., coceira na boca e náusea) pode necessitar de confirmação por uma provocação cega. Se a preocupação com o viés for baixa, mas houver risco de reação grave, pode-se realizar o teste com doses crescentes, de forma semelhante ao teste cego.

- TPO cego: o risco de erro é reduzido ao realizar o teste de forma cega e com o alimento mascarado. O teste pode ser simples-cego, em que o observador sabe qual alimento está sendo testado, mas o paciente desconhece; ou duplo-cego, em que os materiais para a provocação são fornecidos por uma terceira pessoa e o observador e o paciente/familiar não sabem o que está sendo testado.

Quando for diagnosticada tolerância ao leite de vaca, a reintrodução deve ser realizada de forma lenta e gradual, para minimizar o estresse e a ansiedade do paciente e dos familiares, em virtude do medo de reações, além de permitir que a criança se acostume com o sabor do leite de vaca. De forma prática, na primeira semana, orienta-se inserir alimentos que contenham leite em pequena quantidade e 10 mL, 3 vezes ao dia; na segunda semana, podem-se oferecer alimentos que contenham leite em maior quantidade e, gradativamente, aumentar a oferta, para que, na terceira semana, a criança já esteja com um esquema de alimentação saudável (Quadro 3). É importante enfatizar a qualidade da alimentação, de forma equilibrada, pois a liberação do leite de vaca na dieta pode acarretar o consumo excessivo de doces e outras guloseimas.

Dependendo do paciente, a reintrodução pode ser mais rápida ou mais demorada, devendo-se manter a suplementação

QUADRO 3 Exemplo de um esquema de orientação de reintrodução do leite de vaca

Semana	Preparações com leite de vaca*		Leite de vaca
	Exemplos	Porção	
1ª	Pães de padaria	1 unidade	10 mL, 3 vezes ao dia (misturar na fórmula ou bebida usualmente consumida).
	Bolo caseiro	1 fatia pequena	
	Estrogonofe	1 colher de servir	
	Torta de frango	1 fatia	
	Manteiga	1 ponta de faca	
2ª	Purê de legumes	2-3 colheres de sopa	A cada oferta de leite (3 vezes ao dia): ▪ Aumentar 10 mL de leite de vaca. ▪ Diminuir 10 mL da fórmula ou bebida usualmente consumida.
	Pão de queijo	1 unidade	
	Panqueca	1 unidade	
	Massa com queijo ralado	1 colher de servir	
	Creme de milho	1 colher de servir	
	Creme de espinafre	1 colher de servir	
	Ovo mexido	1 porção	
	Esfirra de queijo	1 unidade	
	Sopa creme de legumes	1 prato	
3ª	Sem restrições*		3 porções (200 mL)/dia.**

* Os exemplos não devem ser entendidos como recomendações de consumo. Orientar individualmente cada paciente de acordo com as preferências.

** Seguir as recomendações de alimentação saudável. Dar preferência às preparações caseiras e evitar produtos industrializados. Oferecer vitamina de frutas, mingau, leite puro ou com chocolate em pó, iogurte, queijo branco, entre outros.

Fonte: elaboração dos autores.

de micronutrientes, se aplicável, até que a criança esteja se alimentando bem. Nessa etapa do tratamento, muitos pacientes apresentam resistência em ingerir o leite de vaca e os derivados, e cabe ao profissional estimular o consumo diário. Em longo prazo, também é importante avaliar se há alterações de comportamento para alimentação (p. ex., lentidão para comer) e preferências alimentares em razão do histórico de APLV.

Nos últimos anos, diversos estudos têm demonstrado a possibilidade de tolerância parcial ao leite (produtos submetidos à alta temperatura) nos casos de APLV IgE-mediada, que pode ser avaliada por TPO com produtos assados, p. ex., *muffins*. A incorporação de alimentos com leite submetidos à alta temperatura na dieta pode melhorar a qualidade de vida do paciente e o estado nutricional, entretanto, deve-se orientar cuidadosamente quanto aos alimentos permitidos e proibidos.

Para pacientes com APLV IgE-mediada com baixa perspectiva de tolerância natural, a imunoterapia oral é uma nova abordagem terapêutica que tem sido recomendada quando há grande comprometimento da qualidade de vida devido à gravidade do quadro clínico. Apesar de diminuir o risco de reações graves, deve-se pesar os riscos e benefícios envolvidos nessa modalidade de tratamento, que deve ser conduzida por um alergista experiente.

CONCLUSÕES

O tratamento da APLV requer o comprometimento de educação do paciente e dos familiares, e é essencial o acompanhamento com equipe multidisciplinar especializada para facilitar a adesão ao tratamento, prevenir reações alérgicas graves e deficiências nutricionais. Quanto melhor o nível de informação da família em todos os aspectos do convívio com a APLV, maior a segurança e menor o nível de estresse, garantindo mais qualidade de vida.

SUGESTÕES DE LEITURA

1. Agência Nacional de Vigilância Sanitária (Anvisa). Resolução Anvisa/RDC n. 26, de 2 de julho de 2015. Dispõe sobre os requisitos para rotulagem obrigatória dos principais alimentos que causam alergias alimentares. Disponível em: https://antigo.anvisa.gov.br/documents/10181/2718376/RDC_727_2022_.pdf. Acesso em: 14 fev. 2024.
2. Agência Nacional de Vigilância Sanitária (Anvisa]). Resolução Anvisa/RDC n. 727, de 1 de julho de 2022. Dispõe sobre a rotulagem dos alimentos embalados. Diário Oficial da União: seção 1, Brasília, DF, n. 126, 1 jul. 2022. Disponível em: http://antigo.anvisa.gov.br/documents/10181/2718376/RDC_727_2022_.pdf. Acesso em: 8 fev. 2024.
3. Arvola T, Holmberg-Marttila D. Benefits and risks of elimination diets. Ann Med. 1999;31(4):293-8.
4. Bhatia J, Greer F; Committee on Nutrition. Use of soy protein-based formulas in infant feeding. Pediatrics. 2008;121(5):1062-8.
5. Bird JA, Leonard S, Groetch M, et al. Conducting an Oral Food Challenge: An Update to the 2009 Adverse Reactions to Foods Committee Work Group Report. J Allergy Clin Immunol Pract [Internet]. 2020;8(1):75-90.e17.
6. Brill H. Approach to milk protein allergy in infants. Can Fam Physician. 2008;54(4):1258-64.

7. Brozek JL, Firmino RT, Bognanni A, et al. World Allergy Organization (WAO) Diagnosis and Rationale for Action against Cow's Milk Allergy (DRACMA) Guideline update - XIV - Recommendations on CMA immunotherapy. World Allergy Organ J. 2022 Apr 23;15(4):100646.
8. Cardoso AL, Morais MB. Repercussões nutricionais da alergia à proteína do leite de vaca [monografia]. São Paulo: Support; 2007.
9. Carvalho NF, Kenney RD, Carrington PH, Hall DE. Severe nutritional deficiencies in toddlers resulting from health food milk alternatives. Pediatrics. 2001;107(4):e46.
10. Chehade M, Meyer R, Beauregard A. Feeding difficulties in children with non-IgE mediated food allergic gastrointestinal disorders. Ann Allergy, Asthma Immunol. 2019 Jun;122(6):603-9.
11. Christie L, Hine J, Parker JG, Burks W. Food allergies in children affect nutrient intake and growth. J Am Diet Assoc. 2002;102(11):1648-51.
12. ESPGHAN Committee on Nutrition, Agostoni C, Axelsson I, Goulet O, et al. Soy protein infant formulae and follow-on formulae: a commentary by the ESPGHAN Committee on Nutrition. J Pediatr Gastroenterol Nutr. 2006;42(4):352-61.
13. Fiocchi A, Brozek J, Schünemann H, et al. World Allergy Organization (WAO) Diagnosis and Rationale for Action against Cow's Milk Allergy (Dracma) guidelines. World Allergy Organ J. 2010;3(4):57-161.
14. Grimshaw KEC. Dietary management of food allergy in children. Proc Nutr Soc. 2006;65(4):412-7.
15. Groetch M, Nowak-Wegrzyn A. Practical approach to nutrition and dietary intervention in pediatric food allergy. Pediatr Allergy Immunol. 2013;24(3):212-21.
16. Grüdtner VS, Weingrill P, Fernandes AL. Aspectos da absorção no metabolismo do cálcio e vitamina D. Rev Bras Reumatol. 1997;37(3):143-5.
17. Hubbard S. Nutrition and food allergies: the dietitian's role. Ann Allergy Asthma Immunol. 2003;90(Suppl 3):115-6.
18. Institute of Medicine (IOM). Dietary Reference Intakes for calcium and vitamin D. Washington, DC: National Academies Press; 2011.
19. Isolauri E, Siitas Y, Salo MK, et al. Elimination diet in cow's milk allergy: risk for impaired growth in young children. J Pediatr. 1998;132(6):1004-9.
20. Konstantynowicz J, Nguyen TV, Kaczmarski M, et al. Fractures during growth: potential role of a milk-free diet. Osteoporos Int. 2007;18(12):1601-7.
21. Lanou AJ, Berkow SE, Barnard ND. Calcium, diary products, and bone health in children and young adults: a reevaluation of the evidence. Pediatrics. 2005;115(3):736-43.
22. Liu T, Howard RM, Mancini AJ, et al. Kwashiorkor in the United States: fad diets, perceived and true milk allergy, and nutritional ignorance. Arch Dermatol. 2001;137(5):630-6.
23. Luyt D, Ball H, Makwana N, et al. BSACI guideline for the diagnosis and management of cow's milk allergy. Clin Exp Allergy. 2014;44(5):642-72.
24. Maslin K, Dean T, Arshad SH, Venter C. Dietary variety and food group consumption in children consuming a cows' milk exclusion diet. Pediatr Allergy Immunol. 2016;27(5):471-7.
25. Maslin K, Grimshaw K, Oliver E, et al. Taste preference, food neophobia and nutritional intake in children consuming a cows' milk exclusion diet: a prospective study. J Hum Nutr Diet. 2016;29(6):786-96.
26. Maslin K, Grundy J, Glasbey G, et al. Cows' milk exclusion diet during infancy: is there a long-term effect on children's eating behavior and food preferences? Pediatr Allergy Immunol. 2016;27(2):141-6.
27. Medeiros LCS, Speridião PGL, Sdepanian VL, et al. Ingestão de nutrientes e estado nutricional de crianças em dieta isenta de leite de vaca e derivados. J Pediatr (Rio J). 2004;80(5):363-70.
28. Meyer R, Chebar Lozinsky A, Fleischer DM, et al. Diagnosis and management of Non-IgE gastrointestinal allergies in breastfed infants-An EAACI Position Paper. Allergy. 2020 Jan;75(1):14-32.
29. Meyer R. Nutritional disorders resulting from food allergy in children. Pediatr Allergy Immunol. 2018 Nov;29(7):689-704.
30. Ministério da Saúde. Agência Nacional de Vigilância Sanitária. Resolução da Diretoria Colegiada RDC n. 45, de 19/09/2011. Dispõe sobre o regulamento técnico para fórmulas infantis para lactentes destinadas a necessidades dietoterápicas específicas e fórmulas infantis de seguimento para lactentes e crianças de primeira infância destinadas a necessidades dietoterápicas específicas. Publicada em DOU n. 182, de 21/09/2011.
31. Mofidi S. Nutritional management of pediatric food hypersensitivity. Pediatrics. 2003;111(6Pt3):1645-53.
32. Monti G, Libanore V, Marinaro L, et al. Multiple bone fractures in an 8-year-old child with cow's milk allergy and inappropriate calcium supplementation. Ann Nutr Metab. 2007;51(3):228-31.
33. Morais MB, Spolidoro JV, Vieira MC, et al. Amino acid formula as a new strategy for diagnosing cow's milk allergy in infants: is it cost-effective? J Med Econ. 2016;19(12):1207-14.
34. Muñoz-Furlong A. Daily coping strategies for patients and their families. Pediatrics. 2003;111(6Pt3):1654-61.
35. Paganus A, Juntunen-Backman K, Savilahti E. Follow-up of nutritional status and dietary survey in children with cow's milk allergy. Acta Paediatr. 1992;81(6-7):518-21.
36. Phillipi ST, Cruz ATR, Colucci ACA. Pirâmide alimentar para crianças de 2 a 3 anos. Rev Nutr. 2003;16(1):5-19.
37. Sampson HA. Food allergy. Part 1: Immunopathogenesis and clinical disorders. J Allergy Clin Immunol. 1999;103(5Pt1):717-28.

38. Savage J, Johns CB. Food allergy: epidemiology and natural history. Immunol Allergy Clin North Am. 2015;35(1):45-59.
39. Secretaria de Estado da Saúde de São Paulo. Protocolo Clínico para Normatização da Dispensação de Fórmulas Infantis Especiais a pacientes com alergia à proteína do leite de vaca, atendidos pelo Sistema Único de Saúde, bem como os mecanismos de acompanhamento e avaliação do tratamento proposto. Elaborado por pediatras e nutricionistas das escolas médicas e alguns hospitais públicos da cidade de São Paulo. Disponível em: https://www.saude.sp.gov.br/resources/ses/acoes/assistencia-farmaceutica/protocolo_leites.pdf. Acesso em: 14 fev. 2024.
40. Sicherer SH, Abrams EM, Nowak-Wegrzyn A, Hourihane JO. Managing Food Allergy When the Patient Is Not Highly Allergic. J Allergy Clin Immunol Pract. 2022 Jan;10(1):46-55.
41. Sicherer SH, Sampson HA. Food allergy: epidemiology, pathogeneses, diagnosis, and treatment. J Allergy Clin Immunol. 2013;133(2):291-307.
42. Skypala IJ, McKenzie R. Nutritional Issues in Food Allergy. Clin Rev Allergy Immunol. 2019 Oct;57(2):166-178.
43. Sociedade Brasileira de Pediatria (SBP). Departamento de Nutrologia. Manual de orientação para alimentação do lactente, do pré-escolar, do escolar, adolescente e na escola. 3.ed. São Paulo: SBP; 2012.
44. Solé D, Rodrigues Silva L, Cocco RR, et al. Consenso Brasileiro sobre Alergia Alimentar: 2018, Parte 2 – Diagnóstico, tratamento e prevenção. Documento conjunto elaborado pela Sociedade Brasileira de Pediatria e Associação Brasileira de Alergia e Imunologia. Arq Asma Alerg Imunol. 2018;2(1):39-82.
45. Solé D, Silva LR, Cocco RR, et al. Consenso Brasileiro sobre Alergia Alimentar: 2018, Parte 1 – Etiopatogenia, clínica e diagnóstico. Documento conjunto elaborado pela Sociedade Brasileira de Pediatria e Associação Brasileira de Alergia e Imunologia. Arq Asma, Alerg e Imunol. 2018;2(1):7-38.
46. Somers L. Food allergy: nutritional considerations for primary care providers. Pediatr Ann. 2008;37(8):559-68.
47. Sorensen K, Cawood AL, Gibson GR, et al. Amino Acid Formula Containing Synbiotics in Infants with Cow's Milk Protein Allergy: A Systematic Review and Meta-Analysis. Nutrients. 2021 Mar 14;13(3):935.
48. Steinman HA. "Hidden" allergens in foods. J Allergy Clin Immunol. 1996;98(2):241-50.
49. Straub DA. Calcium supplementation in clinical practice: a review of forms, doses, and indications. Nutr Clin Pract. 2007;22(3):286-96.
50. Tiainen JM, Nuutinen OM, Kalavainen MP. Diet and nutritional status in children with cow's milk allergy. Eur J Clin Nutr. 1995;49(8):605-12.
51. Toporovski MS, Vieira MC, Spolidoro JV, et al. Alergia ao leite de vaca. In: Lopez F, Campos Jr D (eds.). Tratado de pediatria – SBP. Santana de Parnaíba: Manole; 2007. p.863-71.
52. Toporovski MS. Conhecimento de pediatras e nutricionistas sobre o tratamento da alergia ao leite de vaca no lactente. Rev Paul Pediatr. 2007;25(2):104-5.
53. Vandenplas Y, Castrellon PG, Rivas R, et al. Safety of soya-based infant formulas in children. Br J Nutr. 2014;111(8):1340-60.
54. Vieira MC, Spolidoro JV, Morais MB, Toporovski MS. Guia de diagnóstico e tratamento da alergia à proteína do leite de vaca. São Paulo: Support; 2004.
55. Weaver CM, Proulx WR, Heaney R. Choices for achieving adequate dietary calcium with a vegetarian diet. Am J Clin Nutr. 1999;70(Suppl):543S-8S.
56. Yonamine GH, Pinotti R. Planejamento da intervenção nutricional. In: Yonamine GH, Pinotti R. Alergia alimentar: alimentação, nutrição e terapia nutricional. Santana de Parnaíba: Manole; 2021. p. 220-230.
57. Yu JW, Pekeles G, Legault L, McCusker CT. Milk allergy and vitamin D deficiency rickets: a common disorder associated with an uncommon disease. Ann Allergy Asthma Immunol. 2006;96(4):615-9.

15

Abordagem nutricional na criança e no adolescente com câncer

Rafaela Rodrigues Vieira
Karina Viani
Roberto Augusto Plaza Teixeira
Bianca Manzoli
Vanessa da Cunha Oliveira

PONTOS-CHAVE DESTE CAPÍTULO

- As neoplasias podem levar a prejuízo significativo do estado nutricional.
- A síndrome de anorexia e a caquexia são algumas das complicações mais graves e comuns na criança com câncer.
- A avaliação nutricional da criança com câncer deve ser composta por parâmetros antropométricos, bioquímicos, clínicos e dietéticos, com monitoramento constante.
- A alimentação de uma criança com câncer objetiva atender às recomendações nutricionais e de segurança alimentar, sendo muitas vezes indicada terapia nutricional oral, enteral ou parenteral.

INTRODUÇÃO

Embora o câncer seja a principal causa de morte associada a doenças de crianças que vivem em países de alta renda, os índices de cura já ultrapassam 80%, graças ao tratamento médico mais moderno e à intervenção multidisciplinar, na qual o acompanhamento dos fatores sociais e emocionais associados à doença, assim como o manejo correto do estado nutricional do paciente, auxiliam no processo de cura.

Estima-se que a prevalência de má nutrição na criança com câncer varie de 5 a 75%, dependendo do tipo de câncer, da localização, da extensão (estadiamento), do tipo de tratamento instituído e do país de origem do paciente. Estudos mostram uma relação direta entre um estado nutricional saudável e menos episódios de infecção, menor toxicidade, menor tempo de internação e melhor sobrevida global, sobrevida livre de eventos e qualidade de vida.

O pediatra desempenha papel importante na assistência à criança com neoplasia, realizando o diagnóstico e acompanhando tanto durante como após o tratamento. Ao atender um paciente com câncer, o pediatra deve realizar, em conjunto com o profissional de nutrição, uma completa avaliação nutricional e, feito o diagnóstico, promover ações para manter ou recuperar o estado nutricional, proporcionando uma excelente condição de saúde para enfrentar o tratamento antineoplásico.

A terapia nutricional (TN) é usada como modalidade adjuvante na terapia de câncer. Estudos têm apontado que uma boa TN pode favorecer a dose máxima de administração quimioterápica, diminuir taxas de infecções e melhorar a qualidade de vida.

EPIDEMIOLOGIA DO CÂNCER INFANTIL

O câncer infantojuvenil acomete crianças do nascimento aos 19 anos e felizmente é mais raro que o câncer no adulto, correspondendo a 2 a 3% dos tumores malignos que acometem o ser humano. De acordo com Ward et al. (2019), estima-se que haverá cerca de 400 mil novos casos de crianças e adolescentes com câncer anualmente no mundo nos próximos anos, dos quais apenas por volta de metade será diagnosticada e reportada em registros nacionais. A maior parte dos pacientes não diagnosticados reside em países de baixa renda, principalmente na África subsaariana, onde o não diagnóstico ou a subnotificação impera. Estimativas realizadas pelo Instituto Nacional de Câncer (INCA) revelam que serão diagnosticados no Brasil em média 7.930 casos de câncer em crianças e adolescentes (0 a 19 anos) para cada ano do triênio 2023-2025.

A incidência do câncer infantil também varia de acordo com a idade, o sexo e a etnia, sendo discretamente mais frequente no sexo masculino, com variações de acordo com subtipos específicos de neoplasias malignas. Apresenta dois picos etários de incidência, nos primeiros anos de vida e posteriormente entre 15 e 19 anos de idade.

Finalmente, alguns grupos étnicos apresentam riscos distintos para o desenvolvimento de tumores, como é o caso de caucasianos e hispânicos, a maior incidência de câncer em relação a crianças e adolescentes negros nos EUA e a quase inexistência de sarcoma de Ewing em negros globalmente.

Com relação à distribuição do câncer infantil pelo mundo, no grupo diagnosticado com menos de 14 anos estão as leucemias linfoides agudas (LLA) em primeiro lugar (23,3%), seguidas pelos tumores de sistema nervoso central (22,1%), neuroblastoma (7,9%), tumor de Wilms (5,9%) e linfoma não Hodgkin (5,9%), citando somente os mais frequentes. Já na população entre 14 e 19 anos predominam os linfomas, principalmente os de Hodgkin, seguidos do grupo formado pelos tumores epiteliais (carcinomas) e melanoma, além de alguns outros tumores malignos pouco incidentes nos mais jovens, como os tumores ósseos (osteossarcoma e sarcoma de Ewing) e os tumores de células germinativas gonadais. Na América do Sul, as leucemias continuam a representar o tipo de câncer mais frequentemente diagnosticado nessa faixa etária.

Finalmente, vale salientar que o câncer infantil constitui a principal causa de morte em países de alta renda, somente atrás das causas externas, perfil esse já observado na maioria das regiões de países de baixa e média renda, como o Brasil, graças às medidas de saúde pública e de prevenção de doenças. Apesar de corresponder a 8% dos óbitos nessa faixa etária, 8 em cada 10 crianças podem ser curadas, e foi justamente no tratamento das neoplasias malignas infantis que se observaram os maiores progressos na cura do câncer.

FATORES BIOLÓGICOS RELACIONADOS À DESNUTRIÇÃO EM CRIANÇAS COM CÂNCER

A maioria das neoplasias parece não afetar o estado nutricional ao diagnóstico, como as leucemias, os linfomas e o tumor de Wilms. Porém, algumas doenças, como neuroblastoma e sarcoma de Ewing, podem levar a prejuízo significativo do estado nutricional já ao diagnóstico inicial, seja pelo catabolismo promovido pelo tumor, seja por inflamação ou pela queda da ingestão oral acarretada pela doença e pelo tratamento.

Assim, os mecanismos responsáveis pela desnutrição proteico-calórica (DPC) atribuída ao câncer podem ser a ele relacionados de maneira direta ou indireta. Os fatores etiológicos não diferem dos mecanismos já conhecidos, como: anorexia e alterações da percepção do sabor dos alimentos; aumento do gasto energético; náuseas e vômitos causados pelas terapias agressivas; má-absorção intestinal, induzida pela atrofia e pela inflamação da mucosa intestinal, mucosite, entre outros.

A síndrome de anorexia e a caquexia são algumas das complicações mais graves e comuns na criança com câncer, principalmente em doença avançada e/ou refratária ao tratamento. Além dos fatores relatados, a caquexia pode ser intensificada por alterações no metabolismo dos macronutrientes e alterações hormonais, além do aumento das citocinas circulantes (fator de necrose tumoral, interleucinas 1 e 6, interferon) (Quadro 1).

QUADRO 1 Mecanismos de desnutrição da criança com câncer

Psicológicos
▪ Aversão ao alimento. ▪ Estresse.
Efeitos do tumor
▪ Obstruções mecânicas. ▪ Consumpção de substratos.
Relacionados ao hospedeiro
▪ Produção de citocinas (fator de necrose tumoral, interleucinas 1 e 6, interferon). ▪ Metabolismo alterado.
Relacionados à doença e ao tratamento
▪ Anorexia. ▪ Alterações no paladar e no olfato. ▪ Quimioterapia (mucosite, náusea, vômitos). ▪ Radioterapia (náusea, vômitos, xerostomia). ▪ Cirurgia (dor, íleo paralítico).

Fonte: elaboração dos autores.

AVALIAÇÃO CLÍNICA E NUTRICIONAL NA CRIANÇA COM CÂNCER

O estado nutricional adequado da criança e do adolescente é essencial para garantir o crescimento e o desenvolvimento adequados, e isso se torna mais importante para indivíduos em tratamento antineoplásico em razão da ligação direta à menor tolerância às terapias, maior suscetibilidade a infecções, atraso no tratamento, piora da qualidade de vida e do prognóstico.

No Quadro 2 são apresentados os fatores de risco relacionados ao desenvolvimento de subnutrição e sobrepeso/obesidade de acordo com os tipos de câncer.

QUADRO 2 Tipos de tumores associados à desnutrição em pacientes pediátricos

Alto risco para desnutrição	▪ Tumores sólidos em estágios avançados. ▪ Osteossarcoma. ▪ Neuroblastoma estágios III e IV. ▪ Rabdomiossarcoma. ▪ Sarcoma de Ewing. ▪ Meduloblastoma. ▪ Leucemia e linfoma com múltiplas recaídas. ▪ Tumores de cabeça e pescoço. ▪ Transplante de células-tronco hematopoiéticas.
Risco moderado para desnutrição	▪ Tumores sólidos não metastáticos. ▪ Leucemia linfoblástica aguda de bom prognóstico. ▪ Doenças avançadas em remissão durante o tratamento de manutenção.
Alto risco para sobrepeso/obesidade	▪ Leucemia linfoblástica aguda que recebe irradiação craniana. ▪ Craniofaringioma. ▪ Malignidades com doses elevadas e prolongadas de corticosteroides. ▪ Irradiação total do corpo, abdominal ou craniana.

Fonte: elaboração dos autores.

Em razão das alterações metabólicas e em conjunto com o tratamento antineoplásico, o paciente pode ser submetido a ciclos intensivos e frequentes de quimioterapia, associados ou não a radioterapia e/ou cirurgia, o que provoca e potencializa efeitos colaterais, como náuseas, vômitos, anorexia, alteração do paladar e transtornos gastrintestinais (mucosite e diarreia), e compromete a ingestão alimentar, além da possibilidade de alterações na absorção de nutrientes, aumentando o risco nutricional desses pacientes.

Além disso, o estado emocional do paciente, a ansiedade familiar e a hospitalização, condições sociais desfavoráveis como pobreza, baixa condição sociocultural e baixa renda *per capita*, também podem contribuir negativamente para a nutrição do paciente, o que se torna um desafio a ser enfrentado tanto pelo paciente quanto pela família, podendo agravar o estado nutricional das crianças com câncer.

Para a classificação do estado nutricional, é necessária uma avaliação completa, composta por um conjunto de informações, incluindo ingestão alimentar, exames bioquímicos, presença de sintomas, histórico clínico e parâmetros antropométricos como peso, estatura e medida de circunferência do braço (CB).

A combinação de várias medições para avaliar o estado nutricional é mais segura que uma variável isolada. A avaliação da CB é mais sensível, por não ser comumente influenciada diretamente pela massa tumoral, edema e organomegalias, quando existentes, além de ser eficaz para avaliar a massa muscular e diagnosticar a desnutrição, pois apresenta boa correlação com outros parâmetros considerados padrão-ouro para a composição corporal nessa população.

Marcadores bioquímicos e hematológicos, como hemograma, glicemia, eletrólitos, perfil lipídico, enzimas e marcadores inflamatórios, entre outros, podem ser utilizados como parte da avaliação nutricional. Além disso, também são essenciais para o acompanhamento da condição clínica do paciente, podendo auxiliar na tomada de decisão nas condutas nutricionais.

A avaliação alimentar tem como meta coletar dados e informações que permitam conhecer a situação alimentar da criança. Deve-se considerar a alimentação adequada tanto à idade quanto à oferta e à frequência dos alimentos, atendendo às necessidades da criança. Vários estudos indicam fator de risco nutricional quando a ingestão alimentar é menor que 70 a 75% das necessidades alimentares.

É necessário acompanhar a ingestão alimentar para que sejam realizadas as alterações necessárias no cardápio, de acordo com as necessidades individuais.

O Quadro 3 apresenta os principais efeitos adversos dos quimioterápicos relacionados à nutrição mais utilizados no tratamento oncológico pediátrico.

Não há um consenso para avaliar nutricionalmente uma criança com câncer; vários parâmetros devem estar associados para diagnosticar o estado nutricional, e essa avaliação deve ser frequente para o moni-

QUADRO 3 Efeitos nutricionais adversos dos quimioterápicos no tratamento pediátrico

Agentes citotóxicos	Náuseas e vômitos	Diarreia	Constipação	Mucosite	Anorexia	Eletrólitos anormais	Outros
Agentes de alquilação							
Carboplatina	+++	–	–	–	+	+	Toxicidade renal
Cisplatina	++++	–	–	–	+	++	Toxicidade renal
Ciclofosfamida	++++	–	–	–	++	++	
Antibióticos							
Doxorrubicina	+++	+	–	++	+	–	
Daunorrubicina	++	+	–	++		+	
Mitomicina	++	–	–	++	++	–	
Antimetabólicos							
Citarabina	++	+	–	++	++	–	Hemorragia GI
5-fluoruracil	++	+	–	++++	++++	–	Proctite
Metotrexato	+	+	–	++++	++++	–	Gengivite, faringite
Alcaloides de plantas							
Vincristina	+	–	+++	–	++	–	Íleo paralítico
Vinblastina	+	–	++	+	+	–	Dor abdominal
Inibidores de topoisomerase							
Irinotecano	++	++++	–	++	–	+	Perda de peso
Topotecano	++	++	+	+	–	++	
Outros							
Etoposídeo	+	+	–	–	+	–	Pancreatite
Bleomicina	+	–	–	–	–	–	Alterações pulmonares

+: discreta; ++: leve; +++: moderada; ++++ intensa; GI: gastrintestinal.
Fonte: adaptação de Shils e Shike (2003).

toramento constante da criança, devendo sempre considerar as vantagens e desvantagens de cada método e os históricos clínico e dietético de cada paciente.

TRATAMENTO DIETOTERÁPICO

A TN é usada como modalidade adjuvante na terapia do câncer. Estudos têm apontado que a TN, quando bem utilizada, pode favorecer a dose máxima de administração quimioterápica, diminuir taxas de infecções e melhorar a qualidade de vida.

A alimentação de uma criança com câncer deve ter como objetivo atender às recomendações nutricionais correspondentes à idade e às condições clínica e nutricional, oferecendo nutrientes essenciais para o crescimento, otimizando a absorção ótima dos alimentos e proporcionando adequada hidratação.

Para determinar a necessidade energética, na indisponibilidade de calorimetria (padrão-ouro), o Consenso Nacional de Nutrição Oncológica para o paciente pediátrico indica o cálculo do gasto energético total pela equações das *Dietary reference Intakes* (DRI)/Institute of Medicine (IOM) (2006), por idade, sexo e nível de atividade física. Destaca-se a importância de atentar para o paciente crítico ou aquele submetido ao transplante de células-tronco hematopoiéticas (condicionamento até enxertia neutrofílica), de modo a não ofertar energia em demasia, pelo risco de *overfeeding*. Nessa situação, deve-se considerar apenas o gasto energético basal, estimado pela equação de Schofield (1985), não utilizando fatores de correção para estresse metabólico.

Para pacientes subnutridos que necessitem de oferta calórica adicional para recuperação do estado nutricional, o cálculo pode ser feito com base no peso do percentil 50 para índice de massa corporal para a idade (IMC/I) ou peso para a estatura (P/E). Em caso de excesso de peso, utilizar o percentil 90 de IMC/I ou P/E, sem que o ajuste ultrapasse em 20% o peso atual.

Para as necessidades proteicas, o mesmo consenso recomenda a referência da Sociedade Americana de Nutrição Parenteral e Enteral (Aspen), de 2002, acrescentando-se de 15 a 50% em caso de perda de peso e subnutrição (Quadro 4).

QUADRO 4 Recomendação de proteína segundo Aspen, 2002

Até 2 anos	2,5-3 g prot/kg/dia
2-11 anos	2 g prot/kg/dia
≥ 12 anos	1,5-2 g prot/kg/dia

Fonte: Aspen (2002).

As necessidades hídricas devem ser calculadas por Holliday e Segar (1957), conforme o Consenso Nacional de Nutrição Oncológica.

A alimentação do paciente com neutropenia grave e prolongada exige atenção à segurança alimentar, uma vez que há alto risco de infecções. Não há indicação de dieta com restrição de alimentos crus (ou dieta para neutropenia), devendo ser considerada a orientação continuada das famílias quanto à higiene dos alimentos e às boas práticas sanitárias (Quadro 5), de acordo com a realidade do hospital e da população atendida.

Para todos os pacientes em tratamento antineoplásico, recomenda-se o monitoramento constante do estado nutricional e da ingestão alimentar, realizando orientações nutricionais conforme os efeitos adversos apresentados, a fim de manter ou recuperar o estado nutricional (Quadro 6).

QUADRO 5 Resumo das orientações de alimentação durante o tratamento onco-hematológico

- Manter higiene adequada das mãos.
- Cuidados com alimentos industrializados (não utilizar produtos com embalagens amassadas, enferrujadas, rasgadas, danificadas ou estufadas; atentar-se à data de validade).
- Higienizar frutas, legumes e verduras com solução de hipoclorito de sódio.
- Verificar com nutricionista se é permitido consumir alimentos preparados fora de casa (avaliação individual e de acordo com o momento do tratamento).
- Não consumir carnes e ovos crus ou malcozidos.
- Manter a cozinha e a geladeira limpas.
- Não compartilhar alimentos e bebidas com outras pessoas.
- Manter acompanhamento nutricional.

Fonte: elaboração dos autores.

QUADRO 6 Estratégias nutricionais utilizadas no paciente pediátrico oncológico

- Fracionar as refeições (6-8 por dia).
- Modificar a consistência das preparações (pastosas ou liquidificadas) e a temperatura dos alimentos, caso seja necessário.
- Comer devagar e mastigar bem os alimentos.
- Em caso de náuseas e vômitos: chupar gelo ou picolé de frutas cítricas preparado com sucos de frutas naturais cerca de 30-40 minutos antes das refeições; consumir gengibre e limão em preparações como sucos, saladas e sopas.
- Evitar longos períodos de jejum.

Fonte: elaboração dos autores.

Em caso de mucosite, algumas adaptações podem ser feitas na alimentação, como evitar alimentos duros, com temperaturas extremas e muito condimentados. Porém, nos casos mais graves, pode ser difícil conseguir ingerir até mesmo água, podendo a alimentação ser suspensa durante o período. Nesse momento não é possível passar sonda nasogástrica (SNG) pelo risco de lesões, sendo necessário planejar com antecedência a TN dos pacientes suscetíveis a essa complicação.

Muitas vezes, apesar do manejo dietético, a alimentação não é suficiente para a manutenção e/ou a recuperação do estado nutricional, sendo indicado o uso de suplementação oral.

A provisão de uma TN é um componente determinante no manejo da criança com câncer. Muitas vezes o paciente necessitará de intervenção nutricional ainda mais especializada durante o tratamento, seja por meio da nutrição enteral (NE), seja pela nutrição parenteral (NP). A NE é a via de primeira escolha quando a suplementação não é possível por qualquer motivo, e possibilita vantagens como diminuição do risco de infecções e menos alterações hepáticas e da mucosa intestinal, além de ser uma via alternativa para a administração de medicamentos. Em situações em que a via enteral esteja contraindicada, ou ainda quando não for suficiente para ofertar o aporte nutricional necessário, há indicação do uso de NP.

CONCLUSÕES

O câncer e o tratamento antineoplásico, somados aos fatores emocionais e sociais associados à doença, que interferem na ingestão alimentar, podem levar o paciente à subnutrição. O estado nutricional tem relação direta com a ausência de recaída da doença e o sucesso no tratamento. Assim, o acompanhamento nutricional do paciente de maneira sistematizada e constante, composto pelo rigoroso acompanhamento da alimentação e do estado nutricional, colabora para a monitoração efetiva, possibilitando uma intervenção alimentar adequada e a minimização dos efeitos colaterais do tratamento.

O atendimento multidisciplinar é importante no tratamento do câncer para dar suporte à família e melhorar a qualidade de vida do paciente, devendo incluir a continuidade da assistência prestada, durante todas as fases da doença.

SUGESTÕES DE LEITURA

1. Aspen Board of Directors and the Clinical Guidelines Task Force. Guidelines for the use of parenteral and enteral nutrition in adult and pediatric patients. JPEN J Parenter Enteral Nutr. 2002;26(2):1SA-138SA.
2. Barr RD, Stevens MCG. The influence of nutrition on clinical outcomes in children with cancer. Pediatr Blood Cancer. 2020;67(Suppl 3):e28117.
3. Dietary Reference Intakes: the essential guide to nutrient requirements. Washington, DC: National Academies Press; 2006.
4. Holliday MA, Segar WE. The maintenance need for water in parenteral fluid therapy. Pediatrics. 1957;19:823-32.
5. Instituto Nacional de Câncer (Inca). Consenso Nacional de Nutrição Oncológica: paciente pediátrico oncológico. Rio de Janeiro: Inca; 2014.
6. Ma Y, Lu X, Liu H. Neutropenic diet cannot reduce the risk of infection and mortality in oncology patients with neutropenia. Front Oncol. 2022;12:836371.
7. Schofield WN. Predicting basal metabolic rate, new standards and review of previous work. Hum Nutr Clin Nutr. 1985;39:5-41.
8. Sociedade Brasileira de Nutrição Oncológica (SBNO). I Consenso brasileiro de nutrição oncológica da SBNO. Rio de Janeiro: Edite; 2021.
9. Trehan A, Viani K, da Cruz LB, et al. The importance of enteral nutrition to prevent or treat undernutrition in children undergoing treatment for cancer. Pediatr Blood Cancer. 2020;67(Suppl 3):e28378.
10. Viani K, Oliveira V, Nabarrete J, et al. (eds.). Nutrição e câncer infantojuvenil. Barueri: Manole; 2017.
11. Viani K, Trehan A, Manzoli B, Schoeman J. Assessment of nutritional status in children with cancer: a narrative review. Pediatr Blood Cancer. 2020;67(Suppl 3):e28211.
12. Ward ZJ, Yeh JM, Bhakta N, et al. Estimating the total incidence of global childhood cancer: a simulation-based analysis. Lancet Oncol. 2019;20(4):483-93.
13. Shils ME, Shike M. Suporte do paciente com câncer. In Shils ME, Olson JA, Shike M, Ross AC (eds.). Tratado de nutrição moderna na saúde e na doença. 9.ed. Barueri: Manole; 2003. p.1385-416.

16

Abordagem nutricional na criança e no adolescente com fibrose cística

Lenycia de Cassya Lopes Neri
Fabíola Villac Adde
Camila Pugliese

PONTOS-CHAVE DESTE CAPÍTULO

- Cuidados nutricionais são essenciais no tratamento da fibrose cística (FC).
- Em linhas gerais, a dieta deve ser hipercalórica, hiperlipídica e individualizada de acordo com as preferências do paciente.
- A abordagem terapêutica nutricional deve prever intervenções cognitivo-comportamentais, colocando o paciente no centro do tratamento, para melhor adesão e eficácia da terapia.

INTRODUÇÃO

A fibrose cística (FC) é uma moléstia hereditária autossômica recessiva, caracterizada por doença pulmonar obstrutiva crônica (DPOC), insuficiência pancreática e aumento dos níveis de sódio e cloro no suor. É a doença genética letal mais comum na etnia caucasiana. A incidência é de aproximadamente 1/3.000 nascimentos na etnia branca, sendo menos frequente na negra e rara na oriental. No Brasil, estima-se que ocorra em 1/7.500 nascimentos.

O gene determinante da FC localiza-se no braço longo do cromossomo 7 e codifica uma proteína complexa, a *cystic fibrosis transmembrane conductance regulator* (CFTR), presente no epitélio de diversas glândulas. Mais de 2 mil mutações já foram descritas, e, associadas a genes modificadores e fatores ambientais, devem ser responsáveis pela variação no espectro clínico da doença, com casos muito graves precocemente e outros mais leves, com diagnóstico até na vida adulta. A CFTR é a proteína responsável pelo transporte de cloro através das membranas celulares, e a alteração nesse transporte leva também à absorção excessiva de sódio e água, tornando as secreções desidratadas e mais viscosas. Isso ocasiona obstrução dos dutos de vários órgãos, com disfunção generalizada das glândulas exócrinas, principalmente do pâncreas, intestino, dutos biliares, vias aéreas e glândulas sudoríparas, levando aos múltiplos sintomas da doença.

Nas últimas décadas, a sobrevida de pacientes com FC vem aumentando significativamente, com mediana prevista de sobrevida de 53,1 anos para quem nasceu entre 2017 e 2021 nos EUA. Dados do registro anual norte-americano de FC indicam que 58% dos pacientes são adultos. O diagnóstico mais precoce pela triagem neonatal, a melhor abordagem no tratamento da doença pulmonar e a melhora do estado nutricional foram os grandes responsáveis por essas mudanças.

No Brasil, os dados do Registro Brasileiro de Fibrose Cística (REBRAFC) de 2020 apontam 6.112 pessoas registradas com diagnóstico de FC, sendo 25% desse total no estado de São Paulo. A mediana de idade da população brasileira com FC no Brasil é de cerca de 10 anos, sendo predominantemente pediátrica, diferente do que ocorre nos países desenvolvidos, onde a população adulta já supera a pediátrica.

ABORDAGEM NUTRICIONAL

A nutrição desempenha papel determinante no tratamento da FC porque influencia a sobrevida e a qualidade de vida. Atualmente, observam-se com bastante frequência pacientes com FC em bom estado nutricional, e essa deve ser a meta de todo centro de FC. De modo geral, isso se deve ao diagnóstico mais precoce, à instituição imediata de suplementação enzimática, à adequação dietética e ao implemento de medidas de controle da pneumopatia.

Aproximadamente 85% dos pacientes com FC apresentam alterações do pâncreas exócrino. A deficiência de enzimas pancreáticas leva a alterações na digestão e na absorção de nutrientes e, consequentemente, esteatorreia (perda de gordura pelas fezes) e baixo ganho de peso/altura.

A reposição da enzima pancreática deve ser realizada em cada refeição, antes de iniciá-la ou com as primeiras colheradas. Atualmente as enzimas pancreáticas são administradas na forma de cápsulas, contendo esferas recobertas por resinas ácido-resistentes e evitando, com isso, a inativação pela acidez gástrica. Assim, a enzima chega em forma ativa no duodeno e no jejuno, possibilitando aumento na absorção de gordura para 85 a 90% do ingerido. A dose recomendada é de 500 a 2.000 unidades de lipase/kg/refeição, não se devendo exceder 10.000 U/kg/dia pelo risco de colonopatia fibrosante, uma grave complicação intestinal associada à ingestão de doses excessivas de enzimas. Nos pacientes que necessitam de altas dosagens de enzima para o controle da esteatorreia, devem-se associar inibidores da secreção gástrica de ácido, como o omeprazol ou equivalentes, para melhorar o pH intestinal, otimizando a ação da enzima. É necessária a individualização das doses e a monitoração do padrão de evacuações e da perda de gordura fecal e do ganho de peso e altura. A otimização da absorção de gordura está correlacionada com a distribuição adequada das enzimas pancreáticas, de acordo com o teor de gordura das refeições.

Existem três períodos de maior atenção ao estado nutricional:

- Primeiros 12 meses após o diagnóstico.
- Do nascimento aos 12 meses para lactentes diagnosticados no pré-natal ou no nascimento.
- Puberdade (meninas a partir de 9 anos e meninos a partir de 12 anos).

Os bebês em aleitamento materno nos primeiros meses de vida devem ser acompanhados semanalmente ou a cada 15 dias até que o ganho adequado de peso se estabeleça. Depois disso, até o primeiro ano de vida as consultas podem ser realizadas mensalmente. O crescimento e o estado nutricional devem ser monitorados a cada 3 meses, exceto em casos de desnutrição, quando devem ser acompanhados em intervalos mais curtos a depender da idade.

Fazem parte da avaliação nutricional os dados do histórico clínico, o exame físico, o estágio puberal e a antropometria: peso, estatura, perímetro cefálico (nos menores de 2 anos), índice de massa corporal (IMC), pregas cutâneas e circunferências do braço e muscular do braço. As medidas da prega cutânea tricipital e da circunferência muscular do braço fornecem dados sobre as reservas de gordura e massa magra, respectivamente. Para a avaliação da composição corporal, o exame de densitometria óssea e a bioimpedância elétrica também podem ser considerados, quando disponíveis. Para a classificação do estado nutricional, devem ser utilizados os parâmetros antropométricos da Organização Mundial da Saúde (OMS).

Os exames bioquímicos como hemograma, ferro sérico, eletrólitos, vitaminas lipossolúveis, ácidos graxos e função hepática e renal, assim como marcadores inflamatórios, contribuem para a avaliação nutricional do paciente com FC. Entretanto, não há parâmetros bioquímicos específicos que indiquem presença de desnutrição nesses pacientes. Exames como albumina, pré-albumina, transferrina e proteína ligadora do retinol são marcadores importantes para complementar a avaliação nutricional, devendo ser avaliados junto ao contexto clínico.

Desde 2012, uma nova classe de medicações para FC, denominada moduladores da proteína CFTR (ivacaftor, lumacaftor, tezacaftor – Kalydeco®, Orkambi®, Symdeko®), foi aprovada nos EUA, Europa e Canadá e tem sido usada nos pacientes com FC. Elas agem de acordo com o tipo de mutação presente, melhorando a expressão na membrana e o funcionamento da proteína CFTR e, consequentemente, o transporte de cloro nas células.

Em outubro de 2019, a Food and Drug Administration (FDA) aprovou uma nova droga dessa classe, chamada Trikafta® (elexacaftor/tezacaftor/ivacaftor), a primeira terapia de combinação tripla disponível para tratar pacientes com FC com 2 anos ou mais e no mínimo uma mutação F508del, a mais comum na FC. Os resultados com o Trikafta® nos estudos com mais de 500 pacientes foram impressionantes: aumento significativo na função pulmonar, queda dos valores de cloro no suor, melhora nutricional e da qualidade de vida e redução do número de exacerbações infecciosas. Até em pacientes com doença pulmonar grave o Trikafta® levou a melhora da função pulmonar, melhora nutricional e redução do número de pacientes necessitando de oxigenoterapia e ventilação não invasiva domiciliar e do uso de dieta enteral. Em março de 2022, houve a aprovação do Trikafta® pela Agência Nacional de Vigilância Sanitária (Anvisa), estando no momento em avaliação pela Comissão Nacional de Incorporação de Tecnologias no Sistema Único de Saúde (Conitec). Essa medicação traz uma grande esperança de melhora na qualidade de vida e sobrevida dos pacientes com FC elegíveis ao tratamento.

Com o advento dos moduladores da CFTR, levando à estabilização da doença pulmonar com menor gasto energético, a melhor absorção dos nutrientes e maior sobrevida dos pacientes com FC, o excesso de adiposidade começa a ser alarmante nesses pacientes. Nesses casos, são recomendadas estratégias de educação nutricional e alimentação saudável, por exemplo, preferência de consumo de alimentos naturais, como frutas, verduras e legumes, e redução de alimentos ultraprocessados para evitar o sobrepeso e a obesidade. Essa situação já é preocupante nos EUA, onde, no registro de 2021, constatou-se que 40,4% dos adultos já apresentam aumento do IMC: 28,7% na faixa de sobrepeso e 11,7% com obesidade, principalmente nos homens. A porcentagem de adultos com sobrepeso ou obesidade nos EUA mais do que dobrou nos últimos 20 anos. Muito desse aumento é atribuído ao ganho de peso associado à terapia com moduladores da proteína CFTR.

NECESSIDADE CALÓRICA

Os pacientes com FC apresentam gasto energético aumentado, decorrente do quadro da doença pulmonar, da frequência e gravidade das infecções e da inflamação pulmonar crônica. Portanto, o consumo de uma dieta adequada é um componente essencial no cuidado nutricional para esses pacientes.

Segundo diretrizes nacionais e internacionais de FC, os pacientes necessitam de 110 a 200% da recomendação de energia quando comparados com a população saudável. Porém, como não existe método de mensuração energética ideal, o ganho de peso e o estoque de gordura devem ser acompanhados rigidamente, por meio de avaliações antropométricas periódicas. A melhor maneira de avaliar um balanço energético positivo é o ganho de peso e altura pelo acompanhamento com as curvas de crescimento propostas pela OMS. Adicionalmente, recomenda-se inquérito dietético de 3 a 5 dias para verificar a ingestão de modo mais detalhado.

Recomenda-se que de 35 a 40% da energia seja fornecida por lipídios (preferencialmente ricos em ácidos graxos essenciais), cerca de 40 a 45% da energia deve ser proveniente de carboidratos e 20% de proteínas, além da suplementação de vitaminas de acordo com a necessidade indicada na Tabela 1. O consumo de fibras deve ser considerado o mesmo para a população geral segundo as *Dietary Reference Intakes* (DRI) ou Recomendações Nutricionais Diárias.

A ingestão calórica pode estar prejudicada em algumas situações especiais, como na esofagite secundária ao refluxo gastroesofágico, nas exacerbações das infecções pulmonares, na síndrome da obstrução intestinal distal e relacionado às alterações comportamentais. A diminuição do apetite e a perda de peso podem ser os primeiros sinais de uma infecção pulmonar aguda.

TABELA 1 Doses para suplementação de vitaminas lipossolúveis em pacientes com fibrose cística

Idade	Suplementação diária individual			
	Vitamina A, UI	Vitamina E, UI	Vitamina K, mg	Vitamina D, UI
< 1 ano	4.000	50	0,3-1	400
> 1 ano	4.000-10.000	100-400	1-10	400-800
Adultos	4.000-10.000	100-400		800-2.000

Fonte: Stallings, 2008.

ESTRATÉGIAS PARA AUMENTAR A OFERTA DE ENERGIA

Nos lactentes, deve-se estimular a amamentação, pois na maioria das vezes só a ingestão de leite materno associada a uma boa estratégia de administração de enzimas é suficiente para a boa nutrição nos primeiros meses de vida.

As estratégias usadas até os dias de hoje para melhorar a ingestão energética incluem acompanhamento com nutricionista, suplementos dietéticos orais e dietas por meio de sonda enteral ou gastrostomia, em casos selecionados. Nutrição parenteral está reservada a situações de pós-operatório ou antes de um transplante de pulmão, quando nenhuma das outras estratégias for possível. O tratamento comportamental com psicólogo pode ser necessário em alguns casos.

Os suplementos orais (SO) são recomendados quando o paciente apresentar risco nutricional moderado ou alto, com redução do percentil e/ou escore Z para peso/estatura, e quando as necessidades nutricionais não foram alcançadas pela dieta habitual, após o aconselhamento dietético e a reposição enzimática adequada. Em situações de agravo respiratório ou outras condições clínicas, pode haver diminuição da ingestão alimentar. Recomenda-se que os SO forneçam de 20 a 25% das recomendações nutricionais, de maneira a individualizar a prescrição de acordo com as preferências do paciente, idade, estado clínico e nutricional.

Na deficiência nutricional, sem resposta às medidas não invasivas de intervenção nutricional, deve-se indicar a dieta enteral, por sonda de gastrostomia. A nutrição por sonda enteral deve ser feita preferencialmente no período noturno. Entre os critérios para a implementação da dieta via enteral estão: perda de peso contínua ou ganho de peso inadequado em período de 3 a 6 meses mesmo com uso de suplemento oral e otimização da terapia de reposição enzimática, em casos de pacientes com dificuldade em atingir o intervalo de percentil 10-50 para IMC/idade ou peso/idade, ou estatura/idade menor que o percentil 10.

A prescrição da terapia nutricional enteral deve ser individualizada e discutida em equipe interdisciplinar. Recomenda-se ofertar de 40 a 60% das necessidades energéticas diárias. Devem-se administrar as enzimas pancreáticas no começo e no fim da infusão e monitorar a glicemia, quando há suspeita de diabete.

A insuficiência pancreática leva à deficiência das vitaminas lipossolúveis, sendo necessária a suplementação com polivitamínico específico em todos os pacientes. Mesmo quando a função pancreática for suficiente, muitas vezes a suplementação é necessária, em razão da ingestão inadequada de micronutrientes.

No que diz respeito à vitamina D, apesar das recomendações nas diretrizes brasileiras de nutrição em FC de 800 a 1.000 UI de 4 a 8 anos e de 800 a 2.000 UI para maiores de 8 anos, a prática clínica demonstra que, mesmo recebendo 3.000 UI de vitamina D através do softgel ou comprimido mastigável, há pacientes com níveis séricos baixos, portanto talvez sejam necessárias mais pesquisas sobre esse nutriente nessa população.

Em relação aos minerais, a suplementação de sódio e cloreto é necessária, principalmente em lugares de clima quente ou em situações que causem excessiva sudorese. Nos lactentes, a recomendação é de suplementação com 2 a 4 mEq/kg/dia de cloreto de sódio em soluções ou na forma de sal de cozinha. As crianças maiores deverão receber alimentação com maior quantidade de sal, caso estejam sujeitas a estresse térmico.

Estudos recentes indicam que a utilização de probióticos em FC tem potencial para diminuir a inflamação intestinal e as exacerbações pulmonares, além de melhorar a qualidade de vida, porém ensaios clínicos randomizados bem delineados ainda devem ser realizados para melhor definir as cepas, quantidades e duração do tratamento. Não é recomendado o uso de probióticos ou simbióticos em pacientes submetidos a transplante pulmonar pelo risco de translocação bacteriana (pacientes imunossuprimidos). Na prática clínica, é liberado o uso apenas 1 ano após o transplante, mediante supervisão médica e nutricional.

CONCLUSÕES

A melhora nutricional dos portadores de FC tem demonstrado cada vez maior relação com melhora da capacidade pulmonar, e as perspectivas futuras são promissoras. As estratégias de intervenções comportamentais por meio de educação nutricional têm se mostrado efetivas quando comparadas com o aconselhamento dietético isolado.

O manejo nutricional é um aspecto muito importante no tratamento e no prognóstico da FC. A investigação cuidadosa e detalhada do consumo alimentar e a monitoração regular da antropometria auxiliam no diagnóstico e no estabelecimento do programa de educação nutricional, individualizando a intervenção.

Faz-se necessário um trabalho de educação nutricional, junto aos pais e às crianças com FC, frisando a importância da alimentação adequada para o correto desenvolvimento, principalmente no que diz respeito à estatura. É importante entender a realidade e as dificuldades dos pacientes e ensinar aos pais como lidar com essas situações no dia a dia, principalmente no momento das refeições.

O comportamento alimentar deve ser o foco para ajudar na melhora do convívio familiar, minimizando o estresse na hora das refeições, o que levará, no final, à melhora da ingestão energética e, consequentemente, do estado nutricional.

SUGESTÕES DE LEITURA

1. Athanazio RA, Silva Filho LVRF, Vergara AA, et al. Brazilian guidelines for the diagnosis and treatment of cystic fibrosis. J Bras Pneumol. 2017;43(3):219-45.
2. Bergeron C, Cantin AM. New therapies to correct the cystic fibrosis basic defect. Int J Mol Sci. 2021;22(12):6193.
3. Borowitz D, Baker RD, Stallings V. Consensus report on nutrition for pediatric patients with cystic fibrosis. Journal of Pediatric Gastroenterology and Nutrition. 2002;35:246259.
4. Borowitz D, Robinson KA, Rosenfeld M, et al. Cystic Fibrosis Foundation evidence-based guidelines for management of infants with cystic fibrosis. J Pediatr. 2009;155(6 Suppl):S73-93.
5. Cystic Fibrosis Foundation Patient Registry. 2021 Annual Data Report. Bethesda, Maryland: 2022 Cystic Fibrosis Foundation; 2022.
6. Grupo Brasileiro de Estudos de Fibrose Cística. Registro Brasileiro de Fibrose Cística (REBRAFC): Relatório Anual I 2014. Disponível em: http://gbefc.org.br/ckfinder/userfiles/files/REBRAFC_2014.pdf. Acesso em: 30 out. 2023.

7. Grupo Brasileiro de Estudos de Fibrose Cística. Registro Brasileiro de Fibrose Cística (REBRAFC): Relatório Anual 2019. 17/12/2021. Disponível em: https://portaldeboaspraticas.iff.fiocruz.br/wp-content/uploads/2022/07/REBRAFC_2019.pdf. Acesso em: 30 out. 2023.
8. Neri LC, Simon MI, Ambrósio VL, et al. Brazilian guidelines for nutrition in cystic fibrosis. Einstein (São Paulo). 2022;20:eRW5686.
9. Salomão LZ, Athanazio RA, Rached SZ, et al. A real--life study of elexacaftor-tezacaftor-ivacaftor therapy in people with cystic fibrosis in Brazil. Pulmonology. 2023; S2531-0437(23)00088-0.
10. Sinaasappel M, Stern M, Littlewood J, et al. Nutrition in patients with cystic fibrosis: a European Consensus. J Cyst Fibros. 2002;1(2):51-75.
11. Stallings VA, Stark LJ, Robinson KA, et al. Evidence--based practice recommendations for nutrition-related management of children and adults with cystic fibrosis and pancreatic insufficiency: results of a systematic review. J Am Dietetic Assoc. 2008;108(5):832-9.
12. Turck D, Braegger CP, Colombo C, et al. Espen-ESPGHAN-ECFS guidelines on nutrition care for infants, children, and adults with cystic fibrosis. Clin Nutr. 2016;35(3):557-77.

PARA SABER MAIS

1. Diretrizes brasileiras de nutrição em fibrose cística. Disponível em: https://youtube.com/playlist?list=PLhoFKwCI1jFp2Bv8BZS6Z_tL6UpdsWuSg. Acesso em: 30 out. 2023.

17

Obesidade na criança e no adolescente

Rosana Tumas
Artur Figueiredo Delgado
Louise Cominato
Valéria Moro
Mariana Nascimento
Larissa Baldini Farjalla Mattar

PONTOS-CHAVE DESTE CAPÍTULO

- Diagnosticar e avaliar as causas da obesidade.
- Detectar complicações da obesidade.
- Orientar a conduta terapêutica para os pacientes obesos.

INTRODUÇÃO

A prevalência da obesidade em crianças e adolescentes aumentou em todo o mundo nas últimas 5 décadas. De 1975 a 2016, a prevalência global de obesidade entre indivíduos de 5 a 19 anos aumentou de 0,7 para 5,6% para meninas e de 0,9 para 7,8% para meninos.

Em 2019, a World Obesity Federation projetou 206 milhões de crianças e adolescentes com idade entre 5 e 19 anos vivendo com obesidade em 2025, e 254 milhões em 2030, espalhados por todos os continentes.

Apesar de atualmente se observar uma estabilização no crescimento da prevalência da obesidade nos países desenvolvidos, a da obesidade grave continua a progredir. Uma pesquisa realizada em países europeus mostrou que aproximadamente um quarto das crianças com obesidade foram classificadas com obesidade grave. Essa informação traz implicações para o planejamento da prestação de serviços de saúde, uma vez que esses pacientes provavelmente necessitarão de tratamentos mais especializados e intensivos, além de exigirem uma estrutura diferenciada, com adaptação condizente ao tamanho desses pacientes.

As projeções são de que, em 2030, o Brasil terá 7,7 milhões de crianças obesas, com estimativa de que 23% das crianças entre 5 e 9 anos e 18% dos adolescentes entre 10 e 19 anos serão afetados pela doença, segundo o relatório mundial da obesidade (*World Obesity Atlas*, 2022).

A associação entre o excesso de peso e fatores de risco para doenças crônicas no adulto confere à obesidade grande importância em termos de saúde pública. Esse fato justifica a necessidade de monitorar de perto o crescimento das crianças e adolescentes, uma vez que a identificação precoce da obesidade permite a prevenção de problemas de saúde a longo prazo.

Muito se tem discutido sobre a causa dessa epidemia. É senso comum que não se deve culpar apenas as mudanças no ambiente ou na genética. Entretanto, as mudanças ambientais (hábitos alimentares e de estilo de vida) são as principais responsáveis, uma vez que não é possível ocorrer uma mudança genética em tão curto tempo.

Fatores como a ingestão de bebidas adoçadas, o tempo gasto com televisão, *videogames*, computadores, *tablets* e celulares têm um papel conhecido no desenvolvimento da obesidade infantil.

A deprivação do sono também está aparentemente envolvida no aumento da ingestão alimentar e no desenvolvimento de resistência insulínica (independentemente da adiposidade). Os mecanismos envolvidos ainda não estão bem estabelecidos, mas podem incluir alterações nos níveis de leptina e grelina.

Existem evidências crescentes apontando o fato de influências ambientais e nutricionais durante períodos críticos do desenvolvimento (gestação e os 2 primeiros anos de vida) causarem efeitos permanentes na predisposição individual à obesidade e à síndrome metabólica. A esse fenômeno tem-se dado o nome de programação metabólica.

Nas últimas décadas, mudanças de estilo de vida ocorreram em todo o mundo, resultando em redução da atividade física e aumento da ingestão calórica, inclusive para as crianças. As pessoas trocaram o caminhar e o subir escadas pelo uso de automóveis, elevadores e escadas rolantes. O tempo gasto com brincadeiras ao ar livre diminuiu, assim como ocorreu com os programas escolares de educação física. As crianças também estão gastando mais tempo assistindo à televisão e utilizando computadores do que realizando atividades físicas. A Academia Americana de Pediatria recomenda que as crianças com menos de 2 anos não devem assistir à TV, em razão do risco de desenvolver distúrbios de comportamento, e as com mais de 2 anos não devem ultrapassar 2 horas/dia vendo TV, pelo risco de desenvolver obesidade.

Mudanças na dieta também contribuíram para a obesidade infantil. As porções comerciais dos alimentos mais que dobraram de tamanho nos últimos 20 anos. Atualmente as porções oferecidas são, em geral, 20% maiores, com custo adicional mínimo, porém com centenas de calorias extras. O marketing utiliza brinquedos, músicas e outros chamativos para as crianças. Estima-se que as crianças assistam, em média, a 100 mil comerciais de alimentos por ano pela TV.

Mais recentemente, a pandemia de Covid-19, a partir de março de 2020, trouxe a necessidade de isolamento social, causando uma mudança brusca na rotina de toda a população. Especificamente para crianças e adolescentes, o fechamento das escolas e locais públicos causou um confinamento com restrição às atividades ao ar livre e à convivência social, tornando a comunicação por meio de meios eletrônicos a única forma de contato com o ambiente externo ao domicílio. As aulas passaram a ser ministradas de maneira remota e a utilização de *smartphones* e computadores passou a ser mandatória em todas as classes sociais. Além disso, pelo receio da exposição para adquirir alimentos, houve um aumento significativo no consumo de refeições prontas, entregues no domicílio, cuja densidade calórica e nutricional nem sempre é a mais adequada. Tudo isso levou a um aumento significativo dos hábitos sedentários, à deterioração dos hábitos alimentares e ao ganho de peso excessivo em toda a população.

Até o momento, muitos projetos de combate à obesidade na infância e na adolescência têm sido elaborados pela iniciativa privada e por várias instâncias dos poderes públicos, porém poucas soluções para intervenções terapêuticas e de efeito preventivo têm demonstrado eficácia satisfatória.

DEFINIÇÃO

A obesidade é definida como o excesso de gordura corpórea em relação ao peso da criança ou do adolescente, resultado do desequilíbrio permanente e prolongado entre a ingestão calórica e o gasto energético. Atualmente, considera-se o índice antropométrico do índice de massa corporal para a idade (escore Z IMC/I) para diagnosticar sobrepeso e obesidade, conforme descrito no Quadro 1.

CONTROLE DO APETITE

O hipotálamo é responsável pelas sensações de fome e saciedade. No núcleo arqueado hipotalâmico, há os seguintes grupos de neurônios:

- Neuropeptídeo Y (NPY) e proteína ligada ao agout (AgRP), que estimulam o hipotálamo lateral, levando à sensação de fome.
- Pró-opiomelanocortina (POMC) e transcritos relacionados à cocaína e à anfetamina (CART), que estimulam o hipotálamo ventromedial, conferindo saciedade.

Uma complexa e sofisticada rede de peptídeos atua na estimulação ou na inibição desses grupos de neurônios e contribui para o aumento ou a manutenção do ganho de peso (Figura 1).

Atualmente, o tecido adiposo é reconhecido como importante órgão endócrino graças à produção de várias substâncias (adipocinas ou adipocitocinas), que colaboram como protetores ou produtores das complicações da obesidade e, portanto, têm grande contribuição na regulação do apetite.

A primeira adipocina descoberta foi a leptina, cuja principal função é dar saciedade. Atua no núcleo arqueado, estimulando a POMC e inibindo o AgRP e o NPY. É produzida proporcionalmente aos estoques de energia, ou seja, pacientes obesos produzem mais leptina, porém nesses pacientes há resistência à ação desse hormônio, que não consegue atuar promovendo saciedade.

QUADRO 1 Definição de obesidade conforme índice de massa corpórea/idade (IMC/I) e faixa etária

Idade	IMC/I	Classificação
< 5 anos	Entre percentil 97 e 99,9	Sobrepeso
	> percentil 99,9	Obesidade
> 5 anos e adolescentes	Entre percentil 85 e 97	Sobrepeso
	Entre percentil 97 e 99,9	Obesidade
	> percentil 99,9	Obesidade grave

Fonte: SBP, 2019.

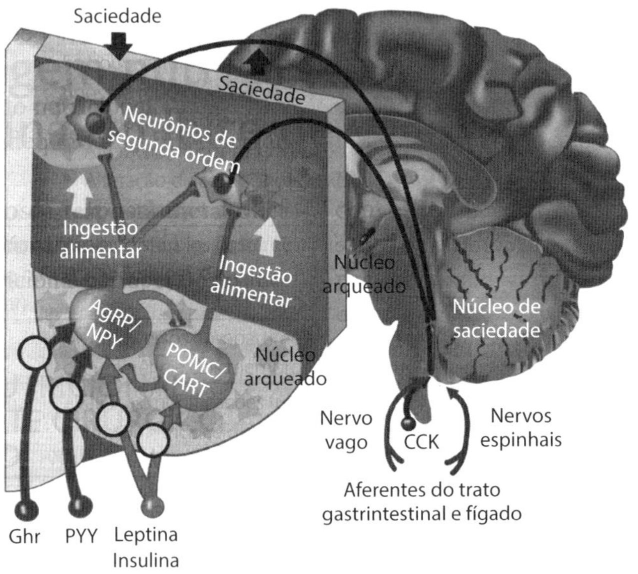

FIGURA 1 Mecanismo neuroendocrinológico de controle do apetite.
AgRP/NPY: proteína ligada ao agout/neuropeptídeo; CCK: colecistoquinina; Ghr: grelina; POMC/CART: pró-opiomelanocortina/transcritos relacionados à cocaína e à anfetamina; PYY: peptídeo YY.

Mutações no gene e no receptor da leptina já foram descritas em humanos, levando à obesidade grave e precoce, ao hipogonadismo e ao hipotireoidismo.

Fatores inflamatórios e de coagulação, como o fator de necrose tumoral-alfa (TNF-alfa), a interleucina-6 (IL-6) e o inibidor 1 de ativador de plasminogênio (PAI-1) também são produzidos pelo tecido adiposo, estão aumentados nos obesos e promovem aterosclerose e resistência à insulina.

A adiponectina (produzida exclusivamente pelo adipócito) inibe o processo inflamatório, a aterogênese, a formação de esteatose hepática e a resistência à insulina, e está diminuída nos obesos. A omentina melhora a resistência à insulina e também está diminuída nos obesos. A resistina induz resistência à insulina, aumenta o risco de aterosclerose e está aumentada nos obesos.

A insulina tem função semelhante à da leptina no sistema nervoso central, causando saciedade.

Os peptídeos gastrintestinais também são importantes nesse mecanismo:

- Grelina: produzida pelas células gástricas durante o jejum, estimula o hipotálamo lateral (centro da fome); após a alimentação, sua produção é reduzida. É o hormônio responsável pela sensação de fome pré-prandial.
- Colecistoquinina (CCK): produzida por células da mucosa do intestino delgado, em resposta à presença de nutrientes (proteínas e gorduras), age no hipotálamo levando à saciedade, via nervo vago.
- GLP-1 (*glucagon-like peptide 1*): produzido na porção distal do intestino delgado em resposta à presença de ali-

mentos (gorduras e carboidratos), é um dos mais importantes hormônios entéricos, pois atua como sacietógeno, além de estimular a secreção de insulina. Por ser produzido somente na porção distal do intestino, alimentos rapidamente absorvidos, comuns na dieta moderna, não chegam a estimular sua produção, causando aumento do apetite pouco tempo depois da refeição.

- PYY (peptídeo YY): produzido na porção distal do intestino após a passagem de nutrientes, atua diretamente no núcleo arqueado, inibindo o NPY e aumentando a saciedade.

APRESENTAÇÃO CLÍNICA

A anamnese do paciente portador de obesidade deve conter dados sobre as condições pré-natais e do nascimento, incluindo informações como o ganho de peso da gestante e a ocorrência de diabete gestacional. O peso de nascimento e a idade gestacional no momento do parto também são dados importantes.

Os antecedentes pessoais devem incluir descrição dos marcos do desenvolvimento neuropsicomotor, ocorrência de doenças pregressas, uso de medicamentos e descrição de tratamentos prévios para controle do ganho de peso excessivo, duração do aleitamento materno e detalhes sobre a introdução da alimentação complementar, bem como medidas de peso e estatura dos primeiros anos de vida para avaliação da curva de crescimento e identificação do início do ganho excessivo de peso.

O interrogatório sobre os diversos aparelhos pode identificar diversos sinais e sintomas relacionados ao excesso de peso:

- Respiração bucal, roncos noturnos, pausas respiratórias durante o sono, sono agitado, sonolência diurna.
- Dificuldades de aprendizado, cefaleia.
- Dor e/ou edema nas articulações, alterações da marcha, alterações posturais.
- Dor abdominal, sintomas de refluxo gastroesofágico.
- Alterações menstruais, sintomas urinários.
- Alterações comportamentais como ansiedade, depressão e compulsão.

A análise da rotina desses pacientes pode auxiliar na condução do aconselhamento de mudanças de hábitos durante o tratamento, realizados de maneira individualizada: período escolar, rendimento escolar, atividades extracurriculares, atividade física orientada, tempo gasto com telas (TV, computador, *tablet*, *videogame* e celular), local das refeições, número de refeições realizadas em um dia, tipos de alimentos ingeridos, tempo e qualidade do sono etc.

Os antecedentes familiares positivos para obesidade e cirurgia bariátrica, doenças cardiovasculares, hipertensão arterial sistêmica (HAS), diabetes melito (DM), dislipidemias e tireoidopatias servem como um alerta para a presença de complicações metabólicas que possam ocorrer em idade precoce.

O exame físico deve estar voltado para sinais de aumento do tecido adiposo e outros específicos às possíveis doenças associadas.

- Dermatológicos: acantose *nigricans* (lesões pigmentadas, localizadas em área de dobras) pode estar relacionada à suspeita de hiperinsulinismo (Figura 2). Também podem ser encontradas infecções fúngicas, estrias e celulite. A presença de ginecomastia, acne, alopecia e hirsutismo pode estar relacionada ao hiperandrogenismo. Os xantomas relacionam-se às alterações do metabolismo dos lípides.

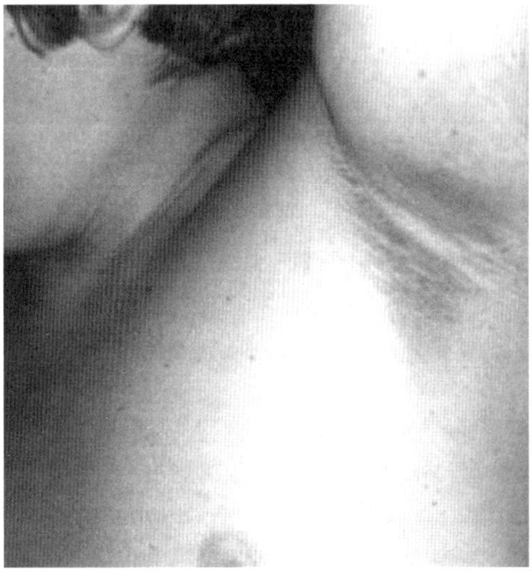

FIGURA 2 Acantose *nigricans* em região axilar de adolescente.
Fonte: Klish, 2017.

- Cardiovasculares: HAS – valores acima do percentil 95 para a idade, sexo e percentil de altura, observados em 3 medições, em posição sentada, e com a técnica adequada; avaliação da aptidão física e intolerância ao exercício.
- Respiratórios: apneia obstrutiva do sono, alterações craniofaciais (hipoplasia de hemiface, hipertrofia de tonsilas, má oclusão, micrognatia).
- Ortopédicos: geno valgo, tíbia vara, osteocondrite, artrites degenerativas, pés planos, claudicação, lordose cervical/lombar, osteocondrites, epifisiólise da cabeça do fêmur.
- Gastrintestinais: refluxo gastroesofágico, constipação intestinal.
- Hepáticos: esteato-hepatite não alcoólica, colelitíase.
- Geniturinários: síndrome dos ovários policísticos (sinais de hiperandrogenismo – obesidade central, acne, alopecia, hirsutismo, acantose *nigricans*), irregularidade menstrual, puberdade precoce e incontinência urinária.

Dados antropométricos de peso e estatura para o cálculo do índice antropométrico IMC/I (escore Z IMC/I) são utilizados para o diagnóstico de obesidade (SBP, 2019). Outras medidas antropométricas, como as circunferências da cintura, do quadril e do braço, auxiliam na avaliação da distribuição da gordura corporal. A medida da dobra cutânea tricipital (massa gorda) e a da circunferência do braço (massa magra) dão uma ideia da composição corporal. Todas essas medidas devem ser avaliadas evolutivamente.

O estadiamento puberal de Tanner também faz parte da avaliação clínica, pois durante a puberdade a composição corporal é bastante variável. Portanto, é necessária a correlação com a evolução do amadurecimento puberal.

AVALIAÇÃO LABORATORIAL

Tem por objetivo avaliar as possíveis complicações decorrentes de uma alimentação inadequada e do excesso de peso. Hemograma completo, ferro e ferritina séricos fazem parte da avaliação geral, uma vez que mesmo os obesos podem apresentar anemia ferropriva. Colesterol total e frações, glicemia e insulina de jejum, ácido úrico, transaminases e enzimas hepáticas são importantes para avaliar alterações metabólicas comuns aos pacientes obesos, assim como orientar a restrição alimentar da dieta. Hormônios tireoidianos devem ser avaliados de início, a fim de afastar alterações da tireoide, especialmente nos pacientes que têm antecedentes familiares positivos para esse tipo de doença. A avaliação da idade óssea é importante para direcionar a necessidade de intensificar a investigação em busca de possíveis alterações hormonais. A ultrassonografia de abdome auxilia na identificação de esteatose hepática, colelitíase e da presença de gordura no pâncreas. Função renal e cortisol devem ser avaliados na presença de HAS.

Em alguns casos, é necessária uma avaliação psicológica para verificar a ocorrência de distúrbios que justifiquem o acompanhamento com psicólogo e/ou psiquiatra, muitas vezes primordial para o prognóstico do paciente.

DIAGNÓSTICO DIFERENCIAL

A maioria dos casos (95%) de obesidade é causada por maus hábitos alimentares (obesidade simples ou exógena). Raramente há outras causas, como:

- Obesidade secundária ou sindrômica: síndrome de Prader-Willi, síndrome de Laurence-Moon-Bield, síndrome de Cohen, síndrome de Alstron, pseudo-hipoparatireoidismo, insulinoma, DM, síndrome de Cushing, utilização de corticosteroides, deficiência de hormônio do crescimento, hipotireoidismo, síndrome de Turner, síndrome de Klinefelter, síndrome de Frolich, síndrome de Stein-Leventhal.
- Genética: deficiência de leptina, mutação do receptor da leptina, mutação do receptor de propiomelanocortina, mutação do gene de proconvertase 1, mutação do receptor de melanocortina.

COMPLICAÇÕES

Criança obesa tende a ser um adulto obeso. Até os 5 anos essa correlação é menor, porém após essa idade a chance de uma criança obesa tornar-se um adulto obeso é de aproximadamente 70 a 80%.

Atualmente, sabe-se que a obesidade infantil pode levar a várias complicações na vida adulta, bem como antecipar comorbidades para a infância e a adolescência. Dislipidemias, HAS, DM, complicações cardiovasculares ou osteoarticulares, esteatose hepática, apneia do sono e até alguns tipos de câncer estão ligados ao excesso de peso (Quadro 2). Essas complicações têm atingido obesos cada vez mais precocemente.

Na infância e na adolescência, as complicações mais frequentes são dislipidemias, HAS, resistência à insulina e esteatose hepática, além de problemas psicológicos e ortopédicos. A dislipidemia vem assumindo importância em pediatria, tanto pelo surgimento precoce quanto pelas descobertas do prejuízo à saúde desde a infância. As placas de ateroma podem iniciar a formação em idade precoce, portanto o controle da obesidade e das alterações de colesterol e triglicérides já deve ser realizado em crianças e adolescentes.

Foi proposta pelo Comitê Americano de Nutrição a pesquisa de dislipidemia na infância, bem como o tratamento. A melhor forma de tratamento na infância é por meio de dieta adequada, perda de peso e prática de exercício físico. Em caso de hipercolesterolemia persistente em crianças com mais de 8 anos com LDL-colesterol ≥ 190 ou LDL-colesterol ≥ 160, mais a associação de dois fatores de risco (obesidade, hipertensão, tabagismo ou histórico familiar de doença cardiovascular precoce), deve-se iniciar tratamento medicamentoso.

Essas comorbidades devem ser investigadas, acompanhadas e tratadas o mais precocemente possível para melhorar a expectativa e a qualidade de vida futura dessas crianças.

QUADRO 2 Complicações decorrentes da obesidade

Dermatológicas	Acantose *nigricans*
	Infecção fúngica
	Estrias
	Celulite
	Acne
	Hirsutismo
	Furunculose
Ortopédicas	Joelho valgo (*genu valgum*)
	Epifisiólise de cabeça do fêmur
	Osteocondrites
	Artrites degenerativas
	Pé plano
	Escoliose
	Coxa vara, tíbia vara
Cardiovasculares	Hipertensão arterial sistêmica
Respiratórias	Síndrome da apneia obstrutiva do sono Asma
Hepáticas	Colelitíase Doença gordurosa não alcoólica
Gastrintestinais	Refluxo gastroesofágico Constipação intestinal
Geniturinárias	Síndrome dos ovários policísticos Pubarca precoce Incontinência urinária
Sistema nervoso	Pseudotumor cerebral
Psicossociais	Transtornos de conduta
	Depressão e angústia
	Redução da autoestima
	Sentimento de culpa
Risco de obesidade na vida adulta	40% das crianças podem se tornar adolescentes obesos e 80% deles podem se tornar adultos obesos
Endocrinológicas/metabólicas	Hiperinsulinemia (resistência à insulina): ▪ Do colesterol, triglicérides e Apo B ▪ Do I IDL-colesterol ▪ Da secreção do hormônio de crescimento ▪ Da secreção de prolactina após estímulo ▪ Hiperandrogenismo

Fonte: SBP, 2019.

TRATAMENTO

A proposta terapêutica nutricional tem por objetivo a redução da ingestão calórica, a mudança do comportamento e o aumento do gasto energético, por meio de um acompanhamento multidisciplinar visando à mudança de hábitos de vida que integrem toda a família. O envolvimento desta no processo é fundamental, especialmente para a compreensão de que o paciente precisa sentir-se apoiado e não discriminado dentro do ambiente familiar. É muito importante que as mudanças propostas sejam estabelecidas dentro da realidade de cada paciente. Todo esse processo deve ocorrer por meio das orientações nutricionais (Quadro 3) e das negociações entre paciente e profissional, sem imposições. A intervenção nutricional deve ocorrer de forma gradativa e por etapas, pois modificar os hábitos alimentares é um processo difícil, que exige força de vontade, autoestima e motivação.

O atendimento nutricional individual inclui:

- Levantamento do hábito alimentar do paciente e da família, identificando preferências e restrições alimentares.
- Verificação da alimentação escolar, atividade física e brincadeiras.
- Ocorrência de sintomas clínicos (hábito intestinal, náuseas, vômitos).
- Identificação do responsável pela aquisição, pelo preparo e pela oferta dos alimentos.

Com base nesses dados são elaborados os diagnósticos quanto ao padrão, à composição, à disciplina, à administração e à variação da dieta. Depois são realizadas orientações e estabelecidos os planos para os atendimentos seguintes. Para as crian-

QUADRO 3 Orientações nutricionais a obesos e familiares em acompanhamento no Ambulatório de Obesidade Infantil do Instituto da Criança do HCFMUSP

▪ Reduzir gradativamente a quantidade de alimentos consumidos.
▪ Reduzir o consumo de bebidas durante as refeições.
▪ Não substituir o almoço e o jantar por lanches.
▪ Reduzir o consumo de gordura, açúcar e sal.
▪ Não repetir as refeições.
▪ Não omitir refeições.
▪ Não ficar sem se alimentar por intervalos prolongados.
▪ Não fazer as refeições assistindo à televisão.
▪ Comer devagar e mastigar bem os alimentos.
▪ Incluir nas refeições frutas, verduras e legumes.
▪ Estabelecer o número de vezes na semana em que podem ser consumidos doces (preferencialmente consumidos como sobremesa do almoço – 1-2 vezes/semana).
▪ Fazer as refeições em ambiente tranquilo, sem discussões nos horários das refeições.
▪ Tentar fazer o máximo de refeições com a família.
▪ Envolver as crianças e os adolescentes nas compras e no preparo da alimentação.
▪ Não oferecer alimentos como forma de recompensa ou punição.
▪ As refeições realizadas fora de casa devem ser equilibradas.
▪ Reduzir o tempo de atividades sedentárias (televisão, *videogame*, computador).
▪ Planejar atividade física com a família.
▪ Propor atividades físicas que sejam realizadas de forma prazerosa (não devem ser consideradas obrigação).
▪ A família deve dar bons exemplos e ensinar os filhos a se alimentarem de forma adequada.

Fonte: elaboração dos autores.

ças, é orientada uma dieta adequada para a idade segundo sexo, fase de crescimento e desenvolvimento. Para os adolescentes com percentil do IMC maior ou igual a 95, é orientada dieta com redução de 20 a 25% das calorias. A redução do valor calórico baseia-se nas recomendações do National Research Council, *Recommended Dietary Allowances*, de 1989.

O atendimento nutricional em grupo para pacientes e responsáveis visa desenvolver o interesse pela importância da alimentação no tratamento da obesidade. Durante as aulas, são trabalhados conceitos de doença e consequências, alimentação equilibrada, grupos de alimentos, valor calórico dos alimentos e preparações, atividade física, cardápio, alimentos *diet* e *light*, comportamento alimentar, importância do café da manhã, rótulos, edulcorantes etc. Após as atividades são realizadas avaliações por meio de jogos, brincadeiras e escala hedônica. A atividade em grupo permite maior envolvimento das crianças, dos adolescentes e dos familiares com os profissionais, além de trocas de experiências entre o grupo.

Durante as oficinas de culinária, preparações doces e salgadas são desenvolvidas utilizando principalmente hortaliças, frutas, leite e derivados, que são os alimentos mais recusados pela maioria das crianças e dos adolescentes desse grupo. Esse processo permite que se conheçam novos alimentos e que sejam aprendidas novas formas de preparo.

É muito importante elogiar todas as mudanças positivas que vão sendo incorporadas ao hábito alimentar do paciente. Não se deve enfatizar os aspectos negativos da alimentação nem proibir o consumo de nenhum alimento. As proibições devem acontecer somente caso o paciente tenha alguma complicação associada à obesidade e necessite de uma dieta com restrição.

Os medicamentos antiobesidade para pacientes pediátricos devem ser usados com muita cautela, pois há poucos estudos de seu uso nessa faixa etária. Entre os medicamentos mais estudados para uso na adolescência estão liraglutida, sibutramina, metformina, orlistat e topiramato, porém a associação de qualquer medicamento deve ser considerada somente após observar a ausência de resposta às intervenções nos hábitos de vida do paciente por pelo menos 3 a 6 meses, ou na presença de comorbidades diretamente relacionadas à obesidade, e em geral não está indicada para pacientes com IMC abaixo do percentil 95 ou escore Z IMC/I acima de +2.

Quando finalmente se opta por introduzir um medicamento, este não deve ser um substituto da terapêutica habitual, mas apenas um coadjuvante ao tratamento.

A liraglutida foi aprovada pela Agência Nacional de Vigilância Sanitária (Anvisa) em 2020 para o tratamento da obesidade em adolescentes de 12 a 18 anos. A eficácia, a segurança e o perfil de tolerabilidade da liraglutida em adolescentes são semelhantes aos observados em adultos. Deve ser administrada na dose de 3 mg 1 vez ao dia, via subcutânea. Deve-se iniciar com uma dose de 0,6 mg ao dia, com progressão escalonada da dose, de 0,6 em 0,6 mg semanalmente, até chegar à dose de 3 mg, que deve ser mantida. Se o medicamento for descontinuado durante 3 dias ou mais, quando for reintroduzido, deve-se reiniciar a titulação, partindo de 0,6 mg. A progressão escalonada da dose é importante para minimizar os efeitos colaterais. É importante destacar que a liraglutida, na dose de 3 mg/dia, demonstrou ser segura no que diz respeito a desfechos neuropsiquiátricos e cardiovasculares, além de não interferir no desenvolvimento puberal.

A sibutramina tem ação sacietógena por inibir a recaptação de serotonina, noradrenalina e dopamina na fenda sináptica. Em adolescentes tem-se mostrado eficaz em reduzir o IMC e a circunferência abdominal; porém, pelos conhecidos efeitos adversos, como extrassístoles, aumento da pressão arterial e da frequência cardíaca, seu uso foi limitado pela Food and Drug Administration (FDA) a pacientes com idade acima de 16 anos. A dose inicial recomendada é de 10 mg/dia; pode-se aumentar para 15 mg/dia após 4 semanas e ser usada por até 2 anos. Está contraindicada em casos de uso de inibidores da monoamina oxidase, anorexia, bulimia, hipertensão arterial não controlada, doença coronariana, arritmia e acidente vascular encefálico (AVE).

A metformina é uma droga de primeira linha para o tratamento de pacientes com DM tipo 2. Atua diminuindo a resistência periférica à insulina e pode levar à perda de peso. Tem sido avaliada no tratamento da obesidade infantil principalmente devido à falta de opções terapêuticas, por ser uma droga com boa segurança e alta tolerabilidade. A dose inicial é de 500 mg 1 vez ao dia antes do jantar, podendo ser aumentada após 2 semanas para 500 mg 2 vezes ao dia, antes das principais refeições; pode-se chegar à dose máxima de 2.000 mg/dia. Pode causar diminuição da absorção intestinal de vitamina B12 e de ácido fólico, e é contraindicada em casos de insuficiência renal aguda ou crônica.

O orlistat atua no trato gastrintestinal inibindo a lipase pancreática e a absorção intestinal de gordura. Estudos em crianças mostraram eficácia e segurança dessa droga, e desde 2003 é recomendada a suplementação diária de vitaminas lipossolúveis em uso contínuo acima de 3 meses. A dose recomendada é de 120 mg nas três principais refeições, estando contraindicado em casos de síndromes malabsortivas.

Poucos estudos avaliaram o uso de topiramato em adolescentes com obesidade.

Ele é aprovado pela FDA para tratamento de epilepsia e para profilaxia da enxaqueca a partir dos 12 anos. Aprovado pela Anvisa para uso em epilepsia a partir dos 2 anos, o topiramato é uma medicação com efeitos colaterais que podem atrapalhar o desempenho escolar, como dificuldade de encontrar palavras durante a fala, raciocínio lento, sonolência, confusão, parestesias, tonturas, fadiga e dificuldades de memória. Também aumenta o risco de acidose metabólica e nefrolitíase. Os pacientes pediátricos com obesidade que podem se beneficiar do tratamento com topiramato podem ser aqueles com outras doenças associadas, como epilepsia, enxaqueca, transtorno afetivo do humor ou de compulsão alimentar com acompanhamento psiquiátrico em conjunto. Por inibir a anidrase carbônica, a utilização em pacientes com pseudotumor cerebral também é justificável.

CONCLUSÕES

A melhor estratégia para conter a epidemia de obesidade na infância e na adolescência é a prevenção.

O atendimento e o acompanhamento adequados de puericultura, promovendo a aquisição de hábitos alimentares saudáveis e a atividade física lúdica desde o primeiro ano de vida, têm papel fundamental na prevenção da obesidade na infância e na adolescência.

Considerando as mudanças ambientais ocorridas nas últimas décadas como fator preponderante no surgimento da obesidade, a abordagem educacional para a mudança de hábitos alimentares e estilo de vida deve ser o pilar principal da estratégia terapêutica.

SUGESTÕES DE LEITURA

1. Abarca-Gómez L, Abdeen ZA, Hamid ZA, et al. Worldwide trends in body-mass index, underweight, overweight, and obesity from 1975 to 2016: a pooled analysis of 2416 population-based measurement studies in 128·9 million children, adolescents, and adults. Lancet. 2017;390:2627-42.
2. Auerbach P, Barrientos-Perez M, Gies I, et al. A randomized, controlled trial of liraglutide for adolescents with obesity. N Engl J Med. 2020;382(22):2117-28.
3. Cole TJ, Bellizzi MC, Flegal KM, Dietz WH. Establishing a standard definition for child overweight and obesity worldwide: international survey. BMJ. 2000;320(7244):1240-3.
4. Cominato L, Franco RR, Damiani D. Adolescent obesity treatments: news, views, and evidence. Arch Endocrinol Metab. 2021;65(5):527-36.
5. Jebeile H, Kelly AS, O'Malley G, Baur LA. Obesity in children and adolescents: epidemiology, causes, assessment, and management. Lancet Diabetes Endocrinol. 2022;10(5):351-65.
6. Klish JW. Definition; epidemiology; and etiology of obesity in children and adolescents. 2017. Disponível em: https://www.uptodate.com/contents/definition-epidemiology-and-etiology-of-obesity--in-children-and-adolescents?search=obesidade&source=search_result&selectedTitle=1~150&usage_type=default&display_rank=1. Acesso em: 27 fev. 2024.
7. Nascimento AG, Kariya CT. Dieta hipocalórica. In: Silva AP, Corradi GA, Zamberlan P (eds.). Manual de dietas hospitalares em pediatria: guia de conduta nutricional. São Paulo: Atheneu; 2006.
8. Rajjo T, Mohammed K, Alsawas M, et al. Treatment of pediatric obesity: an umbrella systematic review. J Clin Endocrinol Metab. 2017;102(3):763-75.

9. Skelton JA. Prevention and management of childhood obesity in the primary care setting. Uptodate. 2023. Disponível em: https://www.uptodate.com/contents/prevention-and-management-of-childhood-obesity-in-the-primary-care-setting?search=child%20obesity&source=search_result&selectedTitle=2~150&usage_type=default&display_rank=2. Acesso em: 16 out. 2023.
10. Skelton JA, Klish WJ. Overview of the health consequences of obesity in children and adolescents. Uptodate. 2023. Disponível em: https://www.uptodate.com/contents/overview-of-the-health-consequences-of-obesity-in-children-and-adolescents?search=child%20obesity&source=search_result&selectedTitle=3~150&usage_type=default&display_rank=3. Acesso em: 16 out. 2023.
11. Sociedade Brasileira de Pediatria (SBP). Obesidade na infância e adolescência – Manual de Orientação/Sociedade Brasileira de Pediatria. Departamento Científico de Nutrologia. 3.ed. São Paulo: SBP; 2019.
12. Styne DM, Arslanian SA, Connor EL, et al. Pediatric obesity-assessment, treatment, and prevention: an Endocrine Society Clinical Practice guideline. J Clin Endocrinol Metab. 2017;102(3):709-57.

Anexos

Dieta hipocalórica			
Refeição	**Alimento**	**1.400 kcal**	**1.600 kcal**
Café da manhã	Leite desnatado	1 copo grande	1 copo grande
	Pão francês	1 unidade	1 unidade
	Margarina	1 colher de chá rasa	1 colher de chá rasa
	Fruta	Ver lista	Ver lista
Lanche da manhã	Fruta	Ver lista	Ver lista
Almoço e jantar	Arroz	4 colheres de sopa	5 colheres de sopa
	Feijão	2 colheres de sopa	3 colheres de sopa
	Carne	Ver lista	Ver lista
	Legume cozido	Ver lista	Ver lista
	Salada crua	Ver lista	Ver lista
	Fruta	Ver lista	Ver lista
Lanche da tarde	Leite desnatado	1 copo grande	1 copo grande
	Pão francês	1 unidade	1 unidade
	Margarina	1 colher de chá rasa	1 colher de chá rasa
Lanche da noite	Leite desnatado	1 copo grande	1 copo grande
	Pão francês*		
	Margarina*		
	Ou fruta (ver lista)*		

* Estes alimentos devem ser consumidos apenas na dieta de 1.600 kcal.

LISTA DE SUBSTITUIÇÕES

Grupo leite e derivados – 1.400 e 1.600 kcal	
Alimento	**Medida caseira (75 a 90 kcal)**
Leite desnatado	1 copo de requeijão
Leite desnatado (pó)	2 colheres de sopa
Leite semidesnatado	1 copo de requeijão
Iogurte de frutas	1 pote
Iogurte natural desnatado	1 pote
Queijo branco	3 fatias finas

Grupo opções de incremento para leite – 1.400 e 1.600 kcal	
Alimento	**Medida caseira (40 kcal)**
Achocolatado	1 colher de sopa
Achocolatado *light*	1 colher de sopa

Grupo pães, biscoitos, engrossantes e cereais matinais – 1.400 e 1.600 kcal	
Alimento	**Medida caseira (70 kcal)**
Barra de cereal *light*	1 unidade
Biscoito água e sal	2 unidades
Biscoito de leite	3 unidades
Biscoito doce de maisena	3 unidades
Biscoito tipo Club Social®	½ pacote
Cereal matinal com açúcar	3 colheres de sopa
Cereal matinal sem açúcar	5 colheres de sopa cheias
Granola	4 colheres de sobremesa
Pão de cachorro-quente	½ unidade
Pão de forma	1 fatia média
Pão de forma integral	1 fatia média
Pão francês	½ unidade
Pão de hambúrguer	½ unidade
Pão tipo bisnaguinha	1 unidade
Torrada média	2 unidades
Torrada míni	7 unidades

Grupo opções de recheio para pães – 1.400 e 1.600 kcal	
Alimento	**Medida caseira (40 kcal)**
Manteiga	1 colher de chá
Margarina	1 colher de chá
Requeijão *light*	1 colher de sobremesa
Cream cheese	1 colher de sopa
Polenghinho® *light*	1 unidade
Geleia de morango	1 colher de chá
Maionese	1 colher de sobremesa
Peito de peru	2 fatias finas
Presunto magro	1 fatia fina
Queijo branco	1 fatia fina
Queijo *cottage*	1 colher de sopa

Grupo cereais, massas, tubérculos e farinhas		
Alimento	**1.400 kcal – 75 kcal**	**1.600 kcal – 90 kcal**
Arroz branco cozido	4 colheres de sopa	5 colheres de sopa
Arroz integral cozido	4 colheres de sopa	5 colheres de sopa
Batata cozida	4 colheres de sopa	5 colheres de sopa
Purê de batata	2 colheres de sopa	3 colheres de sopa
Mandioca cozida	3 colheres de sopa	4 colheres de sopa
Farofa de mandioca	2 colheres de sopa	3 colheres de sopa
Mandioquinha	4 colheres de sopa	5 colheres de sopa
Milho (espiga)	1 unidade	1 unidade
Macarrão ao sugo	3 colheres de sopa cheias	4 colheres de sopa cheias
Macarrão parafuso	3 colheres de sopa cheias	4 colheres de sopa cheias
Polenta cozida	1 porção média	1 porção média

Grupo leguminosas		
Alimento	**1.400 kcal – 75 kcal**	**1.600 kcal – 110 kcal**
Ervilha partida	5 colheres de sopa	6 colheres de sopa
Feijão	2 colheres de sopa	3 colheres de sopa
Grão-de-bico	2 colheres de sopa	3 colheres de sopa
Lentilha	3 colheres de sopa	4 colheres de sopa
Soja	4 colheres de sopa	5 colheres de sopa

Grupo carnes e ovos – 1.400 e 1.600 kcal	
Alimento	**Medida caseira (60 a 115 kcal)**
Carne assada	1 fatia pequena
Carne grelhada	1 bife médio
Carne moída refogada	1 colher de servir
Espetinho de carne	1 unidade
Fígado bovino	1 bife médio
Coração de frango	6 unidades médias
Coxa de frango assada (sem pele)	1 unidade pequena
Coxa de frango ensopada (sem pele)	2 unidades médias
Espetinho de frango	1 unidade
Filé de frango grelhado	1 unidade pequena
Frango assado desfiado	1 colher de servir
Frango ensopado desfiado	1 colher de servir
Sobrecoxa de frango assada (sem pele)	1 unidade média
Atum em lata (água)	4 colheres de sopa
Atum em lata (óleo)	3 colheres de sopa
Filé de pescada grelhado	1 unidade média
Peixe cozido	1 filé médio
Camarão	4 unidades médias
Ovo cozido	1 unidade média
Ovo de codorna	5 unidades

Grupo frutas – 1.400 e 1.600 kcal	
Alimento	**Medida caseira (70 kcal)**
Abacate	2 colheres de sopa
Abacaxi	1 fatia média
Banana-maçã	1 unidade pequena
Banana-nanica	½ unidade média
Caqui	1 unidade pequena
Carambola	2 unidades grandes
Figo	2 unidades médias
Goiaba	1 ½ unidade média
Jabuticaba	15 unidades
Kiwi	2 unidades
Laranja	1 unidade média
Maçã	1 unidade pequena
Mamão formosa	1 fatia fina
Mamão papaia	½ unidade
Manga	1 fatia média
Melancia	1 fatia média
Melão	1 fatia grande
Morango	10 unidades
Pera	1 unidade
Pêssego	2 unidades
Uva itália	8 unidades
Uva roxa	10 unidades médias
Salada de frutas (banana, maçã, laranja)	1 xícara de chá

Grupo legumes e verduras – 1.400 e 1.600 kcal	
Alimento	**Medida caseira (25 kcal)**
Abobrinha	1 colher de servir cheia
Abóbora	1 colher de servir cheia
Berinjela	1 colher de servir cheia
Beterraba (crua ou cozida)	1 colher de servir cheia
Brócolis	1 colher de servir cheia
Cenoura (crua ou cozida)	1 colher de servir cheia
Chuchu	1 colher de servir cheia
Couve-flor	1 colher de servir cheia
Couve	1 colher de servir cheia
Espinafre	1 colher de servir cheia
Jiló	1 colher de servir cheia
Quiabo	1 colher de servir cheia
Vagem	1 colher de servir cheia

Grupo saladas
Comer à vontade: alface, escarola, acelga, couve-manteiga, repolho, rúcula, agrião, almeirão, tomate, pepino, rabanete
As folhas em geral também podem ser consumidas cozidas.

Grupo doces		
Alimento	**Medida caseira**	**kcal**
Arroz-doce	1 colher de sopa	68
Bala de goma	1 unidade	20
Bala de iogurte	1 unidade	19
Banana frita	1 fatia média	68
Beijinho	1 unidade pequena	42
Bolacha recheada	1 unidade	58
Bolinho de baunilha com recheio de chocolate	1 unidade	156
Bolo de cenoura com cobertura de chocolate	1 fatia média	224
Bolo de festa	1 fatia média	358
Bolo de fubá	1 fatia média	193
Bolo industrializado (laranja)	1 fatia média	223
Bolo simples caseiro (chocolate)	1 fatia média	215
Bombom recheado	1 unidade	112
Brigadeiro	1 unidade pequena	36
Canjica	1 colher de sopa	42
Chiclete	1 unidade	14
Chocolate ao leite	1 barra pequena	128
Chocotone	1 fatia média	195
Cocada branca	1 unidade pequena	135
Doce de leite cremoso	1 colher de sopa	130
Gelatina	1 pote pequeno	72
Gelatina *light*	1 pote pequeno	7
Goiabada	1 fatia fina	100
Mousse de chocolate	1 pote pequeno	155
Paçoca	1 unidade	144
Panetone	1 fatia média	166
Pão de mel	1 unidade média	88
Pé de moleque	1 unidade	88
Pipoca caramelada	1 xícara de chá	104
Pipoca de canjica	1 xícara de chá	71
Pudim de leite condensado	1 porção pequena	184
Sonho	1 unidade	400
Sorvete de frutas (limão)	1 picolé	50
Sorvete de massa	1 bola média	161

(continua)

Grupo doces (*continuação*)		
Alimento	**Medida caseira**	**kcal**
Sorvete de massa *light*	1 bola média	63
Suspiro	1 unidade média	38

Grupo dias atípicos		
Alimento	**Medida caseira**	**kcal**
Salgados e aperitivos		
Amendoim torrado sem sal	1 colher de sopa	70
Salgadinho de milho sabor queijo original (Cheetos®)	1 xícara de chá	60
Batata *chips*	1 xícara de chá	81
Batata frita	1 escumadeira	155
Mandioca frita	1 unidade média	118
Polenta frita	1 unidade média	106
Bolinha de queijo	1 unidade pequena	27
Coxinha de frango	1 unidade grande	438
Empadinha salgada	1 unidade	442
Enroladinho de salsicha	1 unidade	278
Esfirra de carne fechada	1 unidade grande	330
Esfirra de queijo aberta	1 unidade	170
Folhado de presunto e queijo	1 unidade	230
Pão de batata com Catupiry®	1 unidade média	137
Pão de queijo	1 unidade média	156
Pão de queijo míni	1 unidade	35
Pastel de carne	1 unidade grande	421
Pastel de queijo	1 unidade grande	408
Pipoca	1 xícara de chá	34
Quibe frito	1 unidade grande	154
Torta salgada	1 fatia média	187
Pratos e lanches		
Almôndega de carne	1 unidade média	136
Bife à milanesa	1 unidade média	258
Bisteca suína frita	1 unidade média	284
Cachorro-quente	1 unidade média	270
Cheeseburger	1 unidade média	289
Espetinho de carne	1 unidade	106
Espetinho de peito de frango	1 unidade	91
Espetinho de queijo coalho	1 unidade	181
Estrogonofe de carne	1 concha	258
Hambúrguer	1 unidade média	244
Lasanha à bolonhesa	1 pedaço médio	149

(continua)

Grupo dias atípicos (*continuação*)		
Alimento	**Medida caseira**	**kcal**
Pratos e lanches		
Linguiça frita	1 gomo	266
Macarrão instantâneo	1 pacote	374
Macarrão instantâneo de copo	1 copo	300
Nuggets® assado	1 unidade	38
Nuggets® frito	1 unidade	50
Pizza de calabresa	1 fatia média	189
Pizza de muçarela	1 fatia média	261
Salsicha	1 unidade média	130
Bebidas		
Achocolatado líquido (caixinha 200 mL)	1 unidade	166
Água de coco	Caixinha 200 mL	40
	1 copo de requeijão	48
Bebida à base de soja	Caixinha 200 mL	100
Caldo de cana	1 copo de requeijão	202
Leite fermentado	1 unidade	59
Refrigerante sabor cola/guaraná/limão/uva	1 copo de requeijão	100
Refrigerante *light* sabor cola/guaraná/limão	1 copo de requeijão	1
Suco industrializado de maracujá	Caixinha 200 mL	94
	Lata 335 mL	158
Suco industrializado de maracujá – *light*	Caixinha 200 mL	20
	Lata 335 mL	34
	1 copo de requeijão	24

Nota: os grupos doces e dias atípicos não devem fazer parte do dia alimentar habitual.

Diferenças entre as dietas de 1.400 e 1.600 kcal		
Alimento	**1.400 kcal**	**1.600 kcal**
Leite	75 a 90 kcal	75 a 90 kcal
Incremento do leite	40 kcal	40 kcal
Pães e biscoitos	75 kcal	75 kcal
Recheio de pães	40 kcal	40 kcal
Massas	75 kcal	90 kcal
Leguminosas	75 kcal	110 kcal
Carnes	60 a 115 kcal	60 a 115 kcal
Frutas	70 kcal	70 kcal
Legumes	25 kcal	25 kcal
Lanche noturno	Leite desnatado	Leite desnatado
		Pão francês ou fruta

18

Tratamento cirúrgico da obesidade grave e acompanhamento nutricional

Manoel Carlos Prieto Velhote
Adriana Servilha Gandolfo
Rosana Tumas
Ruth Rocha Franco

PONTOS-CHAVE DESTE CAPÍTULO

- As evidências atuais de segurança e eficácia reconhecem a cirurgia bariátrica como opção terapêutica, em adolescentes, para tratamento de casos graves de obesidade.
- As contraindicações da cirurgia bariátrica na obesidade grave são as causas corrigíveis clinicamente de obesidade, abuso contínuo de substâncias, gravidez atual ou planejada em até 12 a 18 meses e qualquer condição médica, psiquiátrica, cognitiva ou psicossocial que impeça a adesão à dieta ou a medicamento no pós-operatório.
- O acompanhamento nutricional pós-cirúrgico deve ser mensal ou a cada 2 meses para manutenção da perda de peso (por até 6 meses), e deve seguir rigorosamente as orientações dietéticas do plano de tratamento.

INTRODUÇÃO

A obesidade infantil tornou-se uma epidemia recente, com o número de crianças com sobrepeso e obesidade crescendo em âmbito global. De acordo com a Organização das Nações Unidas (ONU), a previsão é que esse número chegue a 70 milhões até 2025. A prevalência de adolescentes com obesidade grave também vem se elevando significativamente. Estudos evidenciam que 7,3% dos meninos e 5,5% das meninas americanas já apresentam um grau extremo de obesidade, determinado pelo índice de massa corporal (IMC) (IMC $\geq$ 35 kg/m^2 ou IMC > percentil 95 para sexo e idade).

O risco metabólico para crianças e adolescentes obesos é amplamente conhecido. Diversas condições podem ser observadas nesse grupo de pacientes, como resistência insulínica (RI), diabetes melito tipo 2 (DM2), apneia obstrutiva do sono (AOS), esteatose hepática (EH), dislipidemia, hipertrofia ventricular esquerda (HVE), hipertensão arterial sistêmica (HAS), incontinência urinária, síndrome dos ovários policísticos, problemas ortopédicos, *pseudotumor cerebri*, além de distúrbios psicossocioeducacionais, como baixa autoestima, mau rendimento escolar, déficit cognitivo e exclusão social. A prevalência dessas comorbidades na infância e na adolescência aumenta na medida em que a prevalência da obesidade se eleva. Tudo isso leva à mortalidade precoce e torna a perda de peso nesses pacientes uma prioridade.

A perda de peso pode prevenir o desenvolvimento de DM2 em adolescentes com obesidade e com pré-diabetes, melhorar o controle glicêmico dos adolescentes com diabetes, reduzir o risco cardiovascular e melhorar a qualidade de vida. No entanto, tratamentos clínicos, farmacológicos e comportamentais têm apresentado resultados limitados, e, na obesidade grave, o tratamento clínico é ainda menos eficaz e as complicações, mais frequentes.

A cirurgia bariátrica (CB) é considerada o melhor tratamento para obesidade grave tanto em adultos como em adolescentes.

CIRURGIA BARIÁTRICA EM ADOLESCENTES

A CB foi introduzida como opção terapêutica viável para pacientes pediátricos com obesidade grave em 2003 por Sugerman, que descreveu sua própria casuística. No mesmo ano, o grupo do Instituto da Criança e do Adolescente do Hospital das Clínicas da Faculdade de Medicina da Universidade de São Paulo (ICr-HCFMUSP) realizou a primeira CB em adolescentes com obesidade grave.

Durante muito tempo, a indicação da CB na faixa etária pediátrica foi desaconselhada pelo desconhecimento dos comportamentos fisiológico e emocional no pós-operatório de pacientes com idade inferior a 18 anos. Porém, nos últimos anos, as evidências de segurança e eficácia da CB em adolescentes vêm crescendo e hoje o procedimento é reconhecido como uma opção de tratamento para casos graves.

Apesar de todo o avanço no entendimento dos resultados da CB em adolescentes, ainda existe grande resistência ao encaminhamento de adolescentes para realizar a CB. Os dados confirmam que menos de 1% dos pacientes pediátricos elegíveis são submetidos a essa cirurgia. Curiosamente, o IMC de adolescentes encaminhados para procedimentos bariátricos na maioria dos serviços excede 50 kg/m^2 – até 20 pontos a mais do que o limite recomendado para a intervenção cirúrgica. Pacientes pediátricos normalmente perdem 15 pontos de IMC após a cirurgia; se fizerem a CB com IMC acima de 50 kg/m^2, eles terão dificuldade para sair da faixa de obesidade e atingir a normalidade e, como resultado, não apresentarão a reversão completa das condições relacionadas, como hipertensão e diabetes tipo 2.

PRÉ-REQUISITOS PARA CIRURGIA BARIÁTRICA EM ADOLESCENTES

Para maximizar os benefícios e minimizar as complicações da cirurgia bariátrica, a seleção apropriada do paciente é extremamente importante, por isso todo adolescente deve passar por um processo cuidadoso, que considera os valores do paciente e da família. O relacionamento entre médico, paciente, família e equipe multidisciplinar é fundamental para o sucesso da CB.

Quando o adolescente é capaz de concordar, a CB só deve ser feita se for possível obter seu consentimento e o consentimento de seus pais. Se a criança não tem capacidade de decisão, mas é capaz de demonstrar a habilidade de fazer mudanças no estilo de vida exigidas pela CB, a cirurgia pode ser considerada. A CB no adolescente deve ser realizada em centros de referência e sempre acompanhada no pré e no pós-operatório por equipe multidisciplinar.

Embora a maturação sexual tenha sido incluída como critério de seleção em alguns estudos, a atualização mais recente das diretrizes pediátricas da Sociedade Americana de Cirurgia Bariátrica e Metabólica (ASBMS) retirou a recomendação de atingir a altura adulta ou a maturidade sexual antes de prosseguir com a CB, eliminando assim as restrições de idade. Essa questão sobre a idade mínima para indicar a CB sempre foi alvo de muitas discussões, inclusive no Manual de Suporte Nutricional da Sociedade Brasileira de Pediatria, publicado em 2020. Como o conhecimento sobre a CB no adolescente está em constante evolução, alguns conceitos podem sofrer mudanças com o tempo. A Academia Americana de Pediatria (AAP) já reconhece que não existe evidência suficiente para apoiar as limitações de elegibilidade com base na idade e também defende o aumento do acesso à CB para pacientes pediátricos com obesidade grave.

INDICAÇÕES DA CIRURGIA BARIÁTRICA

Os critérios para propor a cirurgia bariátrica em adolescentes segundo a ASBMS são: IMC > 35 kg/m^2 ou 120% do percentil 95 com comorbidades ou IMC > 40 kg/m^2 ou 140% do percentil 95 em qualquer circunstância (Quadro 1).

QUADRO 1 Comorbidades para indicação de cirurgia bariátrica na obesidade grave

- Diabetes melito tipo 2.
- Apneia obstrutiva do sono moderada ou grave.
- IAH > 5 eventos/hora.
- Hipertensão intracraniana idiopática.
- Esteatose hepática.
- Doença de Blount.
- Epifisiólise da cabeça de fêmur.
- Hipertensão arterial sistêmica.
- Doença do refluxo gastroesofágico.
- Resistência à insulina.
- Intolerância oral à glicose.
- Dislipidemia.
- Qualidade de vida comprometida.
- Dificuldade de realizar atividades diárias.

IAH: índice de apneia e hipopneia.
Fonte: elaboração dos autores.

Certas comorbidades devem ser consideradas em adolescentes, especificamente a carga psicossocial da obesidade, as doenças ortopédicas, a doença do refluxo gastroesofágico e os fatores de risco cardíaco.

CONTRAINDICAÇÕES DA CIRURGIA BARIÁTRICA

São consideradas contraindicações da CB as causas clinicamente corrigíveis de obesidade, abuso contínuo de substâncias (no período de 1 ano anterior), gravidez atual ou planejada (dentro de 12 a 18 meses), assim como qualquer condição médica, psiquiátrica, cognitiva ou psicossocial que impeça a adesão razoável a qualquer dieta ou medicamento no pós-operatório.

Ambientes familiares instáveis, transtornos alimentares, doença mental ou trauma anterior não devem ser considerados contraindicações para CB em adolescentes, no entanto devem ser otimizados e tratados, sempre que possível, antes de qualquer intervenção cirúrgica para a obesidade.

TIPOS DE CIRURGIA BARIÁTRICA

Com o avanço do conhecimento sobre a CB nas últimas décadas, hoje se sabe que ela não é um procedimento apenas restritivo, disabsortivo ou misto, mas um procedimento capaz de alterar as secreções de hormônios intestinais e promover a modulação neuro-hormonal. Atualmente existem muitas variações das técnicas convencionais. Aqui serão destacadas as técnicas mais utilizadas em adolescentes, como a gastrectomia vertical laparoscópica e o *bypass* gástrico em Y de Roux.

Gastrectomia vertical laparoscópica (GVL)

Nesta técnica, retira-se parte do fundo gástrico e da grande curvatura do estômago e reduz-se a produção de grelina aí produzida, melhorando a compulsão alimentar. Além disso, o esvaziamento gástrico acelerado excita sensores intestinais que produzem principalmente GLP-1, hormônio com potencial de aumentar a saciedade e diminuir a fome, pois age diretamente em núcleos hipotalâmicos, além da melhora da produção da atividade pancreática de insulina.

Tornou-se popular entre adultos pela relativa simplicidade do procedimento, pela minimização da síndrome de *dumping* (preserva o piloro) e pelo fato de permitir a opção de transformar a GVL em *bypass* gástrico, caso a perda de peso seja insuficiente ou o refluxo gástrico, persistente. Por essas razões, mais a segurança e o perfil de eficácia, tornou-se uma técnica popular para indicação em adolescentes.

Diversas publicações mostram a eficácia e a segurança da gastrectomia vertical em adolescentes, sendo possível considerá-la hoje a técnica de eleição para o tratamento cirúrgico da obesidade pediátrica. Além disso, dada a consistente observação da má adesão ao uso de multivitamínicos por adolescentes após CB, a GVL surge como uma boa alternativa. Dentre as possibilidades cirúrgicas, vem ganhando destaque, pois representa um tratamento com grande perda de peso e resolução das comorbidades, com baixa taxa de complicações. É uma cirurgia menos invasiva que o *bypass* gástrico e, pelo fato de não ter a presença de implantes artificiais, como na banda gástrica, torna-se uma ótima opção cirúrgica.

Bypass gástrico em Y de Roux (BGYR)

Neste procedimento, o estômago fica com apenas 30 mL de volume. Ocorre uma separação transversal do fundo gástrico, permanecendo o restante do estômago, e o duodeno é excluído do trânsito alimentar. O jejuno proximal é dividido e a extremidade distal do intestino delgado é ligada à pequena bolsa do estômago. A porção distal do jejuno é ligada ao íleo. Dessa forma o bolo alimentar chega mais rápido às porções mais proximais do íleo, libera GLP-1 e induz a saciedade, fazendo com que o indivíduo tenha menos fome, coma menos e diminua o peso.

O BGYR é tecnicamente uma operação mais complexa que a GVL e com maiores taxas de complicações e mortalidade.

Bipartição do trânsito intestinal

Desenvolvida no Brasil, consiste em unir uma gastrectomia vertical com uma dupla via de saída do estômago. Preserva o trânsito no piloro, duodeno e jejuno proximal e promove a liberação de hormônios intestinais, diminuindo a fome. O diferencial dessa técnica está no fato de preservar o fluxo do bolo alimentar no duodeno, o que preserva a absorção de micronutrientes.

FISIOLOGIA DA CIRURGIA BARIÁTRICA

Com o aumento do número de pacientes submetidos à CB, o desenvolvimento de modelos animais para os vários tipos de cirurgia tem aberto campo para entendimento dos mecanismos que induzem à perda de peso. Porém, ainda não está totalmente claro quais mecanismos fisiológicos mantêm a perda de peso e a melhora metabólica de cada tipo de cirurgia.

Estudos realizados com *clamp* permitem examinar o impacto dos diferentes tipos de CB na sensibilidade e na secreção de insulina, bem como entender os mecanismos de melhora na homeostase da glicose desencadeada por alterações em entero-hormônios como *glucagon-like peptide* (GLP-1), *gastric inhibitory peptide*, peptídeo YY (PYY) e amilina, frequentemente implicados como mecanismos das cirurgias GVL e BGYR sobre a homeostase da glicose, independentemente do peso. Isso se deve em parte ao fato de a perda de peso não cirúrgica e procedimentos puramente restritivos (banda gástrica) terem pouco ou nenhum efeito sobre os perfis hormonais pós-prandiais. Em contrapartida, estudos demonstraram aumento de GLP-1 e PYY após BGYR e GVL, e esses hormônios têm efeitos favoráveis sobre a sensibilidade à insulina. A CB não tem impacto somente na redução da gordura corporal, mas também melhora os parâmetros metabólicos. Os efeitos benéficos têm sido documentados em vários estudos após BGYR.

ASPECTOS NUTRICIONAIS

Os portadores de doenças de alta complexidade precisam de atendimento interdisciplinar. A participação da equipe de suporte nutricional no tratamento do adolescente com obesidade grave é fundamental, tanto antes como depois da CB. Os riscos dos distúrbios nutricionais crônicos nesses pacientes são grandes, independentemente da técnica cirúrgica que venha a ser empregada. O objetivo da CB é reduzir o peso corporal, e isso pode ser alcançado com a adoção de hábitos alimentares saudáveis, aumento de atividade física, autoestima e readaptação social. No Quadro 2 são apresentados os métodos de avaliação nutricional antes e após cirurgia bariátrica.

ALIMENTAÇÃO NO PÓS-OPERATÓRIO

A progressão da alimentação nesse período gera grande ansiedade ao adolescente. É importante que, antes da cirurgia, o paciente e os cuidadores recebam orientações e receitas para o preparo das refeições em casa, garantindo a segurança e a aceitação da dieta nessa primeira fase.

Regras a serem seguidas:

- Parar de comer quando se sentir "cheio".
- Nunca comer e beber ao mesmo tempo.
- Mensurar em medidas caseiras (colher, copo etc.) os alimentos e bebidas antes de iniciar a refeição.

- Mastigar muito até que os alimentos estejam praticamente pastosos.
- Fazer de 4 a 6 refeições ao dia.
- Evitar doces e alimentos gordurosos.
- Vegetais e frutas devem ser sempre incluídos nas refeições.

ETAPAS DA ALIMENTAÇÃO APÓS A CIRURGIA

Fase 1 – 1º dia após a cirurgia

- Recomendam-se líquidos claros de baixa caloria, não alcoólicos e sem açúcar, descafeinados.
- Água: incentivar o consumo no decorrer do dia conforme a tolerância (em torno de 50 mL, a cada 30 minutos); recomendam-se de 600 a 900 mL de água por dia.
- O paciente deverá ingerir chá de ervas e água aos poucos, conforme a tolerância. Tomar líquidos em goles pequenos, se necessário com o auxílio de canudo.

Fase 2 – 2º ao 9º dia após a cirurgia

- Líquidos com alto teor de proteína.
- Calorias: 500 a 600 kcal/dia.
- Proteínas: 50 a 60 g/dia.
- Novos alimentos devem ser introduzidos: bebidas com alto teor proteico, leite e/ou iogurte desnatado.
- Associar suplemento proteico.
- Padrão da refeição: 3 a 6 refeições/dia.
- Volume: ½ copo por refeição (alimentos sólidos).
- Água: progredir volume para 100 a 200 mL/hora, de acordo com a tolerância do paciente.

Fase 3 – 10º a 45º dia após a cirurgia

- Consistência pastosa, alimentos com alta concentração proteica.
- Calorias: 500 a 700 kcal/dia.
- Proteínas: 60 g/dia.
- Novos alimentos devem ser introduzidos: ovo mexido, peixe, frango, carne de porco, peru desfiado/triturado, queijo com baixo teor de gordura (*cottage*/ricota).
- Oferecer esses alimentos, um de cada vez (¼ de copo), por 2 a 3 dias.
- Padrão da refeição: 3 a 4 refeições/dia.
- Volume: ½ copo por refeição de alimentos sólidos ou 150 mL de bebida proteica por refeição.
- Água progredir volume para 100 a 200 mL/hora, de acordo com a tolerância do paciente.

Recomendações:

- Comer primeiro os alimentos ricos em proteína (suplemento proteico, clara de ovo ou carnes).
- Comer em pratos pequenos e usar talheres pequenos.
- Mastigar bem os alimentos e engolir quando estiver bem pastoso.
- Bebidas sem adição de açúcar; se necessário, usar adoçantes.

Fase 4 – a partir do 45º dia

- Consumir alimentos macios, frutas, vegetais e grãos.
- Novos alimentos a serem introduzidos: feijão, aveia, arroz, macarrão, batata, grãos integrais.
- Calorias: 700 a 900 kcal/dia.

- Proteínas: 60 a 120 g/dia ou 1,5 g/kg peso/dia.
- Padrão da refeição: 3 a 6 refeições/dia.
- Volume: ½ copo por refeição de alimentos sólidos e evoluir para ¾ de copo até 1½ copo ou 240 mL de bebida proteica por refeição.
- Água: progredir volume para 100 a 200 mL/hora, de acordo com a tolerância do paciente.

Orientações:

- Bebidas sem adição de açúcar e/ou baixo teor de gordura; se necessário, usar adoçantes naturais.
- Realizar as refeições em horários preestabelecidos.
- Medir alimentos e bebidas antes de começar a comer para ter certeza de que não comerá demais (observar as quantidades indicadas no plano alimentar).
- Mastigar pelo menos 30 vezes e engolir quando o alimento estiver pastoso.
- Comer por 20 minutos ou mais para evitar engasgos e permitir que a saciedade ocorra.
- Líquidos devem ser ingeridos antes ou pelo menos 30 minutos após as refeições.
- Parar de comer ou beber quando se sentir cheio.
- Nunca comer e beber ao mesmo tempo.
- Comer primeiro os alimentos ricos em proteína (suplemento hiperproteico ou leite/clara de ovo ou carnes).
- Ingerir no mínimo 600 a 900 mL de água por dia em goles pequenos.
- Acrescentar na fruta: 1 colher de sopa de farelo de aveia ou trigo.
- Dar preferência para temperos naturais (sal, alho, salsa, cheiro-verde, orégano, folhas de louro, hortelã, manjericão, cebola, vinagre, coentro, limão) e preparações cozidas, refogadas, assadas e grelhadas.
- Retirar toda gordura visível e a pele das carnes antes do preparo.
- Evitar substituir o almoço e o jantar por lanches.
- Não repetir as refeições.
- Evitar doces (p. ex., bolos, tortas, sorvetes, biscoitos, mel, geleia ou caldas).
- Substituir o açúcar por adoçantes artificiais.
- Consumir diariamente 1 comprimido de polivitamínico e polimineral.
- Comer em pratos pequenos e usar talheres pequenos.

Para adequação alimentar, recomenda-se alimentação com pequenas refeições ricas em proteínas, grãos integrais, vegetais, frutas e alimentos fontes de ômega-3, excluindo doces.

- **Proteína:** entre 60 e 120 g/dia, ou 1,5 g/kg/dia de peso ideal para adolescentes, podendo ser maior em alguns casos (manutenção da massa magra).
- **Água:** ingestão mínima de 1,5 litro por dia.
- **Carboidratos:** no pós-operatório deve-se iniciar com 50 g e aumentar gradativamente.
- **Fibras:** pelo menos 5 porções/dia de frutas e vegetais frescos (400 g), incluindo prebióticos.
- **Lipídios:** 20 a 35% do valor energético total (VET).
- **Comportamentos alimentares:** mastigação adequada, alimentação consciente, respeitar a saciedade, evitar líquidos durante as refeições e limitar o consumo de açúcares simples, bebidas gaseificadas e álcool.

Os **10 passos para uma manutenção de peso bem-sucedida**, segundo o *Guia Brasileiro de Nutrição em Cirurgia Bariátrica e Metabólica*, 2023:

1. Realizar acompanhamento nutricional mensalmente ou a cada 2 meses para manter a perda de peso (por 6 meses).
2. Seguir as recomendações nutricionais (perda de peso insuficiente está associada à não adesão às recomendações e ao não cumprimento das orientações dietéticas).
3. Comer 3 refeições e 2 pequenos "lanches inteligentes" ao longo do dia.
4. Comer devagar e mastigar bem a comida.
5. Evitar alimentos ricos em açúcar e carboidratos simples e limitar o consumo de álcool a 1 ou 2 bebidas por semana.
6. A ingestão de líquidos deve ser de 8 a 10 copos de água por dia.
7. Ingerir proteínas de alto valor biológico em todas as refeições.
8. Monitorar o peso 1 vez por semana.
9. Praticar exercícios físicos regularmente (pelo menos 3 vezes por semana), atingindo o objetivo de 10 mil passos por dia.
10. Substituir por alimentos naturais os alimentos ultraprocessados (batata frita, barra de cereais e biscoitos), pois a maioria destes contém ingredientes que estimulam o apetite e são ricos em sódio, gordura, carboidratos e aditivos químicos. Procurar comer pouco antes de dormir.

PERIODICIDADE DE AVALIAÇÃO NUTRICIONAL ANTES E APÓS CIRURGIA BARIÁTRICA (QUADRO 2)

QUADRO 2 Métodos de avaliação nutricional antes e após a cirurgia bariátrica no adolescente portador de obesidade

Métodos	Período de avaliação	Adolescente
Antropométrico	Mensal até o 6º mês, trimestral até o final do 1º ano, semestral até o final do 2º ano e anual a partir do 3º ano	Peso, altura, IMC, % redução de peso e circunferências (cintura, pescoço e panturrilha).
Bioquímico	Trimestral até o final do 1º ano e anual a partir do 2º ano	Hemograma completo, ferritina, índice de saturação de transferrina, transferrina, capacidade total de ligação da transferrina, ácido fólico B9, vitamina B12, ácido acetilmalônico (AAM), vitamina B1, vitamina C, vitamina A (betacaroteno), vitamina D, vitamina E, vitamina K, cálcio, fósforo, magnésio, paratormônio, cobre, ceruloplasmina, zinco, selênio, proteínas totais e frações, peptídeo C e funções hepáticas e renais.
Consumo alimentar	Mensal até o 6º mês, trimestral até o final do 1º ano, semestral até o final do 2º ano e anual a partir do 3º ano	Registro alimentar de 3 dias (RA3), alimentos semiquantitativos e questionário de frequência de consumo alimentar (QFCA).

(continua)

QUADRO 2 Métodos de avaliação nutricional antes e após a cirurgia bariátrica no adolescente portador de obesidade (*continuação*)

Métodos	Período de avaliação	Adolescente
Composição corporal	Semestral até o final do 2º ano e anual a partir do 3º ano	Bioimpedância elétrica, tetrapolar, segmentado e Dexa (quando possível).
Exame físico		Cabelo (brilho, textura, queda), pele (seca), olhos (conjuntiva), boca (feridas nos cantos), glossite, unhas frágeis e quebradiças, edema em membros inferiores, sinais de deficiências nutricionais (cólicas, formigamento, dor no pé), alterações sensoriais (paladar e olfato) e memória.

IMC: índice de massa corporal.
Fonte: Pereira et al. (2023).

PESO

A CB pode resultar em perda de 58 a 73% do peso corpóreo, reduzindo a progressão e a piora de comorbidades na vida adulta. Infelizmente, muitos operados voltam a ganhar peso. O acompanhamento pouco sistemático, a falta de adesão às orientações e as dificuldades na mudança do estilo de vida são fatores que podem contribuir para sua ocorrência. Essa situação ocorre em cerca de 10 a 15% dos pacientes, e inicia-se a partir dos 18 a 24 meses da cirurgia.

A perda de peso na CB é acompanhada de redução da gordura corpórea (37 a 51%), com preservação da massa magra. Importante também é constatar que essa redução da gordura corpórea costuma ser acompanhada da melhora das comorbidades relacionadas ao excesso de peso.

O acompanhamento nutricional sistemático deve ser realizado, e os ajustes necessários em relação à ingestão de macro ou micronutrientes não devem ser postergados, uma vez que o adolescente com frequência é pouco aderente às consultas e às recomendações.

Suplementação de vitaminas, minerais e proteínas para adolescentes após cirurgia bariátrica (nutriente e recomendação diária):

- Ferro: 45 a 60 mg (ferro elementar)/dia.
- Vitamina B12: 350 mcg/dia (oral), 500 a 1.000 mcg intramuscular por 2 a 3 meses.
- Ácido fólico: 400 a 1.000 mcg/dia.
- Vitamina D: 600 a 2.000 UI/dia para manutenção, se deficiência: 1.000 a 5.000 UI/dia.
- Cálcio: 1.300 mg/dia (citrato de cálcio).
- Vitamina A: DRIs 700 mcg/dia para meninas e 900 mcg para meninos (em multivitamínicos).
- Vitamina E: 15 mg/dia (oral). Doses maiores podem ser necessárias para manter o estado nutricional em pacientes com história prévia de deficiência.
- Vitamina K: 90 a 120 mcg/dia (oral).
- Zinco: DRIs 9 mg/dia para meninas e 11 mg/dia para meninos.
- Cobre: DRIs 890 mcg/dia para meninas e meninos.
- Tiamina: 50 mg/dia (em complexo B).
- Selênio: 40 mcg/dia (9 a 13 anos) e 55 mcg/dia (14 a 18 anos) (multivitamínico contendo a recomendação conforme RDA).
- Proteína: 60 a 90 g/dia (1 a 1,5 g/kg/dia).

Quando a suplementação por via oral não for suficiente, usa-se a via intramuscular ou a intravenosa, principalmente quando se trata da reposição de ferro e vitamina B12.

Os sintomas de deficiência e as necessidades diárias preconizadas devem ser conhecidas pelos profissionais que acompanham esses pacientes. O objetivo é que, uma vez detectada alguma deficiência, a terapêutica apropriada seja iniciada precocemente, amenizando as repercussões clínicas.

COMPLICAÇÕES MAIS COMUNS

Diarreia

Pode estar relacionada à ingestão excessiva de gorduras e doces ou bebidas alcoólicas e líquidos em grandes volumes.

Vômitos

Associados à ingestão de alimentos gordurosos ou doces concentrados, mastigação insuficiente, ingestão de grande quantidade de alimentos ou alimentação realizada muito rapidamente.

Queda de cabelo

Relacionada a situações de estresse, dietas restritivas, anemia, desnutrição e deficiência de micronutrientes. Com uma alimentação rica em proteínas e suplementação adequada de vitaminas e minerais, esse problema deve ser resolvido em 6 a 9 meses após o procedimento.

Intolerâncias alimentares

A carne vermelha é o alimento que com mais frequência causa queixa de intolerância. Pode estar relacionada à mastigação inadequada ou diminuição da secreção gástrica.

O leite de vaca e derivados, pela presença de lactose, também pode gerar desconforto. Se houver queixa, recomenda-se consumo de leite com baixo teor de lactose.

CONCLUSÕES

A cirurgia bariátrica em pacientes pediátricos com obesidade mórbida leva à perda de peso e melhora de complicações clínicas. A gastrectomia vertical laparoscópica atualmente é a técnica de primeira escolha para adolescentes, pela vantagem de reverter o peso com poucas complicações. A equipe interdisciplinar responsável pelo acompanhamento desses pacientes deve ser cuidadosa, monitorando adequadamente os aspectos físicos e psicossociais, para garantir o sucesso do tratamento.

SUGESTÕES DE LEITURA

1. Armstrong SC, Bolling CF, Michalsky MP, Reichard KW; Section on Obesity; Section on Surgery. Pediatric metabolic and bariatric surgery: evidence, barriers, and best practices. Pediatrics. 2019;144(6):e20193223.
2. Bolling CF, Armstrong SC, Reichard KW, et al. AAP Section on Obesity, Section on Surgery. Metabolic and bariatric surgery for pediatric patients with severe obesity. Pediatrics. 2019;144(6):e20193224.
3. Fullmer MA, Abrams SH, Hrovat K, et al.; National Association of Children's Hospitals and Related Institutions; North American Society of Pediatric Gas-

troenterology, Hepatology, and Nutrition. Nutritional Strategy for Adolescents Undergoing Bariatric Surgery: Report of a Working Group of the Nutrition Committee of NASPGHAN/NACHI. J Pediatr Gastrenterol Nutr. 2012;54(1):125-35.
4. Inge TH, Jenkins TM, Xanthakos SA, et al. Long-term outcomes of bariatric surgery in adolescents with severe obesity (FA BS-51): a prospective follow-up analysis. Lancet Diabetes Endocrinol. 2017;5(3):165-73.
5. Ledoux S, Msika S, Moussa F, et al. Comparison of nutritional consequences of conventional therapy of obesity, adjustable gastric banding, and gastric bypass. Obes Surg. 2006;16(8):1041-9.
6. Nobili V, Vajro P, Dezsofi A, et al. Indications and limitations of bariatric intervention in severely obese children and adolescents with and without nonalcoholic steatohepatitis: ESPGHAN Hepatology Committee Position Statement. J Pediatr Gastroenterol Nutr. 2015;60(4):550-61.
7. Nogueira I, Hrovat K. Adolescents bariatric surgery: review on nutrition considerations. Nutr Clin Practice. 2014;29(6):740-6.
8. Olbers T, Beamish AJ, Gronowitz E, et al. Laparoscopic Roux-en-Y gastric bypass in adolescents with severe obesity (Amos): a prospective five-year Swedish nationwide study. Lancet Diabetes Endocrinol. 2017;5(3):174-83.
9. Parkes E. Nutritional management of patients after bariatric surgery. Am J Med Sci. 2006;331(4):207-13.
10. Pereira SE, Rossoni C, Cambi MPC, et al. Brazilian guide to nutrition in bariatric and metabolic surgery. Langenbeck's Archives of Surgery. 2023;408:143.
11. Pratt JSA, Browne A, Browne NT, et al. ASMBS pediatric metabolic and bariatric surgery guidelines, 2018. Surg Obes Relat Dis. 2018;14(7):882-901.
12. Scabim VM. Educação nutricional para pacientes em programa de cirurgia bariátrica. In: Trecco S (ed.). Guia prático de educação nutricional. Santana de Parnaíba: Manole; 2016.
13. The push for earlier bariatric surgery for adolescents with severe obesity. JAMA. 2021;325(22):2241-2.
14. Weiss AL, Mooney A, Gonzalvo JP. Bariatric surgery the future of obesity management in adolescents. Adv Pediatr. 2017;64(1):269-83.

Anexos

ANEXO 1 – EXEMPLO DE ESQUEMA ALIMENTAR, APÓS CIRURGIA BARIÁTRICA, REALIZADO NO INSTITUTO DA CRIANÇA E DO ADOLESCENTE DO HCFMUSP

Fase 1 – 1º dia após a cirurgia bariátrica		
Alimento	**Quantidade**	**Horário**
Chá de ervas	50 mL	3 em 3 horas

Água: incentivar o consumo no decorrer do dia conforme tolerância (± 50 mL a cada 30 minutos). Recomendado 600 a 900 mL de água por dia.

O paciente deverá ingerir chá aos poucos, conforme tolerância. Tomar líquidos em goles pequenos, se necessário com auxílio de canudo.

Fase 2 – 2º ao 9º dia após a cirurgia bariátrica		
	Alimentos	**Quantidade**
Café da manhã/ tarde e noite	Leite desnatado acrescido de leite desnatado em pó ou proteína em pó.	100 mL/1 colher de sopa
Lanche da manhã	Fruta em pedaços com acréscimo de alimentos fontes de fibra.*	1 porção pequena/ 1 colher de sopa
Almoço e jantar	▪ Sopa leve liquidificada. ▪ Ovo cozido, mexido ou pochê. ▪ Fruta em pedaços pequenos.	100 mL 1 unidade 1 porção pequena

*Alimentos fontes de fibra: aveia, *psyllium*, banana-verde, sementes de mamão, chia, linhaça ou módulo de fibra.

Composição da sopa

- Um **cereal ou tubérculo (raízes)**, uma **leguminosa (grão/feijão)**, uma **carne**, duas **hortaliças (verduras e legumes).**
- Utilizar **1** alimento de cada grupo.

Grupos de alimentos da receita de sopa nos pós-operatório da cirurgia bariátrica no adolescente com obesidade mórbida				
Cereal ou tubérculo	**Leguminosas**	**Carnes**	**Legumes e verduras**	
Arroz	Feijão	Frango	Abóbora Abobrinha	Acelga
Batata	Ervilha	Peixe	Berinjela	Agrião
Cará	Grão-de-bico	Porco	Beterraba	Alface
Inhame	Lentilha	Proteína de soja	Cenoura	Almeirão
Macarrão		Ovos	Chuchu	Brócolis
Mandioca		Carne de boi	Pepino	Couve-flor
Mandioquinha			Tomate	Escarola
Milho			Vagem	Espinafre

Nota: acrescentar à sopa 1 colher de sopa de proteína em pó + 1 clara de ovo cozida. A sopa pode ser liquidificada ou amassada.

Fase 3 – 10º ao 45º dia após a cirurgia bariátrica		
Refeição	**Alimento/preparação**	**Quantidade**
Café da manhã / lanche da tarde/noite	Leite desnatado acrescido de leite desnatado em pó ou proteína em pó.	100 mL/1 colher de sopa
Lanche da manhã	Fruta em pedaços com acréscimo de alimentos fontes de fibra.*	1 porção pequena/ 1 colher de sopa
Almoço e jantar	▪ Ovo cozido, mexido ou pochê. ▪ Carne de vaca ou frango ou peixe ou porco ou proteína de soja. ▪ Purê de legumes ou legumes bem cozidos refogados. ▪ Fruta.	1 unidade 2 colheres de sopa 2 colheres de sopa 1 porção pequena

Nota: alimentos fontes de fibra: aveia, *psyllium*, banana-verde, sementes de mamão, chia, linhaça ou módulo de fibra.

Fase 4 – a partir do 45º dia		
Refeição	**Alimento/preparação**	**Quantidade**
Café da manhã	▪ Leite desnatado acrescido de leite desnatado em pó ou proteína em pó. ▪ Crepioca.	100 mL/1 colher de sopa 1 unidade pequena
Lanche da manhã	▪ Fruta com acréscimo de alimentos fontes de fibra.*	100 mL/1 colher de sopa
Almoço/jantar	▪ Carne. ▪ Clara de ovo cozida. ▪ Arroz integral. ▪ Feijão. ▪ Salada de alface. ▪ Abobrinha refogada. ▪ Carne.	2 colheres de sopa 1 unidade 2 colheres de sopa 2 colheres de sopa 1 pires 2 colheres de sopa 2 colheres de sopa
Lanche da tarde	▪ Leite desnatado acrescido de leite desnatado em pó ou proteína em pó. ▪ Milho cozido. ▪ Queijo.	100 mL/1 colher de sopa 1 unidade 1 fatia fina
Lanche da noite	▪ Leite desnatado acrescido de leite desnatado em pó ou proteína em pó. ▪ Mamão.	100 mL/1 colher de sopa 1 fatia fina

ANEXO 2 – RECEITAS

Sopa de legumes com carne

Ingredientes:

- 100 g de carne (frango, peixe, porco ou bovina).
- ½ xícara (chá) de cenoura picada.
- ½ batata picada.
- 1 colher (sopa) de couve-manteiga picada.
- 1 colher (sopa) de feijão previamente cozido, com caldo.
- 1 colher (café), nivelada, de sal.
- 1 colher (sobremesa) de óleo de soja.

Preparo:

Cozinhar a carne, a cenoura e a batata em 500 mL de água, até que os alimentos estejam bem macios. Em seguida, acrescentar a couve e cozinhar por mais 5 minutos. Passar o conteúdo da panela sem a carne, com a água do cozimento e o feijão, em uma peneira de malha grossa. Voltar à panela e reservar.

Levar a carne ao liquidificador e bater até desmanchá-la por completo. Levar à panela, junto à mistura reservada. Reaquecer, mexendo por aproximadamente 3 minutos. Temperar com o sal. Acrescentar o óleo.

Rendimento: 1 a 2 porções.

Purê de legumes

Ingredientes:

- 1 colher de sopa de óleo.
- ½ colher de chá de sal.
- 1 dente de alho amassado.
- 1 chuchu.
- 1 batata grande.
- ½ xícara de leite desnatado.

Preparo:

Descascar a batata e o chuchu e levar para cozinhar; amassar após o cozimento.

Refogar em uma panela o alho com óleo e sal.

Acrescentar a batata e o chuchu e acrescentar o leite aos poucos até que se obtenha a consistência desejada.

Dica: o chuchu pode ser substituído por cenoura, brócolis ou beterraba. Pode-se acrescentar queijo minas padrão ralado.

19

Abordagem nutricional na criança com encefalopatia crônica

Rosana Tumas
Beatriz Polisel Mazzoni Venditti
Camila Seo

PONTOS-CHAVE DESTE CAPÍTULO

- Particularidades dos pacientes pediátricos portadores de encefalopatia crônica.
- Importância da atuação da equipe multiprofissional no cuidado desses pacientes.
- Alternativas disponíveis na avaliação e na indicação da terapia nutricional para esses pacientes.

INTRODUÇÃO

O termo encefalopatia crônica (EC) ou paralisia cerebral descreve um grupo heterogêneo de condições que envolvem disfunção motora e alterações do tônus muscular, da postura e/ou do movimento. Frequentemente essas alterações trazem consigo epilepsia, distúrbios sensoriais, de percepção, cognição, comunicação e comportamento, além de alterações musculoesqueléticas. Caracteristicamente, essas condições não são neurodegenerativas, mas as manifestações clínicas alteram-se ao longo do crescimento e à medida que o sistema nervoso central (SNC) amadurece.

Estima-se que a prevalência da EC ao redor do mundo seja em torno de 3 a 4 por mil nascidos vivos. Acomete principalmente os recém-nascidos prematuros (RNPT), sendo mais frequente quanto menores forem a idade gestacional e o peso de nascimento.

A etiologia multifatorial inclui todo e qualquer fator que possa causar um impacto negativo no cérebro fetal ou neonatal. Alguns fatores pré-natais, relacionados à gestante, são potencialmente modificáveis, diminuindo o risco de desenvolvimento da EC – alcoolismo, tabagismo, obesidade e infecções durante a gravidez. Eventos pós-natais também podem causar a EC, como anóxia neonatal, infecções, hiperbilirrubinemia, sangramentos no SNC, displasia broncopulmonar etc.

As diversas apresentações clínicas da EC são classificadas conforme o comprometimento motor e/ou a extensão do comprometimento funcional. A classificação baseada no comprometimento motor engloba os subtipos espásticos (diplegia, hemiplegia e quadriplegia), os discinéticos (distônicos e coreoatetóticos) e o atáxico. A classificação segundo o comprometimento funcional é feita com base no *Gross Motor Function Classification System* (GMFCS), baseado em movimento autoiniciado, com ênfase em se sentar, realizar transferências e mobilidade, subdivididos em 5 níveis:

- Nível I: anda sem limitações.
- Nível II: anda com limitações.
- Nível III: anda utilizando um dispositivo auxiliar de locomoção.
- Nível IV: automobilidade com limitações (pode utilizar cadeira de rodas com motor).
- Nível V: transportado em uma cadeira de rodas manual.

De modo geral, os pacientes portadores de EC tendem a ser menores e menos nutridos que as crianças sem problemas de base com a mesma idade. Essa diferença costuma acentuar-se com o passar do tempo, devido a uma interação complexa entre fatores nutricionais e não nutricionais, que afetam o crescimento e o estado nutricional das crianças acometidas.

A manutenção de um bom estado nutricional é o principal pilar que garante a saúde e o bem-estar de todas as crianças, afetadas ou não. Nas crianças portadoras de EC, a medição e o monitoramento do crescimento são repletos de desafios, tanto relacionados à técnica de obtenção das medidas como à interpretação dos resultados da antropometria. Alterações na velocidade de crescimento e na composição corporal devem ser rapidamente identificadas e tratadas, pois a má nutrição traz consequências graves, sendo um fator potencialmente evitável.

Os fatores nutricionais que afetam o estado nutricional das crianças com EC incluem ingestão alimentar inadequada (relacionada à disfunção alimentar – disfagia e incoordenação à deglutição), perda calórica (doença do refluxo gastroesofágico, dismotilidade gastrintestinal, alterações posturais, aumento da pressão intra-abdominal, constipação crônica, espasticidade e deformidade musculoesquelética) ou aumento do gasto energético (fisioterapia intensa, taquipneia/taquidispneia, alterações de vias aéreas superiores e infecções pulmonares crônicas).

Entre os fatores não nutricionais que podem afetar o estado nutricional desses pacientes incluem-se idade, alterações genéticas, limitações neurológicas, fatores endócrinos, fatores neurotróficos, falta de estresse mecânico e suporte do peso corporal nos ossos longos.

Usualmente os fatores nutricionais afetam mais o peso (P), enquanto os fatores não nutricionais afetam principalmente a estatura (E).

AVALIAÇÃO NUTRICIONAL

As intervenções terapêuticas devem ser iniciadas precocemente para maximizar as habilidades funcionais e a independência da criança. A avaliação clínica deve contemplar não só o comprometimento motor da criança, mas todas as outras condições associadas que surgirão ao longo do período de crescimento. O plano de cuidados deve ser caracteristicamente multidisciplinar e incluir a família, que desempenha um papel central no sucesso do tratamento desses pacientes. O estabelecimento de metas funcionais para a criança precisa ser realista, centrado no paciente e sua família, e as metas devem ser avaliadas periodicamente.

No Quadro 1 são mencionados os cuidados para o seguimento adequado de pacientes portadores de EC. É possível observar que os cuidados dispensados às condições associadas, além daquelas que envolvem a função motora e alterações ortopédicas, são bastante variados e exigem diferentes especialistas. Além disso, é possível observar que o estado nutricional do paciente tem impacto direto no manejo de várias comorbidades.

A avaliação clínica desses pacientes deve incluir a identificação de todas as comorbidades, sendo a ferramenta principal para indicar a intervenção necessária precocemente.

Do ponto de vista nutricional, a avaliação clínica deve incluir uma anamnese cuidadosa, com foco na ingestão alimentar (qualidade, quantidade e dificuldades), evolução ponderoestatural pregressa e ocorrência de situações que potencialmente indiquem a necessidade de uma via alimentar alternativa (tempo despendido com a alimentação, sinais indicativos de broncoaspiração, dificuldades na hidratação e administração de medicamentos etc.).

O exame físico deve incluir uma avaliação antropométrica detalhada e bem executada, para que a avaliação e o planejamento nutricional sejam traçados de maneira individual, conforme as necessidades de cada paciente.

QUADRO 1 Esquematização do plano multidisciplinar de cuidados para pacientes portadores de encefalopatia crônica

Plano multidisciplinar de cuidados	
Manejo das alterações da função motora	Fisioterapia Terapia ocupacional Uso de órteses Controle da espasticidade Controle da distonia
Manejo das alterações ortopédicas	Contraturas Displasia, subluxação e luxação do quadril Deformidades nos pés e nas mãos Escoliose neuromuscular progressiva
Manejo de outras condições associadas	Epilepsia Alterações visuais Déficit auditivo Dificuldades de fala e comunicação Crescimento e nutrição Alterações gastrintestinais Alterações respiratórias Sialorreia Saúde óssea Prevenção de úlceras e infecções cutâneas Controle urinário Distúrbios do sono Distúrbios psiquiátricos Dor crônica

Fonte: elaboração dos autores.

Antropometria

Os pacientes portadores de EC apresentam alterações físicas decorrentes das alterações motoras e ortopédicas que tornam as medidas antropométricas um grande desafio. Tanto a medida do peso como a do comprimento ou estatura apresentam dificuldades técnicas significativas, uma vez que muitos desses pacientes não conseguem manter uma postura adequada para a aferição. Muitas vezes será necessário utilizar medidas e técnicas alternativas que permitam mensurar o peso e estimar o comprimento ou estatura desses pacientes, já que o cálculo das necessidades nutricionais e a elaboração da terapia nutricional (TN), assim como o seguimento de sua evolução, dependem desses dados.

As principais medidas antropométricas e de composição corporal utilizadas para esses pacientes são: peso (P), estatura (E), circunferência do braço (CB) e dobra cutânea tricipital (DCT). Essas medidas permitem avaliar a adequação de acordo com o sexo e a idade do paciente. O P e a E devem sempre ser avaliados em relação à proporção entre si; e a CB e a DCT permitem uma ideia indireta da composição corporal, indicando a massa magra e a massa gorda, respectivamente.

A aferição do P e da E deve ser realizada seguindo o procedimento padrão para indivíduos saudáveis. Cabe ressaltar que, na impossibilidade da medida do P, não existem equações para sua estimativa validadas para pacientes pediátricos portadores de EC.

Para a medida da E em crianças com limitações físicas e/ou na impossibilidade de utilizar os métodos convencionais (antropômetro para medida em decúbito dorsal; estadiômetro para medida em pé), é possível mensurar segmentos corporais como alternativa para a estimativa da E, de acordo com a faixa etária.

Para crianças de 2 a 12 anos, podem-se utilizar as medidas do comprimento superior do braço, do comprimento tibial ou da altura do joelho. Essas medidas permitem a estimativa da E com base na utilização de equações propostas por Stevenson (1995). Para crianças entre 6 e 18 anos, as equações propostas por Chumlea et al. (1994), por gênero e raça, também podem ser utilizadas (Tabelas 1 e 2).

A interpretação das medidas de CB e DCT em crianças portadoras de EC deve ser cautelosa, pois esses pacientes tendem a acumular mais gordura corporal no tronco

TABELA 1 Equação para estimar a estatura de crianças e adolescentes de 2 a 12 anos segundo Stevenson, 1995

Comprimento superior do braço (CSB)	E = (4,35 x CSB) + 21,8
Comprimento tibial (CT)	E = (3,26 x CT) + 30,8
Comprimento do joelho (CJ)	E = (2,69 x CJ) + 24,2

E: estatura.
Fonte: Stevenson (1995).

TABELA 2 Equação para estimar a estatura de crianças e adolescentes de 4 a 18 anos segundo Chumlea et al., 1994

Meninos	
Brancos	E = 40,54 + (2,22 x altura do joelho)
Negros	E = 39,60 + (2,18 x altura do joelho)
Meninas	
Brancas	E = 43,21 + (2,15 x altura do joelho)
Negras	E = 46,59 + (2,02 x altura do joelho)

E: estatura.
Fonte: Chumlea et al. (1994).

do que nos membros, e tendem a apresentar déficit de massa magra, no entanto são boas medidas para a identificação precoce de déficits nutricionais. Os referenciais para essas duas medidas são os valores propostos por Frisancho (1990), que preconiza que valores abaixo do percentil 10 sejam considerados subnutrição, e acima do percentil 90 sejam considerados excesso de peso (Tabelas 3 e 4).

Após realizadas as medidas, com técnica adequada, é possível obter os índices antropométricos (escores Z) correspondentes à faixa etária e ao gênero do paciente, para que seja definida a classificação nutricional, conforme as curvas de crescimento. As crianças portadoras de EC apresentam uma curva de crescimento específica, proposta por Brooks (2011) (disponível em https://www.lifeexpectancy.org/articles/newgrowthcharts.shtml), que considera o nível de atividade

TABELA 3 Distribuição em percentis da circunferência do braço (CB) segundo sexo e idade de acordo com Frisancho,1990

Percentis CB – masculino					
Idade (anos)	p5	p15	p50	p85	p95
0-0,4	11,3	12	13,4	14,7	15,3
0,5-1	12,8	13,7	15,2	16,8	17,5
1-1,9	14,2	14,9	16	17,4	18,2
2-2,9	14,3	15,1	16,3	17,6	18,6
3-3,9	15	15,5	16,8	18,1	19
4-4,9	15,1	15,8	17,1	18,5	19,3
5-5,9	15,5	16,1	17,5	19,1	20,6
6-6,9	15,8	16,5	18	19,8	22,8
7-7,9	16,1	17	18,7	21	22,9
8-8,9	16,5	17,5	19,2	21,6	24
9-9,9	17,5	18,4	20,1	23,2	26
10-10,9	18,1	19,1	21,1	24,8	27,9
11-11,9	18,5	19,8	22,1	26,1	29,4
12-12,9	19,3	20,7	23,1	27,1	30,3
13-13,9	20	21,6	24,5	28,2	30,8
14-14,9	21,6	23,2	25,7	29,1	32,3
15-15,9	22,5	24	27,2	30,3	32,7
16-16,9	24,1	25,7	28,3	32,1	34,7
17-17,9	24,3	25,9	28,6	32,2	34,7
18-24,9	26	27,7	30,7	34,4	37,2
Percentil CB – feminino					
Idade (anos)	**p5**	**p15**	**p50**	**p85**	**p95**
0-0,4	10,7	11,8	12,7	14,5	15
0,5-1	12,5	13,4	14,6	16,2	17
1-1,9	13,6	14,4	15,7	17	17,8
2-2,9	14,2	15	16,1	17,4	18,5
3-3,9	14,4	15,2	16,6	18	19
4-4,9	14,8	15,7	17	18,5	19,5
5-5,9	15,2	16,1	17,5	19,4	21
6-6,9	15,7	16,5	17,8	19,9	22
7-7,9	16,4	17	18,6	20,9	23,3
8-8,9	16,7	17,6	19,2	22,2	25,1
9-9,9	17,6	18,6	20,6	23,8	26,7
10-10,9	17,8	18,9	21,2	25	27,3
11-11,9	18,8	20	22,2	26,5	30
12-12,9	19,2	20,5	23,7	27,6	30,2
13-13,9	20,1	21,5	24,3	28,3	32,7
14-14,9	21,2	22,5	25,1	29,5	32,9
15-15,9	21,6	22,9	25,2	28,8	32,2
16-16,9	22,3	23,5	26,1	29,9	33,5
17-17,9	22	23,6	26,6	30,7	35,4
18-24,9	22,4	24	26,8	31,2	35,2

Fonte: Frisancho (1990).

TABELA 4 Distribuição em percentis da dobra cutânea tricipital (DCT) segundo sexo e idade de acordo com Frisancho, 1990

Percentis DCT – masculino					
Idade (anos)	**p5**	**p15**	**p50**	**p85**	**p95**
0-0,4	4	5	8	12	15
0,5-1	5	7	9	13	15
1-1,9	6,5	7,5	10	13	15,5
2-2,9	6	7	10	13	15
3-3,9	6	7	9,5	12,5	15
4-4,9	5,5	7	9	12	14
5-5,9	5	6	8	11,5	14,5
6-6,9	5	6	8	12	16
7-7,9	4,5	6	8	12,5	16
8-8,9	5	6	8,5	13	19
9-9,9	5	6	9	15,5	20
10-10,9	5	6	10	17	24
11-11,9	5	6,5	10	19,5	27
12-12,9	4,5	6	10,5	18	27,5
13-13,9	4,5	5,5	9	17	25
14-14,9	4	5	8,5	15	23,5
15-15,9	5	5	7,5	15	23,5
16-16,9	4	5,1	8	14	23
17-17,9	4	5	7	13,5	19,5
18-24,9	4	5,5	10	17,5	23,5
Percentis DCT – feminino					
Idade (anos)	**p5**	**p15**	**p50**	**p85**	**p95**
0-0,4	4	5	8	12	13
0,5-1	6	7	9	12	15
1-1,9	6	7	10	13	16
2-2,9	6	7	10	13,5	16
3-3,9	6	7	10	13	16
4-4,9	6	7	10	13	15,5
5-5,9	5,5	7	10	13,5	17
6-6,9	6	6,5	10	13	17
7-7,9	6	7	10,5	15	19
8-8,9	6	7	11	17	22,5
9-9,9	6,5	7	12	19	25
10-10,9	7	8	12,5	20	27
11-11,9	7	8	13	21,5	29
12-12,9	7	8	14	21,5	27,5
13-13,9	7	8	15	24	30
14-14,9	8	9	16	23,5	32
15-15,9	8	9,5	16,5	23	32,5
16-16,9	10,5	11,5	18	26	32,5
17-17,9	9	10	18	26,5	34,5
18-24,9	9	11	18,5	28,5	36

Fonte: Frisancho (1990).

motora do paciente, com base na classificação GMFSC, além do gênero e da idade. Além disso, podem ser utilizadas as curvas de crescimento da Organização Mundial da Saúde (OMS, 2006/2007) (disponível em http://www.who.int/childgrowth/standards/en/). No entanto, nesse caso, o objetivo é somente acompanhar a evolução individual da própria criança com EC, uma vez que essas curvas foram desenvolvidas para crianças saudáveis.

Exame físico

O exame físico deve ser detalhado o suficiente para avaliar todas as outras possíveis comorbidades que esses pacientes costumam apresentar, além de alterações neurológicas – principalmente as relacionadas às eventuais dificuldades alimentares que podem surgir na evolução.

A avaliação criteriosa da cavidade oral e da condição dentária é muito importante, uma vez que alterações anatômicas na mandíbula (instabilidade de impulso e retração, bruxismo e sialorreia) podem influenciar a ingestão alimentar.

A avaliação do sistema osteomuscular também deve ser minuciosa, pois a hipotonia do tronco e a escoliose frequentemente estão presentes e muitas vezes são responsáveis por alguns dos problemas gastrintestinais secundários à superestimulação das fibras simpáticas – decorrentes da tração contínua aplicada à coluna vertebral, levando ao aparecimento de dismotilidade (hipomotilidade antral e retardo do esvaziamento gástrico) e dor pós-prandial, além de náuseas e vômitos recorrentes.

Todos esses fatores podem contribuir para o surgimento ou agravamento do estado nutricional, portanto é fundamental a observação de sinais agudos de desnutrição, como unhas e cabelos fracos e quebradiços e alterações na coloração (palidez) e textura da pele.

DIETOTERAPIA

Alimentação oral

A via oral é sempre a primeira opção para ofertar a terapia nutricional (TN). No entanto, a análise cautelosa da qualidade e da quantidade, bem como da forma e do tempo para administração da dieta, é de extrema importância, uma vez que, em crianças com EC, é comum a presença de distúrbios em uma ou mais das fases oral, faríngea ou esofágica da deglutição.

Os principais problemas que afetam a alimentação via oral dos pacientes com EC, principalmente aqueles com comprometimento mais severo, são: sialorreia, tosse, engasgos, dificuldades de mastigação, alterações no apetite, má oclusão dentária, fechamento labial incompleto e dificuldade de sucção. Problemas ortopédicos (posturais, como escoliose) e hipotonia podem agravar ainda mais a situação alimentar, pela postura inadequada durante a oferta alimentar, aumentando, inclusive, o risco de broncoaspiração.

Dessa forma, é de extrema importância que o paciente seja submetido a uma avaliação completa de sua alimentação, realizada por um profissional habilitado, por meio da utilização de ferramentas como o recordatório alimentar, uso de *softwares* para cálculo da ingestão de macro e micronutrientes, análise da qualidade, quantidade e consistência dos alimentos ingeridos e mensuração do tempo gasto para se alimentar. Com os dados em mãos, a equipe multidisciplinar (nutricionista, médico e fonoaudiólogo) verificará possíveis riscos relacionados a deglutição, broncoaspiração, refluxo gastroesofágico, entre outros, para assegurar a oferta de uma alimentação com qualidade e segurança do ponto de vista nutricional e fisiológico.

Nesse contexto, a indicação de espessantes é uma estratégia para que a oferta de líquidos finos ocorra de maneira segura e eficaz aos pacientes com risco de aspiração e/ou dificuldade de deglutição. Vale ressaltar que o fonoaudiólogo é o profissional capaz de avaliar o grau de espessamento mais adequado para cada paciente (néctar, mel ou pudim), bem como a consistência mais segura para a oferta dos alimentos sólidos. Ao nutricionista cabe adaptar a dieta de acordo com essas orientações, para uma oferta nutricionalmente completa, que garanta que as necessidades de micro/macronutrientes calculadas individualmente para cada paciente sejam completamente atingidas.

Terapia de suplementação oral

Quando a ingestão dos alimentos por via oral não for suficiente para atingir as necessidades nutricionais estimadas, é possível utilizar suplementos orais como complemento ou suplemento alimentar.

A estratégia com alimentos caseiros para aumentar o aporte calórico da dieta sem aumentar o volume oferecido inclui o acréscimo de óleo/azeite nas refeições (preferencialmente aqueles que são fonte de ômega-3) e a oferta de preparações como sorvetes, leite batido com frutas, leite em pó, entre outros. Deve-se ter cautela na orientação, sempre reforçando os cuidados com a alimentação oral e a postura, para não permitir o risco de aspiração desses alimentos, principalmente quando da ingestão de óleo/azeite.

Os suplementos industrializados hipercalóricos e hiperproteicos são grandes aliados na dietoterapia desses pacientes. As opções sem sabor oferecem maior versatilidade e podem ser adicionadas às refeições principais, sucos, sopas, patês etc. Já as opções com sabor normalmente são doces, e por isso mais bem-aceitas quando associadas a sucos, preparações com frutas, leites, iogurtes e sobremesas. É primordial orientar os responsáveis que não se pode ferver o suplemento oral – este deve ser adicionado à preparação pronta para o consumo, ou misturado aos líquidos já aquecidos.

Terapia nutricional enteral por sondas

A terapia nutricional enteral (TNE) por sondas está indicada quando as necessidades nutricionais não forem alcançadas pela via oral (< 75% das necessidades nutricionais por um período de 7 a 10 dias) (Quadro 2).

QUADRO 2 Indicações da terapia nutricional enteral

Fatores indicativos da terapia nutricional enteral:
- O tempo de alimentação (> 3 horas por refeição) afetar diretamente a qualidade de vida do paciente e de seus cuidadores.
- O risco de aspiração ser muito alto.
- Na presença de disfagia grave.
- Na presença de desnutrição aguda ou crônica.
- Na presença de gasto energético muito elevado.

Fonte: elaboração das autoras.

É importante que a escolha da dieta enteral englobe os aspectos individuais, como alergias e intolerâncias alimentares, devendo ser verificado se o paciente está em uso de medicação que interfira de alguma forma na tolerância, digestão e absorção da dieta.

Para lactentes menores de 1 ano, as fórmulas infantis adequadas para a idade devem ser ofertadas via enteral em substituição ao leite materno – este deve ser *sempre* priorizado, podendo ser ordenhado pela mãe, conforme as recomendações e os cuidados de higiene e manipulação estipulados pela legislação atual, e oferecido via enteral em volume adequado, previamente calculado pela equipe responsável pelo paciente, por meio de sonda nasogástrica (SNG) ou gastrostomia (GTM).

Para as crianças maiores de 1 ano, a indicação é de dieta enteral completa, adequada para a idade – disponível no mercado nas opções normocalórica (1 kcal/mL) e hipercalórica (1,5 kcal/mL), esta última indicada para pacientes que apresentam intolerância a grandes volumes ou subnutrição grave. Outra opção disponível é a oferta de dieta enteral caseira; nesse caso, o profissional deve obrigatoriamente orientar os responsáveis quanto ao modo de preparo, cuidados de higiene, manipulação e armazenamento, bem como quanto ao modo e tempo de infusão, para garantir qualidade e segurança no preparo, e a administração correta ao paciente.

O monitoramento do volume infundido e das intercorrências gastrintestinais associadas à dieta enteral é fundamental, bem como a verificação regular do alcance das metas nutricionais de macro e micronutrientes pela observação do volume de dieta prescrito em relação ao volume de dieta infundido.

A Sociedade Europeia de Gastroenterologia, Hepatologia e Nutrição Pediátrica (ESPGHAN) recomenda uma combinação de dieta enteral noturna com infusão contínua e dieta enteral intermitente diurna para as crianças com necessidades energéticas aumentadas e baixa tolerância a grandes volumes.

Alguns estudos têm apontado a GTM como uma forma mais eficaz e segura de administração da dieta em relação às sondas nasoenterais (SNE), visto que pacientes portadores de EC tendem a sacá-las acidentalmente com maior frequência. Além disso, estudos mostram que a GTM auxilia no ganho de peso e na redução significativa da ocorrência de infecções respiratórias, por ser um dispositivo a menos na cavidade nasal do paciente, tornando-se uma opção segura, mais confortável e com menor impacto na rotina social desses pacientes.

Para os pacientes que apresentarem doença do refluxo gastroesofágico refratária ao tratamento medicamentoso, a GTM confeccionada com fundoplicatura de Nissen está indicada, principalmente, para evitar a aspiração de dieta e complicações respiratórias associadas. No entanto, é uma técnica mais invasiva e que demanda maior período de recuperação em comparação à confecção de GTM por via endoscópica.

Fibras

A constipação intestinal é frequente nessa população. A dificuldade de mastigação, associada ao alto consumo de alimentos pastosos (consistência de purê), o baixo consumo de alimentos fibrosos (verduras e frutas *in natura*) e uma hidratação frequentemente inadequada são fatores que predispõem os pacientes portadores de EC à constipação. O uso de módulos de fibra alimentar é um aliado interessante para ajudar na regulação do trânsito intestinal. Podem ser adicionados às vitaminas, à água e até mesmo aos purês e sopas, quando o paciente se alimentar por via oral. Os pacientes que recebem TNE podem ter o módulo de fibras adicionado à dieta enteral caseira, ou à água de hidratação, havendo também a possibilidade da utilização de dieta enteral industrializada com fibras. Desse modo é possível atingir a quantidade de fibras recomendada para idade.

A recomendação de fibras a partir dos 2 anos corresponde à soma da idade (em anos) + 5, não ultrapassando a soma da idade + 10; ou seja, para um paciente com 5 anos, a recomendação de ingestão de fibras seria 10 g, não ultrapassando 15 g/dia.

Os módulos com *mix* de fibras solúveis e insolúveis são os mais eficazes para auxiliar na regulação do trânsito intestinal.

Atenção: a alta ingestão de fibras pode causar flatulência, distensão abdominal e inchaço. Por isso, é de extrema importância o monitoramento individual de cada paciente para o sucesso no tratamento. Outro ponto importante de atenção é a oferta hídrica adequada, de maneira que a oferta de fibras seja eficaz no tratamento da constipação, e não um fator de sua piora.

RECOMENDAÇÕES NUTRICIONAIS

Energia e proteínas

A calorimetria é o padrão-ouro para a determinação das necessidades calóricas de um indivíduo, seja ele saudável ou não. Na ausência desse método, as equações de Rokusek e Heindicles (1985) são as mais indicadas para os pacientes com EC. Trata-se de um método baseado na E do paciente, pelo qual o resultado é próximo ao gasto energético basal da criança (Tabela 5).

Nos casos de sub ou hipernutrição, a recomendação é utilizar o P ajustado para definir as metas nutricionais, sendo o escore Z igual a zero: de peso para a idade (P/I) para crianças menores de 2 anos e do IMC para a idade (IMC/I) para crianças maiores, utilizando a E atual (medida ou estimada) do paciente. No entanto, nos casos de subnutrição grave, esse ajuste do P e o acréscimo calórico devem ser feitos de forma mais cautelosa e com acompanhamento médico rigoroso, para evitar a síndrome de realimentação.

TABELA 5 Equação para estimar o requerimento energético de crianças e adolescentes com encefalopatia segundo Rokusek e Heindicles, 1985

Kcal/cm/dia	Grau de comprometimento motor
14,7	Crianças sem disfunção motora
13,9	Crianças com disfunção motora, mas que deambulam
11,1	Crianças que não deambulam

Fonte: Rokusek e Heindicles (1985).

Segundo as recomendações da ESPGHAN, as necessidades proteicas das crianças com EC são semelhantes às das crianças saudáveis (Tabela 6). No entanto, atenção especial deve ser dada aos pacientes em uso de TNE quando da presença de subnutrição e/ou úlcera de decúbito, em que há indicação de um incremento na oferta proteica.

Micronutrientes

A recomendação de micronutrientes para crianças portadoras de EC é a mesma

TABELA 6 Recomendação de proteína/dia segundo DRI

Idade	Recomendação
0-6 meses	1,5 g/kg/dia
7-12 meses	1,2 g/kg/dia
1-3 anos	5-20% VET
4-18 anos	10-30% VET

DRI: *Dietary Reference Intakes*; VET: valor energético total.

das crianças saudáveis da mesma faixa etária e gênero. As recomendações da ESPGHAN incluem o monitoramento dos níveis de ferro, cálcio, fósforo, zinco, selênio e vitaminas C, D e E, especialmente nas que recebem TNE com dieta caseira. Isso se deve ao fato de que os pacientes portadores de EC tendem a apresentar deficiências desses nutrientes devido a nutrição inadequada, baixa exposição solar, imobilidade e uso de medicações anticonvulsivantes.

É importante ressaltar que as crianças portadoras de EC que apresentam ganho ponderal excessivo, devido ao baixo gasto energético, e necessitam fazer restrição calórica para controle do P, apresentam risco maior de deficiência proteica e de micronutrientes.

A suplementação pode ser feita por meio do uso de módulos nutricionais, suplementos orais e enterais, ou mesmo polivitamínicos disponíveis no mercado, com a ressalva de que a apresentação desses produtos é bastante variada, o que exige muita atenção e cautela quanto à composição e à forma de apresentação para garantir uma oferta suficiente e segura para cada paciente, considerando suas particularidades.

CONCLUSÕES

A instituição de um tratamento multidisciplinar precoce favorece o crescimento e o desenvolvimento das crianças portadoras de EC, dificultando o surgimento de várias complicações secundárias ao déficit motor desses pacientes. É fundamental haver uma boa interação entre as diferentes abordagens terapêuticas, como nutrição, fisioterapia, fonoaudiologia e terapia ocupacional, para garantir uma boa evolução, uma vez que os efeitos de cada uma delas estão por trás do sucesso das outras. O seguimento pediátrico tem o papel de prever a necessidade do paciente durante toda a sua fase de crescimento, promovendo boa saúde, bem-estar e qualidade de vida, inclusive para suas famílias.

SUGESTÕES DE LEITURA

1. Brooks J, Day S, Shavelle R, Strauss D. Low weight, morbidity, and mortality in children with cerebral palsy: new clinical growth charts. Pediatrics. 2011;128(2):e299-307.
2. Chumlea WC, Guo SS, Steinbaugh ML. Prediction of stature from knee height for black and white adults and children with application to mobility-impaired or handicapped persons. J Am Diet Assoc. 1994;94(12):1385-91.
3. Frisancho AR. Anthropometric standards for the assessment of growth and nutritional status. Ann Arbor: University of Michigan Press; 1990.
4. Henderson R. The effect of gastrostomy tube feeding on body protein and bone mineralization in children with quadriplegic cerebral palsy. Dev Med Child Neurol. 2010;52:985.
5. Institute of Medicine (IOM). Dietary Reference Intakes. Disponível em: http://fnic.nal.usda.gov/nal_dis- play/index.php. Acesso em: 15 nov. 2017.
6. Kalra S, Aggarwal A, Chillar N, et al. Comparison of micronutrient levels in children with cerebral palsy and neurologically normal controls. Indian J Pediatr. 2015;82:140-4.
7. Kuperminc MN, Gottrand F, Samson-Fang L, et al. Nutritional management of children with cerebral palsy: a practical guide. Eur J Clin Nutr. 2013;67(Suppl 2):S21-23.
8. Rempel G. The importance of good nutrition in children with cerebral palsy. Phys Med Rehabil Clin N Am. 2015;26(1):39-56.

9. Rokusek C, Heindicles E. Nutrition and feeding of the developmentally disabled. Brookings: South Dakota University Affiliated Program, Interdisciplinary Center for Disabilities; 1985.
10. Romano C, van Wynckel M, Hulst J, et al. European Society for Paediatric Gastroenterology, Hepatology and Nutrition guidelines for the evaluation and treatment of gastrointestinal and nutritional complications in children with neurological impairment. J Pediatr Gastroenterol Nutr. 2017;65(2):242-64.
11. Souza KE, Sankako AN, Carvalho SM, Braccialli LM. Classification of gross motor function injury and body mass índex in children with cerebral palsy. Rev Bras Crescimento Desenvolvimento Hum. 2011;21:11-20.
12. Stevenson RD. Use of segmental measures to estimate stature in children with cerebral palsy. Arch Pediatr Adolesc Med. 1995;149(6):658-62.
13. Sullivan P. Measurement of body composition should become routine in nutritional assessment of children with cerebral palsy. Dev Med Child Neurol. 2015;57:793-4.
14. Tomoum HY, Badawy NB, Hassan NE, et al. Anthropometry and body composition analysis in children with cerebral palsy. Clin Nutr. 2010;29:477-81.
15. World Health Organization (WHO). Child growth standards. Disponível em: https://www.who.int/toolkits/child-growth-standards/standards. Acesso em: 16 out. 2023.
16. Zonta MB, Agert F, Muzzolon SR, et al. Growth and anthropometry in hemiplegic cerebral palsy patients. Rev Paul Pediatr. 2009;27:416-23.

20
Disbiose e microbioma intestinal

Artur Figueiredo Delgado
Patrícia Zamberlan

PONTOS-CHAVE DESTE CAPÍTULO

- A microbiota saudável influencia a imunidade adequada e os processos metabólicos, como a geração de nutrientes e de energia para o hospedeiro.
- A disbiose, desbalanço na diversidade da microbiota, está relacionada à geração de doenças agudas e crônicas, como as doenças intestinais complexas, a sepse e as doenças crônicas não transmissíveis.
- O nascimento através de parto normal e o aleitamento materno são fatores protetores para uma microbiota saudável, assim como uma alimentação complementar adequada, o uso criterioso de antibióticos, a manutenção do trânsito intestinal adequado, a presença de água tratada e o saneamento básico adequado.

INTRODUÇÃO

O microbioma (genoma coletivo da microbiota) humano é formado por genomas de vários microrganismos, como vírus, archaea, eucariontes, protozoários e, principalmente, bactérias. Uma situação de eubiose (composição saudável e balanceada da microbiota) é importante na determinação de uma distribuição adequada contra patógenos e proporciona geração de nutrientes e energia para o hospedeiro. Um desbalanço na diversidade de microrganismos, chamado de disbiose, afeta o estado de saúde e doença.

Outros locais que apresentam uma microbiota diversa além do trato digestório são a cavidade oral, a pele e os órgãos genitais. O total de células bacterianas no intestino (o órgão com a microbiota mais extensa) é de 3,8 (10^{13}), correspondente ao mesmo número de células do corpo humano de um adulto.

Firmicutes (p. ex., *Bacillus*, *Clostridium*), Bacteroidetes (como *Bacteroides*), Actinobacteria (como *Bifidobacterium*) e Proteobacteria (como *Escherichia*, *Klebsiella*) são os quatro principais filos que compõem a complexidade do microbioma gastrintestinal. Uma grande variedade de fatores fisiológicos, como nutrição, estresse físico/mental, idade, uso de antibióticos, radiação, umidade e área geográfica, desempenha influência relevante no desenvolvimento da disbiose. A antibioticoterapia de largo espectro é uma condição sabidamente importante na alteração da microbiota e na determinação do crescimento de bactérias patogênicas, com resultantes fenômenos disabsortivos e diarreia (p. ex. aumenta a quantidade de *Clostridium difficile*). A ação da microbiota na imunidade pulmonar e no potencial desenvolvimento de doenças cerebrais demonstra a interação dos eixos intestino/pulmão e intestino/cérebro, respectivamente.

ASPECTOS EPIDEMIOLÓGICOS

Em lactentes, os gêneros dominantes são *Bifidobacterium*, *Bacteroides*, *Veillonella*, *Faecalibacterium*, *Streptococcus* e *Escherichia*. As alterações precoces no microbioma estão associadas com o aumento do risco de doenças intestinais complexas como enterocolite necrosante, diarreia, doença celíaca, doenças inflamatórias intestinais e síndrome do intestino irritável. A completa colonização do intestino, com uma microbiota de padrão similar ao do adulto, ocorre com cerca de 3 anos de idade.

Mecanismos de translocação bacteriana consequentes a uma microbiota intestinal patogênica (disbiose) podem predispor ao desenvolvimento de sepse ou outras infecções (ver Figura 1).

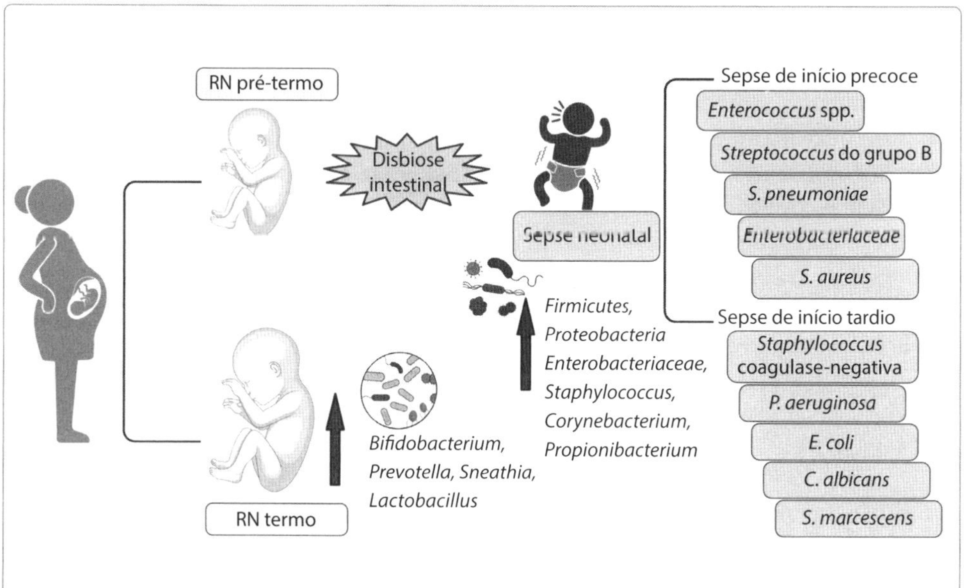

FIGURA 1 Disbiose do microbioma intestinal neonatal levando ao quadro de sepse. Uma diminuição da concentração de bactérias do tipo *Bifidobacteriaceae* e um aumento de *Enterobacteriaceae* e *Clostridiceae* marcam o início da sepse neonatal.
RN: recém-nascido.
Fonte: adaptação de Verma et al. (2022).

O tipo de parto é determinante na colonização precoce do intestino do recém-nascido. Aqueles nascidos de parto vaginal são colonizados pela flora vaginal materna, por espécies como *Prevotella* e *Lactobacillus*, enquanto os nascidos por parto cesáreo são colonizados por agentes da pele, como *Staphylococcus* e *Corynebacterium*, com atraso na colonização por *Bacteroides* e *Bifidobacterium* e colonização mais rápida pelos agentes da família *Enterobacteriaceae*.

A idade gestacional ao nascimento é outro fator crítico que determina a microbiota do lactente. Os recém-nascidos pré-termo têm o intestino mais imaturo e vulnerável, necessitando frequentemente de internação prolongada, que resulta em uma composição patogênica da microbiota (disbiose). Esta será composta predominantemente por Gram-positivos incluindo *Clostridia*, *Enterococcus e Staphylococcus* e outros microrganismos patogênicos. A variação na microbiota ocorre não somente na composição, mas também na funcionalidade.

A subnutrição também afeta as composições da microbiota e disbiótica, e pode promover deficiente produção e absorção de nutrientes, podendo, ainda, deteriorar a condição nutricional. O *Bifidobacterium longum subspecies infantis* (*B. infantis*) é um importante e precoce colonizador do intestino de lactentes que utiliza oligossacarídeos do leite humano (HMO), e a presença dessa bactéria está relacionada a uma microbiota mais saudável.

DISBIOSE E INFLAMAÇÃO LOCAL E SISTÊMICA

A síndrome da resposta inflamatória sistêmica frequentemente é acompanhada de disbiose, principalmente no intestino delgado. Estudos demonstram que a disbiose intestinal pode ser acompanhada por posterior e rápida disbiose pulmonar, quer por proximidade quer pela própria translocação bacteriana, levando a potencial doença respiratória. A ação desse eixo intestino/pulmão na geração de doença inflamatória tem se mostrado evidente em alguns estudos recentes. Alterações no microbioma são associadas à sepse, e a própria evolução para disfunção orgânica múltipla parece ocorrer nos casos em que há disbiose mais significativa (geração de mediadores pró-inflamatórios e ativação da enzima óxido nítrico sintetase). Concomitantemente, há uma proliferação de bactérias do tipo *Enterococcaceae* e *Enterobacteriaceae*. A disbiose pode ocorrer horas após uma cirurgia ou no início de uma resposta inflamatória sistêmica, mesmo sem a administração prévia de antibióticos.

No paciente gravemente doentes, o uso de medicações como opioides, sedativos, catecolaminas pode modificar o trânsito intestinal, promover obstipação ou diarreia e modificar o *turnover* de bactérias assim como causar várias alterações eletrolíticas. Esses pacientes frequentemente sofrem isquemia e alterações perfusionais esplâncnicas, com consequente disbiose.

A alteração do microbioma na disbiose também pode produzir uma resposta inflamatória crônica, mais prolongada, podendo levar a doenças mais localizadas do trato digestório (doença inflamatória intestinal) ou em outros locais (síndrome do desconforto respiratório agudo). Alterações precoces na microbiota, com significativa disbiose, têm sido associadas, inclusive, com o desenvolvimento de doenças não comunicáveis na vida adulta (p. ex., doenças alérgicas).

Várias pesquisas experimentais demonstram que há relação entre a composição/função da microbiota intestinal e a função cerebral. Evidências clínicas e epidemiológicas indicam que a exposição precoce ao uso de antibióticos durante períodos críticos do desenvolvimento pode influenciar o ganho de peso durante a vida e o desenvolvimento potencial de obesidade. O aleitamento materno desempenha ação preventiva e protetora nas modificações representativas da microbiota.

PREVENÇÃO E TRATAMENTO DA DISBIOSE INTESTINAL

Fatores epigenéticos são importantes na determinação de uma microbiota mais saudável. O nascimento através de parto normal e o aleitamento materno são fatores predisponentes para uma colonização intestinal adequada. O leite materno tem vários fatores que estimulam a disseminação de uma microbiota saudável com efeitos metabólicos e imunes benéficos. Os HMO são o terceiro componente mais abundante do leite humano e têm excelente ação prebiótica, estimulando o crescimento de *Bifidobacterium e Lactobacillus.* O colostro já possui bactérias e fatores de crescimento adequados para a promoção precoce da eubiose.

O uso inadvertido de antibióticos de largo espectro por tempo prolongado tem papel relevante na promoção de disbiose. O uso judicioso de antibióticos e a suspensão da antibioticoterapia no momento adequado são fatores relevantes para a manutenção de uma microbiota saudável.

Uma alimentação complementar saudável, mais rica em legumes e verduras, também é importante para a geração de nutrientes e a manutenção de uma microbiota adequada. Isso inclui a prevenção de uma condição clínica nutricional compatível com a subnutrição, que contribui para a própria disbiose.

A manutenção de um trânsito intestinal adequado, evitando principalmente a obstipação, promove melhor colonização intestinal. O jejum e a utilização de terapia nutricional parenteral diminuem a espessura do epitélio intestinal, a peristalse e a produção protetora de muco, favorecendo a colonização intestinal por bactérias enteropatogênicas e a própria translocação bacteriana.

Obviamente a adequação de medidas sanitárias (água tratada e saneamento básico) é essencial para a prevenção de gastroenterites, que poderiam modificar gravemente a microbiota intestinal.

O uso rotineiro de probióticos permanece controverso, em vista da heterogeneidade de estudos, utilizando e comparando número e tipos de cepas diferentes. Entretanto, estudos demonstram efeitos positivos na prevenção de colonização por *Candida* sp. em recém-nascidos e na prevenção da enterocolite pseudomembranosa.

CONCLUSÕES

A disbiose intestinal desempenha papel relevante na geração de doenças agudas e crônicas. A manutenção de uma microbiota mais saudável pode ser difícil, principalmente se há história de prematuridade, parto cesáreo, aleitamento artificial, alimentação complementar inadequada, ausência de saneamento básico, subnutrição e uso de antibioticoterapia precoce.

O estímulo ao aleitamento materno é, seguramente, a medida mais eficaz para a eubiose no primeiro ano de vida. Essa medida resultará em menor prevalência de doenças crônicas futuras.

SUGESTÕES DE LEITURA

1. Barratt MJ, Lebrilla C, Shapiro HY, Gordon JI. The gut microbiota, food science, and human nutrition: a timely marriage. Cell Host Microbe. 2017 9;22(2):134-41.
2. Barratt MJ, Nuzhat S, Ahsan K, et al. Bifidobacterium infantis treatment promotes weight gain in Bangladeshi infants with severe acute malnutrition. Sci Transl Med. 2022;14(640):eabk1107.
3. Goossens E, Li J, Callens C, et al. Acute endotoxemia--induced respiratory and intestinal dysbiosis. Int J Mol Sci. 2022;23(19):11602.
4. Gupta A, Singh V, Mani I. Dysbiosis of human microbiome and infectious diseases. Prog Mol Biol Transl Sci. 2022;192(1):33-51.
5. Ho KM, Kalgudi S, Corbett JM, Litton E. Gut microbiota in surgical and critically ill patients. Anaesth Intensive Care. 2020;48(3):179-95.
6. Mustansir Dawoodbhoy F, Patel BK, et al. Gut microbiota dysbiosis as a target for improved post-surgical outcomes and improved patient care: a review of current literature. Shock. 2021;55(4):441-54.
7. Verma J, Sankar MJ, Atmakuri K, et al. Gut microbiome dysbiosis in neonatal sepsis. Prog Mol Biol Transl Sci. 2022;192(1):125-47.
8. Wang S, Cui J, Jiang S, et al. Early life gut microbiota: consequences for health and opportunities for prevention. Crit Rev Food Sci Nutr. 2022:1-25.
9. Zanza C, Romenskaya T, Thangathurai D, et al. Microbiome in critical care: an unconventional and unknown ally. Curr Med Chem. 2022;29(18):3179-3188.

21

Disfunção intestinal na síndrome do intestino curto

Ary Lopes Cardoso
Maria Aparecida Carlos Bonfim
Ana Cristina Aoun Tannuri
Uenis Tannuri

PONTOS-CHAVE DESTE CAPÍTULO

- A disfunção intestinal na síndrome do intestino curto na criança e no adolescente tem causas congênitas e adquiridas, e se manifesta quando 30% ou mais do intestino delgado é ressecado.
- O tratamento da disfunção intestinal na síndrome do intestino curto é realizado com reposição de água e eletrólitos, nutrição parenteral e posterior transição parenteral, reposição de vitaminas e medicamentos.
- O tratamento da disfunção intestinal na síndrome do intestino curto depende de ela ser aguda, de adaptação ou ainda de manutenção.
- O transplante intestinal é indicado para pacientes sem resposta ao tratamento, ou ainda em pacientes em que a doença hepática associada é grave, sendo indicado o transplante hepático-intestinal.

INTRODUÇÃO

A insuficiência intestinal se estabelece em consequência das deficiências absortivas dos macronutrientes (carboidratos, lipídios e proteínas) e dos micronutrientes (água, eletrólitos, vitaminas e minerais), cujas necessidades diárias não poderão ser atingidas pela alimentação oral ou pela nutrição enteral. Esse estado clínico torna inevitável a dependência da terapia nutricional parenteral (TNP) para a manutenção do equilíbrio nutricional, da composição e da função corporal, e da saúde.

Dessa maneira, a síndrome do intestino curto (SIC), a insuficiência e a falência intestinais estão intimamente relacionadas devido ao resultado dos eventos fisiopatológicos, metabólicos e clínicos consequentes.

A SIC é um estado mal absortivo que se segue a uma ressecção de pelo menos 30% da extensão do intestino delgado. Além da redução da área absortiva, há também a perda da capacidade de secreção dos peptídeos reguladores gastrintestinais, dos hormônios tróficos e da função imune gastrintestinal. Nos lactentes, a enterite necrosante e as anomalias congênitas (atresia jejunal ou ileal, gastrosquise, onfalocele) do intestino são as causas mais comuns.

Entre as causas adquiridas estão as enterectomias maciças decorrentes de volvo ou de agressões infecciosas ou traumáticas, com perda de alças intestinais. Os sintomas associados à ressecção do intestino são dependentes da capacidade funcional do intestino residual. Deve-se notar que existe uma situação rara de intestino curto congênito, isto é, o recém-nascido já apresenta intestino de extensão acentuadamente reduzida. O Quadro 1 mostra as várias etiologias da SIC.

QUADRO 1 Causas da síndrome do intestino curto

Congênitas
▪ Atresias intestinais múltiplas.
▪ Gastrosquise.
▪ Onfalocele.
▪ Megacolo aganglionar.
▪ Obstrução por mecônio.
Adquiridas
▪ Enterocolite necrosante.
▪ Invaginação intestinal.
▪ Volvo por má rotação.
▪ Traumatismo.
▪ Neoplasia intra-abdominal.
▪ Enteropatia por radiação.
▪ Trombose mesentérica.
▪ Doença de Crohn.
▪ Retocolite ulcerativa inespecífica.

Fonte: elaboração dos autores.

FISIOPATOLOGIA E QUADRO CLÍNICO

Quando ocorre ressecção de um segmento de intestino delgado, é mais importante saber o quanto ficou de intestino remanescente e o quanto foi ressecado, e se houve a preservação ou não da válvula ileocecal.

Além disso, são importantes o conhecimento da área ressecada e a integridade funcional do intestino remanescente. Isso se deve ao fato de que a absorção dos diferentes nutrientes é feita em locais específicos do intestino (Figura 1).

Quando a desnutrição acomete o indivíduo, certamente acabam ocorrendo muitos efeitos deletérios sobre sua fisiologia. Às vezes a desnutrição grave pode atingir um nível em que a recuperação se torna impossível. Se isso ocorrer, indica-se a terapia nutricional de modo agressivo, que deve ser mantida por tempo suficiente para a recuperação do paciente.

Isso significa que considerar a fisiopatologia da SIC é importante para tomar muitas decisões em relação à atenção multidisciplinar do paciente. A presença de nutrientes no lúmen intestinal é o melhor estimulante para promover a adaptação intestinal. A pedra angular do tratamento da SIC é a nutrição enteral, pelo fato de proporcionar a produção de fatores diversos de crescimento pelo intestino e pelos efeitos funcionais e hormonais das secreções biliares e pancreáticas.

Ressecção jejunal

O jejuno é o local em que acontecem os primeiros processos digestivos e absortivos da maior parte dos nutrientes. Suas vilosidades são mais longas que as do íleo, embora contenha menos tecido linfoide. É na região proximal do intestino delgado que ocorre a absorção de grande parte dos nutrientes: micronutrientes (cálcio, fósforo, magnésio, ferro e ácido fólico), carboidratos, proteínas e vitaminas lipossolúveis. Os lipídios são absorvidos ao longo de todo o delgado. No

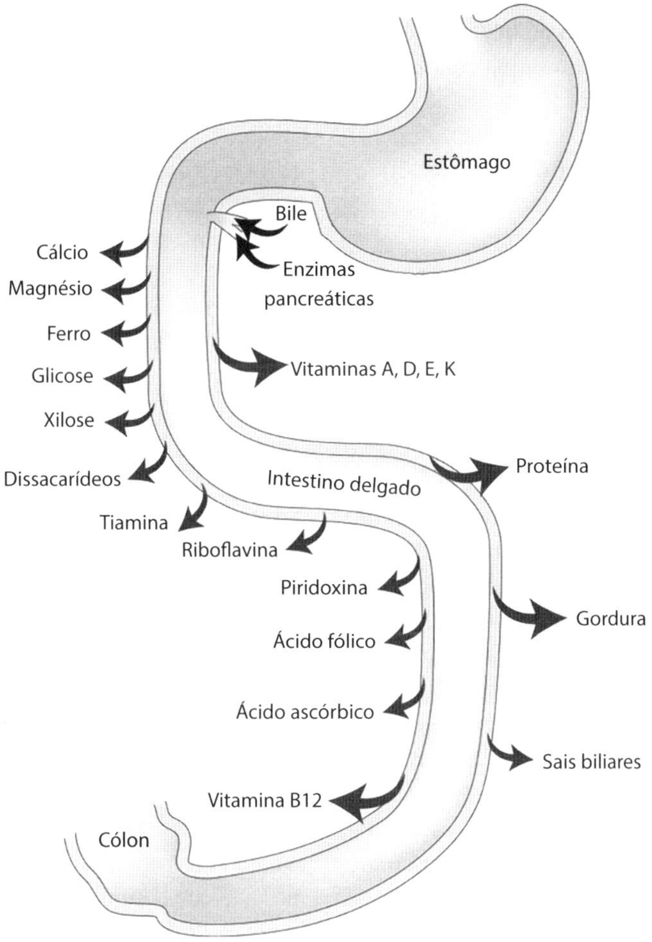

FIGURA 1 Esquema dos locais de absorção de nutrientes no intestino delgado.
Fonte: elaboração dos autores.

jejuno proximal também são produzidos os hormônios gastrintestinais em resposta a um estímulo luminar. Os hormônios apresentam as funções de controlar a motilidade e o crescimento intestinal e de regular a digestão dos alimentos. Por outro lado, cargas osmóticas no duodeno e na região superior do jejuno provocam passivamente um fluxo de água para a luz intestinal.

Dessa forma, é possível prever que a ressecção de segmentos jejunais levará à redução temporária da absorção de carboidratos, proteínas, gorduras, sais minerais e micronutrientes.

Dos nutrientes, os que serão menos absorvidos são principalmente a gordura e a lactose em relação à sacarose, ao amido e às proteínas. Instala-se uma diarreia osmótica com esteatorreia. Eventualmente, alguma porção de oligossacarídeos, assim como os polipeptídeos residuais, pode ser digerida e absorvida no íleo pela presença de glicoamilase ou oligopeptidases, respectivamente. O processo adaptativo do jejuno é primariamente funcional, enquanto a adaptação do íleo acontece tanto na função quanto na estrutura, para que haja aumento de absorção compensatória.

Ressecção do íleo

Havendo ressecção do íleo, a água e os eletrólitos movimentados da mucosa jejunal para a luz intestinal, durante os fenômenos absortivos, deverão ser reabsorvidos no íleo remanescente e no cólon. Se houver ressecção substancial do íleo, o grande volume de água e eletrólitos provenientes do jejuno sobrecarregará o cólon, e o grau de diarreia dependerá de sua capacidade absortiva.

O íleo é o principal local de absorção da vitamina B12 e dos ácidos biliares e da produção de hormônios gastrintestinais, como o enteroglucagon e o peptídeo YY, que são importantes para o controle da motilidade intestinal. Com a ressecção, os receptores para vitamina B12 e ácidos biliares não existirão, e o paciente apresentará deficiência de vitamina B12. Também terá menor absorção de gordura e de vitaminas lipossolúveis (A, D, E, K), justamente pela ausência dos sais biliares.

Os sinais clínicos da deficiência das vitaminas lipossolúveis surgem em pouco tempo. A passagem de ácidos biliares para o cólon também pode causar diarreia secretora e contribuir para uma hiperabsorção de oxalato, com consequente hiperoxalúria e risco de formação de cálculos renais.

Perda da válvula ileocecal

Situada na parte distal do intestino delgado, a válvula ileocecal, além de exercer ação de barreira do refluxo de material colônico para o íleo, também controla a passagem de líquidos e produtos derivados dos nutrientes do íleo para o cólon. Vários estudos mostram que a ressecção do íleo terminal e da válvula ileocecal está associada ao supercrescimento bacteriano, especificamente de anaeróbios no delgado, o que vem a ser uma complicação da SIC. A perda da válvula ileocecal ainda está associada à má-absorção de gorduras, vitamina B12 e sais biliares.

Na clínica e laboratorialmente, observam-se diminuição do ganho de peso, processo inflamatório intestinal com má-absorção de nutrientes, sangramento gastrintestinal e septicemia, quase sempre secundária à translocação bacteriana, à lesão hepática e à acidose lática.

Perda do cólon

Os pacientes que perdem o cólon, em combinação com ressecções extensas de delgado, frequentemente necessitam de nutrição parenteral por mais tempo. Isso porque o cólon desempenha um papel fundamental na absorção de água, sódio (principalmente o cólon direito) e ácidos graxos de cadeia curta provenientes da fermentação bacteriana dos carboidratos mal absorvidos. Ainda ajuda na diminuição do trânsito intestinal e estimula a adaptação intestinal.

A presença de algum segmento de cólon nos pacientes com SIC é, portanto, benéfica, e o cirurgião deverá levar isso em conta, evitando o máximo possível sua ressecção. O quadro clínico resultante de uma ressecção intestinal é conhecido como SIC, e é caracterizado por diarreia e drástica perda de todos os macronutrientes, minerais e vitaminas.

A gravidade e o tipo das manifestações clínicas variam, e, em alguns pacientes, as necessidades de proteínas e energia podem ser repostas adequadamente por via enteral. No entanto, ainda assim as necessidades de vitaminas e minerais poderão não ser atendidas. Em outros pacientes, o maior problema clínico são as perdas de água e eletrólitos, sem que haja concomitante déficit absortivo de outros nutrientes.

Adaptação intestinal

Pode-se definir a adaptação intestinal como a habilidade de o intestino manter crescimento e balanço hidroeletrolítico normais sem a necessidade do suporte da nutrição parenteral. Esse processo relaciona-se tanto às alterações estruturais como às funcionais que ocorrem no intestino residual. A adaptação estrutural refere-se ao aumento da área absortiva consequente à expansão da massa de enterócitos e miócitos que contribuem para a dilatação do intestino remanescente. A adaptação funcional ocorre principalmente pelo retardo do trânsito intestinal, que permite maior tempo para a absorção dos nutrientes.

A evolução da SIC é extremamente variável, e é muito difícil prever quando existe a denominada falência intestinal, que leva à indicação do transplante de intestino.

O termo falência intestinal só deve ser usado quando a oferta de nutrientes, tanto por via parenteral como enteral, não for suficiente para recuperar ou manter o estado nutricional do paciente.

Em resumo, a gravidade do acometimento nutricional e das complicações metabólicas da SIC dependerá da doença de base, da idade da criança, do segmento do intestino que foi ressecado, da integridade funcional da parte remanescente, do tempo decorrente da ressecção, da perda ou não da válvula ileocecal e da presença de outras doenças sistêmicas associadas.

Deve-se ressaltar que o recém-nascido e o lactente jovem apresentam funções digestivas e absortivas com algum grau de imaturidade e, desse modo, maior vulnerabilidade às consequências resultantes das ressecções intestinais.

O adequado tratamento nutricional influencia na sobrevida do paciente com SIC, uma vez que a desnutrição secundária é fator determinante da má evolução clínica. Esta, por sua vez, varia muito, dependendo do segmento intestinal ressecado e da presença e extensão de doença no intestino remanescente porque, como já visto, a absorção dos diferentes nutrientes é feita em locais específicos do intestino.

MEDIDAS TERAPÊUTICAS

Os pacientes acometidos de SIC constituem um grupo de risco nutricional que necessita de manejo terapêutico muito minucioso e criterioso nas duas fases evolutivas: a aguda e a de adaptação.

Fase aguda

Esta fase tem início no pós-operatório imediato e pode se estender por até 3 meses. Logo após a ressecção intestinal, há o processo de diminuição da absorção de quase todos os nutrientes, e o principal objetivo terapêutico passa a ser a reposição de água e eletrólitos, tentando evitar os desequilíbrios hidroeletrolítico e acidobásico.

Ao lado da avaliação rigorosa do estado nutricional, deve-se iniciar a alimentação parenteral visando fornecer a reposição das perdas das reservas do organismo. Isso inclui macro e micronutrientes, além de água e eletrólitos.

Grandes volumes de perdas são comuns nessa fase; dessa forma, a preocupação com a reposição de sódio, potássio, cloro e magnésio deve ser constante. As perdas pelas ostomias e fezes devem ser mensuradas, e eventualmente repostas em soro paralelo ao da nutrição parenteral.

Não raramente esses pacientes apresentam hipersecreção gástrica, e o uso de bloqueador H2 deve ser considerado para melhorar a absorção dos nutrientes (a secreção gástrica exagerada pode desativar as enzimas pancreáticas e reduzir o pH necessário para melhor absorção de gorduras) e reduzir a perda de fluidos.

Na prescrição da nutrição parenteral, devem-se levar em conta a idade e o peso ideal para o cálculo calórico. A recomendação de proteínas é de 2 a 3,5 g/kg/dia, e o tempo de uso da nutrição parenteral varia conforme a área e a extensão do intestino ressecado. Quando há estabilização do estado nutricional e o trânsito intestinal está relativamente lento, para permitir a absorção de alimentos, pode-se tentar a dieta enteral com cautela, sem agredir o intestino residual (Quadro 2).

QUADRO 2 Medidas terapêuticas da fase aguda

Fase aguda – duração de 1-12 semanas
Reposição de eletrólitos
▪ Efetuar balanços.
▪ Repor agressivamente.
▪ Avaliar o estado nutricional.
Nutrição parenteral
▪ Calorias: de acordo com idade e peso.
▪ Proteínas: 2-3 g/kg/dia.
▪ Relação calorias não proteicas/g de nitrogênio ≤ 150:1.
▪ Lípides: 0,5-3 g/kg/dia (30-40% das calorias necessárias).
▪ Glicose: 4-5 mg/kg/minuto até 12 mg/kg/minuto.
▪ Vitaminas: 1-2 vezes as da DRI.
▪ Oligoelementos: 1-2 vezes as doses recomendadas pelas DRI.
▪ Reposição paralela de eletrólitos.
Nutrição enteral
▪ Iniciar quando houver estabilização do balanço hidroeletrolítico e do estado nutricional.

DRI: *Dietary Reference Intakes.*
Fonte: DRI (2005).

Fase de adaptação

Essa fase dura de 1 a 2 anos e compreende a transição da terapia nutricional endovenosa para a nutricional por via oral. Uma maneira de iniciar essa transição é fornecer aproximadamente 5% da energia total diária por meio da via enteral. Os aumentos subsequentes devem ser lentos, em média a cada 3 ou 5 dias, dependendo da tolerância do paciente, do comprimento do intestino residual, da idade e do estado nutricional. A presença do alimento na luz intestinal permitirá que as vilosidades intestinais atrofiadas pelo uso prolongado de nutrição parenteral sejam estimuladas, induzindo hiperplasia e hipertrofia dos enterócitos.

Assim, a capacidade absortiva do intestino aumenta à medida que ocorrem as modificações morfológicas, como dilatação, alongamento das alças e espessamento da parede. A absorção é gradual e depende basicamente da exposição dos enterócitos aos nutrientes que estão na luz intestinal.

Muitos mediadores participam dessa fase de adaptação. Dentre eles, peptídeo glucagon *like*-2 (GLP-2), peptídeo YY, gastrina, grelina, prostaglandinas e citrulina. Contudo, os estudos em pacientes pediátricos são reduzidos.

Realimentação

A alimentação enteral é a peça fundamental para o manejo dos pacientes com SIC. Ela promove a estimulação combinada de secreções funcionais, hormonais, biliares e pancreáticas. A flora intestinal e a promoção da imunidade começam a acontecer à medida que a dieta enteral é instituída, e a incidência da translocação bacteriana também diminui com o início da alimentação.

A escolha da dieta enteral deve ser criteriosa e sempre ter em vista os aspectos relacionados com o segmento intestinal restante e as condições de balanço metabólico. A introdução deve ser lenta, à medida que o paciente estiver em condições estáveis.

As dietas elementares podem ser utilizadas inicialmente não tanto por vantagens de melhor absorção, mas sim pelo fato de serem hipoalergênicas. Do ponto de vista absortivo, são dietas que contêm L-aminoácidos que não necessitam de proteases pancreáticas para a hidrólise intraluminal ou de oligopeptidases da borda em escova para a digestão. Essas dietas são onerosas, hiperosmolares e pouco palatáveis.

O leite materno e as fórmulas contendo aminoácidos livres são muito úteis para o período da adaptação intestinal.

As fórmulas de proteína hidrolisada contêm maiores quantidades de gordura e são mais bem toleradas. Na medida em que aumenta a adaptação intestinal, a suplementação com fibras pode ser útil. Outros nutrientes que facilitam a adaptação intestinal são os triglicérides de cadeia média, mais solúveis em água que os de cadeia longa. Dessa forma, são mais facilmente absorvidos, mesmo na ausência de ácidos biliares ou enzimas pancreáticas. A desvantagem é que são mais osmóticos e têm menor densidade energética que os de cadeia longa.

Quando a ressecção intestinal não for muito extensa e o jejuno e o íleo proximal forem poupados, deve-se tentar iniciar a realimentação com dietas poliméricas. São mais baratas, têm menor osmolalidade e são mais palatáveis. Um cuidado que se deve ter é que não seja uma dieta rica em carboidratos, pela possibilidade de criar grande carga osmótica nesses pacientes.

Resumindo alguns pontos práticos quando da fase de adaptação de crianças com mais de 1 ano:

- Oferecer refeições frequentes e em pequenas quantidades (a cada 2 ou 3 horas).
- Fazer uma combinação razoável e equilibrada de proteínas, carboidratos e gorduras. Idealmente, o teor de gordura deve ser no mínimo de 40% do teor de energia da dieta diária.
- Evitar bebidas hipertônicas, como sucos e sodas.
- Evitar alimentos ricos em carboidratos, pois causam maiores perdas osmóticas e desidratação, além de promoverem crescimento bacteriano.

Fase de manutenção

É a fase que se inicia quando o intestino atinge o máximo da capacidade absortiva. Embora alguns pacientes ainda precisem da nutrição parenteral, a maioria já deve estar com as dietas enteral e oral. Se ainda existir má-absorção que impeça a boa evolução do peso e do crescimento, o ideal é aumentar a frequência e diminuir o volume das refeições, não esquecendo as vitaminas e os minerais.

Os triglicérides de cadeia média podem ser uma boa opção de fonte calórica nessa fase. Cuidados especiais devem ser tomados com alimentos ricos em açúcares simples e em oxalato (chocolate, chá, cerveja, sucos de frutas, cereais, sopa de vegetais). Esses podem ser absorvidos no cólon, originando sais de oxalato que eventualmente poderão levar à calculose renal.

Uma das complicações que frequentemente acometem os pacientes nessa fase é a doença hepatobiliar, que se inicia no período de jejum prolongado e é decorrente da toxicidade da nutrição parenteral. A menor quantidade de hormônios intestinais, o menor fluxo biliar e a estase biliar acabam agredindo o fígado. Cerca de 40 a 60% das crianças que recebem nutrição parenteral por longo período apresentam doença hepatobiliar. Podem apresentar esteatose (portanto sem processo inflamatório) ou esteato-hepatite (fígado gorduroso com processo inflamatório). Ao lado do supercrescimento bacteriano e de todas as deficiências nutricionais crônicas, a doença hepatobiliar, já na fase de cirrose hepática e hipertensão portal, é considerada indicativa para transplante de intestino e fígado.

Agentes farmacológicos

Vários agentes farmacológicos têm sido utilizados com o objetivo de facilitar a adaptação, melhorar a tolerância aos alimentos e aumentar a função absortiva do intestino residual, principalmente quando se tenta retirar a nutrição parenteral.

As drogas que diminuem a motilidade intestinal, como a loperamida, não são usadas de rotina em pacientes pediátricos. Uma exceção é o paciente com SIC, com o objetivo de retardar o trânsito intestinal e, desse modo, melhorar a absorção de fluidos e reduzir a perda de líquidos pelas fezes.

Os quelantes de sais biliares, como a colestiramina, têm uso limitado e são indicados somente quando há ressecção limitada do íleo (50 cm ou menos), que é suficiente para produzir má-absorção de sais biliares.

O metronidazol é indicado nos casos de perda da válvula ileocecal com a finalidade de agir sobre a flora anaeróbia.

A octreotida é um análogo da somatostatina sintética e age nos mecanismos de excreção de água e eletrólitos no intestino, reduzindo a secreção de bile, além da secreção externa do pâncreas. Desempenha um papel limitado nos pacientes com SIC e pode ser indicada nos casos com enterostomias proximais pelas quais os pacientes perdem muito líquido, complicando a reposição de água e eletrólitos.

O óleo de peixe dietético, rico em ácidos graxos ômega-3, parece ser benéfico na indução de adaptação no intestino delgado e no cólon.

A maioria dos estudos de suplementação de ácidos graxos ômega-3 em seres humanos é observacional e limitada à população pediátrica. No entanto, evidências crescentes sugerem que a administração parenteral de lipídios derivados do óleo de peixe pode reduzir os níveis séricos de bilirrubina e reverter a doença hepática associada à falência intestinal, em comparação com os lipídios convencionais baseados na soja.

A hipergastrinemia está presente em muitos pacientes com SIC. Como resultado, muitos pacientes se beneficiam da supressão de ácido usando um antagonista do receptor de histamina 2 (bloqueador de H2) ou um inibidor da bomba de prótons, particularmente durante a fase inicial da síndrome.

Recentemente, uma droga muito promissora tem sido acrescida ao arsenal terapêutico de pacientes portadores de intestino curto: a teduglutida, um análogo recombinante do peptídeo semelhante ao glucagon 2 (GLP-2) que ocorre naturalmente no organismo humano. Sua ação promove o crescimento, a proliferação e a manutenção das linhagens celulares do trato gastrintestinal. Apesar do custo muito elevado e de ainda não ser disponibilizado para uso corrente em nosso país, tem apresentado resultados muito animadores em alguns estudos e centros internacionais. Por propiciar aumento da capacidade absortiva, auxilia no processo de desmame da nutrição parenteral e de aquisição da autonomia enteral. No entanto, seus efeitos colaterais e de longo prazo em crianças ainda não são totalmente conhecidos.

TRANSPLANTE DE INTESTINO DELGADO

São considerados candidatos a transplante isolado de intestino pacientes com sintomas intratáveis que necessitam de frequentes internações e aqueles com sepse recorrente por uso de cateter, que perderam o acesso central.

Outra indicação de transplante combinado intestino-fígado é a doença hepática induzida por nutrição parenteral irreversível de pacientes que têm prognóstico de óbito em 2 anos.

As contraindicações absolutas ao transplante de intestino delgado incluem déficits neurológicos profundos, estado terminal e doença neoplásica irreversível.

As contraindicações relativas são a imunodeficiência congênita grave ou adquirida, a doença autoimune multissistêmica, a impossibilidade de acesso vascular pelo período médio de 6 meses, a doença crônica pulmonar e a prematuridade.

Atualmente, a sobrevida após 1 ano do transplante é de cerca de 77%. Em 5 anos, as estatísticas mostram taxas de sobrevida de 49% com independência de nutrição parenteral, embora ainda existam dificuldades diversas em termos de funcionalidade física e de recuperação antropométrica.

Algumas complicações comuns são a sepse e a rejeição, além da infecção por citomegalovírus e da doença linfoproliferativa.

OUTROS PROCEDIMENTOS CIRÚRGICOS

Uma série de outros procedimentos cirúrgicos, que não o transplante, tem sido descrita, justamente para melhorar a função intestinal do paciente com SIC por meio de técnicas que permitam aumentar a área de superfície da alça restante ou diminuir o trânsito. Em crianças, geralmente se evita a diminuição de trânsito; inclusive, nas que já possuem supercrescimento bacteriano, tem sido realizado um procedimento cirúrgico relativamente simples e inovador. A enteroplastia seriada transversa (conhecida pelo acrônimo em inglês STEP: *serial transverse enteroplasty*) consiste em grampeamentos sucessivos na alça dilatada seguindo um padrão em zigue-zague. Dessa forma, aumenta-se o contato do bolo alimentar com a superfície absortiva, além de diminuir a estase e a translocação bacteriana.

PROGRAMAS DE REABILITAÇÃO INTESTINAL

Atualmente, preconiza-se que as crianças portadoras de insuficiência intestinal sejam assistidas por programas multidisciplinares de reabilitação intestinal. Esses programas promovem uma série de ações conjuntas que visam à manutenção do trofismo, estado nutricional e crescimento da criança, possibilitando que os mecanismos de readaptação intestinal viabilizem o incremento gradual da absorção nutricional por via entérica e o lento desmame da nutrição parenteral.

Além dos princípios e preceitos já elencados neste capítulo, alguns pilares adicionais merecem ser citados:

- Cuidados com os acessos venosos: especial atenção deve ser direcionada para a passagem e a manutenção dos acessos venosos desses pacientes, pois a durabilidade dos cateteres venosos centrais é fator essencial de prognóstico e sobrevida. Assim, preconiza-se que sejam obtidos por equipe cirúrgica capacitada, idealmente guiados por exame ultrassonográfico. Preferem-se cateteres de longa permanência, e os cuidados para sua manutenção e assepsia devem ser seguidos à risca. A utilização de curativos com antissépticos e substâncias visando à diminuição de contaminação (como administração de *lock* de etanol na luz do cateter) tem se demonstrado eficaz. Em especial em quadros febris, a manutenção do cateter com administração endovenosa de antibióticos sistêmicos deve ser sempre considerada.
- Prevenção da colestase e doença hepática: várias medidas implementadas conjuntamente promovem significativa diminuição da ocorrência de colestase e doença hepática, como a utilização das soluções derivadas de óleo de peixe ou ômega-3 como fonte lipídica na composição das fórmulas de nutrição parenteral, a utilização o mais precocemente possível do trato gastrintestinal e a profilaxia dos episódios de sepse e translocação bacteriana.
- Do ponto de vista cirúrgico, advoga-se que as estomias sejam revertidas o mais precocemente possível, visando à funcionalização de todo o trato gastrintestinal remanescente. Ademais, em crianças que evoluem com dilatação significativa das alças, e em especial naquelas que apresentem episódios de translocação bacteriana atribuídos à estase do conteúdo alimentar, cirurgias de alongamento intestinal (particularmente a STEP) devem ser consideradas.
- Desospitalização em fases de estabilidade: o processo de desmame da nutrição parenteral deve ser muito lento e gradual. Dessa forma, as crianças passam por longos períodos de diminuição gradual das necessidades de garantia do aporte nutricional por via parenteral. Inicia-se com períodos progressivamente maiores diários sem a administração contínua de nutrição parenteral, seguidos de alguns dias durante a semana, de forma lenta. Assim, a possibilidade de desospitalização deve ser considerada quando as condições sociais da família e a garantia dos cuidados com os cateteres permitirem. Esquemas de nutrição parenteral ambulatorial ou mesmo domiciliar têm impactos extremamente positivos na qualidade de vida da criança e de sua família.

Os programas de reabilitação intestinal em nosso país e no mundo têm tido resultados extremamente positivos, evitando a necessidade de um transplante intestinal ou multivisceral na grande maioria dos casos.

CONCLUSÕES

O tratamento da insuficiência intestinal deve ser individualizado e realizado por equipe multidisciplinar, e seu principal objetivo é proporcionar a reabilitação intestinal, a autonomia enteral e, consequentemente, melhor qualidade de vida.

Na impossibilidade da aquisição da autonomia enteral, quando possível, deve-se conduzir a realização da desospitalização com a administração de nutrição parenteral domiciliar.

SUGESTÕES DE LEITURA

1. Andorsky DJ, Lund DP, Lillehei CW, et al. Nutritional and other postoperative management of neonates with short bowel syndrome correlates with clinical outcomes. J Pediatr. 2001;139(1):27-33.
2. Billiauws L, Thomas M, Le Beyec-Le, et al. Intestinal adaptation in short bowel syndrome: what is new? Nutr Hosp. 2018;35(3):731-7.
3. Caporilli C, Giannì G, Grassi F, Esposito S. An overview of short-bowel syndrome in pediatric patients: focus on clinical management and prevention of complications. Nutrients. 2023;15(10):2341.
4. Cuerda C, Pironi L, J Arends J, et al. Espen practical guideline: clinical nutrition in chronic intestinal failure. Clin Nutr. 2021;40(9):5196-220.
5. Dietary Reference Intakes (DRI): recommended intakes for individuals, elements. Food and Nutrition Board, Institute of Medicine. Washington, DC: National Academy of Sciences; 2005.
6. Gattini D, Roberts AJ, Wales PW, et al. Trends in pediatric intestinal failure: a multicenter, multinational study. J Pediatr. 2021;237:16-23.e4.
7. Hair AB, Good M. Dilemmas in feeding infants with intestinal failure: a neonatologist's perspective. J Perinatol. 2023;43(1):114-9.
8. Jung SM, Lee S, Park HJ, et al. Multidisciplinary intestinal rehabilitation in acute type II intestinal failure: results from an intestinal rehabilitation team. Asian J Surg. 2021;44(3):549-52.
9. Lezo A, Diamanti A, Marinier EM, et al. Chronic intestinal failure in children: an international multicenter cross-sectional survey. Nutrients. 2022;14(9):1889.
10. Modi BP, Galloway DP, Gura K, et al. Aspen definitions in pediatric intestinal failure. JPEN J Parenter Enteral Nutr. 2022;46(1):42-59.
11. Muto M, Kaji T, Onishi S, et al. An overview of the current management of short bowel syndrome in pediatric patients. Surg Today. 2022;52(1):12-21.
12. Muto M, Kaji T, Onishi S, et al. An overview of the current management of short-bowel syndrome in pediatric patients. Surg Today. 2022;52(1):12-21.
13. Olieman J, Kastelijn W. Nutritional feeding strategies in pediatric intestinal failure. Nutrients. 2020;12(1):177.
14. Puoti MG, Köglmeier J. Nutritional management of intestinal failure due to short bowel syndrome in children. Nutrients. 2022;15(1):62.
15. Rubin DC, Levin MS. Mechanisms of intestinal adaptation. Best Pract Res Clin Gastroenterol. 2016;30(2):237-48.
16. Stamm DA, Hait E, Litman HJ, et al. High prevalence of eosinophilic gastrointestinal disease in children with intestinal failure. J Pediatr Gastroenterol Nutr. 2016;63(3):336-9.
17. Tazuke Y, Udagawa E, Mizushima T, et al. Real world etiologies and treatments of pediatric short bowel syndrome in Japan. Pediatr Int. 2022;64(1):e15258.
18. Zapata Olivares Y, Hodgson Bunster MI, Cordero Bayón ML, et al. Home parenteral nutrition in pediatric patients with intestinal insufficiency. Rev Chil Pediatr. 2019;90(1):60-8
19. Zhang T, Feng H, Cao Y, et al. Long-term outcomes of various pediatric short bowel syndrome in China. Pediatr Surg Int. 2021;37(4):495-502.

22

Nutrição na síndrome da imunodeficiência adquirida

Ary Lopes Cardoso
Rosana Tumas

PONTOS-CHAVE DESTE CAPÍTULO

- As crianças e adolescentes com a síndrome da imunodeficiência adquirida (Sida ou Aids) costumam enfrentar deficiências nutricionais maiores que os adultos infectados, pois têm maiores necessidades de nutrientes diários, devido ao crescimento e desenvolvimento.
- A avaliação nutricional das crianças e adolescentes com Aids deve ser realizada periodicamente, pelo menos a cada 4-6 meses, por equipe multiprofissional.
- A nutrição das crianças e adolescentes com Aids deve fornecer cerca de 150% das necessidades diárias, realizando, se necessário, a reposição de vitaminas, minerais e micronutrientes.

INTRODUÇÃO

A desnutrição das crianças com síndrome da imunodeficiência adquirida (Sida ou Aids) tem etiologia multifatorial, podendo resultar da diminuição do consumo de alimentos, da má-absorção de nutrientes e/ou do aumento do gasto energético. Nas crianças internadas, somam-se os inúmeros períodos de jejum necessários para os procedimentos hospitalares decorrentes de doenças infecciosas.

No início dos anos 1990, diversos estudos relataram deficiência nutricional em 40 a 60% das crianças infectadas pelo vírus da imunodeficiência humana (HIV) e a associação direta entre mortalidade e diminuição da massa corporal magra. Em 1993, McKinney et al. evidenciaram que cerca de 80% das crianças com Aids tinham relação peso/idade abaixo do percentil 25. Esse comprometimento do estado nutricional, observado por inúmeros autores, costuma ocorrer desde os primeiros meses de idade.

A partir da introdução de novas drogas antirretrovirais, tem-se observado sensível diminuição da incidência de sintomas gastrintestinais e nutricionais. A diarreia causada por patógenos ocultos e o emagrecimento nesses pacientes hoje são menos frequentes, todavia essas manifestações ainda são encontradas nos indivíduos cujo acompanhamento do quadro infeccioso é inadequado ou naqueles em que o diagnóstico de Aids é feito já a partir de um quadro digestivo ou de uma desnutrição grave. Muitas vezes a caquexia domina o espectro de manifestações clínicas e atua sinergicamente na deficiência imunológica.

Hoje é reconhecido que o suporte nutricional tem papel importante na prevenção dessa situação. Em crianças, esse suporte é crítico por dois motivos: fornecer a oportunidade para crescimento e desenvolvimento normais e contribuir para o melhor funcionamento do sistema imunológico.

Antes de indicar uma orientação nutricional às crianças infectadas, é necessário que vários aspectos sejam considerados: condição clínica do paciente, constatação do grau de deficiência imunológica, estado nutricional, concomitância com outras infecções, presença de sintomas relacionados aos distúrbios nutricionais e/ou digestivos, medicações que estão sendo utilizadas, condições econômicas dos familiares ou dos cuidadores. Mortes na família, pobreza, uso de drogas ilícitas, isolamento e discriminação social são outros pontos que também precisam ser considerados.

A boa nutrição, apenas, não substitui o tratamento médico integral. Ela é necessária, mas sempre combinada com o uso de medicações que possibilitem a manutenção da saúde pelo maior tempo possível.

AVALIAÇÃO DO ESTADO NUTRICIONAL

As crianças infectadas com o vírus HIV costumam ter deficiências nutricionais mais importantes que as dos adultos infectados. Isso se deve basicamente ao fato de que elas têm maiores necessidades de nutrientes. Precisam crescer e se desenvolver. Quanto maior for o acometimento do estado nutricional, maiores serão os riscos infecciosos. Isso contribui para a menor ingestão e, novamente, maior comprometimento nutricional.

Nos EUA, a chamada síndrome de *wasting*, em que a criança apresenta desnutrição grave – quase sempre acompanhada de diarreia e/ou febre e perda importante de peso – atinge cerca de 20% delas.

No Brasil, mais especificamente no Instituto da Criança e do Adolescente do Hospital das Clínicas da Faculdade de Medicina da Universidade de São Paulo (ICr-HCFMUSP), mostrou-se que 40% das crianças admitidas com HIV/Aids têm um histórico de perda de peso e/ou desnutrição. O comprometimento precoce do crescimento entre esses pacientes se deve a um balanço de energia negativo desde o início da vida. Em média, o gasto de energia de repouso em crianças que estão infectadas é cerca de 30% maior que o de crianças não infectadas. Esse fato acontece por causa da ação de citocinas inflamatórias, desde a tenra idade, antes mesmo que se tenha confirmação do diagnóstico da doença. Ao contrário das alterações metabólicas, que ocorrem nas restrições crônicas de alimentos e outras doenças associadas com perda rápida de peso, na infecção pelo vírus HIV os mecanismos são diferentes. O que predomina é a perda de proteína corpórea em vez de estoques de gordura.

Esses fatos apontam a necessidade de intervenção nutricional, com o intuito de diminuir o risco de desnutrição.

Um grupo multidisciplinar deve ser encarregado do atendimento a essas crianças, tentando estabelecer um acompanhamento sistemático para que a doença esteja sempre controlada, principalmente na adesão ao tratamento medicamentoso e à nutrição adequada.

A avaliação nutricional deve ser efetuada a cada 4 a 6 meses. Como as necessidades proteicas e calóricas dessas crianças estão aumentadas, deve-se atentar para a ingesta alimentar, a atividade física, as possíveis infecções e situações de estados mal absortivos da criança, para fornecer um mínimo de 130 a 150% das necessidades basais por dia. Essas necessidades devem ser avaliadas e baseadas nos parâmetros antropométricos da criança no momento da avaliação, e não no peso/estatura (P/E) esperados para a idade.

ANAMNESE E EXAME FÍSICO

A anamnese fornece dados importantes da evolução clínica do paciente, ou seja, das condições do nascimento, do histórico alimentar, do crescimento ponderoestatural, do desenvolvimento neuropsicomotor e da existência prévia ou atual de infecções oportunistas. O uso de medicações pode provocar inapetência, náuseas ou epigastralgia. Os sintomas digestivos mais frequentemente observados são diarreia, distensão abdominal, disfagia e má digestão de lactose. É importante lembrar que febre e infecções oportunistas elevam o gasto de energia basal, o que motivará um acerto da prescrição nutricional para aumentar ainda mais a oferta de energia com o objetivo de promover a recuperação nutricional.

O exame físico evidencia as condições gerais do paciente, podendo revelar sinais de carências nutricionais, lesões virais ou fúngicas em cavidade oral, comprometimento neurológico, distensão abdominal ou outras alterações orgânicas que repercutem no estado nutricional.

ANTROPOMETRIA

A avaliação antropométrica é realizada com medidas de peso e estatura. As curvas de crescimento da Organização Mundial da Saúde (Curvas WHO) ou as curvas do National Center of Health and Statistics (NCHS) são utilizadas como padrão de referência. Uma vez que o emagrecimento encontrado na Aids caracteriza-se mais por perda de massa muscular que de tecido adiposo, o peso pode não refletir adequadamente as alterações dos compartimentos corporais. Portanto, nos pacientes acometidos pelo HIV, recomenda-se avaliar a composição corporal.

Para esse cálculo, os métodos comumente empregados são: bioimpedância (BIA), método de absorção dupla de raios X (Dexa) e medidas das dobras cutâneas. A medida da circunferência do braço e da dobra cutânea tricipital é simples e útil para estimar a quantidade de massa muscular e gordura, respectivamente. Existem valores de referência para essas medidas de acordo com a idade e o sexo da criança.

A intervenção nutricional está indicada quando uma ou mais de uma das seguintes alterações ocorrer:

- Ganho de peso menor que 5%, em 2 meses, em lactentes.
- Queda do peso em um canal de percentil.
- Relação P/E < 90%.
- Perda de massa magra > 5%.
- Albumina sérica < 3 g/dL.

Em média, a cada 6 meses a criança é pesada, medem-se a estatura ou o comprimento, a dobra cutânea tricipital e a circunferência do braço. A velocidade de crescimento deve ser acompanhada por meio dos gráficos da OMS ou do NCHS.

INQUÉRITO ALIMENTAR

Apesar das limitações desse tipo de avaliação diagnóstica, ainda é um método útil, especialmente quando se trabalha prospectivamente e em serviços que permitem um acompanhamento em longo prazo. A estimativa da quantidade e da qualidade dos alimentos pelo inquérito alimentar de 24 horas ou, melhor ainda, pelo inquérito de 4 dias, ajuda muito na conduta do suporte nutricional.

INVESTIGAÇÃO LABORATORIAL

A investigação mínima requer a quantificação de hemograma, proteínas totais e frações, ferro, cálcio e fósforo. Quando possível, determinar as proteínas de vida média-curta, como a pré-albumina e a proteína ligada ao retinol, que são marcadores da síntese proteica ou marcadores de retomada da condição nutricional.

Crianças submetidas a tratamento antirretroviral devem ter avaliação de níveis séricos de colesterol total e frações, além dos triglicérides, a cada 3 meses. A situação clínica conhecida como lipodistrofia associada ao HIV decorre da redistribuição da massa gordurosa com alterações metabólicas como resistência à insulina, menor tolerância à glicose e dislipidemia. Em geral, as crianças apresentam distribuição de gordura que predomina na região intra-abdominal, com ausência ou grande diminuição da gordura subcutânea na periferia.

A dosagem sérica de alguns oligoelementos (zinco, cobre, selênio) e vitaminas (A, B12, D, E, K, folato), quando possível, permite uma avaliação mais ampla das possíveis deficiências que deverão ser cogitadas na reposição. A participação de alguns desses micronutrientes na integridade da função imunológica é o motivo de tal preocupação.

ORIENTAÇÕES DIETÉTICAS E TRATAMENTO

As orientações devem fornecer uma base para a melhor intervenção. No entanto, para a implementação de todas as medidas, é desejável que haja a participação integrada de uma equipe multidisciplinar que inclua enfermeiro, nutricionista, médico/psicólogo e assistente social.

Do ponto de vista nutricional, deve-se preconizar uma dieta saudável e adequada em nutrientes de diversas fontes. O preparo e o armazenamento dos alimentos e a limpeza dos utensílios requerem atenção especial para diminuir o risco de intoxicações alimentares. Devem-se evitar alimentos crus e verduras malcozidas e mal lavadas. Devem ser ressaltados os cuidados com a qualidade da água e a higiene das mãos. O objetivo dessas recomendações é otimizar a oferta de energia ao longo do dia. Sempre que possível, utilizar a via oral (VO) para se alimentar. Em certas vezes, quando as necessidades de energia são muito elevadas, é preconizado o uso de sondas para dieta enteral ou de nutrição parenteral.

A abordagem para maximizar o suporte nutricional e evitar ou recuperar a desnutrição das crianças é obtida pela atenção aos seguintes objetivos:

- Tratar as doenças gastrintestinais ou infecciosas que interfiram no consumo de nutrientes, na absorção ou no aumento de perdas. A má digestão de lactose é comum, e, nessas situações, emprega-se dextrinomaltose como fonte básica de carboidratos. Quando há esteatorreia, é necessário empregar lípides de fácil absorção, como os de cadeia média. Alimentos frios com textura macia ou liquefeitos são mais apropriados em casos de disfagia. Quando a criança tiver diarreia e/ou desnutrição moderada e até mesmo grave, inicia-se a dieta com restrição de lactose, e a densidade energética é aumentada com lípides em até 3%, para não haver aumento do gasto de energia na digestão.

- Quando a diarreia for persistente e não houver ganho de peso, mesmo com oferta adequada de energia, deve-se utilizar dieta semielementar (fórmulas hidrolisadas) em gotejamento contínuo a cada 3 horas. Pode-se empregar o hidrolisado proteico de lactoalbumina ou de caseína. Se a diarreia persistir após 3 dias de uso dessa dieta e se a xilosemia for menor ou igual a 20 mg/dL, indica-se fórmula elementar ou nutrição parenteral. Suplementos nutricionais e dietas enterais usualmente fornecem de 1 a 1,5 kcal/mL e são completas em termos de nutrientes essenciais. Devem-se evitar dietas com altas cargas osmóticas (> 350 mOsm/kg).
- Fornecer nutrição suficiente para que a criança consiga ter uma recuperação rápida. Quando a ingestão por VO não alcançar as necessidades mínimas de cerca de 150% das *Dietary Reference Intakes* (DRI), devem-se utilizar suplementos calóricos e não esquecer da reposição de vitaminas, minerais e micronutrientes para cobrir as deficiências e perdas. Para isso, muitas vezes é necessário que se faça uso de sonda nasogástrica ou mesmo de sonda transpilórica. Alguns autores admitem utilizar esse recurso sempre que a relação P/E for menor que 80%. A dieta por sonda deve privilegiar inicialmente o período noturno, quando a criança está dormindo. Existe preferência pelo uso de infusão por bomba automática. Quando não for possível, utiliza-se a gavagem contínua, com instrumental mais simples. Durante o dia, deve-se continuar insistindo com a VO.

Hoje, a gastrostomia endoscópica percutânea é um procedimento que pode ser realizado em crianças desnutridas, sem muito risco e com bons resultados em relação à renutrição. Em mãos experientes, vem sendo cada vez mais utilizada e tem obtido excelentes resultados.

Toda essa orientação deve ser dada com a criança hospitalizada até que os responsáveis consigam se sentir seguros para seguir essas normas em casa.

NUTRIÇÃO PARENTERAL

As indicações de nutrição parenteral estão listadas adiante. Em caso de caquexia extrema, pode-se iniciar com nutrição parenteral total ou periférica. Sempre que possível, continuar com nutrição enteral mesmo em pequena quantidade, a fim de manter o trofismo intestinal. A nutrição parenteral periférica (NPP) está indicada para pacientes que toleram quantidades insuficientes de nutrientes por períodos de 7 a 10 dias. Dessa forma, poderá haver benefício em relação ao comprometimento imunológico. O risco de contaminação do cateter existe e deve ser considerado. As principais indicações de suporte nutricional parenteral em pacientes com Aids são obstrução intestinal, diarreia grave e refratária, vômitos incoercíveis e insucesso do suporte enteral.

ESTIMULANTES DO APETITE E HORMÔNIO DE CRESCIMENTO

Alguns especialistas notaram melhora do apetite e ganho de peso de crianças tratadas com estimulantes não específicos – corticosteroides e ciproeptadina – ou específicos – acetato de megesterol e dronabinol. Muitas vezes esses medicamentos acarretam aumento de peso, mas à custa de aumento da massa gorda. Por causa dos efeitos colaterais na área psíquica, o dronabinol tem uso limitado para crianças.

O hormônio de crescimento recombinante para crianças infectadas leva ao aumento de peso, sobretudo à custa do aumento da massa muscular. O hormônio de crescimento acelera a idade óssea de modo proporcional ao crescimento linear, enquanto outros agentes anabólicos aceleram a idade óssea de forma desproporcional. Os maiores problemas são o alto custo e a falta de estudos comprovando os reais benefícios para crianças portadoras de HIV.

ALGUNS NUTRIENTES QUE DEVEM SER DESTACADOS PELA AÇÃO PROTETORA NA AIDS

Embora as necessidades de vitaminas e minerais das crianças infectadas pelo HIV não sejam conhecidas em detalhes e não existam estudos controlados e randomizados a respeito da suplementação de micronutrientes, pesquisas recentes têm mostrado que certos nutrientes são importantes para o suporte da função imunológica e, assim, a diminuição do progresso da doença.

Selênio

Mineral antioxidante que, quando deficiente no indivíduo com Aids, proporciona chance 20 vezes maior de adquirir uma doença infecciosa oportunista comparada com os que têm níveis satisfatórios. Isso acontece de maneira endêmica no Saara. Boas fontes de selênio são carnes, como rins e fígado, e castanha-do-pará (3 a 4 por dia fornecem as necessidades diárias). A ingestão recomendada por dia é de 200 mcg para esses pacientes.

Vitamina B

Complexo que inclui o ácido fólico. A deficiência de B12 está associada ao aumento em 8 vezes do risco de morrer de uma infecção oportunista como pneumonia. As pessoas com HIV positivo que ingerem muito complexo B mostram melhor sobrevida. Fontes adequadas: feijões, grãos, carnes, peixes, fígado, ovos, laticínios, frutas, nozes, abacate.

Vitamina A

Existe na forma de precursores em plantas, como o betacaroteno. A deficiência está associada com o aumento da mortalidade em 3 vezes por infecções oportunistas. Fontes dessa vitamina: margarina, folhas, abóbora, tomate, batata-doce e manga.

Zinco

A deficiência de zinco está associada a 2 vezes mais mortalidade. Fontes: carnes, ovos, vegetais verdes, nozes, sementes e grãos.

Vitamina E

Indivíduos com Aids e altos níveis de vitamina E têm menor risco de doenças comparados aos que possuem níveis baixos. Fontes: grãos, nozes, óleos vegetais e folhas verdes.

CONSIDERAÇÕES PSICOSSOCIAIS

De nada adianta uma boa orientação dietética se os cuidados não incluírem paciência, criatividade e flexibilidade. A falta de habilidade na adesão aos horários das refeições e das medicações pode ser outra barreira para que o paciente receba as necessidades de nutrientes diariamente. Muitas vezes alguns desses aspectos podem ser solucionados com a intervenção de um assistente social ou um psicólogo.

SUPORTE NUTRICIONAL E O GOVERNO

Todas as crianças soropositivas para o vírus HIV que não tenham condições de receber suporte nutricional adequado devem receber ajuda dos serviços governamentais.

As crianças com menos de 14 anos, além de receber a ajuda do suporte nutricional, precisam receber suplemento polivitamínico.

O tratamento e as opções nutricionais são muito dispendiosos. Boa parte dos pacientes do ICr-HCFMUSP não dispõe de recursos adequados, e é comum não haver pais ou cuidadores vivos ou, até mesmo, disponíveis. O apoio institucional ou de entidades privadas amigas das crianças portadoras de HIV é fundamental para que tenham a melhor recuperação e a manutenção do estado nutricional.

O PROBLEMA DA AMAMENTAÇÃO

Estatísticas divulgadas pelo Fundo das Nações Unidas para a Infância (Unicef) no continente africano mostram que, em 2007, 2,1 milhões de crianças com menos de 15 anos estavam doentes, e perto de 90% contraíram a doença por via vertical. Os outros foram infectados durante o parto ou quando receberam o leite materno. O número de mortes por ano é de cerca de 290 mil. Também por ano, cerca de 420 mil são infectadas e estão, na maioria, vivendo na pobreza, sem teto, sem casa, sem escolaridade, discriminadas, e morrem precocemente.

O risco da infecção pelo HIV tem sido comparado com o risco da morbimortalidade decorrentes da falta de amamentação. Esta é fator protetor contra a morte por diarreia, infecções respiratórias e outras infecções, particularmente nos primeiros meses de vida. Outrossim, o leite materno fornece nutrientes e a estimulação necessária para um bom desenvolvimento neurológico e psicossocial, além de contribuir para o espaçamento de nascimentos.

Existe um grande debate quanto à escolha da melhor maneira de alimentar essas crianças, que é angustiante. Sem medidas preventivas, cerca de 5 a 20% dos lactentes nascidos de mães infectadas, se forem amamentados até os 2 anos, contrairão o vírus por meio do leite materno. Por ano, cerca de 200 mil lactentes são infectados dessa maneira. Por outro lado, se a mãe não amamentar, a criança terá uma chance 6 vezes maior de morrer nos primeiros 2 meses de vida em decorrência de doenças infecciosas, como diarreia ou infecções respiratórias.

Diversos fatores influem no risco de transmissão do vírus pelo aleitamento, entre outros a carga viral materna, a duração da amamentação (quanto mais tempo, maior a chance), a amamentação exclusiva (risco menor se for nos primeiros 3 meses) e lesões nos mamilos, que proporcionam maior chance de infecção.

Outro aspecto importante é que a maioria das mulheres soropositivas nesses países em desenvolvimento muitas vezes nem sabe se está ou não infectada. Normalmente são pobres e sofrem muitas pressões sociais. Têm pouco acesso à água limpa e, por esse motivo, têm dificuldade em preparar adequadamente uma fórmula que possa substituir o leite materno; moram longe do posto de atendimento e ainda carregam estigmas e tabus da alimentação alternativa; não querem dividir com a comunidade a possibilidade de saber que estejam doentes, pois temem a marginalização e, com isso, mantêm o aleitamento materno sem maiores preocupações. Diversas soluções vêm sendo apresentadas pela Unicef e pela OMS diante desse dramático quadro de pobreza e inércia dos governos: programa de voluntariado, aconselhamento de grávidas com testes confidenciais e aconselhamento nutricional. A ajuda dos governos no desenvolvimento de políticas voltadas para a melhoria da alimentação na infância e no encorajamento da amamentação exclusiva deve continuar. Resumidamente, as principais medidas e recomendações são:

- Diminuir a duração do aleitamento: crianças que recebem aleitamento materno por até 6 meses têm risco de contrair doença cerca de um terço menor que as que o recebem por 2 anos.
- Amamentar exclusivamente nos primeiros meses: o leite de mães soropositivas contém alguns elementos de proteção no combate à transmissão do vírus, pelo menos nos primeiros 3 meses. Isso protege mais que a alimentação mista com sucos, comida ou água.
- Prevenir e tratar lesões eventuais dos seios diminui o risco de transmissão.
- Prevenir infecções na mãe durante o período em que amamenta também contribui para diminuir a carga viral nesse período. A decisão da mãe deve ser sempre respeitada.
- Evitar que a criança tenha lesões como monilíase, ou feridas na boca, ajuda a evitar a infecção.
- Estudos estão sendo conduzidos para avaliar a possibilidade de pasteurizar o leite materno ou avaliar o uso de leite de banco de leite humano.

CONCLUSÕES

O atendimento à criança soropositiva para o vírus HIV precisa ser multiprofissional. Do ponto de vista nutricional, tanto a avaliação clínica como a que envolve a terapêutica das crianças devem ter a mesma urgência dedicada à terapêutica medicamentosa. Os problemas que ainda persistem no mundo atual são discutidos neste capítulo e merecem reflexão por parte do leitor.

SUGESTÕES DE LEITURA

1. Abreu VJ, Cardoso AL, Marques HS. Parâmetros nutricionais, digestão de lactose e absorção de D-xilose em crianças infectadas pelo vírus da imunodeficiência humana. Rev Paul Pediatr. 1998;16(3):137-42.
2. Arpadi S, Cuff P, Barbour J, et al. Viral load, resting energy expenditure, and caloric intake in HIV infected children with growth failure. Faseb J. 1997;11.
3. Baum MK, Shor-Posner G, Lu Y, et al. Micronutrients and HIV-1 disease progression. Aids. 1995;9(9):1051-6.
4. Bentler M. Pediatric acquired immune deficiency syndrome. In: Ekvall SW (ed.). Pediatric nutrition in chronic diseases and developmental disorders prevention, assessment and treatment. New York: Oxford University Press; 1993. p.257-62.
5. Coodley GO, Loveless MO, Merril TM. The HIV wasting syndrome: a review. J Acquir Immune Defic Syndr. 1994;7(7):681-94.
6. Coutsoudis A. Infant feeding dilemmas created by HIV: South African experiences. J Nutr. 2005;135(4):956-9.
7. Dunn DT, Newell ML, Ades AE, Peckham CS. Risk of human immunodeficiency virus type 1 transmission through breastfeeding. Lancet. 1992;340(8819):585-8.
8. Frisancho AR. Anthropometric standards for the assessment of growth and nutritional status. Ann Arbor: The Michigan Press; 1993.
9. Galvin T. Micronutrients implications in human immunodeficiency virus disease. Top Clin Nutr. 1992;7(3):63-73.
10. Hamamoto LA, Cardoso AL, Marques HHS, Gomes C. Balanço de energia em lactentes filhos de mães soropositivas para o HIV. J Pediatr (Rio J). 2000;76(2):119-24.
11. Kochi C. Uso do hormônio de crescimento recombinante humano no suporte nutricional de crianças com a síndrome de imunodeficiência adquirida [dissertação]. São Paulo: Faculdade de Ciências Médicas da Santa Casa de São Paulo; 1999.
12. Leung J. An approach to feeding HIV-infected infants and toddlers. Top Clin Nutr. 1989;4(4):27-37.
13. Macallan DC. Wasting in HIV infection and Aids. Semin Oncol. 1998;25(2 Suppl 6):92-7.
14. Mbori-Ngacha D, Nduati R, John G, et al. Morbidity and mortality in breastfed and formula fed infants of HIV-1-infected women: a randomized clinical trial. JAMA. 2001;286(19):2413-20.
15. McKinney Jr. RE, Robertson JWR. Effect of human immunodeficiency virus infection on the growth of young children. J Pediatr. 1993;123(4):579-82.
16. Miller TL, Awntwant EL, Evans S, et al. Gastrostomy tube supplementation for HIV-infected children. Pediatrics. 1995;96(4Pt 1):696-702.
17. Miller TL, Evans SJ, Orav EJ, et al. Growth and body composition in children infected with the human immunodeficiency virus. Am J Clin Nutr. 1993;57(4):588-92.
18. Miller T, Garg S. Gastrointestinal and nutritional problems in pediatric HIV disease. In: Pizzo P, Wilfert C (eds.). Pediatric Aids: the challenge of HIV infection in infants, children, and adolescents. 3.ed. Baltimore: Williams & Wilkins; 1998. p.363-82.
19. National Center for Health Statistics [NCHS]. CDC. Prevention. 2000 CDC Growth charts for the United States: methods and development. Washington, DC: CDC; National Center for Health Statistics; 2002.
20. Nduati R, John G, Mbori-Ngacha D, et al. Effect of breastfeeding and formula feeding on transmission of HIV-1: a randomized clinical trial. JAMA. 2000;283(9):1167-74.
21. Newman C. Practical dietary recommendations in HIV infection. In: Kotler D (ed.). Gastrointestinal and nutritional manifestations of Aids. New York: Raven Press; 1991.
22. Tang AM, Graham NMH. Effects of micronutrient intake on survival in human immunodeficiency vírus type 1 infection. Am J Epidemiol. 1997;143(12):1244-56.
23. Winter H, Miller TR. Gastrointestinal and nutritional problems in pediatric HIV disease. In: Pizzo P, Wilfert C (eds.). Pediatrics Aids: the challenge of HIV infection in infants, children, and adolescents. 2.ed. Baltimore: Williams & Wilkins; 1994. p.513-33.

23
Dislipidemias na infância e na adolescência

Rosana Tumas
Artur Figueiredo Delgado

PONTOS-CHAVE DESTE CAPÍTULO

- As dislipidemias são um importante problema de saúde pública, podendo levar à aterosclerose e à doença cardiovascular (DCV) precoce, a partir do final da segunda década de vida.
- A triagem universal de dislipidemias é obrigatória aos 10 anos de idade e repetida entre 17 e 21 anos.
- A primeira linha de tratamento das dislipidemias na infância é a alteração do estilo de vida, com modificações na dieta, estímulo à atividade física e controle dos outros fatores de risco.
- Os fatores de risco para o desenvolvimento da aterosclerose, a base patológica da doença cardiovascular clínica, têm origem na infância.

INTRODUÇÃO

Dislipidemias são alterações do metabolismo das lipoproteínas, que podem manifestar-se por elevação do colesterol total (CT) e/ou das frações e/ou da elevação dos triglicerídeos (TG) séricos.

Essas alterações podem ocorrer em qualquer época da vida, inclusive na infância. São consideradas um importante problema de saúde pública, já que têm evolução assintomática, levando à aterosclerose e à doença cardiovascular (DCV) precoce, aumentando em cem vezes o risco de mortalidade da população em geral, a partir do final da segunda década de vida. A detecção precoce e a intervenção terapêutica, quando indicadas, podem postergar o aparecimento da DCV e modificar seu prognóstico.

A DCV é a principal causa de mortalidade em adultos na maioria dos países, sendo rara sua manifestação na infância ou na adolescência. Os casos de DCV são geralmente secundários à aterosclerose, cujo principal fator de risco é a elevação do colesterol plasmático. Essa alteração metabólica pode ser induzida pelo estilo de vida, por determinação genética ou mesmo acompanhar alguma doença de base.

A patogenia da DCV aguda é bastante complexa, geralmente correspondendo a uma isquemia abrupta, decorrente da ruptura de uma placa aterosclerótica no interior do vaso, levando à formação de um trombo, e à oclusão parcial ou total da luz desse vaso, manifestando-se como infarto do miocárdio, acidente vascular encefálico (AVE) ou ruptura de aneurisma de aorta.

Apesar dos avanços terapêuticos e tecnológicos alcançados nas últimas décadas, não houve mudança na estatística da mortalidade por DCV. Os fatores de risco para desenvolvimento de DCV e aterosclerose (Quadro 1) geralmente surgem na infância. Portanto, a detecção precoce e o controle adequado das alterações do metabolismo lipídico são de fundamental importância para poder modificar esse quadro.

No Brasil, a prevalência de dislipidemias varia de 10 a 20,5% das crianças e dos adolescentes em algumas regiões, quando considerados níveis de CT > 170 mg/dL. Essa prevalência é subestimada, porém, quando são considerados níveis de CT > 150 mg/dL.

Do ponto de vista populacional, a aterosclerose prematura comumente decorre do agrupamento de múltiplos fatores de risco. Dentre os mais prevalentes, destacam-se o tabagismo e a obesidade (síndrome metabólica). O aumento da prevalência da obesidade na infância e na adolescência tem a mesma importância observada em adultos, já que tende a persistir na vida adulta. Essa combinação de fatores de alto risco é uma das razões da epidemia atual de obesidade e, com sua relação com DCV e diabetes melito, é um dos principais desafios de saúde pública da sociedade contemporânea.

QUADRO 1 Fatores de risco para doença cardiovascular

- Dislipidemia.
- Histórico familiar positivo para doença cardiovascular.
- Idade.
- Sobrepeso/obesidade.
- Diabetes melito (tipos 1 e 2).
- Hipertensão arterial sistêmica.
- Síndrome metabólica.
- Marcadores inflamatórios elevados.
- Fatores perinatais.
- Tabagismo.
- Sexo.
- Sedentarismo.

Fonte: elaboração dos autores.

CLASSIFICAÇÃO

As dislipidemias podem ser primárias ou secundárias.

- Primárias: de transmissão genética, podem ser monogênicas ou poligênicas. As mais frequentes em crianças e adolescentes são a hipercolesterolemia familiar (HF) heterozigótica e a hiperlipidemia familiar combinada (esta geralmente associada à obesidade) (Quadro 2).
- Secundárias: ocorrem como consequência de uma doença de base ou do uso crônico de medicações (Quadro 3).

As dislipidemias frequentemente se iniciam durante a infância e, assim como a obesidade, tendem a persistir durante a vida adulta. Há correlação entre os valores medidos nas crianças e nos familiares adultos, e essas alterações são frequentemente encontradas em famílias com antecedente de DCV. Nessa população de alto risco, o tratamento medicamentoso reduz o risco de ocorrência desses eventos.

QUADRO 2 Dislipidemias primárias mais frequentes em crianças e adolescentes

Alterações lipídicas primárias	Alterações do perfil lipídico
Hipercolesterolemia familiar	▪ Homozigótica: LDL-c muito elevado. ▪ Heterozigótica: LDL-c elevado.
Deficiência familiar da apolipoproteína B	LDL-c elevado.
Hiperlipidemia familiar combinada	▪ Tipo IIa: LDL-c elevado. ▪ Tipo IIb: LDL-c, VLDL-c e TG elevados. ▪ Tipo IV: VLDL-c e TG elevados. ▪ Tipos IIb e IV com HDL-c baixo.
Hipercolesterolemia poligênica	LDL-c elevado.
Hipertrigliceridemia familiar (200-1.000 mg/dL)	VLDL-c e TG elevados.
Hipertrigliceridemia grave (> 1.000 mg/dL)	▪ Quilomícrons e VLDL-c elevados. ▪ TG muito elevados.
Hipoalfalipoproteinemia familiar	HDL-c baixo.
Disbetalipoproteinemia	IDL-c e quilomícrons remanescentes elevados (CT 250-500 mg/dL; TG 250-600 mg/dL).

c: colesterol; CT: colesterol total; HDL: lipoproteína de alta densidade; IDL: lipoproteína de densidade intermediária; LDL: lipoproteína de baixa densidade; TG: triglicerídeos; VLDL: lipoproteína de muito baixa densidade.
Fonte: elaboração dos autores.

QUADRO 3 Causas de dislipidemias secundárias

Exógenas	Alcoolismo, tabagismo (primário ou passivo), medicamentosa (anticonvulsivantes, anti-hipertensivos, dieta cetogênica, imunossupressores, nutrição parenteral, hemodiálise, corticosteroides, isotretinoína, contraceptivo oral, antirretrovirais, quimioterápicos).
Endócrino-metabólicas	Deficiência de GH, hipotireoidismo, hipopituitarismo, diabete melito (tipos 1 e 2), gestação, síndrome dos ovários policísticos, lipodistrofia, porfiria aguda intermitente.
Renais	Doença renal crônica, síndrome hemolítico-urêmica, síndrome nefrótica.
Infecciosas	Infecção viral/bacteriana aguda, HIV, hepatite.
Hepáticas	Atresia de vias biliares, doenças colestáticas, cirrose biliar, síndrome de Alagille.
Doenças inflamatórias	Lúpus eritematoso sistêmico, artrite reumatoide juvenil.
Doenças de depósito	Glicogenose, doença de Gaucher, cistinose, doença de Tay-Sachs juvenil, doença de Niemann-Pick.
Outras	Obesidade, doença de Kawasaki, anorexia nervosa, pós-transplante de órgão sólido, sobreviventes de câncer infantil, progéria, síndrome de Prader-Willi.

GH: hormônio do crescimento; HIV: vírus da imunodeficiência humana.
Fonte: elaboração dos autores.

AVALIAÇÃO LABORATORIAL

Existe considerável variação intraindividual para a dosagem dos lípides séricos. De certa forma, essa variação se deve ao método utilizado, mas também a fatores como dieta, atividade física e variação sazonal (níveis mais elevados durante os meses de frio).

A coleta do sangue deve ser realizada após jejum de 12 horas para análise dos TG e o cálculo do LDL colesterol (LDL-c) pela fórmula de Friedewald (Quadro 4). As dosagens de CT, apolipoproteína B (ApoB), apolipoproteína AI (ApoAI) e HDL colesterol (HDL-c) podem ser analisadas sem jejum, devendo ser feitas com a dieta habitual. Deve-se evitar a ingestão de álcool por 72 horas e a atividade física vigorosa nas 24 horas que antecederam a coleta.

QUADRO 4 Fórmula de Friedewald (cálculo LDL-c)

LDL-c = CT – (HDL-c + TG/5)

c: colesterol; CT: colesterol total; HDL: lipoproteína de alta densidade; TG: triglicerídeos.
Fonte: elaboração dos autores.

- Colesterol total: dosagem utilizada para rastreamento universal, porém não é bom parâmetro para mensurar o risco para DCV. Para a avaliação de risco cardiovascular, devem-se analisar HDL-c e LDL-c.
- Colesterol não HDL: estimativa do número total de partículas aterogênicas circulantes no plasma (corresponde à dosagem da ApoB). É facilmente calculado pela fórmula [CT – HDL-c]. Fornece uma ideia melhor sobre o risco de DCV em comparação à dosagem do LDL-c, principalmente de pacientes com hipertrigliceridemia. É geralmente indicado quando se realiza o rastreamento de dislipidemias de pacientes sem fatores de risco.
- ApoB: principal apolipoproteína das partículas aterogênicas, sendo uma boa estimativa na predição de risco.
- ApoAI: principal apolipoproteína da HDL-c; quando < 120 mg/dL para homens e 140 mg/dL para mulheres, corresponde a baixas concentrações de HDL-c.
- Triglicerídeos: quando elevados, estão geralmente associados a baixos níveis de HDL-c e elevação do LDL-c. Nessa situação, não é possível calcular o LDL-c pela fórmula de Friedewald, mas somente pela dosagem direta dessa fração do colesterol.

Os valores considerados normais para as concentrações dos lípides séricos variam segundo a idade, o sexo e a etnia, assim como durante diferentes fases do crescimento normal e da maturação sexual. Por esses motivos, os pontos de corte para definir os valores dos lípides séricos são estratificados em desejáveis, limítrofes e elevados (Tabela 1).

Sugestões de protocolos para a detecção precoce das dislipidemias têm sido discutidas no mundo inteiro. A relevância para

TABELA 1 Valores referenciais do perfil lipídico para crianças e adolescentes

Lípides	Em jejum	Sem jejum
Colesterol total	< 170 mg/dL	< 170 mg/dL
HDL-colesterol	> 45 mg/dL	> 45 mg/dL
Triglicerídeos (0-9 anos)	< 75 mg/dL	< 90 mg/dL
Triglicerídeos (10-19 anos)	< 85 mg/dL	< 100 mg/dL
LDL-colesterol	< 110 mg/dL	< 110 mg/dL
Não LDL-colesterol	> 145 mg/dL	> 145 mg/dL

HDL: lipoproteína de alta densidade; LDL: lipoproteína de baixa densidade.
Fonte: elaboração dos autores.

a detecção e o tratamento precoces para o controle da dislipidemia e a redução de risco e gravidade da DCV na vida adulta é indiscutível.

O rastreamento universal para a detecção dessas alterações, porém, ainda é motivo de discussão, pelo fato de poder, em alguns casos, tornar-se mais um problema do que uma solução. Do mesmo modo, a ocorrência de um perfil lipídico normal pode perpetuar maus hábitos alimentares e de estilo de vida. Estima-se que a investigação somente dos pacientes que possuem antecedentes familiares positivos para DCV precoce deixe de detectar entre 30 e 60% dos casos de dislipidemia.

As recomendações para o rastreamento das dislipidemias baseiam-se em consensos de especialistas, sugerindo que a determinação e a intervenção precoces poderiam alterar o prognóstico e o risco de morbidade e mortalidade por DCV, comprovado somente para crianças com dislipidemias primárias. Alterações leves a moderadas das lipoproteínas séricas podem não persistir na vida adulta, e a intervenção terapêutica desnecessária pode ter efeitos adversos.

Portanto, deve se considerar o rastreamento das dislipidemias com dois objetivos diferentes: a prevenção do fator de risco (prevenção primordial) e a prevenção de DCV no futuro, pelo manejo efetivo dos fatores de risco identificados (prevenção primária).

O rastreamento universal tem por objetivo identificar pacientes com HF, cujos familiares de primeiro grau possam ainda ser jovens e não apresentar sinais de DCV. O outro objetivo do rastreamento universal é usar a dosagem do colesterol não HDL para identificar crianças com componentes de síndrome metabólica. Essas são as duas principais populações pediátricas que se beneficiaram da detecção precoce e do tratamento das dislipidemias.

Um dos pilares fundamentais da puericultura é a educação para a saúde, portanto o acompanhamento oferece um contexto ideal para orientações nutricionais e de prevenção dos fatores de risco para DCV. Uma boa nutrição desde o início da vida, com estímulo ao aleitamento materno exclusivo até o sexto mês, tem fortes evidências de um impacto positivo na saúde do indivíduo, com potencial para diminuir o risco futuro de DCV.

A V Diretriz Brasileira de Dislipidemias e Prevenção da Aterosclerose (2013) recomendava a determinação do perfil lipídico, conforme descrito no Quadro 5.

A recomendação atual da Atualização da Diretriz de Prevenção Cardiovascular da Sociedade Brasileira de Cardiologia é

QUADRO 5 Indicações para a determinação do perfil lipídico na infância

Existência de avós, pais, irmãos e primos de primeiro grau com dislipidemia, principalmente se for grave (CT > 240 mg/dL e/ou TG > 400 mg/dL) ou se houver manifestação de doença cardiovascular prematura.
Evidência clínica de dislipidemia (histórico de pancreatite aguda, xantomas eruptivos, arco corneano palpebral, xantomas em tornozelos, face dorsal de mãos e joelhos).
Presença de outros fatores de risco (obesidade etc.).
Acometimento por doenças que cursem com dislipidemia secundária, como hipotireoidismo, síndrome nefrótica etc.
Uso de medicamentos que podem causar dislipidemia secundária (corticosteroide sistêmico, contraceptivos, imunossupressores etc.).
Histórico familiar desconhecido.
Perfil lipídico de jejum aos 10 anos de idade, universalmente.

CT: colesterol total; TG: triglicerídeos.
Fonte: elaboração dos autores.

concordante com a Academia Americana de Pediatria e a Associação Americana de Cardiologia, que respaldam as recomendações do National Heart, Lung and Blood Institute (Quadro 6).

Sempre que houver fatores de risco para DCV, o método preferencial para investigação de dislipidemia é o perfil lipídico de jejum. Quando este estiver alterado, idealmente deve ser realizado novamente após 2 semanas a 3 meses da primeira dosagem. Somente então uma decisão sobre a melhor conduta a ser tomada deverá ser definida. Caso não haja a possibilidade de realizar o jejum de 12 horas, está indicada a coleta de colesterol não HDL. As decisões a respeito do tratamento medicamentoso devem ser tomadas somente baseando-se em perfil lipídico de jejum.

Uma vez verificada a presença de dislipidemia, causas secundárias deverão ser afastadas. Quando houver suspeita de a dislipidemia ser hereditária, recomenda-se a investigação dos parentes de primeiro grau.

QUADRO 6 Indicações da determinação do perfil lipídico por faixa etária, segundo Sociedade Brasileira de Cardiologia, Academia Americana de Pediatria e Associação Americana de Cardiologia

- Até 2 anos de idade: geralmente não há indicação de rastreamento.
- 2-8 anos: o rastreamento é realizado seletivamente no momento em que há a identificação de fatores de risco para DCV prematura ou doença de base que possa cursar com dislipidemia secundária, e então repetir a cada 2 anos. Preferencialmente se faz o perfil lipídico em jejum.
- 9-11 anos: idade para realização do primeiro rastreamento universal, na fase pré-puberal, pois é uma fase de estabilidade do perfil lipídico. Naquelas em que não houver fatores de risco, prefere-se a dosagem do colesterol não HDL.
- 12-16 anos: não se recomenda o rastreamento universal nessa faixa etária em razão das alterações normais decorrentes da puberdade, com menor sensibilidade e maior incidência de falso-negativos. Porém, o rastreamento seletivo deve ser realizado no momento em que se fizer necessário.
- 17-21 anos: idade para a realização do segundo rastreamento universal, pois a puberdade já se encerrou. Naqueles sem fatores de risco identificados, prefere-se a dosagem do colesterol não HDL.

DCV: doença cardiovascular; HDL: lipoproteína de alta densidade.
Fonte: elaboração dos autores.

HIPERCOLESTEROLEMIA FAMILIAR

Os portadores de hipercolesterolemia familiar (HF) merecem atenção especial, uma vez que apresentam alto risco para DCV precoce. Das dislipidemias primárias, esta é a mais frequente. Trata-se de uma doença monogênica de transmissão autossômica dominante, caracterizada por elevação significativa dos níveis de LDL-c. Os pacientes apresentam mutações dos receptores de LDL-c ou alteração da atividade desses receptores.

A forma homozigótica é rara e grave, com níveis elevadíssimos de LDL-c, associados à rápida progressão da aterosclerose, com manifestação de DCV e alta mortalidade nas duas primeiras décadas de vida. A forma heterozigótica é mais comum, com manifestação de DCV por volta da quarta ou quinta década de vida. Os altos níveis de LDL-c são um risco bastante elevado para a manifestação precoce de DCV precoce, e sinais clínicos, como xantomas e arco corneano, são frequentes. Causas secundárias para explicar a hipercolesterolemia devem ser descartadas (Quadro 3).

A HF é uma das poucas doenças genéticas encontradas nos critérios da Organização Mundial da Saúde (OMS) para triagem populacional, com o objetivo de detecção e tratamento precoces.

Uma criança com níveis elevados de LDL-c (> 160 mg/dL) deve ter a HF considerada como hipótese diagnóstica, particularmente se houver histórico familiar de DCV precoce. A detecção e a intervenção precoces permitem modificar o curso natural da doença.

TRATAMENTO NÃO FARMACOLÓGICO

Segundo a Atualização da Diretriz de Prevenção Cardiovascular da Sociedade Brasileira de Cardiologia, a primeira linha de tratamento das dislipidemias na infância é não farmacológica. Modificações na dieta e estímulo à atividade física e controle dos outros fatores de risco devem ser instituídos a partir do momento do diagnóstico.

Atividade física

A inatividade física é identificada como um fator de risco independente para DCV em adultos. Há evidências de que os padrões de atividade física estabelecidos na infância persistem na vida adulta. Sabe-se que a atividade física moderada a vigorosa está associada ao melhor controle da pressão arterial e do peso corporal, diminuição de CT, LDL-c, TG, elevação do HDL-c e diminuição da resistência à insulina.

A recomendação é de 60 minutos diários de atividade física e restrição a 2 horas por dia de tela (TV, *videogame* etc.), visando atingir o peso ideal e o controle da pressão arterial.

Dieta

A abordagem nutricional das dislipidemias deve considerar que a utilização de restrições dietéticas na infância pode interferir no crescimento, no desenvolvimento e na qualidade de vida das crianças. Portanto, o tratamento deve ser restrito aos pacientes considerados de alto risco.

Indica-se uma dieta com menos de 30% do aporte calórico diário de gorduras (10% saturadas e 20% de mono e poli-insaturadas) e ingestão de colesterol < 300 mg/dia. Após 3 a 6 meses de tratamento, pode ser necessário avançar para uma dieta mais específica para elevações de LDL-c ou TG, aumentando a restrição de gordura para < 7% do aporte calórico diário e colesterol < 200 mg/dia. Considera-se essa uma dieta segura e eficaz, que garante o crescimento e o desenvolvimento normais, mesmo para crianças pequenas.

Alimentos nutracêuticos são aqueles que proporcionam benefícios à saúde, incluindo prevenção e/ou tratamento de uma doença. A utilização de alimentos nutracêuticos pode potencializar o efeito da dieta na redução dos lípides séricos. Eles exercem seu efeito na redução dos lípides por meio de diferentes mecanismos: inibição da absorção de colesterol, sua síntese ou metabolismo, que podem ser associados a outras medidas não farmacológicas ou à terapêutica medicamentosa. Esses alimentos têm múltiplos efeitos: aumento da função endotelial, modulação da elasticidade e/ou rigidez da parede arterial e propriedades anti-inflamatórias e antioxidativas. Os fitosteróis vêm ganhando importância, pois são uma opção para crianças com HF que não toleram o tratamento medicamentoso. Esses alimentos são considerados seguros, porém devem ser indicados somente após a constatação de falha de outros tratamentos habituais não farmacológicos no controle sérico dos lípides. Tanto as fibras hidrossolúveis (*psyllium* 6 a 12 g/dia) como os fitosteróis (2 a 3 g/dia) podem diminuir o LDL-c. Para a redução de TG, não há indicação do uso de fitosteróis, e deve-se associar à restrição de açúcares.

As gorduras são importantes na dieta dos lactentes, por seu importante papel no desenvolvimento cognitivo e do sistema nervoso central. De modo geral, as crianças com menos de 1 ano não devem ter restrição da ingestão de gorduras.

A única indicação de restrição de gordura nessa faixa etária é a hiperquilomicronemia, situação bastante rara, pelo risco de pancreatite.

Está indicada uma avaliação dos hábitos de vida dos familiares e acompanhamento clínico por pediatra e nutricionista, priorizando as necessidades nutricionais recomendadas para a idade do paciente.

TRATAMENTO FARMACOLÓGICO

Está indicado após 6 a 12 meses de tratamento não farmacológico, sem resultados previstos, para crianças com mais de 10 anos de idade. Em casos de HF ou dislipidemias primárias, pouco responsivas à dieta, pode ser necessária a introdução de medicamentos antes dos 10 anos. Nesses casos, deve-se também considerar o encaminhamento a um especialista.

A indicação do tratamento medicamentoso está estabelecida quando:

- LDL-c > 190 mg/dL.
- LDL-c > 160 mg/dL com histórico familiar e/ou fatores de risco associados.
- LDL-c > 130 mg/dL em casos com comprometimento aterosclerótico evidente.

O tratamento medicamentoso deve ser realizado de maneira contínua, isolado ou em associação. Os estudos realizados até o momento não identificaram alterações no crescimento ou na maturação sexual de pacientes submetidos a tratamento medicamentoso para dislipidemias.

A meta de LDL-c para o uso de medicamentos varia segundo o perfil de risco da criança ou do adolescente, após o insucesso das modificações do estilo de vida (Quadro 7), segundo o perfil de risco cardiovascular (Quadro 8).

Caso não se atinjam esses níveis em 3 meses, a dose deve ser aumentada progressivamente até a dose máxima ou proceder à associação de diferentes drogas – preferencialmente indicada por um especialista (Quadro 9).

Para portadores de HF, as estatinas são o tratamento de escolha, inclusive em menores de 10 anos de idade. Em geral são bem toleradas, consideradas seguras e eficazes para crianças. Inicia-se com a menor dose recomendada para cada tipo de estatina, progredindo conforme controles clínicos e laboratoriais (transaminases e creatinofos-

QUADRO 7 Metas de LDL-c em crianças e adolescentes, segundo perfil de risco cardiovascular

Níveis de LDL-c	Risco associado
< 190 mg/dL	Sem outro fator de risco
< 160 mg/dL	Insuficiência coronariana precoce na família OU outro fator de risco
< 130 mg/dL	Insuficiência coronariana estabelecida OU 2 doenças/fatores de alto risco OU 1 doença/fator de alto risco E 2 doenças/fatores de moderado risco

LDL-c: colesterol lipoproteína de baixa densidade.
Fonte: elaboração dos autores.

QUADRO 8 Doenças e fatores de risco cardiovasculares, segundo a intensidade de risco, em crianças e adolescentes

Tipo e intensidade dos agravos	Agravos
Doenças de alto risco	Diabetes melito, insuficiência renal, transplantes cardíaco ou renal, doença de Kawasaki com aneurisma
Doenças de moderado risco	Doenças inflamatórias crônicas, infecção pelo HIV, insuficiência coronariana precoce na família
Fatores de alto risco	Níveis tensionais acima do p99 (medicado), tabagismo, IMC acima do p97
Fatores de moderado risco	Hipertensão arterial sem indicação de tratamento medicamentoso, obesidade entre p95 e p97, HDL < 40 mg/dL

HDL: lipoproteína de alta densidade; HIV: vírus da imunodeficiência humana; IMC: índice de massa corporal.
Fonte: elaboração dos autores.

QUADRO 9 Medicamentos utilizados no tratamento da dislipidemia na infância e na adolescência

Medicamento	Efeito	Dose	Observações	Efeitos adversos
Lovastatina, pravastatina, sinvastatina e atorvastatina	↓ LDL-c, TG ↑ HDL-c	10-40 mg/dia	Pravastatina p/ HIV e atorvastatina p/ HF (> 7 anos)	↑ Enzimas hepáticas ↑ CPK Rabdomiólise
Rosuvastatina	↓ LDL-c, TG ↑ HDL-c	5-20 mg/dia	Principalmente em HF (> 7 anos)	↑ Enzimas hepáticas ↑ CPK Rabdomiólise
Colestiramina	↓ LDL-c ↑ TG, ↑ HDL-c	4-16 g/dia	Qualquer idade	Flatulência Distensão Obstipação Cólicas
Ezetimiba	↓ LDL-c, ↓ TG ↑ HDL-c	10 mg/dia	> 4 anos	Miopatia Cefaleia Distúrbios gastrintestinais
Bezafibrato, fenofibrato	↓ TG, ↓ LDL-c ↑ HDL-c	200-600 mg/dia	TG persistentemente > 500 mg/dL	Dispepsia Obstipação Miosite Anemia
Ômega-3	↓ TG ↑ HDL-c, ↓ LDL-c	2-4 g/dia	Efeito variável	Distúrbios gastrintestinais
Fitosteróis	↓ LDL-c	1,2-1,5 g/dia	Efeito variável	Diarreia Esteatorreia

c: colesterol; CPK: creatinofosfoquinase; HDL: lipoproteína de alta densidade; HF: hipercolesterolemia familiar; LDL: lipoproteína de baixa densidade; TG: triglicerídeos.
Fonte: elaboração dos autores.

foquinase). O controle laboratorial deve ser repetido em 4 a 8 semanas, e depois a cada 3 a 6 meses de tratamento. Quando houver elevação das transaminases (3 a 6 vezes o limite normal) e/ou elevação da creatinofosfoquinase (10 vezes acima do limite normal) ou houver sintomas adversos, deve-se suspender o tratamento.

Pacientes com HF que não conseguem atingir o alvo para o LDL-c ou não toleram o tratamento com estatinas persistem com risco de DCV. Eles devem ser acompanhados por um especialista.

Nesses casos muito graves, a aférese de lipoproteínas pode salvar vidas. Apesar de ser um procedimento desafiador, pode ser realizado inclusive em crianças pequenas. Crianças com HF homozigóticas que não respondem ao tratamento medicamentoso ou à aférese de lipoproteínas podem se beneficiar de um transplante hepático.

Para os casos de dislipidemias secundárias, é importante tratar a doença de base para reverter as alterações lipídicas. Medicamentos indutores de alterações do metabolismo lipídico devem ser retirados ou substituídos.

Nas hipertrigliceridemias, a abordagem inicial também é não farmacológica (restrição dietética de carboidratos e mudanças do estilo de vida). A redução da ingestão calórica e o aumento da atividade física costumam normalizar os níveis de TG e aumentar os níveis de HDL-c. Quando não houver o resultado esperado com essa intervenção, pode-se indicar a utilização de fibratos e ácidos graxos ômega-3, apesar de ainda não haver grande experiência com esses tratamentos.

Atenção especial deve ser dada à prevenção de pancreatite nos casos de hipertrigliceridemia grave. O tratamento geralmente baseia-se na restrição da ingestão de gorduras, muitas vezes insuficiente para prevenir a ocorrência de pancreatite. O tratamento medicamentoso é limitado e deve ser indicado por um especialista. Apesar de o ômega-3 reduzir os níveis de TG em adultos, o uso ainda não está oficialmente liberado para crianças. Fibratos não têm ação em pacientes com defeito na lipase lipoproteica.

CONCLUSÕES

As dislipidemias ocorrem com relativa frequência em pacientes pediátricos, de maneira insidiosa, sem manifestações clínicas evidentes. Cabe ao pediatra investigar a possibilidade de seu paciente apresentar fatores de risco e estabelecer uma rotina para a investigação e a detecção precoce dessas alterações, prevenindo manifestações da DCV no adulto.

SUGESTÕES DE LEITURA

1. Bamba V. Update on screening, etiology, and treatment of dyslipidemia in children. J Clin Endocrinol Metab. 2014;99(9):3093-102.
2. Banderali G, Capra ME, Viggiano C, et al. Nutraceuticals in paediatric patients with dyslipidaemia. Nutrients. 2022;14(3):569.
3. Capra ME, Monopoli D, Decarolis NM, et al. Dietary models and cardiovascular risk prevention in pediatric patients. Nutrients. 2023;15(16):3664.
4. De Ferranti SD, Steinberger J, Urbina EM, et al. Cardiovascular risk reduction in high-risk pediatric patients: a scientific statement from the American Heart Association. Circulation. 2019;139:e603-e634.
5. Expert Panel on Integrated Guidelines for Cardiovascular Health and Risk Reduction in Children and Adolescents; National Heart, Lung, and Blood Institute. Expert panel on integrated guidelines for cardiovascular health and risk reduction in children and adolescents: summary report. Pediatrics. 2011;128(Suppl 5):S213-56.
6. Faludi AA, Izar MCO, Saraiva JFK, et al. Atualização da diretriz brasileira de dislipidemias e prevenção da

aterosclerose – 2017. Arq Bras Cardiol. 2017;109(2 Supl 1):1-76.

7. Grundy SM, Stone NJ, Bailey AL, et al. 2018 AHA/ACC/AACVPR/AAPA/ABC/ACPM/ADA/AGS/APhA/ASPC/NLA/PCNA guideline on the management of blood cholesterol: executive summary: a report of the American College of Cardiology/American Heart Association Task Force on Clinical Practice Guidelines. J Am Coll Cardiol. 2019;73(24):3168-209.
8. Loio M, Maia DA. Rastreio de dislipidemias em crianças e adolescentes: a evidência que sustenta as recomendações. Rev Port Med Geral Fam. 2014;30(4):264-7.
9. Magge SN, Goodman E, Armstrong SC; Committee on Nutrition, Section on Endocrinology, Section on Obesity, Daniels S, Corkins M, de Ferranti S, Golden NH, et al. The metabolic syndrome in children and adolescents: shifting the focus to cardiometabolic risk factor clustering. Pediatrics. 2017;140(2):e20171603.
10. Nielsen TRH, Lausten-Thomsen U, Fonvig CE, et al. Dyslipidemia and reference values for fasting plasma lipid concentrations in Danish/North-European white children and adolescents. BMC Pediatr. 2017;17(1):116.
11. Précoma DB, Oliveira GMM, Simão AF, et al. Atualização da diretriz de prevenção cardiovascular da Sociedade Brasileira de Cardiologia – 2019. Arq Bras Cardiol. 2019;113(4):787-891.
12. Ribas SA, Sichieri R, Moreira ASB, et al. Phytosterol-enriched milk lowers LDL-cholesterol levels in Brazilian children and adolescents: double-blind, cross-over trial. Nutr Metab Cardiovasc Dis. 2017;S0939-4753(17)30225-9.

24

Nutrição no diabetes melito tipo 1

Adriana Servilha Gandolfo
Larissa Baldini Farjalla Mattar

PONTOS-CHAVE DESTE CAPÍTULO

- A nutrição no diabetes melito tipo 1 (DM1) pediátrico deve manter o crescimento e o desenvolvimento adequados, além de um bom controle glicêmico.
- A quantidade de carboidrato consumida, cerca de 40 a 50% do valor calórico total da alimentação, na criança com DM1 deve ser monitorada por meio da contagem de carboidratos das refeições.

INTRODUÇÃO

O diabetes melito tipo 1 (DM1) é uma doença crônica e autoimune, decorrente da destruição das células beta pancreáticas, ocasionando deficiência completa na produção de insulina. A insulina é um hormônio que permite a entrada na célula do açúcar (glicose) que está circulando no sangue, para que possa ser utilizada como fonte de energia. Quando não há insulina suficiente, a glicose não consegue entrar na célula e seus níveis no sangue aumentam, o que é chamado hiperglicemia.

Os sintomas do DM1 geralmente se iniciam de forma repentina e podem incluir muita sede e fome, vontade frequente de urinar, cansaço e fraqueza constantes e perda de peso.

É mais frequentemente diagnosticado em crianças, adolescentes e, em alguns casos, em adultos jovens, afetando igualmente homens e mulheres. Estima-se que mais de 30 mil brasileiros sejam portadores de DM1 e que o Brasil ocupe o terceiro lugar em prevalência da doença no mundo, segundo a Federação Internacional de Diabetes. Embora a prevalência de DM1 esteja aumentando, corresponde a apenas 5 a 10% de todos os casos de DM.

O tratamento do DM1 na infância tem como objetivos manter o bom controle glicêmico para permitir o crescimento e o desenvolvimento adequados, promover a adaptação à doença e ao tratamento e, assim, o bem-estar psicossocial do paciente e da família, bem como evitar complicações agudas e em longo prazo da doença.

TRATAMENTO NUTRICIONAL

A ciência tem evidenciado que a alimentação é parte da prevenção, do tratamento e do gerenciamento do DM.

A alimentação em diabetes tem como alvo manter, recuperar ou melhorar o estado nutricional, a saúde fisiológica e a qualidade de vida do indivíduo, manter o controle metabólico em níveis adequados, bem como prevenir e tratar as complicações agudas e crônicas e as comorbidades associadas.

A conduta nutricional deve ser individualizada, considerando as fases da vida, o diagnóstico nutricional, os hábitos alimentares e socioculturais, não diferindo de parâmetros estabelecidos para a população em geral, uma vez que as recomendações dietéticas são semelhantes às definidas para a população saudável, e considerando também o perfil metabólico e o uso de fármacos.

A intervenção nutricional aponta a importância de integrar insulina, alimentação e atividade física, reforçando o ajuste da terapia insulínica ao plano alimentar individualizado como chave para o adequado controle metabólico.

PLANO ALIMENTAR

O plano alimentar pode ser composto por refeições principais (café da manhã, almoço e jantar) e lanches intermediários. A dose de insulina administrada deve ser ajustada para o horário, a quantidade de alimentos consumidos e a prática de atividade física, a fim de manter a glicemia dentro das metas estabelecidas.

Uma das principais dificuldades para ajustar a dose de insulina à alimentação (bólus alimentação) de crianças ocorre quando não há regularidade no consumo alimentar. A criança muitas vezes rejeita o alimento oferecido ou se recusa a realizar determinada refeição. Planos alimentares individualizados e regimes intensivos de insulina, ou seja, aplicação de insulina proporcional ao consumo alimentar, podem fornecer flexibilidade a crianças e adolescentes com DM1 para acomodar o tempo e os horários de refeições irregulares, em situações de variação de apetite e níveis de atividade física.

O objetivo prioritário da conduta nutricional na faixa etária pediátrica é manter o crescimento e o desenvolvimento adequados e realizar um bom controle glicêmico.

COMPOSIÇÃO DA DIETA

Carboidratos

A ingestão dietética de carboidratos sugerida deve representar 40 a 50% do valor calórico total da alimentação. Fontes saudáveis de carboidratos, como pães e cereais integrais, verduras, legumes e frutas, devem ser recomendadas.

A quantidade de carboidrato consumida pode ser monitorada por meio da contagem de carboidratos das refeições ou substituição, considerando os grupos de alimentos.

Em relação à sacarose, esta não aumenta mais a glicemia que outros carboidratos quando ingerida em quantidades equivalentes. Dessa forma, o açúcar de mesa ou produtos contendo açúcar podem eventualmente ser inseridos no plano alimentar saudável, e recomenda-se não ultrapassar 10% do valor calórico total.

Fibras

O consumo de alimentos ricos em fibras, como cereais integrais, verduras e legumes, leguminosas e frutas, deve ser recomendado. Além de ter um impacto positivo no controle glicêmico, o consumo de fibras está associado à modulação intestinal e tem efeito benéfico na microbiota intestinal.

As fibras devem ter origem dietética, não sendo necessária a suplementação se na alimentação diária estiverem presentes alimentos fontes de fibra.

Segundo Williams et al., a quantidade de fibra recomendada para crianças e adolescentes é calculada pela idade da criança ou adolescente + 5 g. Por exemplo, para uma criança de 5 anos (5 + 5) = 10 g de fibra por dia. Há evidências de que essa quantidade consumida está associada a menor risco de constipação intestinal na infância.

Proteína

As recomendações proteicas variam de acordo com as fases da vida, e a oferta deve ser suficiente para atender às necessidades individuais. Para pessoas com diabetes, a ingestão proteica deve ser de 15 a 25% das necessidades diárias de energia.

Lipídios

A ingestão diária de lipídios deve ser de 30 a 40% das necessidades diárias de energia.

O consumo elevado de gordura aumenta o risco de sobrepeso e obesidade, e o alto consumo de gorduras saturadas e trans está associado ao risco de doenças cardiovasculares. A recomendação para o ácido graxo saturado é atingir menos de 10% do total de calorias.

Os ácidos graxos saturados e trans também são os principais determinantes dietéticos das concentrações de lipoproteína de baixa densidade (LDL-c), que podem ser reduzidas com a diminuição da ingestão desses ácidos graxos.

Vitaminas e minerais

Os portadores de diabetes tipo 1 têm a mesma necessidade diária de vitaminas e minerais que a população geral, e a ingestão desses nutrientes deve ser atingida diariamente por meio de alimentos inseridos em um plano alimentar balanceado.

A suplementação de micronutrientes em crianças e adolescentes com diabetes é indicada quando é identificada uma deficiência nutricional.

Sódio

A recomendação do consumo de sódio é semelhante à definida para a população geral e segue o preconizado pelas *Dietary Reference Intakes* (DRI), de acordo com a faixa etária (Tabela 1).

Bebidas alcoólicas

O excesso de bebida alcoólica entre os adolescentes com DM1 pode induzir hipo-

TABELA 1 Recomendação do consumo de sódio preconizado pelas DRI, de acordo com a faixa etária

Idade	Sódio (mg/dia)
0-6 meses	120
7-12 meses	370
1-3 anos	1.000
4-13 anos	1.200-1.500
14-18 anos	1.500

DRI: *Dietary Reference Intakes.*
Fonte: elaboração das autoras.

glicemias prolongadas, até 16 horas após a ingestão, e isso deve ser enfatizado na orientação nutricional de adolescentes quando iniciam a ingestão de álcool.

A ingestão diária deve se limitar a uma quantidade moderada (1 dose ou menos por dia para mulheres e 2 doses ou menos por dia para homens), sendo uma dose definida como 360 mL de cerveja, 150 mL de vinho ou 45 mL de bebida destilada. Nesses casos, os carboidratos devem ser ingeridos antes e/ou durante e/ou após a ingestão da bebida alcoólica. Em alguns casos, também pode ser necessário ajustar a dose de insulina, particularmente se houver a associação de exercício físico no período da ingestão da bebida alcoólica, como em uma festa com dança, por exemplo. Deve-se incentivar a monitoração da glicemia durante a noite e no dia seguinte, após a ingestão de bebida alcoólica.

Produtos dietéticos

Esses produtos não são recomendados para a população pediátrica. Eles são utilizados com o intuito de auxiliar no controle glicêmico, o que na prática pode não ocorrer, pois um produto dietético, quando comparado com o tradicional, pode conter a mesma quantidade de carboidratos ou ainda ter um teor mais elevado de gordura, podendo impactar no aumento da glicemia tardiamente.

Se forem inseridos na alimentação de crianças e adolescentes, deve-se orientar os cuidadores quanto à leitura de rótulos, garantindo a oferta de alimentos que contenham melhor composição nutricional quanto à distribuição dos macronutrientes (carboidratos, gorduras e proteínas) e isenta de aditivos artificiais como adoçantes, corantes, aromatizantes, dentre outros.

Alimentação e atividade física

As crianças e adolescentes com DM1 devem ser incentivadas a praticar atividade física regularmente, pois ela promove saúde cardiovascular e mental e auxilia no controle do ganho de peso.

As recomendações nutricionais para adolescentes esportistas são adaptadas a partir das recomendações para adultos, considerando as diferenças na fisiologia do exercício de adolescentes e adultos. As orientações para evitar hipoglicemia e hiperglicemia são muito importantes.

As necessidades energéticas variam de acordo com a quantidade e o tipo de atividade física praticada, e devem ser calculadas individualmente (Quadro 1).

Antes do exercício (1 a 3 horas), é recomendado o consumo de uma refeição com

QUADRO 1 Recomendações nutricionais para atividade física

Macronutriente	Recomendação
Proteína	▪ 1,2-1,8 g/kg peso corpóreo/dia. ▪ Logo após o exercício: 20 g.
Carboidrato	▪ 50% VET ou 3-8 g/kg de peso corpóreo/dia, dependendo da intensidade do exercício. ▪ Exercício com duração maior que 1 hora: 30-60 g por hora. ▪ Até 30 minutos após o exercício: 1-1,5 g/kg peso corpóreo.
Gordura	▪ Até 30% VET.
Líquidos	▪ 4 horas antes do exercício: 5-7 mL/kg de peso. ▪ Beber água durante e após o exercício de acordo com as necessidades.

VET: valor energético total.
Fonte: Annan et al. (2022).

baixo teor de gordura e contendo carboidratos, com o objetivo de maximizar os estoques de glicogênio e a disponibilidade de carboidrato para os exercícios.

A avaliação da composição corporal deve ser realizada, pois jovens atletas com maior massa magra podem ter exigências mais elevadas do que aqueles com o mesmo peso corporal ou índice de massa corporal (IMC) com alta massa de gordura.

Para algumas atividades extenuantes ou anaeróbicas de alta intensidade, pré-exercício, os carboidratos também podem exigir insulina em bólus adicionais.

Os alimentos consumidos antes dos esportes competitivos podem exigir maiores doses de insulina em comparação com situações de treinamento. A monitorização contínua da glicose (CGM) pode ser usada para orientar os ajustes de carboidratos e insulina para exercícios (Quadro 2).

A Sociedade Brasileira de Diabetes (SBD) sugere condutas conforme a glicemia antes da atividade física, para a prevenção de hiperglicemia e hipoglicemia.

QUADRO 2 Sugestões de conduta conforme a glicemia pré-exercício no diabetes melito tipo 1

Glicemia (mg/dL)	Recomendação
< 90	Ingerir 15-30 g de carboidrato antes do início do exercício físico, em especial em atividades mais prolongadas (> 30-45 minutos).
90-150	Consumir carboidrato a partir do início do exercício físico (0,5-1 g/kg/hora), dependendo do tipo de exercício físico e da quantidade de insulina circulante.
151-250	Iniciar o exercício físico e atrasar o consumo de carboidrato, até que os níveis de glicemia sejam menores que 150 mg/dL.
251-350	Testar para cetonas, se disponível, e não realizar exercícios físicos se estas estiverem presentes em moderada a grande quantidade. Exercícios físicos de leve a moderada intensidade poderão ser realizados.
> 350	Testar para cetonas, se disponível, e não realizar exercícios físicos se estiverem presentes em moderada a grande quantidade. Em caso de cetonas negativas (ou apenas traços), considerar correção de glicemia com doses mais baixas de insulina (50% da dose). Evitar exercícios físicos intensos até a redução dos níveis de glicemia.

Fonte: Pereira (2022).

CONTAGEM DE CARBOIDRATOS

O método de contagem de carboidratos é recomendado como estratégia para individualizar e flexibilizar a ingestão alimentar a fim de obter bom controle glicêmico, e consiste em relacionar a quantidade de carboidratos consumida com a dose de insulina adequada para a absorção. Essa estratégia nutricional tem como objetivo reduzir as variações de glicemia pós-prandial, resultantes da variação do tipo e da quantidade dos alimentos ingeridos.

Os macronutrientes (carboidratos, proteínas e gorduras) influenciam diretamente na elevação da glicemia. Os carboidratos apresentam maior efeito na glicemia, pois 100% podem ser convertidos em glicose no período de 15 minutos a 2 horas após o consumo. Em relação às proteínas, o valor entre 30 e 60% pode ser convertido em glicose em 3 a 4 horas, e 10% das gorduras podem ser convertidas em aproximadamente 5 horas ou mais.

Existem dois métodos para orientação de contagem de carboidratos: contagem por gramas de carboidratos e contagem por alimentos equivalentes/substituições. Na contagem de carboidratos por gramas, o paciente observa a quantidade de alimento consumido em medidas caseiras e verifica em tabelas a quantidade de carboidratos. Quando consome produtos industrializados, o paciente utiliza a informação presente no rótulo.

Na contagem de carboidratos por alimentos equivalentes/substituições, os alimentos são agrupados em porções equivalentes a aproximadamente 15 g de carboidratos e classificados em grupos com base na função nutricional e na composição química, permitindo a troca do alimento por qualquer outro do mesmo grupo.

- Alimentos que contêm carboidratos: pães, biscoitos, cereais, arroz, massas, batata, grãos, vegetais, frutas e sucos, leite, iogurtes, açúcar, mel, alimentos que contêm açúcar.
- Alimentos que não contêm carboidratos: queijos e embutidos (peito de peru, presunto etc.): óleo, margarina, manteiga, azeite, chá, café, adoçantes.
- Alimentos em que há exceções na contagem de carboidratos:
  - Carnes (boi, porco, aves, peixes e ovos): considerar 15 g de carboidrato, se o consumo for maior que uma porção de 120 g.
  - Verduras/legumes crus ou cozidos: considerar 15 g de carboidratos, se o consumo for maior que 1 xícara de verdura/legume cru ou ½ xícara de verdura/legume cozido.

Prática da contagem de carboidratos (Quadro 3):

- Treinar o olhar para o tamanho das porções em medidas caseiras.
- Ensinar a leitura de rótulos de produtos industrializados.
- Realizar registro alimentar, com informações em medidas caseiras e quantidades de carboidratos.
- Monitorar a glicemia capilar pré-prandial (antes das refeições) e pós-prandial (2 horas após o início da refeição).
- Aplicar insulina para cobrir o carboidrato e/ou corrigir a hiperglicemia.
- Verificar se os valores de glicemia encontram-se de acordo com as metas que geralmente são utilizadas em pediatria.

Metas de glicemia:

- Pré-prandial: 100 a 120 mg/dL.
- Pós-prandial: 140 a 180 mg/dL.

QUADRO 3 Exemplo de registro alimentar para a prática de contagem de carboidratos

Horário	Alimentos/ preparação	Quantidade/ medida caseira	Quantidade em gramas de carboidratos	Quantidade das substituições de carboidratos
8h	Leite integral	1 copo grande – 240 mL	12	1
	Café	30 mL	0	–
	Pão francês	1 unidade	30	2
	Manteiga	1 ponta de faca	0	–
	Total de carboidrato:		42	3

Fonte: elaboração das autoras.

No exemplo do Quadro 3, o paciente foi orientado a utilizar 1 unidade de insulina para cada 15 g de carboidratos no café da manhã. Ele deverá fazer o seguinte cálculo:

- 42 g de carboidratos/15 = 2,8 unidades de insulina (arredonda-se para 3 unidades).

A avaliação do conhecimento da contagem de carboidratos é muito importante para o tratamento e pode ser realizada por instrumento validado disponível na literatura.

CONTAGEM DE GORDURAS E PROTEÍNAS

Estudos com pacientes que usam bomba de infusão contínua de insulina mostram que quantificar a insulina para todos os macronutrientes (carboidrato, gordura e proteína) contribui para melhor controle glicêmico pós-prandial.

Pankowska et al. criaram o algoritmo considerando que, para cada 100 kcal provenientes de gordura e proteína consumida, devem ser considerados 10 g de carboidratos.

De acordo com a International Society for Pediatric and Adolescent Diabetes – Ispad (2022), cada 200 kcal de proteína (50 g de proteína), o equivalente a 2 bifes de 100 g cada, requerem a mesma quantidade de insulina que 10 g de carboidratos.

A bomba de insulina permite utilizar três tipos de bólus:

1. Normal.
2. Onda quadrada ou prolongado.
3. Dupla onda ou multionda.

A programação do bólus de insulina na bomba é estabelecida individualmente com base na quantidade de carboidratos, proteínas e gorduras presente nos alimentos consumidos.

Estudos mostram que o bólus de insulina normal utilizado para a quantidade de carboidrato consumido e o bólus prolongado para as refeições com alta quantidade de gordura e proteína normalizam a glicemia mais eficientemente que o bólus de insulina normal sozinho. Por exemplo, na pizza, a alta concentração de gordura causa pico de hiperglicemia após 4 a 6 horas do consumo.

Revisões sistemáticas publicadas sobre evidências do ajuste na dose de insulina para gordura e proteína fornecem uma série de recomendações, desde incrementos na dose de insulina até 30 a 35% para refeições ricas em gordura e proteína acompanhadas por um bólus prolongado, enquanto outras revisões sugerem aumento de insulina entre 25 e 75%, com um ajuste inicial de até 60% de aumento na dose administrada 15 minutos antes de uma refeição rica em proteínas e gorduras, usada com um bólus do tipo combinação com o restante da dose de insulina administrada em 3 horas.

EDUCAÇÃO NUTRICIONAL EM DIABETES

É um grande desafio para os profissionais nutricionistas orientar a alimentação de crianças e adolescentes com diabetes, pois é comum que as pessoas se sintam controladas pela alimentação. Dessa forma, planos alimentares que não sejam flexíveis e individualizados não têm sucesso no controle metabólico da doença.

Os indivíduos se diferenciam por aspectos cognitivos e sociais, assim como pelo nível de motivação. Por essa razão, pode ser difícil para os pacientes entender e assimilar uma informação de saúde e seguir os passos recomendados. Os materiais educativos em forma de desenhos ou fotografias permitem interagir com os usuários e podem facilitar a comunicação e o entendimento do conteúdo.

Novas tecnologias para educação em diabetes vêm sendo utilizadas para auxiliar no tratamento com resultados promissores. Os aplicativos de celulares, jogos eletrônicos, vídeos, CD e informação por telefone tornam a interação mais atrativa e efetiva para jovens com diabetes.

Estudos mostram que os jogos eletrônicos são capazes de melhorar a administração de insulina e a quantificação de carboidratos na alimentação de crianças com DM1.

ALIMENTAÇÃO NA ESCOLA

Na escola, a criança com diabetes deve participar da merenda escolar e ser orientada a ingerir bebidas sem adição de açúcar. As sobremesas doces podem ser consumidas ou substituídas por fruta e devem entrar na contagem de carboidratos, administrando-se insulina para evitar hiperglicemia pós-prandial.

Em alguns lanches, ou em situações de festa na escola, podem ser incluídos alimentos com açúcar, desde que orientados pelo responsável da criança.

Nas cantinas das escolas, procurar opções saudáveis. Obter informações sobre o cardápio da semana ou do mês, e a informação nutricional do produto facilita a adesão ao plano alimentar.

O aluno com diabetes deve ser autorizado a sair da sala de aula para ir ao banheiro, tomar água ou comer algum alimento, mesmo que seja fora do horário de intervalo. Os sintomas de diabetes podem ser corrigidos ou amenizados por meio dessas ações.

Qualquer mudança de comportamento da criança ou do adolescente pode indicar uma mudança de glicemia, sendo importante medi-la nessas situações.

Em caso de hipoglicemia (dextro abaixo 60 mg/dL), recomenda-se a oferta de carboidrato em gramas conforme a idade:

- Crianças < 5 anos (5 g de carboidrato): 50 mL de suco de fruta ou ½ banana ou ½ maçã ou ½ laranja ou outras frutas maduras (mamão, manga, melancia etc.).
- Crianças de 5 a 10 anos (10 g de carboidrato): 100 mL de suco de fruta ou 1 banana pequena ou 1 maçã pequena ou 1 laranja pequena ou outras frutas maduras (mamão, manga, melancia etc.).
- Crianças acima de 10 anos (15 g de carboidrato): 150 mL de suco de fruta ou 1 banana média ou 1 maçã média ou 1 laranja média ou outras frutas maduras (mamão, manga, melancia etc.).
- Outras opções: sachê de mel ou açúcar ou glicose em gel.

Alimentos como chocolates, leite condensado, entre outros ricos em gordura ou proteína, não devem ser utilizados para a correção de hipoglicemia, pois a gordura e a proteína podem retardar a absorção da glicose.

Produtos como balas e refrigerantes não devem ser orientados para correção de hipoglicemia. As crianças e adolescentes estão em formação de hábito alimentar, e esses produtos, altamente palatáveis, podem estar frequentemente presentes no dia a dia deles. É comum eles simularem os sintomas de hipoglicemia para receber esses produtos, que não fazem parte de uma alimentação saudável.

O estudante deve ser orientado a monitorar a glicemia 15 minutos após ingerir o alimento; se a hipoglicemia persistir, oferecer 30 g de carboidrato e medir novamente após 15 minutos.

Para prevenir hipoglicemia na escola, recomenda-se:

- Fazer um lanche antes e após a prática de atividade física.
- Beber bastante água para hidratar o corpo.
- Carregar açúcar de absorção rápida junto ao material escolar.
- Evitar exercício físico caso esteja em hipoglicemia.

CONCLUSÕES

A alimentação da criança e do adolescente com DM 1 deve manter seu estado nutricional adequado, prevenir e tratar as complicações da doença e suas comorbidades.

A conduta nutricional deve ser individualizada de acordo com a idade, o diagnóstico nutricional, os hábitos alimentares e socioculturais, o perfil metabólico e o uso de fármacos.

A intervenção nutricional no DM 1 deve integrar insulina, alimentação e atividade física, para o adequado controle metabólico.

SUGESTÕES DE LEITURA

1. Annan SF, Higgins LA, Jelleryd E, et al. Ispad clinical practice consensus guidelines 2022: nutritional management in children and adolescents with diabetes. Pediatr Diabetes. 2022 Dec;23(8):1297-321.
2. Diabetes and Nutrition Study Group (DNSG) of the European Association for the Study of Diabetes (EASD). Evidence-based European recommendations for the dietary management of diabetes. Diabetologia. 2023;66(6):965-85.
3. Fundo Nacional de Desenvolvimento da Educação (FNDE). Caderno de referência: alimentação escolar para estudantes com necessidades alimentares especiais. Brasília, DF: FNDE; 2017.
4. Gandolfo AS, Bastos DV, Makluf BAJ, et al. Efficacy of photographic educational materials for carbohydrate counting training of adolescents with diabetes mellitus. Nutr Hosp. 2014;29(2):344-9.
5. Joubert M, Armand C, Morera J, et al. Impact of a serious video game designed for flexible insulin therapy on the knowledge and behaviors of children with type 1 diabetes: The Ludidiab pilot study. Diabetes Technol Ther. 2016;18(2):52-8.
6. Kim G, Bae JC, Yi BK, et al. An information and communication technology-based centralized clinical trial to determine the efficacy and safety of insulin dose adjustment education based on a smartphone personal health record application: a randomized controlled trial. BMC Med Inform Decis Mak. 2017;17(1):169.
7. Lazem S, Webster M, Holmes W, Wolf M. Games and diabetes: a review investigating theoretical frameworks, evaluation methodologies, and opportunities for design grounded in learning theories. J Diabetes Science Tecnol. 2016;10(2):447-52.
8. Mooradian AD, Smith M, Tokuda M. The role of artificial and natural sweeteners in reducing the consumption of table sugar: a narrative review. Clin Nutr Espen. 2017;18:1-8.
9. Pańkowska E, Ładyżyński P, Foltyński P, Mazurczak K. a randomized controlled study of an insulin dosing application that uses recognition and meal bolus estimations. J Diabetes Sci Technol. 2017;11(1):43-9.
10. Pereira W, Vancea D, Oliveira R, et al. Atividade física e exercício no DM1. Diretriz Oficial da Sociedade Brasileira de Diabetes. 2022.
11. Sociedade Brasileira de Diabetes (SBD). Diretrizes da Sociedade Brasileira de Diabetes. São Paulo: Clannad; 2017.

12. Sociedade Brasileira de Diabetes (SBD). Diretrizes da Sociedade Brasileira de Diabetes 2015-2016. São Paulo: AC Farmacêutica; 2016.
13. Sociedade Brasileira de Diabetes (SBD). Manual de contagem de carboidratos para pessoas com diabetes. Rio de Janeiro: SBD; 2016.
14. Van der Hoogt M, Van Dyk JC, Dolman RC, Pieters M. Protein and fat meal content increase insulin requirement in children with type 1 diabetes: role of duration of diabetes. J Clin Transl Endocrinol. 2017;10:15-21.

25

Failure to thrive: disfunção de crescimento ponderoestatural

Rosana Tumas
Genilda Barbosa de Almeida Sampaio

PONTOS-CHAVE DESTE CAPÍTULO

- O termo *failure to thrive* (FTT) é um sinal clínico secundário à ingestão alimentar insuficiente, com diferentes e variados fatores médicos e/ou psicossociais. É identificado principalmente por medidas de peso (e subsidiariamente de estatura), que se desviam do percentil esperado para a idade e o sexo.
- A abordagem multiprofissional no diagnóstico e no tratamento do FTT é essencial, devido ao risco de déficits definitivos de desenvolvimento antropométrico, intelectual e psicossocial.
- A abordagem do FTT implica o diagnóstico diferencial, as orientações parentais, as indicações de internação hospitalar e a terapêutica nutricional específica.

INTRODUÇÃO

O crescimento infantil é um processo complexo que compreende mudanças como o aumento no tamanho e na complexidade das funções corporais. É considerado um dos melhores indicadores de saúde da criança e depende diretamente do estado nutricional. Além dos parâmetros antropométricos, o desenvolvimento neurocognitivo e o imunológico também podem ser afetados em situações de privação nutricional.

O reconhecimento de alterações do crescimento e do desenvolvimento de crianças e lactentes é um dos maiores desafios da prática pediátrica. Nos dois primeiros anos de vida, deve-se ter atenção redobrada no monitoramento da velocidade de crescimento e nas aquisições do desenvolvimento neuropsicomotor, pois qualquer alteração nessa fase pode levar a sequelas para o resto da vida.

O termo *failure to thrive* (FTT) está relacionado mais a um sinal clínico do que a um diagnóstico propriamente dito, referindo-se a um problema específico secundário à ingestão alimentar insuficiente, que pode ter origem em diferentes e variados fatores médicos e/ou psicossociais. Pode ser identificado principalmente por medidas de peso (e subsidiariamente de estatura) que se desviam do percentil esperado para idade e sexo. O termo implica que a causa não seja imediatamente aparente.

O termo originou-se no início do século XX, quando foi observado que crianças socialmente isoladas apresentavam déficit de crescimento. Na década de 1940, Spitz inicialmente denominou esse achado "hospitalismo", sugerindo que a deprivação emocional e a falta de estímulo, associadas à nutrição deficiente, fossem os fatores que contribuíssem para o déficit de crescimento dessas crianças. A seguir, outros autores passaram a descrever diferentes dificuldades alimentares, influenciadas pelo comportamento dos pais, associadas ou não a causas orgânicas. Assim, hoje se considera FTT uma síndrome clínica complexa, com alterações orgânicas e psicossociais que interagem e atingem a criança de forma absolutamente individual. É um problema universal, que pode ocorrer em diferentes camadas sociais, e não necessariamente relacionado à negligência ou a maus-tratos.

Tradicionalmente, FTT era subdividido em orgânico e não orgânico, porém atualmente se considera essa classificação inadequada, uma vez que as duas categorias geralmente não ocorrem exclusivamente.

O pediatra precisa estar apto a reconhecer pacientes com FTT e conduzir a terapêutica prontamente, a fim de reduzir o risco de sequelas a longo prazo. A importância de uma abordagem multiprofissional no diagnóstico e no tratamento dessa entidade clínica está relacionada ao fato de que há o risco de déficits definitivos de desenvolvimento antropométrico, intelectual e psicossocial.

DEFINIÇÃO

Não existe tradução adequada para o termo *failure to thrive* em português. Esse termo tem sido criticado por induzir a ideia de culpa aos pais pela ingestão alimentar inadequada da criança. Apesar de ainda ser utilizado por muitos profissionais de saúde, outros termos, como déficit ponderal (*weight faltering*) e déficit de crescimento (*faltering growth*), têm sido sugeridos e mais aceitos atualmente.

A falha do ritmo esperado de ganho ponderal e do bem-estar da criança tem por causa biológica primária a ingestão alimentar insuficiente, decorrente de dificuldades alimentares, que conduz à desnutrição.

O conceito de FTT não é muito claro, e os critérios a serem utilizados para sua definição ainda são muito discutidos. O consenso é que as medidas de peso, estatura e perímetro cefálico são fundamentais e suficientes para definir FTT.

O crescimento normal geralmente é definido em termos relativos, uma vez que a comparação é feita em relação ao crescimento de uma população normal. Os gráficos de crescimento devem ser utilizados para avaliação do crescimento esperado para o sexo e a idade da criança, e correções da idade gestacional para prematuros devem ser realizadas até elas completarem 2 anos. Populações especiais devem ser avaliadas com gráficos especialmente modificados (prematuros e pacientes com síndrome de Down).

Atualmente é reconhecido que ocorre uma variabilidade considerável nas primeiras semanas de vida, com bebês pequenos e grandes retornando, paulatinamente, à média esperada. Portanto, os bebês que ganham peso devagar, ou aqueles que cruzam os percentis gradualmente no primeiro ano de vida, podem simplesmente estar adotando uma trajetória de crescimento normal, de acordo com o potencial genético. Crianças que tiveram retardo de crescimento intrauterino ou prematuras podem apresentar crescimento abaixo do percentil 5, mas não devem ser diagnosticadas como FTT se a velocidade de crescimento segue paralela à curva esperada.

Assim, apesar de a maioria dos estudos ainda se basear em parâmetros de peso para a idade (P/I) e peso para a estatura (P/E), a tendência atual é considerar mais de uma medida para avaliar a velocidade de crescimento ao longo do tempo.

Embora os índices de crescimento não sejam patognomônicos do diagnóstico de FTT, considera-se que a queda de dois ou mais percentis no P/I seja um critério aceito para definir FTT. Outro critério utilizado é a queda do P/I ou da estatura/idade (E/I) ou do P/E abaixo do percentil 5.

EPIDEMIOLOGIA

Nos EUA, a prevalência de FTT corresponde a 5 a 10% dos casos atendidos em serviços de atenção primária à saúde. Em serviços de referência, corresponde a 3 a 5% dos atendimentos. A desnutrição em países desenvolvidos está principalmente relacionada a doenças, afetando 6 a 51% das crianças hospitalizadas. Porém, a terapia de suporte nutricional ainda fica reservada a uma pequena seleção de pacientes, identificados por outras razões clínicas e não no reconhecimento de desnutrição e sua gravidade.

Os fatores de risco para ocorrência de FTT incluem prematuridade (especialmente quando associada ao retardo de crescimento intrauterino), atraso de desenvolvimento neuropsicomotor (DNPM), anomalias congênitas (fenda labial e/ou palatina), exposições intrauterinas (álcool, drogas e infecções) e qualquer condição clínica que resulte em ingestão alimentar inadequada isolada, ou associada a aumento do gasto energético, má-absorção ou má digestão. Os fatores de risco psicossociais incluem baixo nível socioeconômico, crenças alimentares (dietas vegetarianas restritas e aleitamento materno prolongado), isolamento social, estresses familiares, pais despreparados, técnica alimentar inadequada, abuso e maus-tratos.

ETIOLOGIA

As causas de FTT incluem ingestão calórica inadequada, alterações do apetite (ou inabilidade de ingerir maiores quantidades), má-absorção e aumento das necessidades energéticas (Quadro 1). A maioria dos casos acompanhados em ambulatório é secundária à ingestão calórica insuficiente relacionada a fatores psicossociais ou problemas no comportamento durante as refeições.

As causas de FTT podem ser agrupadas conforme a idade do diagnóstico:

- Pré-natal: retardo de crescimento intrauterino, prematuridade, infecção congênita e síndromes genéticas. Geralmente tem recuperação difícil, mesmo que uma nutrição adequada seja providenciada para um *catch-up* pós-natal.
- Neonatal (< 1 mês): sucção deficiente, preparação incorreta da fórmula infantil,

QUADRO 1 Causas de *failure to thrive* (FTT) ou dificuldade de crescimento

Ingestão alimentar insuficiente: ▪ Técnica alimentar inadequada. ▪ Alteração do vínculo criança/cuidador. ▪ Deprivação econômica. ▪ Erro alimentar/alergia alimentar fictícia. ▪ Indisciplina alimentar. ▪ Lactação insuficiente. ▪ Refluxo gastroesofágico. ▪ Problemas mecânicos (fendas labiopalatinas, hipertrofia adenoideana etc.). ▪ Distúrbios da deglutição.
Alterações do apetite/restrições a quantidades ideais: ▪ Doenças cardiopulmonares. ▪ Aversão oral/hipersensibilidade. ▪ Hipotonia/hipertonia/fraqueza muscular. ▪ Anorexia secundária (infecções ou imunodeficiências). ▪ Paralisia cerebral. ▪ Síndromes genéticas. ▪ Alterações gastrintestinais (constipação, obstrução, dor por alterações digestivas).
Absorção inadequada/perdas aumentadas: ▪ Doenças de má-absorção (fibrose cística, intolerância à lactose, doença celíaca, doença intestinal inflamatória, parasitoses). ▪ Atresia biliar, cirrose. ▪ Vômitos (dispepsia, hipertensão intracraniana, insuficiência adrenal, intoxicações). ▪ Obstrução do trato gastrintestinal (estenose hipertrófica do piloro, hérnias, má rotação, intussuscepção). ▪ Diarreia infecciosa. ▪ Enterocolite necrosante. ▪ Síndrome do intestino curto.
Aumento das necessidades ou utilização metabólica ineficaz: ▪ Hipertireoidismo. ▪ Doença maligna. ▪ Doenças sistêmicas crônicas (artrite reumatoide juvenil, lúpus). ▪ Doenças metabólicas (diabetes melito, doenças de depósito, erros inatos do metabolismo). ▪ Insuficiência respiratória crônica. ▪ Cardiopatia.

Fonte: Motil e Duryea (2024).

problemas na amamentação, má técnica e negligência.

- 3 a 6 meses: subalimentação (pobreza), preparação incorreta da fórmula infantil, intolerâncias alimentares, distúrbios de deglutição, doença celíaca, fibrose cística, cardiopatia congênita e refluxo gastroesofágico.
- 7 a 12 meses: problemas na dinâmica da alimentação (ansiedade materna) e parasitoses.
- > 12 meses: alimentação forçada, ambiente com muitas distrações, doenças adquiridas, fatores de estresse psicossocial (problemas familiares).

AVALIAÇÃO CLÍNICA

O objetivo da avaliação de uma criança que apresenta apenas peso diminuído é identificar os fatores que estejam potencialmente contribuindo para isso. A avaliação deve incluir uma anamnese cuidadosa e um exame físico detalhado, conforme descrito no Quadro 2.

Informações detalhadas sobre a alimentação da criança devem ser colhidas e analisadas cuidadosamente, uma vez que os pais podem oferecer informações nem sempre precisas sobre o dia alimentar do filho. A observação da interação da criança com o cuidador durante uma refeição pode ser útil para a detecção de má técnica alimentar, oferecendo a oportunidade de correção, se necessário.

O exame físico deve ser direcionado para detectar sinais de doença genética ou outras que possam contribuir para o déficit ponderal, assim como sinais de negligência e maus-tratos.

A avaliação laboratorial deve ser realizada e direcionada sempre que houver a

QUADRO 2 Avaliação clínica sugerida para um paciente com *failure to thrive* (FTT) ou dificuldade de crescimento

Anamnese	
Antecedentes familiares	Doença inflamatória intestinal Doença celíaca Fibrose cística Déficit de crescimento Atraso de desenvolvimento Abuso e/ou negligência Dificuldades alimentares Altura dos pais Crescimento/desenvolvimento dos irmãos
Condições socioeconômicas	Situação financeira Condições de vida Risco para negligência/abuso (pobreza, isolamento social, pai/mãe solteiros, depressão pós-parto) Habilidades parentais Interação pais-criança
Hábitos alimentares	Segurança alimentar Distúrbios sucção-deglutição Preparo da fórmula Dificuldades alimentares Avaliar equilíbrio da dieta (alergias/intolerâncias alimentares; dieta de restrição – vegana/ vegetariana; seletividade; consumo de industrializados)
Antecedentes perinatais	Dados do pré-natal Suplementação na gestação Nascimento (termo/pré--termo?) Peso de nascimento (pequeno/adequado/grande?) Aleitamento materno
Antecedentes pessoais	Infecções de repetição Sintomas de malabsorção Alergias e atopias Doença do refluxo gastroesofágico
Exame físico	
Antropometria (escores Z)	Peso Comprimento (< 2 anos) Estatura (> 2 anos) IMC ou P/E Perímetro cefálico

(continua)

QUADRO 2 Avaliação clínica sugerida para um paciente com *failure to thrive* (FTT) ou dificuldade de crescimento (*continuação*)

Exame físico	
Exame físico geral	Sinais vitais (FC, PA, FR, $SatO_2$, temperatura) Sinais de desidratação Dismorfismos Alterações na ausculta (cardíaca/pulmonar) Alterações abdominais/ visceromegalia Linfadenopatia Genitália ambígua Déficits neurológicos Sinais de déficits de micronutrientes (palidez, raquitismo, estomatite, queilose, edema, dermatite, anomalias de unha/pele)
Avaliação do desenvolvimento	Idade dos marcos do desenvolvimento Déficit motor Linguagem apropriada Dificuldades de aprendizado ou memória Distúrbios de comportamento Problemas sociais/emocionais

FC: frequência cardíaca; FR: frequência respiratória; IMC: índice de massa corporal; PA: pressão arterial; P/E: peso para a estatura; $SatO_2$: saturação de oxigênio.
Fonte: elaboração das autoras.

suspeita de algum distúrbio orgânico subjacente para justificar o déficit ponderal. Para iniciar a investigação, podem ser solicitados exames simples e gerais, como hemograma, eletrólitos, urina I e parasitológico de fezes.

APRESENTAÇÃO CLÍNICA

É muito variada, conforme o quadro subjacente. Em linhas gerais, há baixo ganho ponderoestatural, associado ou não a atraso do desenvolvimento neuropsicomotor, distúrbios de comportamento (apatia, contato pobre) e alteração na interação entre a criança e o cuidador. Podem-se observar, também, sintomas orgânicos, como vômitos, diarreia, ruminação, distúrbios alimentares (inapetência, recusa de alimentos sólidos, choro às mamadas) ou emocionais (enurese, encoprese) e alterações do sono.

DIAGNÓSTICO DIFERENCIAL

O diagnóstico diferencial depende de algumas variáveis, como a idade da criança e as condições sociais e emocionais em que ela vive. Independentemente das variáveis envolvidas, o diagnóstico deve sempre buscar a identificação de causas orgânicas, não orgânicas e variações normais do crescimento, lembrando que algumas vezes é possível deparar com a sobreposição delas.

O objetivo inicial do diagnóstico diferencial para esses casos é detectar variações normais do crescimento (Quadro 3).

INDICAÇÕES DE HOSPITALIZAÇÃO

Segundo a classificação de gravidade pelo método de Waterlow (déficit de peso na relação P/E para FTT agudo e déficit de estatura na relação P/E para FTT crônico), as indicações para hospitalização incluem os problemas a seguir (Quadro 4).

A hospitalização pode não ser benéfica, exceto se a criança estiver muito desnutrida, doente ou correndo outros riscos. O ganho de peso durante a internação hospitalar não necessariamente prova que os fatores psicossociais são a causa única do déficit ponderal, assim como a falha no ganho de peso nesse período não exclui o papel desses fatores no quadro clínico da criança.

QUADRO 3 Diagnósticos diferenciais do paciente com *failure to thrive* (FTT) ou dificuldade de crescimento

Diagnóstico	Descrição
Baixa estatura familiar	Caracteristicamente, encontram-se no percentil médio dos pais, os quais também são baixos em relação à população geral. Esses pacientes têm velocidade de crescimento e idade óssea normais e previsão de estatura final compatível com a estatura-alvo, ou seja, abaixo do normal para a população geral.
Retardo constitucional do crescimento	Apresentam-se com estatura abaixo do esperado, inclusive em relação à estatura dos pais. A velocidade de crescimento encontra-se no limite inferior do esperado, com idade óssea atrasada, que confere uma estatura final estimada compatível com o padrão familiar. Geralmente a puberdade também ocorre mais tarde que a média, sendo frequente o histórico familiar de atraso puberal. A confirmação diagnóstica é retrospectiva quando a estatura final é compatível com o padrão familiar.
Catch-down pós-natal	Crianças nascidas macrossômicas (mães com diabetes gestacional) experimentam um período de crescimento abaixo do esperado em relação às crianças que nasceram com peso normal, para depois retomar o canal normal de crescimento.

Fonte: elaboração das autoras.

QUADRO 4 Indicações para hospitalização de paciente com *failure to thrive* (FTT) ou dificuldade de crescimento

- Desnutrição grave ou índice de massa corporal (IMC) ≤ 12 kg/m².
- Desidratação.
- Doenças associadas.
- Situações psicossociais que colocam a criança em risco.
- Falha na resposta a meses de acompanhamento ambulatorial.
- Necessidade de documentação precisa da ingestão alimentar.
- Ansiedade ou incapacidade extremas dos pais.
- Interação criança-cuidador extremamente problemática.
- Praticidade de distância, transporte ou problemas psicossociais familiares que impossibilitam o acompanhamento ambulatorial.

IMC: índice de massa corporal.
Fonte: elaboração das autoras.

ABORDAGEM TERAPÊUTICA

O planejamento de uma estratégia para recuperar o estado nutricional e promover um *catch-up* no crescimento deve ter por objetivos principais adequar a ingestão energética, promover ganho ponderal suficiente para permitir o crescimento adequado, corrigir possíveis déficits nutricionais e adquirir ingestão nutricional adequada.

A abordagem desses pacientes deve ser individual, conforme as necessidades identificadas para cada paciente. A maioria dos pacientes se beneficia do atendimento de outros profissionais (enfermeiros, psicólogos, nutricionistas, fonoaudiólogos, fisioterapeutas, assistentes sociais, educadores etc.), além do pediatra, incluindo até mesmo a necessidade de visitas domiciliares.

Os pais ou responsáveis pelo paciente precisam participar ativamente durante todo o tratamento. Isso é fundamental para alcançar a recuperação total da criança (Quadro 5).

QUADRO 5 Abordagem terapêutica inicial de paciente com *failure to thrive* (FTT) ou dificuldade de crescimento

Orientações
▪ Correção da técnica utilizada para alimentar a criança (postura, ambiente). ▪ Horários regulares para as refeições: oferecê-las em ambiente calmo e adequado, iniciando com pequenas quantidades dos alimentos habitualmente consumidos pela família, com a orientação de deixar a criança solicitar mais. ▪ Consumo de alimentos com alta densidade energética. ▪ Enriquecimento dos alimentos habitualmente consumidos: acréscimo de manteiga, margarina, óleo, queijos e creme de leite. ▪ Suplementos nutricionais: podem ser necessários para as crianças incapazes de ingerir uma quantidade adequada de alimentos. Porém, não devem ser orientados como primeira escolha em qualquer caso, uma vez que podem dar a falsa impressão aos pais de que não há necessidade de modificar os hábitos e a rotina para obter a melhora do estado nutricional. ▪ Nutrição enteral: reservada para casos mais graves e na impossibilidade de ingerir uma quantidade adequada de dieta por via oral. A utilização de sonda nasogástrica ou gastrostomia pode ser necessária inicialmente, inclusive para que se possa oferecer uma suplementação noturna, que não interferirá na rotina das refeições durante o dia.

Fonte: elaboração das autoras.

Os pacientes com FTT necessitam receber dieta hipercalórica e hiperproteica. Em geral, é necessária a oferta 50% maior que as recomendações para a idade. O aumento da oferta deve ser lento e gradual para evitar intolerâncias e prevenir a ocorrência de síndrome de realimentação nos pacientes com comprometimento nutricional grave, que iniciam o tratamento em ambiente hospitalar. É necessária a suplementação de micronutrientes para repor os déficits existentes, especialmente de ferro e zinco.

CONCLUSÕES

Déficits nutricionais nos primeiros anos de vida podem trazer sequelas definitivas, comprometendo não somente a estatura final, mas também o desenvolvimento global do indivíduo. Portanto, a atenção do pediatra deve estar voltada para o monitoramento da velocidade de crescimento nessa fase, possibilitando intervenções oportunas, seja do ponto de vista educacional (orientações sobre disciplina alimentar e oferta adequada de alimentos), seja do ponto de vista clínico (investigação diagnóstica quando necessária), a fim de minimizar o tempo de exposição do paciente a efeitos da ingestão alimentar inadequada e prevenir sequelas definitivas.

SUGESTÕES DE LEITURA

1. Dietary Reference Intakes for Energy. Washington, DC: The National Academies Press; 2023.
2. Krugman SD, Dubowitz H. Failure to thrive. Am Fam Physician. 2003;68(5):879-84.
3. Lezo A, Baldini L, Asteggiano M. Failure to thrive in the outpatient clinic: a new insight. Nutrients. 2020;12:2202.
4. Motil KJ, Duryea TK. Poor weight gain in children younder than two years in resource-abundant countries: etiology and evaluation. Disponível em: https://www.uptodate.com/contents/poor-weight-gain-in-children-younger-than-two-years-in-resource-abundant-settings-etiology-and-evaluation?search=Poor%20weight%20gain%20in%20children%20%20younder%20than%20two%20years%20in%20resource-abundant%20countries&source=search_result&selectedTitle=1~150&usage_type=default&display_rank=1. Acesso em: 14 fev. 2024.
5. Smith Z. Faltering growth. In: Shaw V, Lawson M (eds.). Clinical paediatric dietetics. 3.ed. Oxford: Blackwell; 2007. p.556-65.

26

Nutrição na criança e no adolescente em cuidados paliativos

Sílvia Maria de Macedo Barbosa
Andréa Gislene do Nascimento
Simone Brasil de Oliveira Iglesias

PONTOS-CHAVE DESTE CAPÍTULO

- Os cuidados paliativos pediátricos (CPP) consistem na assistência integral aos pacientes, assim como a seus familiares, que têm uma doença limitante ou que ameace sua vida, possibilitando a identificação precoce das adversidades, e sua avaliação e tratamento adequados.
- Crianças e adolescentes com doenças que evoluem para condições clínicas complexas e crônicas, com atendimento multiprofissional especializado, podem se beneficiar dos cuidados paliativos (CP).
- Os aspectos éticos da terapia nutricional (TN) em CP devem considerar uma escuta atenta e compassiva do paciente e sua família, como sujeitos de direito, e levar ao desenvolvimento da maturidade e autonomia nos processos decisórios quanto à saúde e à doença.
- A TN exerce um papel preventivo nos CP, com redução dos efeitos adversos causados pelo tratamento, auxilia no controle de sintomas, retarda a síndrome da anorexia-caquexia e a melhora da qualidade de vida, respeitando as vontades do paciente.
- A nutrição em pacientes paliativos pediátricos deve levar à melhoria na qualidade de vida, levando em conta o risco ou benefício da oferta nutricional.

INTRODUÇÃO

Os CP em neonatologia, pediatria e hebiatria devem ser focados na assistência tanto do paciente como de seus familiares, devendo ser construído dentro de uma boa relação paciente-família-equipe, respeitando suas crenças e valores.

Nos CP, a maior atenção é dada ao controle da dor, sofrimento e melhora dos sintomas. Evitam-se tratamentos fúteis que prolonguem, sem necessidade, a vida, como procedimentos invasivos, dolorosos, inserção de cateteres e exames dispensáveis. Como parte importante do tratamento, é dada atenção aos cuidados básicos de higiene, nutrição e conforto.

Nos CP, devemos proporcionar crescimento e desenvolvimento adequados, suprir o gasto energético necessário para o metabolismo basal e garantir as necessidades nutricionais para manter o sistema imune e regenerativo.

O tratamento em CP deve reunir as habilidades de uma equipe multiprofissional para ajudar o paciente a adaptar-se às mudanças de vida impostas pela doença e promover a reflexão necessária para o enfrentamento dessa condição de ameaça à vida. Para esse trabalho ser realizado, é necessária uma equipe multiprofissional.

A equipe multiprofissional envolvida tem como objetivo melhorar a qualidade de vida do paciente e seus familiares. A forma de abordagem e o entrosamento dos profissionais são essenciais, assim como o nível de esclarecimento e os aspectos éticos e psicológicos.

A nutrição tem um papel preventivo nos CP, contribuindo para a redução dos efeitos adversos causados pelo tratamento, auxiliando no controle de sintomas, retardando a síndrome da anorexia-caquexia e melhorando qualidade de vida, bem como respeitando as vontades do paciente.

DEFINIÇÃO E PRINCÍPIOS DOS CUIDADOS PALIATIVOS

Segundo a Organização Mundial da Saúde (OMS), em conceito definido em 1990 e revisado em 2002, os CP são definidos como "prevenção e alívio do sofrimento de pacientes adultos e pediátricos e suas famílias, que enfrentam problemas associados a doenças potencialmente fatais, incluindo o sofrimento físico, psicológico, social e espiritual dos pacientes e de seus familiares".

Os CPP consistem na assistência integral ao paciente que tem uma doença limitante ou que ameace a vida e a seus familiares, envolvendo identificação precoce, avaliação e tratamento adequado das adversidades e, assim, proporcionando dignidade aos envolvidos no processo. O cuidado deve ser estendido após a morte, durante o luto familiar.

As crianças e os adolescentes devem ser encaminhados para os CPP desde o início do diagnóstico da doença, que deve acontecer concomitantemente com as terapias modificadoras da enfermidade, sendo complementar aos outros tratamentos, promovendo o controle da dor e dos sintomas e melhor qualidade de vida.

Os princípios norteadores para os CPP foram adaptados dos conceitos e estratégias utilizados em adultos (Quadro 1).

QUADRO 1 Princípios dos cuidados paliativos pediátricos

- Os cuidados devem ser dirigidos às crianças ou adolescentes, orientados para a família e baseados na parceria.
- Devem ser dirigidos para o alívio dos sintomas e para a melhora da qualidade de vida.
- São elegíveis todas as crianças ou adolescentes que sofram de doenças crônicas, terminais ou que ameacem a sobrevida.
- Devem ser adequados à criança e/ou sua família de forma integrada.
- Ter uma proposta terapêutica curativa não se contrapõe à introdução de CP.
- Os CP não se destinam a abreviar a etapa final de vida.
- Podem ser coordenados em qualquer local (hospital, hospice, domicílio etc.).
- Devem ser consistentes com crenças e valores da criança ou adolescente e de seus familiares.

(continua)

QUADRO 1 Princípios dos cuidados paliativos pediátricos (*continuação*)

- A abordagem por grupo multidisciplinar é encorajada.
- A participação dos pacientes e dos familiares nas tomadas de decisão é obrigatória.
- A assistência ao paciente e à sua família deve estar disponível durante todo o tempo necessário.
- Determinações expressas de "não ressuscitar" não são necessárias.
- Não se faz necessário que a expectativa de sobrevida seja breve.

CP: cuidados paliativos.
Fonte: elaboração das autoras.

INDICAÇÃO DOS CUIDADOS PALIATIVOS PEDIÁTRICOS

Crianças e adolescentes em condições diversas podem se beneficiar com os CP, podendo ser considerados para uma diversidade de doenças que evoluem para condições clínicas complexas e crônicas, necessitando de atendimento pediátrico especializado.

Segundo a OMS, as diversas condições na infância que teriam indicação de CP são divididas em 6 grupos (Quadro 2).

TERAPIA NUTRICIONAL NOS CUIDADOS PALIATIVOS PEDIÁTRICOS

A TN em CPP deve oferecer conforto emocional, prazer, auxiliar na diminuição da ansiedade nos aspectos relacionados à alimentação, proporcionar aumento da autoestima e independência do paciente, além de permitir maior integridade e comunicação com seus familiares, respeitando sua autonomia e desejos, mantendo nutrição e hidratação satisfatórias e preservando o peso e a manutenção da composição corporal.

QUADRO 2 Grupos de pacientes que podem se beneficiar dos cuidados paliativos pediátricos

Grupos	Situações envolvidas	Exemplos de doenças e/ou condições
Grupo 1	Crianças com condições agudas de risco de morte, cuja recuperação pode ou não ser possível.	Qualquer doença ou lesão crítica, desnutrição grave.
Grupo 2	Crianças com condições crônicas de risco de morte que podem ser curadas ou controladas por longo período, mas que também podem morrer.	Malignidades, tuberculose multirresistente, HIV/Aids.
Grupo 3	Crianças com condições progressivas de risco de morte para as quais não há tratamento curativo disponível.	Atrofia muscular espinhal, distrofia muscular de Duchenne.
Grupo 4	Crianças com condições neurológicas graves que não são progressivas, mas podem causar deterioração e morte.	Encefalopatia estática, tetraplegia espástica, espinha bífida.
Grupo 5	RN que são gravemente prematuros ou têm anomalias congênitas graves.	Prematuridade grave, anencefalia, hérnia diafragmática congênita, trissomia do 13 ou 18.
Grupo 6	Membros da família de um feto ou criança que morre inesperadamente.	Morte fetal, encefalopatia hipóxico-isquêmica, sepse avassaladora em criança previamente saudável, trauma por acidente em veículo motorizado.

Aids: síndrome da imunodeficiência humana; HIV: vírus da imunodeficiência humana; RN: recém-nascido.
Fonte: elaboração dos autores.

Primeiro é preciso ouvir a criança e sua família e conhecer suas vontades e desejos. Por meio da avaliação nutricional não invasiva, pode-se identificar seus hábitos, preferências e restrições alimentares, bem como peso, estatura, circunferência do braço e dobra cutânea tricipital, quando possível a realização dessas medidas antropométricas. Com base nessa avaliação, mais os exames clínicos e a presença de sintomas e aspectos psicossociais, é possível decidir com o paciente-família-equipe qual a TN mais adequada, avaliando os riscos e benefícios com foco em seu bem-estar e possibilitando o direito de o paciente exercer sua autonomia, ao participar da tomada de decisões. Para os pacientes em fase de fim de vida, não é recomendada a realização das medidas antropométricas.

O objetivo da TN varia de acordo com a fase de progressão da doença. Na fase inicial, o intuito é manter ou recuperar o estado nutricional e evitar a progressão da doença. Na fase de fim de vida, a finalidade é promover alívio de sintomas, conforto e qualidade de vida.

A via de alimentação oral deve ser privilegiada, porém nem sempre isso é possível, sendo necessário utilizar uma via alternativa de alimentação, que pode ser por meio de sonda ou ostomia. O importante é que a criança mantenha um vínculo com o alimento, aliviando seus sintomas de fome.

Tanto a alimentação natural quanto a nutrição e a hidratação artificiais têm o mesmo objetivo, que é a recuperação e/ou manutenção do estado nutricional. Entretanto, para a criança e seus familiares tais procedimentos podem trazer benefícios ou malefícios. Com a nutrição artificial, a criança terá mais tempo para realizar outras atividades e não precisa se preocupar com o momento de receber a alimentação por via oral. Para algumas crianças, porém, pode ser estressante, uma vez que a família deixa de oferecer os cuidados básicos com a alimentação e a criança perde o contato com os alimentos, deixando de receber mais essa forma de carinho. O que deve ficar claro, tanto para a criança quanto para a família, é que a nutrição artificial é um processo reversível.

A dieta mais adequada é aquela que se adapta às necessidades específicas da criança, de acordo com sua doença, estado nutricional e condições clínicas (Quadro 3). As crianças e adolescentes em CPP em uso de TN enteral (TNE) por sondas devem ser monitorados quanto às possíveis complicações da terapia, sendo as gastrintestinais as principais (náuseas, vômitos, diarreia, obstipação intestinal, refluxo, distensão abdominal). As complicações podem ocorrer em razão da velocidade de infusão da dieta (muito rápida) e do volume elevado; a diarreia, por exemplo, pode ocorrer pela osmolalidade inadequada da dieta ou intolerância à lactose.

A família deve ser orientada quanto ao manejo da dieta para a melhora dos sintomas, como:

- Reduzir a velocidade de infusão e o volume da dieta.
- Usar dietas isentas de lactose ou adicionadas de fibras solúveis ou prebióticos (propiciam o crescimento de bactérias metabolicamente ativas no cólon, importantes para a recomposição da flora intestinal).
- Usar medicamentos que aumentam o peristaltismo e promovem o esvaziamento gástrico.
- Posicionar a criança de forma adequada no momento e após a administração da dieta.

Dentro desse contexto, deve-se ter em mente que sintomas como a diminuição da ingestão de alimentos e a incapacidade de tolerar a alimentação pela via gástrica (refluxo, distensão abdominal, desconforto associado à alimentação) podem ser sinais de terminalidade que merecem um olhar atento da equipe e sugerem a necessidade de conversas sinceras com a família.

Nesse momento, muitas dúvidas relacionadas à TN emergem: deve-se manter a alimentação ou TNE? Cabe manter um aporte mínimo ou manter a meta nutricional em volume no qual o paciente não apresenta sinais de intolerância? Deve-se oferecer uma "dieta de conforto"?

No cuidado nutricional em CPP não existe o certo e o errado ou a melhor conduta. A TN não será conduzida sempre da mesma maneira, e depende da fase do tratamento e evolução da doença, bem como do momento do paciente, devendo ser adaptada da forma mais adequada, com o objetivo de aliviar os sintomas e melhorar a qualidade de vida (Figura 1).

QUADRO 3 Necessidades nutricionais no paciente pediátrico em cuidados paliativos

Necessidades	Cálculo
Calóricas	DRI: para crianças eutróficas utilizar o peso atual e para crianças com sobrepeso/obesidade, utilizar o p0 de P/E (escore Z +2) OU Holliday e Segar (1957): 0-10 kg = 100 kcal/kg/dia 10-20 kg = 1.000 kcal + 50 kcal/kg para cada kg acima de 10 kg 20 kg = 1.500 kcal + 20 kcal/kg para cada kg acima de 20 kg
Hídricas	Holliday e Segar (1957): 0-10 kg = 100 mL/kg/dia 10-20 kg = 1.000 mL + 50 mL/kg para cada kg acima de 10 kg 20 kg = 1.500 mL + 20 mL/kg para cada kg acima de 20 kg
Proteicas	0-2 anos: 2,5-3 g/kg/dia 2-11 anos: 2 g/kg/dia Adolescentes (acima de 12 anos): 1,5-2g/kg/dia
Vitaminas e minerais	DRI

DRI: *Dietary Reference Intakes*; P/E: peso para a estatura.
Fonte: elaboração dos autores.

ASPECTOS ÉTICOS DA TERAPIA NUTRICIONAL

A TN em crianças e adolescentes em CP é um território de dilemas éticos e controvérsias que incluem o paciente, a família e os profissionais de saúde. Assim, a tomada de decisão em relação à conduta nutricional em pacientes em CP deve favorecer um consenso entre os atores envolvidos no processo, respeitando os princípios éticos e bioéticos vigentes.

Alguns questionamentos emergem nesse processo decisório: qual o objetivo da TN para crianças e adolescentes em CP em cada fase de evolução da doença? Deve-se alimentar crianças e adolescentes em CP, em especial em fase de fim de vida? Em caso afirmativo, quando, como, quanto e por que via ofertar? Via oral, enteral ou parenteral? A retirada ou a não introdução da alimentação é ética? Em que condições? Quem decide? Se a família não concordar, como se deve proceder?

Na sociedade contemporânea, a alimentação tem importante valor simbólico e impacto emocional, incluindo aspectos referentes à nutrição materna, à infância e à representação familiar, bem como valores culturais, sociais e religiosos. Um olhar humanizado e sensível para a criança com condições crônicas e sua família é fundamental, reconhecendo o valor do cuidar e

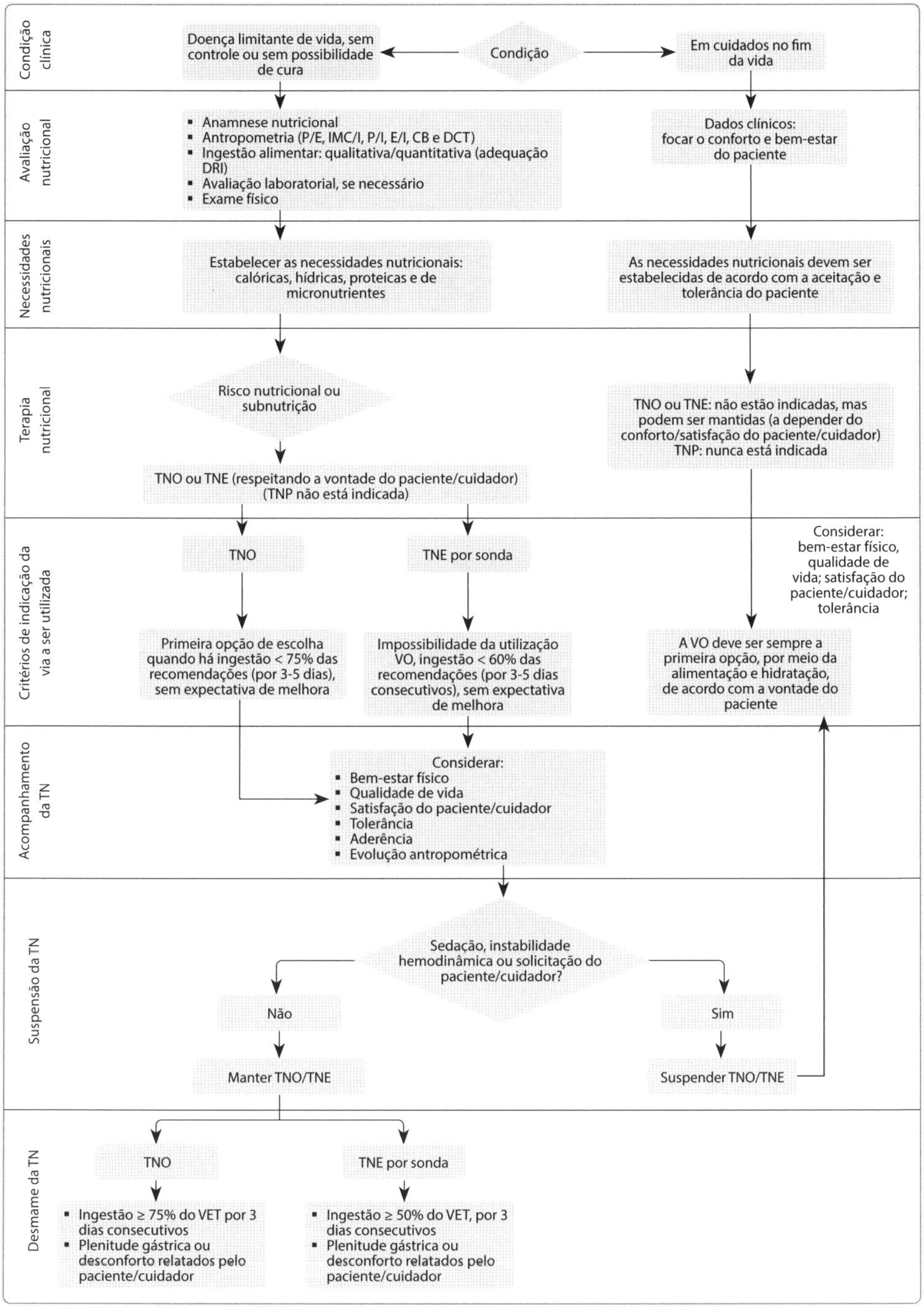

FIGURA 1 Fluxograma de terapia nutricional em cuidados paliativos pediátricos.
CB: circunferência do braço; DCT: dobra cutânea tricipital; DRI: *Dietary Reference Intakes*; E/I: estatura para a idade; IMC/I: índice de massa corporal para a idade; P/E: peso para a estatura; P/I: peso para a idade; TN: terapia nutricional; TNE: terapia nutricional enteral; TNO: terapia nutricional oral; TNP: terapia nutricional parenteral; VET: valor energético total; VO: via oral.
Fonte: adaptação de Nascimento et al. (2022).

o processo de entendimento e aceitação de cada família. Portanto, o propósito da alimentação nessa situação será não somente a adequação nutricional, mas também a promoção de um cuidar afetivo, satisfação e melhor qualidade de vida.

A alimentação de pacientes em fase avançada de doença pode contribuir com a melhora ou manutenção do estado nutricional, reduzir a ansiedade da família e da equipe ligada ao processo de cuidar, trazer conforto, saciedade e proporcionar melhor qualidade de vida. Por outro lado, em algumas situações de significativa fragilidade física como a terminalidade, o suporte nutricional pode ser causa de sofrimento devido a inúmeras situações, como má absorção ou má digestão, que podem produzir sintomas de intolerância alimentar (distensão abdominal, flatulência, cólicas, diarreia, náuseas e vômitos), disfagia, desconforto respiratório, saciedade precoce ou mesmo uma angústia pela ambiguidade entre o desejo de se alimentar e a dificuldade para tanto.

Desse modo, fica claro que o aspecto fundamental no processo decisório em relação à alimentação em crianças e adolescentes em CP é que os riscos ou danos da TN não devem superar seus reais benefícios. A TN deverá ser mantida, se assim for o desejo do paciente e/ou da família, desde que não haja desconforto ou incômodo ao paciente (Quadro 4).

O momento da discussão e tomada de decisão sobre a TN pode ser considerado uma oportunidade de diálogo sincero com o paciente, quando possível, e sua família, sobre a condição e a progressão da doença, bem como sobre os objetivos de cuidado em cada momento da evolução. Nesse sentido, as expectativas, as esperanças, os desejos e a percepção concreta do significado de qualidade de vida para paciente e família

QUADRO 4 Princípios bioéticos da terapia nutricional nos cuidados paliativos pediátricos

Princípio	Descrição
Autonomia	Opinião e desejos do paciente e da família
Não maleficência	Evitar intolerância alimentar, dispneia e outros
Beneficência	Melhorar a qualidade de vida com ganhos nutricionais, biopsicossociais e espirituais
Justiça	Condição de vulnerabilidade e necessidades

Fonte: elaboração dos autores.

são fatores essenciais a serem abordados. Portanto, a escuta atenta e compassiva do paciente e sua família garante, sobremaneira, a participação deles como sujeitos de direito e contribui para o desenvolvimento da maturidade e autonomia nos processos decisórios.

Em pediatria, a tomada de decisão sobre a suspensão da alimentação em crianças ou adolescentes em CP é desafiadora e exige serem considerados, fundamentalmente, dois princípios:

1. A avaliação e o planejamento da TN são sempre individualizados.
2. As decisões nunca devem ser tomadas por apenas uma pessoa, seja ela paciente, seja família ou equipe de saúde.

RETIRADA OU SUSPENSÃO DA ALIMENTAÇÃO E HIDRATAÇÃO

A retirada ou suspensão da alimentação e hidratação em pacientes pediátricos em fase de fim de vida é um tema que emerge frequentemente, provocando reflexões médicas, do ponto de vista bioético, biológico, psicossocial ou espiritual.

A manutenção da TN e da hidratação em pacientes em fase de fim de vida pode agravar edemas, desconforto respiratório, dispneia e ascite, além de aumentar a secreção pulmonar e de vias aéreas, podendo causar descompensação cardiopulmonar. Por outro lado, as desvantagens da retirada incluem a sensação de sede, desidratação, boca seca, hipotensão postural, febre, náusea, constipação, déficit cognitivo e taquicardia. Ademais, a literatura demonstra que no estado cetótico o cérebro utiliza os corpos cetônicos como fonte de energia, havendo inibição da sensação de fome, e que a produção de opioides endógenos traz a sensação de bem-estar, sedação e analgesia ao paciente (Quadro 5).

QUADRO 5 Processo de tomada de decisão de retirada ou suspensão da alimentação e hidratação em pacientes pediátricos em fase de fim de vida

Pontos essenciais na tomada de decisão
▪ Os benefícios da nutrição clinicamente assistida e da hidratação são diferentes e devem ser avaliados individualmente.
▪ Estados de anorexia e caquexia acometem frequentemente pacientes em fase de fim de vida devido a dor, redução da fome e sede, depressão e alterações gastrintestinais (náuseas, vômitos, mucosite, disfagia, gastrite, constipação).
▪ Em situações de fim de vida em que o profissional de saúde considera que os riscos e agravos da continuidade da nutrição clinicamente assistida ou da hidratação superam os benefícios, não é aconselhável manter ou iniciar a TN.
▪ Avaliar e revisar frequentemente a condição clínica do paciente, especialmente quando ele apresenta maior período de sobrevida que o esperado. Reavaliar os riscos e benefícios da TN a cada mudança da condição clínica do paciente (necessidades, aceitação e tolerância).
▪ Considerar o uso de hidratação artificial quando houver possibilidade de desidratação secundária a causas tratáveis como uso de diuréticos, vômitos, diarreia e sedação.
▪ A família deve participar do processo de decisão sobre a suspensão ou não introdução da nutrição clinicamente assistida, recebendo informações sobre prognóstico, duração da evolução clínica e possíveis mudanças de aspecto ou novos sinais/sintomas (desidratação, pele seca) após a retirada do suporte.
▪ Caso a decisão seja de suspender ou não introduzir a nutrição clinicamente assistida, deve-se garantir à família o conforto do paciente, e que todos os cuidados médicos serão mantidos e quaisquer sintomas serão tratados.
▪ Garantir espaço de escuta e diálogo em uma comunicação aberta e efetiva para que a família e o paciente (se for o caso) expressem suas angústias e dúvidas. Favorecer a conexão e a proximidade entre paciente e família, permitindo a realização de rituais e cuidados que tragam conforto, acolhimento e serenidade nesse momento. Se o paciente desejar alimento ou bebida e sua condição clínica permitir, estes podem ser ofertados por via oral, em pequenas porções, como alimentação de conforto.

TN: terapia nutricional.
Fonte: elaboração dos autores.

CONCLUSÕES

Crianças e adolescentes podem se beneficiar dos CP, podendo ser considerados para uma diversidade de doenças que evoluem para condições clínicas complexas e crônicas, necessitando de atendimento pediátrico especializado.

O que se pretende com os CPP é proporcionar, por meio de um cuidado amplo, a atenção aos sofrimentos, aos aspectos físicos, emocionais, sociais e espirituais do binômio paciente-família em qualquer fase da doença, incluindo-se aí o fim de vida. Não há dúvidas de que o adequado tratamento/atenção nutricional é parte ativa do atendimento pela equipe de CP.

O que se pretende com o atendimento nutricional em pacientes que se encontram em CP é a qualidade de vida. Devem-se levar em conta nesse acompanhamento o prognóstico do paciente, a qualidade de vida e a relação risco-benefício da oferta nutricional. Pode-se ofertar alimentação para conforto do paciente, e levar em consideração os desejos e crenças do paciente e de sua família, sem se esquecer dos objetivos do cuidado sempre que for necessária a discussão sobre o tema.

SUGESTÕES DE LEITURA

1. Del Olmo García MD, Moreno Villares JM, Álvarez Hernández J, et al. Nutrición en cuidados paliativos: resumen de recomendaciones del Grupo de Trabajo de Ética de la Senpe [Nutrition in palliative care: guidelines from the Working Group on Bioethics, Spanish Society of Clinical Nutrition and Metabolism (SENPE)]. Nutr Hosp. 2022; 25;39(4):936-44.
2. Druml C, Ballmer PE, Druml W, et al. Espen guideline on ethical aspects of artificial nutrition and hydration. Clin Nutr. 2016;35(3):545-56.
3. Ferreira EAL, Iglesias SBO, Lima JS. Cuidados paliativos pediátricos: definições e indicações. In: Ferreira EAL, Barbosa SMM, Iglesias SBO. Cuidados paliativos pediátricos. Rio de Janeiro: Medbook; 2023. p.6-9.
4. General Medical Council. Treatment and care towards the end of life. London: General Medical Council; 2010.
5. Holliday MA, Segar WE. The maintenance need for water in parenteral fluid therapy. Pediatrics. 1957;19(5):823-32.
6. Nascimento AG, Fukushima F, Zamberlan P, Iglesias SBO. Nutrição e hidratação. In: Ferreira EAL, Barbosa SMM, Iglesias SOB. Cuidados paliativos pediátricos. Rio de Janeiro: Medbook; 2023. p.200-8.
7. Nascimento AG, Zamberlan P, Barbosa S, Cardoso A. Cuidados paliativos. In: Nutrição clínica pediátrica em algoritmos. Santana de Parnaíba: Manole; 2022. p.344-8.
8. National Academies of Sciences, Engineering, and Medicine; Health and Medicine Division; Food and Nutrition Board; Committee on the Dietary Reference Intakes for Energy. Dietary Reference Intakes for energy. Washington, DC: National Academies Press; 2023.
9. Sociedade Brasileira de Pediatria (SBP). Departamento Científico de Medicina da Dor e Cuidados Paliativos (2019-2021). Cuidados paliativos pediátricos: o que são e qual a sua importância? Cuidando da criança em todos os momentos. nº 5, 8 de novembro de 2021. p.1-9.
10. Thompson A, MacDonald A, Holden C. Feeding in palliative care. In: Hain R, Rapoport A, Meiring M, Goldman A (orgs.). Oxford textbook of palliative care for children. 3.ed. New York: Oxford University Press; 2021. p.284-94.
11. Youngner AJ, Arnold RM. The Oxford handbook of ethics at the end of life. New York: Oxford University Press; 2016.

Seção III

Nutrologia neonatal

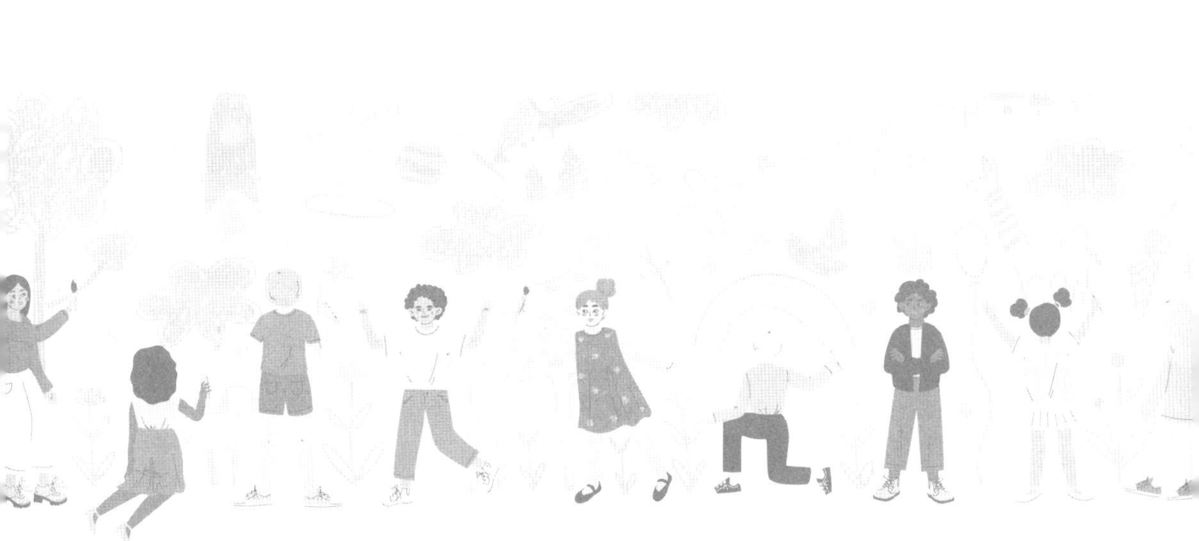

27

Avaliação e acompanhamento nutricional do recém-nascido pré-termo

Patrícia Zamberlan
Mário Cícero Falcão
Vanessa Zucari

PONTOS-CHAVE DESTE CAPÍTULO

- Condições que influenciam o estado nutricional do recém-nascido pré-termo (RNPT) no período gestacional.
- Classificação e avaliação do estado nutricional do RNPT de acordo com curvas de crescimento.
- Metas nutricionais para definição da melhor terapia nutricional (TN).
- Acompanhamento da efetividade do estado nutricional por meio de medidas antropométricas e de evolução clínica.
- Importância do acompanhamento ambulatorial do RNPT.

INTRODUÇÃO

Segundo o Datasus de 2020, estima-se que 323 mil crianças nasceram prematuras em 2018 no Brasil, o que corresponde a 10,9% dos nascimentos no país.

A prematuridade é uma síndrome complexa, com múltiplos fatores etiológicos, associada a condições clínicas que definem a sobrevida e o padrão de crescimento e desenvolvimento nos diferentes subgrupos de risco. É um processo que se inicia antes da gestação, a partir de condições de risco pré-concepcionais, e durante a gestação, com possíveis repercussões durante toda a vida da criança.

Devido à imaturidade de órgãos e sistemas em comparação aos recém-nascidos a termo (RNT), esses pacientes apresentam maior suscetibilidade a complicações clínicas em geral. Em 2018, a prematuridade foi identificada como a principal causa de morte em crianças menores de 5 anos em todo o mundo. No Brasil, as complicações associadas à prematuridade ocupam o primeiro lugar desde os anos 1990, segundo o estudo *Global burden of disease* (GBD), em parceria entre o Ministério da Saúde do Brasil e o Institute of Health Metrics and Evaluation (IHME) da Universidade de Washington, nos EUA.

DIAGNÓSTICO E AVALIAÇÃO DO ESTADO NUTRICIONAL DO RECÉM-NASCIDO PRÉ-TERMO

O estado nutricional dos RNPT influencia diretamente a morbidade e a mortalidade desse grupo. A avaliação e o diagnóstico nutricional têm por objetivo identificar o RN com risco de apresentar complicações da inapropriada taxa de crescimento intrauterino e antecipar-se às complicações, prevenindo suas sequelas.

A nutrição do RNPT é um grande desafio e é fundamental para seu crescimento e desenvolvimento, já que ao nascimento o lactente tem apenas cerca de 13 a 15% de gordura corporal, que pode ser perdida rapidamente nos dias subsequentes.

Os principais objetivos da nutrição nesse momento são:

- Fornecer nutrientes para manter o crescimento similar ao intrauterino.
- Reduzir a incidência e a gravidade de doenças infecciosas.
- Garantir o desenvolvimento intelectual, cognitivo e motor satisfatório em longo prazo.

IMPORTÂNCIA DO ACOMPANHAMENTO DO ESTADO NUTRICIONAL DURANTE O PERÍODO NEONATAL

A avaliação do estado nutricional tem por objetivo elaborar o diagnóstico nutricional com base nos dados clínicos (pré-natal e pós-natal), exames bioquímicos e avaliação antropométrica, para definir intervenções durante esse período e realizar orientações adequadas no momento da alta hospitalar.

A identificação do risco nutricional e a classificação do nível de assistência nutricional em primário, secundário ou terciário auxiliam a estabelecer a periodicidade com que será realizada a avaliação, bem como o acompanhamento nutricional desses pacientes. Por intermédio do acompanhamento da evolução do estado nutricional e do monitoramento do crescimento do RN, são elaboradas estratégias e condutas dietoterápicas de forma efetiva durante o período de internação.

FATORES QUE INTERFEREM NO ESTADO NUTRICIONAL AO NASCIMENTO E NO DESFECHO EM CURTO, MÉDIO E LONGO PRAZO

- Antecedentes maternos: partos prematuros prévios, múltiplas gestações anteriores, múltiplos abortamentos prévios, gestação por fertilização *in vitro* (FIV), pouco ou nenhum acompanhamento pré-natal, má nutrição na gestação, tabagismo, idade materna (< 15 e > 40 anos), infecções não tratadas, gestação múltipla, insuficiência cervical, pré-eclâmpsia, diabetes gestacional não tratada ou tratada inadequadamente, cardiopatia materna, tratamento oncológico, imunoterapia, entre outros.
- Condição do RN em sala de parto: o tipo do parto (vaginal, cesariano ou fórceps), que pode influenciar na evolução do RN, principalmente nas primeiras horas de vida, além do tempo de clampeamento do cordão umbilical, boletim de Apgar, contato pele a pele com a puérpera,

ocorrência de desconforto respiratório e necessidade de reanimação neonatal.

- Histórico patológico: defeitos e malformações congênitas.

CLASSIFICAÇÃO DO RECÉM-NASCIDO PRÉ-TERMO AO NASCIMENTO

A primeira classificação é feita de acordo com a idade gestacional (IG) ao nascimento, identificada pela informação do primeiro dia do último ciclo menstrual (DUM), pela ultrassonografia ou pela avaliação clínica por métodos pós-natais (New Ballard, Capurro etc.) (Quadro 1).

QUADRO 1 Classificação do recém-nascido pré-termo por subgrupos conforme a idade gestacional ao nascimento

RNPT	Idade gestacional ao nascimento
Tardio	34 semanas a 36 + 6/7 semanas
Moderado	32 semanas a 33 + 6/7 semanas
Muito prematuro	28 semanas a 31 + 6/7 semanas
Extremo prematuro	< 28 semanas

RNPT: recém-nascido pré-termo.
Fonte: WHO (2012).

Após essa etapa, deve-se classificar o RN pelo peso de nascimento, independentemente da IG (Quadro 2).

QUADRO 2 Classificação do recém-nascido pelo peso ao nascimento

Peso ao nascimento	Classificação
> 4.000 g	Macrossômico
2.500-3.999 g	Normal
2.499-1.500 g	BP
1.499-1.000 g	MBP
< 1.000g	EBP

BP: baixo peso; EBP: extremo baixo peso; MBP: muito baixo peso.
Fonte: SBP (2017).

A próxima etapa é a classificação do peso ao nascimento em relação à IG (Quadro 3), em percentis das curvas de crescimento, como as curvas de Fenton/2013 (24 a 50 semanas de IG) ou as curvas do Intergrowth 21th (27 a 64 semanas de IG). Dessa forma, é possível avaliar a morbimortalidade neonatal segundo a recomendação da Academia Americana de Pediatria (AAP).

QUADRO 3 Classificação do peso de nascimento relacionado à idade gestacional

Percentil nas curvas de crescimento	Classificação do peso
< 10	PIG
10-90	AIG
> 90	GIG

AIG: adequado para a idade gestacional; GIG: grande para a idade gestacional; PIG: pequeno para a idade gestacional.
Fonte: Alexander et al. (1996).

AVALIAÇÃO E ACOMPANHAMENTO DO ESTADO NUTRICIONAL DO RECÉM-NASCIDO PRÉ-TERMO

O acompanhamento nutricional do RN deve ser realizado mediante acompanhamento das medidas antropométricas: peso (P), comprimento (C) e perímetro cefálico (PC).

Os valores obtidos nas mensurações devem ser avaliados pelas curvas de desenvolvimento específicas para a população prematura, sendo mais comumente utilizadas as curvas de Fenton/2013 ou Intergrowth 21th. Os RN com peso abaixo do percentil 10 das curvas de crescimento são considerados pequenos para a idade gestacional (PIG), e aqueles com peso acima do percentil 90 são considerados grandes para a idade gestacional (GIG).

Para avaliar e acompanhar adequadamente o estado nutricional de prematuros, deve-se realizar o cálculo da idade gestacional corrigida (IGc), até os 3 anos de vida. Dessa forma, considerando que 40 semanas representam uma gestação a termo, deve-se descontar da idade cronológica do prematuro (em semanas) as semanas que faltaram para que ele atingisse a IG de 40 semanas, ou seja:

Idade gestacional corrigida = idade cronológica (semanas) – [40 – idade gestacional do prematuro ao nascer (em semanas)]

Em alguns casos clínicos específicos, por exemplo, macrocrania, hidrocefalia e edema importante (sem edema de membros superiores), sugere-se a mensuração da circunferência braquial (CB), que representa a soma do tecido ósseo, muscular e gorduroso do braço, fornecendo os índices de reservas de gordura e de massa muscular local. Nessa metodologia, contudo, a diferenciação da relação de massa gorda e massa livre de gordura é indefinida.

O indicador da CB não tem ponto de corte específico para o RNPT, porém pode ser utilizado como forma de acompanhamento da evolução nutricional, comparando-se as medidas anteriores com as atuais do próprio paciente.

A periodicidade recomendada de coleta e o acompanhamento das medidas devem seguir: peso diário e comprimento; PC e CB (quando necessário) semanalmente (Quadro 4).

Qualquer valor de crescimento inferior ao esperado deve ser considerado uma piora da condição nutricional, ou seja, quando o paciente apresenta manutenção de peso, perda de peso ou ganho de peso menor que o esperado em avaliações sequenciais.

QUADRO 4 Evolução de desenvolvimento nutricional adequado no recém-nascido pré-termo (RNPT)

Ganho nutricional do RNPT
▪ Ganho médio de peso diário de 13-15 g.
▪ Aumento no comprimento de 1 cm/semana.
▪ Aumento na medida do PC entre 0,75-1 cm/semana.
▪ CB conforme curvas da OMS, levando em conta a evolução das medidas anteriores.

CB: circunferência braquial; OMS: Organização Mundial da Saúde; PC: perímetro cefálico.
Fonte: elaboração dos autores.

É esperado que após o nascimento ocorram perda de peso ponderal de até 10% do peso de nascimento e a retomada desse peso nos primeiros 14 dias de vida. É importante atentar para o fato de que o RNPT tem maior percentual de água corporal quando comparado com o RNT, fazendo-se necessário o manejo adequado da reposição de fluidos nos primeiros dias pós-nascimento.

A avaliação do estado nutricional também depende de dados como exames bioquímicos (que indicam a condição nutricional por meio do estado metabólico, como deficiências nutricionais, alteração de eletrólitos e disfunção de sistemas e órgãos), anotações da enfermagem com dados de aceitação e tolerância da dietoterapia, assim como sintomas gastrintestinais e a evolução clínica do paciente.

METAS NUTRICIONAIS

As metas nutricionais devem ser ajustadas levando em consideração o peso, a IGc, as doenças associadas e o tipo de TN utilizada (oral, enteral e/ou parenteral) (Quadro 5).

Após o período de 40 semanas de IGc, podem-se utilizar as metas nutricionais dos RNT.

QUADRO 5 Recomendações calóricas e proteicas em recém-nascidos pré-termo (até completar 40 semanas de idade gestacional corrigida)

Necessidades diárias	Quantidade
Calorias	110-130 kcal/kg peso por dia.
Proteínas	Segundo o peso: ▪ < 1.500 g: 3,5-4,5g/kg/dia. ▪ 1.500-2.000 g: 3-4 g/kg/dia. ▪ > 2.000 g: 2,5-3,5 g/kg/dia.

Fonte: elaboração dos autores.

Em relação aos nutrientes específicos, devem ser seguidas as recomendações da European Society for Pediatric Gastroenterology, Hepatology, and Nutrition (ESPGHAN) (2010); Koletzko (2014) e Koletzko (2021) e Sociedade Brasileira de Pediatria (2018) (Tabela 1 e Quadros 6 e 7).

No decorrer dos anos, algumas recomendações nutricionais foram sendo alteradas. Na Tabela 2 estão demonstradas as comparações das recomendações de fluidos e de eletrólitos entre ESPGHAN (2010), Koletzko (2014) e Koletzko (2021).

TABELA 1 Recomendações de energia, macronutrientes e lipídios para RNPT, segundo ESPGHAN (2010), Koletzko (2014) e Koletzko (2021)

Nutrientes	ESPGHAN (2010)	Koletzko (2014)	Koletzko (2021)
Calorias (kcal/kg/dia)	110-135	110-130	110-130
Proteínas (g/kg/dia)	3,5-4,5	3,5-4,5	3,5-4,5
Carboidratos (g/kg/dia)	11-13	11,6-13,2	11,6-13,2
Lipídios (g/kg/dia)	4,8-6,6	4,8-6,6	4,55-8,1
Ácido linoleico (mg/kg/dia)	385-1.540	385-1.540	385-1.540
Ácido alfa-linolênico (mg/kg/dia)	> 55	> 55	> 55
ARA (mg/kg/dia)	18-42	35-45	18-42
DHA (mg/kg/dia)	12-30	55-60	55-60
% DHA em relação aos ácidos graxos totais	–	–	0,5-1
Razão DHA/ARA	–	–	0,5-1

ARA: ácido araquidônico; DHA: ácido docosa-hexaenoico; RNPT: recém-nascidos pré-termo.
Fonte: ESPGHAN (2023); Koletzko (2014, 2021).

QUADRO 6 Importância dos micronutrientes no recém-nascido pré-termo

Micronutriente	Importância
Ferro	▪ Essencial para eritropoiese, desenvolvimento e crescimento de órgãos (especialmente cérebro). ▪ Participa do desenvolvimento cognitivo, transporte de oxigênio, funções musculares e cardíacas, crescimento e sistema imunológico. ▪ O Quadro 7 resume as orientações de suplementação, conforme diretriz da SBP (2018).
Cálcio	▪ Cofator da cascata de coagulação sanguínea, transmissão nervosa, contração muscular e liberação de hormônios, como a insulina.
Fósforo	▪ Os RNPT têm requisitos muito altos deste mineral para obter um crescimento pós-natal adequado. ▪ A relação cálcio:fósforo deve ser 1:2.

(continua)

QUADRO 6 Importância dos micronutrientes no recém-nascido pré-termo (*continuação*)

Micronutriente	Importância
Vitamina K	▪ Síntese hepática de fatores de coagulação. ▪ Ao nascimento, deve ser suplementada para prevenir a doença hemorrágica do RN na dose de 0,5-1 mg; a seguir, utiliza-se a dose de 4,8-28 mcg/kg/dia.
Sódio	▪ Maior necessidade pela imaturidade do glomérulo tubular, que ocasiona maior perda urinária, e elevada taxa de mineralização óssea.
Iodo	▪ Elemento-traço integrante dos hormônios tireoidianos – tiroxina (T4) e tri-iodotironina (T3). ▪ Essencial para regular e estimular o metabolismo, controle de temperatura no crescimento e desenvolvimento. ▪ Recomendam-se de 10-55 mcg/kg/dia.
Vitamina A	▪ Manutenção e funcionamento de tecidos corporais, especialmente para crescimento e proliferação das células epiteliais, como as do trato respiratório e sistema imunológico. ▪ Recomendação de 400-1.100 mg/kg/dia.
Vitamina D	▪ Importante em grande número de processos fisiológicos, especialmente na mineralização óssea e funções neuromusculares e imunológicas. ▪ Recomendação de 400-1.000 UI/dia.
Zinco	▪ Necessário no metabolismo de carboidratos, proteínas e gorduras. ▪ É cofator em mais de 100 sistemas enzimáticos, atua no sistema imunológico e é essencial para o crescimento e a diferenciação celular.

RN: recém-nascidos; RNPT: recém-nascidos pré-termo; SBP: Sociedade Brasileira de Pediatria.
Fonte: elaboração dos autores.

QUADRO 7 Recomendação da suplementação de ferro em crianças nascidas prematuras – Diretriz da SBP (2018)

Peso ao nascer	Recomendação
RNPT com peso < 1.000 g	4 mg/kg de peso/dia, a partir de 30 dias, durante 1 ano. Após esse período, 1 mg/kg/dia por mais 1 ano.
RNPT com peso entre 1.500-1.000 g	3 mg/kg de peso/dia, a partir de 30 dias, durante 1 ano. Após esse período, 1 mg/kg/dia por mais 1 ano.
RNPT com peso entre 2.500-1.500 g	2 mg/kg de peso/dia, a partir de 30 dias, durante 1 ano. Após esse período, 1 mg/kg/dia por mais 1 ano.

RNPT: recém-nascido pré-termo; SBP: Sociedade Brasileira de Pediatria.
Fonte: SBP (2018).

TABELA 2 Recomendações de fluidos e eletrólitos para RNPT, segundo ESPGHAN (2010), Koletzko (2014) e Koletzko (2021)

Fluidos e eletrólitos	ESPGHAN (2010)	Koletzko (2014)	Koletzko (2021)
Fluidos (mL/kg)*	135-200	135-200	135-200
Sódio (mg/kg/dia)	69-115	69-115	69-115
Potássio (mg/kg/dia)	66-132	78-195	78-195
Magnésio (mg/kg/dia)	8-15	8-15	8-15
Cálcio (mg/kg/dia)	120-140	120-200	120-200
Fósforo (mg/kg/dia)	60-90	60-140	70-120

(continua)

TABELA 2 Recomendações de fluidos e eletrólitos para RNPT, segundo ESPGHAN (2010), Koletzko (2014) e Koletzko (2021) (*continuação*)

Fluidos e eletrólitos	ESPGHAN (2010)	Koletzko (2014)	Koletzko (2021)
Relação cálcio:fósforo	1,6-1,8	1,6-1,8	1,6-1,8
Zinco (mg/kg/dia)	1,1-2	1,4-2,5	2-3

* 1º dia de vida: 10-30 mL/kg/dia quando < 1.000 g e 20-40 mL/kg/dia quando 1.000-1.500 g. Incremento diário de 10-30 mL/kg/dia quando < 1.000 g e 20-40 mL/kg/dia quando > 1.000 g.
RNPT: recém-nascidos pré-termo.
Fonte: ESPGHAN (2023); Koletzko (2014, 2021).

ACOMPANHAMENTO AMBULATORIAL DO RECÉM-NASCIDO PRÉ-TERMO (QUADRO 8)

QUADRO 8 Objetivos do acompanhamento ambulatorial do recém-nascido pré-termo

Objetivo
▪ Monitorar o crescimento e o desenvolvimento, além de verificar possíveis deficiências nutricionais e de micronutrientes.
▪ Potencializar o tempo de *catch-up* (retomada de crescimento) até os 3 anos de vida, podendo ter oscilações nesse período.
▪ Considerar o uso de fórmulas *post-discharge* (recomendado iniciar o uso 3 dias antes da alta hospitalar e utilizar até 52 semanas de IGc), a fim de evitar queda na velocidade do desenvolvimento no pós-alta.
▪ Acompanhar o período da introdução alimentar, que deve ser semelhante ao do RNT, desde que não haja sinais de risco, com sinais de prontidão adequados, devido a possíveis sequelas cognitivas e motoras.

IGc: idade gestacional corrigida; RNT: recém-nascido a termo.
Fonte: elaboração dos autores.

CONCLUSÕES

A avaliação e o acompanhamento do estado nutricional de RNPT devem ser realizados periodicamente, levando em consideração as particularidades e alterações fisiológicas dessa população, principalmente no que se refere ao grau de prematuridade e ao peso ao nascimento.

Deve-se considerar como fator importante a evolução de parâmetros antropométricos de forma individualizada, atentando para as recomendações específicas de ritmo de crescimento e desenvolvimento.

São necessários profissionais capacitados para prestar assistência ao RNPT de forma a estabelecer metas adequadas para determinar a melhor TN a ser utilizada.

SUGESTÕES DE LEITURA

1. Agostoni C, Buonocore G, Carnielli VP, et al. Enteral nutrient supply for preterm infants: commentary from the European Society of Paediatric Gastroenterology, Hepatology and Nutrition Committee on Nutrition. J Pediatr Gastroenterol Nutr. 2010;50(1):85-91.
2. Alexander GR, Himes JH, Kaufman RB, et al. A United States national reference for fetal growth. Obstet Ginecol. 1996;87(2):163-8.
3. Delgado AF, Cardoso AL, Zamberlan P, Tumas R. Nutrologia. 2.ed. Santana de Parnaíba: Manole; 2019.
4. Einloft PR, Garcia PCR, Piva JP, et al. Supplemented vs. unsupplemented human milk on bone mineralization in very low birth weight preterm infants: a randomized clinical trial. Osteoporos Int. 2015;26(9):2265-671.
5. Embleton ND, Jennifer Moltu S, Lapillonne A, et al. Enteral nutrition in preterm infants (2022): a position paper from the ESPGHAN Committee on Nutrition and Invited Experts. J Pediatr Gastroenterol Nutr. 2023;76(2):248-68.
6. Feferbaum R, Falcão MC, Shmider K, Barros K. Recomendações nutricionais para prematuros e/ou recém-nascidos de muito baixo peso. Ilsi Brasil – International Life Sciences Institute do Brasil, 2016. Série de publicações da força-tarefa de nutrição da criança; v.1.
7. Fenton TR, Kim JH. Uma revisão sistemática e meta-análise para revisar o gráfico de crescimento de Fenton para bebês prematuros. BMC Pediatr. 2013;13:59.
8. Koletzko B, Cheah FC, Domellöf M, et al. Nutritional care of preterm infants scientific basis and practical guidelines. 2.ed. LCCN 2021011446 (e-book), 2021.
9. Koletzko B, Poindexter B, Uauy R. Nutritional care of preterm infants: scientific basis and practical guidelines. World Rev Nutr Diet. 2014;110:1-314.
10. Rosa PN, Mistura C, Leivas DVP, et al. Fatores de riscos e causas relacionados à prematuridade de recém-nascidos em uma instituição hospitalar. Research, Society and Development. 2021;10(9):e55610918431.
11. Ruiz PFC, Bertonha ACF, Virgilio GB. Assessment of nutritional status in preterm newborns admitted to a tertiary neonatal intensive care unit. J Pediatr Neonatal Care. 2023;13(1):54-8.
12. Silva APA, Nascimento AG, Zamberlan P. Manual de dietas e condutas nutricionais em pediatria. São Paulo: Atheneu; 2014.
13. Sociedade Brasileira de Pediatria (SBP). Diretrizes – Consenso Sobre Anemia Ferropriva: mais que uma doença, uma urgência médica! Departamentos de Nutrologia e Hematologia-Hemoterapia. N. 2, junho de 2018.
14. Sociedade Brasileira de Pediatria (SBP). Monitoramento do crescimento de RN pré-termos. Departamento Científico de Neonatologia; 2017.
15. Waitzberg DL, Dias MCG, Isosaki M. Manual de boas práticas em terapia nutricional enteral e parenteral do HCFMUSP. 2.ed. São Paulo: Atheneu; 2015.
16. WHO, March of Dimes, PMNCH, Save the Children Born Too Soon: The Global Action Report on Preterm Birth. CP Howson, MV Kinney, JE Lawn (eds.). Geneva: WHO; 2012.

28

Terapia nutricional enteral no recém-nascido (termo e pré-termo)

Mário Cícero Falcão
Meire Nagaiassu
Rubens Feferbaum
Vanessa Zucari

PONTOS-CHAVE DESTE CAPÍTULO

- A nutrição enteral (NE), especialmente de início precoce, melhora a saúde dos recém-nascidos a termo e prematuros durante o primeiro mês de vida, com fornecimento adequado de micronutrientes, promovendo o desenvolvimento e a maturação intestinal, estimulando o desenvolvimento do microbioma, reduzindo a inflamação e melhorando o crescimento cerebral e o neurodesenvolvimento.
- A NE, principalmente com leite humano, em recém-nascidos prematuros, tem implicações multissistêmicas de curto e longo prazo em sua saúde.
- É essencial conhecer as indicações, contraindicações e tolerância da NE, assim como a nutrição enteral trófica, o uso de aditivos e a colostroterapia.

INTRODUÇÃO

A terapia nutricional enteral (TNE) refere-se à administração de nutrientes ao trato gastrintestinal através da via oral ou de sondas enterais (gástrica, pós-pilórica ou ostomia).

Após o nascimento, deve-se pensar na alimentação por via oral, no seio materno, na primeira prescrição com diversos benefícios e objetivos, como: melhorar o vínculo afetivo mãe-filho, nutrir os enterócitos e evitar a atrofia e a disfunção do trato gastrintestinal, além de considerar as propriedades imunológicas do colostro e do leite humano.

Entretanto, há situações em que não é possível o aleitamento materno ao seio (condições maternas, peso ao nascimento, idade gestacional [IG] e/ou quadro clínico), devendo ser indicados métodos alternativos de oferta calórica, de macro, micronutrientes, água e eletrólitos, essenciais para o metabolismo.

Os nutrientes devem ser ofertados aos recém-nascidos (RN) preferencialmente nas primeiras horas de vida, sendo tolerado um período máximo de 24 horas para início da terapia nutricional parenteral (TNP) e até 72 horas para início da terapia nutricional enteral (TNE), considerando que, especialmente, recém-nascidos prematuros (RNPT) e recém-nascidos de muito baixo peso ao nascer (RNMBP) têm menor estoque de nutrientes, portanto a tolerância ao jejum é limitada.

TERAPIA NUTRICIONAL ENTERAL (QUADROS 1 E 2)

QUADRO 1 Indicações da alimentação via enteral no recém-nascido

Indicações de nutrição enteral no recém-nascido
▪ Impossibilidade da alimentação por VO (ausência da coordenação da sucção e/ou deglutição ou questões clínicas que limitem ou impossibilitem a sucção).
▪ Risco de aspiração pulmonar.
▪ Paciente sob ventilação mecânica.
▪ Impossibilidade de adequar as necessidades de calorias e proteínas somente com a dieta por VO.
▪ Transição da nutrição parenteral para a oral.
▪ Obstrução do trato digestório.
▪ Realimentação do paciente desnutrido.

VO: via oral.
Fonte: elaboração dos autores.

A NE é iniciada quando há integridade do trato digestório, presença de ruídos hidroaéreos, na ausência de sinais de distensão abdominal ou vômitos e após a eliminação de mecônio.

Deve ser iniciada com a prescrição de pequenos volumes (10 a 20 mL/kg/dia a depender do peso) por sonda orogástrica (SOG) ou sonda nasogástrica (SNG). Em neonatos com menos de 2 kg, é preferível o uso de SOG devido à facilidade de posicionamento.

QUADRO 2 Contraindicações da nutrição enteral em recém-nascidos

Fatores que contraindicam a nutrição enteral
▪ Insuficiência respiratória grave, associada a hipóxia e acidose.
▪ Instabilidade hemodinâmica.
▪ Asfixia perinatal grave (Apgar 5º minuto < 6).
▪ ECN confirmada ou suspeita.
▪ Obstrução intestinal.
▪ Cardiopatias congênitas com baixo débito.
▪ Persistência do canal arterial com repercussão.
▪ Sepse com íleo paralítico.
▪ Policitemia com hematócrito superior a 70%, ou 65% na presença de sintomas.
▪ Na presença de alteração de Doppler perinatal à ultrassonografia ou de restrição de crescimento intrauterino grave (sugere-se avaliar cada caso). Apesar dos riscos teóricos de aumentar o risco de ECN, não há evidências na literatura para contraindicar a dieta enteral.
▪ Outras contraindicações avaliadas individualmente.

ECN: enterocolite necrosante.
Fonte: elaboração dos autores.

NECESSIDADES HÍDRICAS

As necessidades hídricas basais (sem levar em consideração as perdas) podem ser obtidas pelas fórmulas propostas por Holliday e Segar (Quadro 3).

QUADRO 3 Necessidades hídricas de acordo com Holliday e Segar (1957)

Peso da criança	Volume em mL/dia
< 10 kg	100/kg
11-20 kg	1.000 + 50/kg para cada kg > 10
> 20 kg	1.500 + 20/kg para cada kg > 20

Fonte: Holliday e Segar (1957).

Nos pacientes prematuros, inicia-se com a oferta entre 80 e 100 mL/kg/dia, avaliando a IG e a condição clínica. Posteriormente, quando o RNPT apresenta-se na fase estável, essas necessidades podem variar de 135 a 200 mL/kg/dia, conforme demonstrado na Tabela 1.

TABELA 1 Recomendações hídricas para prematuros recebendo dieta enteral plena, segundo as diretrizes de Tsang et al. (2015), Braegger et al. (2010), ESPGHAN (2010) e Koletzko et al. (2021)

Tsang et al. (2015)	ESPGHAN (2010)	Koletzko (2021)
150-200 mL/kg/dia	135-200 mL/kg/dia	135-200 mL/kg/dia

Fonte: adaptação de Ilsi-Brasil (2016).

NECESSIDADES DE CALORIAS E PROTEÍNAS

As recomendações de necessidades nutricionais variam de acordo com IG, peso e condição clínica. Deve-se avaliar o RN de modo individualizado, sendo observada a evolução da eficácia da TN em face das medidas antropométricas e desfechos clínicos durante a internação.

Recomendam-se como metas calóricas e proteicas em RNT:

- **Necessidades calóricas (pacientes estáveis):** segundo Holliday e Segar: 100 kcal/kg/dia.
- **Necessidades calóricas (pacientes gravemente doentes):** segundo a equação de Schofield (Tabela 2).
- **Necessidades de proteínas:** segundo *Dietary Reference Intakes* (DRI): 1,5 a 2 g/kg/dia.

Recomendam-se para RNPT (até completar 40 semanas de IGc), segundo Koletzko (2021):

- **Necessidades calóricas:** 110 a 130 kcal/kg de peso por dia.

TABELA 2 Equação de Schofield para estimar o requerimento energético de crianças gravemente doentes < 3 anos

Gênero	Equação
Masculino	TMB = (0,167 x P) + (1.517,4 x E) – 617,6
Feminino	TMB = (16,25 x P) + (1.023,2 x E) – 413,5

E: estatura (m); P: peso (kg); TMB: taxa metabólica basal.
Fonte: Schofield (1985).

- **Necessidades de proteínas segundo o peso:** < 1.500 g: 3,5 a 4,5 g/kg/dia; 1.500 a 2.000 g: 3 a 4 g/kg/dia; > 2.000 g: 2,5 a 3,5 g/kg/dia.

NECESSIDADES DE LIPÍDIOS

Os lipídios são os macronutrientes com maior densidade energética, sendo, portanto, extremamente úteis na geração de energia, tanto para o metabolismo basal como para o crescimento. Além disso, são veículos para a absorção de vitaminas lipossolúveis.

A oferta lipídica deve conter os ácidos graxos essenciais (ácidos linoleico e alfa-linolênico) e ácidos graxos poli-insaturados de cadeia longa [ácidos araquidônico (ARA) e docosa-hexaenoico (DHA)].

A recomendação de lipídios para RNT até o sexto mês de vida é de 31 g/dia (em torno de 1 a 1,5 g/kg/dia), e para RNPT a oferta deve ser de 4,8 a 6,8 g/kg/dia.

Para RNPT devem-se ofertar: ácido linoleico, de 385 a 1.700 mg/kg/dia, ácido alfa-linolênico, de 55 a 270 mg/kg/dia, ARA, de 18 a 45 mg/kg/dia e DHA, de 12 a 60 mg/kg/dia. Segundo a ESPGHAN, nas fórmulas para prematuros o total de triglicerídeos de cadeia média (TCM) deve ser, no máximo, 40% do total de lipídios.

Em casos de prescrição com valores acima dos recomendados, deve-se realizar o controle de bilirrubinas, triglicérides e colesterol, monitorando o aparecimento de colestase e/ou hipertrigliceridemia.

NECESSIDADES DE CARBOIDRATOS

Os carboidratos são fonte energética essencial para o crescimento e fonte primária de energia para o cérebro, disponibilizando carbono para a síntese de ácidos graxos e aminoácidos não essenciais. A presença da lactose no intestino favorece a melhor absorção de cálcio e fósforo.

Recomenda-se a oferta de 60 g/dia para RNT até o sexto mês de vida e de 11,5 a 15 g/kg/dia para os RNPT.

Ofertas inferiores a 10,5 g/100 kcal podem causar efeitos colaterais pela potencial falta de glicose em tecido cerebral.

RECOMENDAÇÕES DE VITAMINAS, MINERAIS E MICROELEMENTOS

O organismo humano necessita de pequenas quantidades de vitaminas, minerais e microelementos para manter o bom desempenho de funções básicas como formação de tecidos, aumento da resistência óssea, ação no sistema imunológico e processo de cicatrização, entre outros.

Nos RN, especialmente nos RNPT, a necessidade de suplementação de alguns micronutrientes justifica-se pelas necessidades aumentadas para o crescimento, pelos baixos estoques (depositados somente no 3º trimestre de gestação) e pela quantidade ofertada na alimentação, por vezes insuficiente.

Assim, a suplementação é indicada para suprir as necessidades recomendadas de ingestão diária e prevenir deficiências em curto e longo prazo. O Quadro 4 resume as orientações de suplementação de ferro, conforme diretriz da Sociedade Brasileira de Pediatria (2018). Recomendações específicas para o RNPT podem ser consultadas no Capítulo 27, "Avaliação e acompanhamento nutricional do recém-nascido pré-termo".

QUADRO 4 Recomendação da suplementação de ferro segundo a diretriz da SBP (2018)

Situação	Recomendação
RNPT com peso < 1.000 g	4 mg/kg de peso/dia, a partir de 30 dias, durante 1 ano. Após esse período, 1 mg/kg/dia por mais 1 ano.
RNPT com peso entre 1.500-1.000 g	3 mg/kg de peso/dia, a partir de 30 dias, durante 1 ano. Após este período, 1 mg/kg/dia por mais 1 ano.
RNPT com peso entre 2.500-1.500 g	2 mg/kg de peso/dia, a partir de 30 dias, durante 1 ano. Após esse período, 1 mg/kg/dia por mais 1 ano.
RNT com peso adequado para a IG, em uso de 500 mL de fórmula infantil	Não recomendado.
RNT com peso adequado para a IG, em aleitamento materno	1 mg/kg de peso/dia a partir do 6º mês (ou da introdução de outros alimentos) até o 24º mês de vida.

IG: idade gestacional; RNPT: recém-nascido pré-termo; RNT: recém-nascido a termo; SBP: Sociedade Brasileira de Pediatria.
Fonte: SBP (2018).

NUTRIÇÃO ENTERAL TRÓFICA

O jejum prolongado, por seus efeitos deletérios no epitélio intestinal (atrofia da mucosa, diminuição da absorção e ausência de competição da flora intestinal), propicia a translocação bacteriana, aumentando a chance de ocorrer enterocolite necrosante (ECN) e sepse. Esses efeitos podem ser minimizados com a oferta enteral precoce, uma vez que a fermentação bacteriana dos carboidratos resulta em ácidos graxos de cadeia curta (AGCC), principalmente o ácido graxo butírico, que apresentam uma função trófica sobre o epitélio intestinal. Outros benefícios, como melhora da tolerância à glicose, por gerar precursores neoglicogênicos (piruvatos, lactatos, alanina e glicerol), ácidos graxos não esterificados e corpos cetônicos (beta-hidroxibutirato e acetoacetatos), estão associados a essa prática.

A prática da nutrição enteral trófica (NET) apresenta diversos aspectos vantajosos na prevenção de infecções como a ECN. O objetivo não é nutrir o paciente, mas sim contribuir para a manutenção e integridade da barreira intestinal e garantir a liberação de hormônios intestinais tróficos, principalmente a colecistoquinina, melhorando a tolerância à NE.

A NET deve ser iniciada assim que o RN se encontre estável e apresente condições de utilização do trato digestório. Pode-se variar a oferta de volume entre 1 e 20 mL/kg/dia, a depender da evolução clínica e do peso do RN.

Considera-se NET precoce quando iniciada antes de 48 horas de vida e tardia após 72 horas de vida. Deve-se priorizar a oferta do leite humano ordenhado cru (LHOC) como primeira opção, devido aos fatores imunológicos já bem estabelecidos em literatura. Esta modalidade deve estar associada à oferta de NP, quando indicada, até que se obtenha aporte nutricional enteral adequado.

LEITE HUMANO PASTEURIZADO

Caso não seja possível utilizar LHOC, a opção será o leite humano pasteurizado (LHP) doado por voluntárias saudáveis em um banco de leite humano (BLH).

Sugestão de critérios para a prescrição de lactentes receptores de LHP:

- RNPT ou de baixo peso que consegue ser alimentado por via oral.
- RN infectado (especialmente por infecções entéricas).
- RN em nutrição trófica.
- RN portador de imunodeficiência.
- RN portador de alergia a proteínas heterólogas.
- Em casos excepcionais, avaliar individualmente a critério médico.

FÓRMULAS LÁCTEAS INFANTIS

Na impossibilidade do uso do LHOC ou LHP, lança-se mão de fórmulas lácteas infantis, como as fórmulas lácteas de partida para os RNT e as fórmulas para prematuros (FLPT), que, apesar de não serem substitutas do leite humano, preenchem completamente a necessidade nutricional dessas crianças. Em RN e lactentes que apresentam distúrbios absortivos ou alergia à proteína do leite de vaca (APLV), pode ser necessário o uso de fórmulas extensamente hidrolisadas ou de aminoácidos.

ADITIVOS DE LEITE HUMANO NA OFERTA DA DIETA ENTERAL

O leite produzido pela própria mãe do RN é o mais indicado para sua alimentação, porém, para os RN muito prematuros ou extremamente prematuros, esse leite pode se insuficiente de acordo com as necessidades aumentadas dessa fase em relação a proteínas, energia, sódio, cálcio, fósforo, microelementos e algumas vitaminas, por vezes sendo, portanto, necessário o uso de aditivos do leite humano com o objetivo de promover o crescimento e o ganho de massa magra.

Os aditivos são módulos nutricionais (líquidos ou em pó) adicionados ao LHOC ou LHP, desenhados para melhorar a oferta de alguns nutrientes e assim adequá-la às demandas nutricionais do recém-nascido prematuro de muito baixo peso (RNPTMBP) ou com IG inferior a 32 semanas. Eles devem ser utilizados somente em ambiente hospitalar, com diversos benefícios evidenciados, como aumento da oferta de calorias, proteína, cálcio, magnésio, ferro, sódio, cobre, fósforo, zinco e vitaminas B12, B6, C, D, E, K e ácido fólico; auxiliando em melhor ganho ponderal, crescimento de perímetro cefálico e comprimento e reduzindo o risco de hiponatremia (pela suplementação de sódio) e de doença metabólica óssea (DMO).

Os aditivos são divididos em dois grupos: homólogos, que são derivados do próprio leite humano, e heterólogos, cuja base proteica é derivada da proteína do leite de vaca. Sua utilização não apresenta contraindicações ou efeitos colaterais importantes referenciados em literatura. Recomenda-se manter a prescrição da aditivação até que o RN atinja 1.800 a 2.000 g.

Por conta de seus benefícios, existem sugestões para utilização em outras populações de risco, por exemplo, em RNPT com doença pulmonar crônica, cardiopatia congênita, em pós-cirúrgicos ou durante o uso de corticoterapia, ou seja, em situações que aumentam o catabolismo ou alteram a incorporação proteica e mineral.

A introdução do aditivo deve ser feita a partir do momento em que o RN estiver recebendo uma oferta de pelo menos 100 mL/kg/dia de leite humano ou de 50 a 80% de suas necessidades nutricionais pela via enteral. Sugere-se que a introdução seja gradual, conforme este esquema:

- Iniciar com a adição de ¼ da dose recomendada; após 2 a 3 dias, aumenta-se para metade da dose; depois de mais 2 ou 3 dias, para ⅔ da dose, e finalmente (mais 2 a 3 dias) para a quantidade total recomendada.

COLOSTROTERAPIA

A colostroterapia tem por objetivo propiciar a colonização do trato gastrintestinal do RN com uma microbiota protetora, impedindo a colonização com microrganismos do ambiente hospitalar. O colostro é rico em citocinas e contém agentes imunes com ação bactericida e bacteriostática, antiviral, anti-inflamatória e imunomoduladora na proteção contra infecções. É muito utilizada na fase inicial, quando o RN está instável e a mãe ainda não apresenta uma boa produção de leite. São administradas doses do leite humano da própria mãe na cavidade oral do RN em cada canto da boca com volume e periodicidade de administração, conforme protocolo institucional, normalmente de 4 a 8 vezes ao dia até que se atinjam 7 dias de vida, podendo ser estendida conforme critérios médicos.

Na literatura, recomenda-se a colostroterapia em RN com IG inferior a 32 semanas e/ou com peso de nascimento menor que 1.500 g. Sua efetividade está relacionada aos seguintes aspectos:

- A cavidade oral ser local importante de colonização microbiana.
- A mucosa oral ser interface entre microbiota, fatores imunologicamente ativos do colostro e do sistema imunológico da criança.

- Estimular o sistema linfoide associado à orofaringe.
- Promover a absorção de fatores protetores através da mucosa oral, induzindo resposta imune sistêmica.
- Agir como forma de barreira, bloqueando a adesão microbiana à mucosa oral.

Sugestão de prescrição (dose/frequência):

- RN com peso inferior a 1.000 g: 0,05 mL em cada canto da boca a cada 2 horas.
- RN com peso de nascimento entre 1.000 e 1.500 g: 0,1 mL em cada canto da boca a cada 2 horas.

SUGESTÃO DE PROGRESSÃO DE VOLUME ENTERAL NO INÍCIO DA ALIMENTAÇÃO

O Quadro 5 sugere um fluxo de introdução e progressão do volume enteral para o RN, de acordo com o peso de nascimento, conforme a condição clínica.

COMO AVALIAR A TOLERÂNCIA À DIETA ENTERAL

A avaliação da tolerância do paciente à NE depende de sinais clínicos, laboratoriais e de exames de imagem. As complicações mais frequentemente observadas são:

- Mecânicas: deslocamento ou perda acidental da sonda causada por situações como má fixação, agitação do paciente, tosse, vômitos e/ou náuseas, obstrução (devido ao calibre da sonda, medicação ou má posição na passagem – "acotovelamento").
- Gastrintestinais: náuseas, vômitos, distensão abdominal, constipação, diarreia e resíduo gástrico não fisiológico.

Na presença de quaisquer dessas complicações, devem ser avaliadas as possíveis causas, como avaliação da manipulação e do processo de lavagem da sonda, posicionamento com confirmação por ausculta e exame de radiografia, velocidade de infusão da dieta, uso de medicamentos e condições clínicas do RN.

Técnica de avaliação do resíduo gástrico

A rotina de avaliação do resíduo gástrico não é aconselhável. Evidências atuais apontam que não há benefícios do ponto de vista nutricional na aspiração, avaliação do volume/aspecto e descarte do resíduo gástri-

QUADRO 5 Sugestão de fluxo de introdução e progressão de volume enteral para o recém-nascido

Peso de nascimento	Volume inicial	Quando aumentar	Quanto aumentar
< 1.250 g	15-20 mL/kg/dia	Manter por 3 dias	10-20 mL/kg/dia
1.250-1.500 g	20 mL/kg/dia	A cada 24-48 horas	20 mL/kg/dia
1.500-2.000 g	20 mL/kg/dia	A cada 24-48 horas	25-30 mL/kg/dia
2.000-2.500 g	25-30 mL/kg/dia	Diariamente	25-30 mL/kg/dia
Estáveis > 2.500 g	30 mL/kg/dia (para cardiopatas, 20 mL/kg/dia)	Diariamente (para cardiopatas, manter volume inicial por maior tempo)	30 mL/kg/dia

Fonte: adaptação de Carvalho et al. (2020).

co, uma vez que essa secreção contém suco gástrico, enzimas e eletrólitos.

Alguns estudos têm mostrado bons resultados em RNPT e RNMBP, que atingiram a meta hídrica mais precocemente e permaneceram menos tempo com acesso venoso central, sem avaliação do resíduo gástrico, que, por sua vez, não se correlacionou com a capacidade do RN em tolerar a progressão da dieta.

Portanto, a decisão para prescrição desse tipo de avaliação deve ser considerada de modo individualizado e quando há presença de outros sintomas clínicos de intolerância, como náuseas, vômitos, alças intestinais visíveis e distensão abdominal.

A avaliação mais citada com relação a essa técnica é quando o volume do resíduo gástrico é maior que 50% da dieta previamente infundida. Não há consenso com relação ao tempo de suspensão da dieta, se o volume deve ser descartado ou não e se o volume prescrito deve ser reduzido. Entretanto, se a TNE for interrompida, mas a evolução clínica excluir ECN ou outra doença que a contraindique, poderá ser introduzida assim que possível, mesmo após algumas horas.

Sugere-se estabelecer um fluxo institucional para a padronização da necessidade de avaliação e condutas relacionadas ao resíduo gástrico. Sugestão de como avaliar o resíduo gástrico testado:

- Resíduo claro e leitoso: < 20% do volume da dieta anterior, RN estável, abdome flácido = devolver o resíduo e manter a dieta.
- Resíduo claro e leitoso: entre 20 e 50% do volume da dieta anterior, RN estável, abdome flácido = substituir e continuar a dieta.
- Resíduo claro e leitoso: > 50% do volume da dieta anterior, RN estável, abdome flácido = descartar o resíduo, pausar a próxima dieta e avaliar a redução do volume prescrito.
- RN em NET: reavaliar cada caso individualmente.
- Resíduo bilioso: pode estar associado à dismotilidade intestinal. Deve-se desprezar, realizar a investigação diagnóstica, avaliar se a sonda gástrica está bem posicionada, realizar exame físico para avaliação de sinais de obstrução intestinal e exames laboratoriais para rastrear possível infecção.
- Resíduo bilioso com presença de sangramento e/ou muco e exame abdominal anormal (distensão, cor estranha, ruídos hidroaéreos diminuídos): interromper a dieta e deixar em jejum com sonda nasoenteral aberta.

ANÁLISE LABORATORIAL DURANTE A TERAPIA DE NUTRIÇÃO ENTERAL

É comum que exames laboratoriais apresentem alteração durante o período de internação do RN devido a condições clínicas específicas, como infecções. Alguns desses exames podem estar relacionados à condição nutricional:

- Hemograma completo, perfil de ferro (ferro, ferritina, transferrina).
- Eletrólitos (sódio, potássio, cálcio, magnésio, fósforo, iodo, cloro).
- Vitaminas B12, D, ácido fólico e zinco.
- Proteína total e frações.
- Perfil lipídico (colesterol total e frações, triglicérides).
- Glicemia, cetonemia, hemoglobina glicada.
- Marcadores hepáticos e pancreáticos (amilase, lipase, enzimas hepáticas, bilirrubinas, fosfatase alcalina).

- Ureia, creatinina, ácido úrico, hormônios (paratormônio, leptina).
- Exames de urina: albumina urinária, creatinina urinária, proteína urinária e cetose.

A depleção proteica pode ser avaliada pela determinação de amônia sérica ou pela relação entre ureias plasmática e urinária. Já a acidose metabólica sem causa definida pode estar relacionada a ofertas proteicas elevadas (> 5 g/kg/dia). A calciúria elevada e a hipofosfatemia podem ser indicadoras de DMO e devem ser avaliadas periodicamente.

CONCLUSÕES

A nutrição no período neonatal, especialmente no RNMBP, permanece um desafio a toda a equipe multiprofissional que realiza a assistência desses pacientes.

A terapia de nutrição deve ser instituída o mais precocemente possível, com preferência pela TNE (se for possível a utilização do trato digestório), uma vez que traz inúmeros benefícios e está associada a desfechos favoráveis.

Na TNE, o uso do leite humano é inquestionável. O ideal é a utilização de leite humano ordenhado cru da própria mãe, pois, apesar dos avanços das fórmulas para prematuros, o leite humano apresenta propriedades imunológicas únicas. Os RNPT extremos e os RNMBP podem necessitar da aditivação do leite humano para melhorar a oferta nutricional e, assim, garantir crescimento e desenvolvimento satisfatórios.

O acompanhamento e a avaliação da tolerância da TNE devem ser realizados minuciosamente por equipe multiprofissional capacitada, sendo observados sinais e sintomas de forma individualizada, para melhor direcionar as condutas de progressão.

SUGESTÕES DE LEITURA

1. Akar S, Turgut M. Do we control gastric residuals unnecessarily in premature newborns? Agra study: avoidance of gastric residual aspiration. World J Pediatr Surg. 2020;3(1):e000056.
2. Arslanoglu S, Boquien CY, King C, et al. Fortification of human milk for preterm infants: update and recommendations of the European Milk Bank Association (EMBA) Working Group on Human Milk Fortification. Front Pediatr. 2019;22(7):76.
3. Braegger C, Decsi T, Dias JA, et al. Practical approach to paediatric enteral nutrition: a comment by the ESPGHAN committee on nutrition. Journal of Pediatric Gastroenterology and Nutrition. 2010;51(1):110-22.
4. Carvalho WB, Diniz EMA, Ceccon MEJR, et al. Neonatologia. 2.ed. Santana de Parnaíba: Manole; 2020.
5. Embleton ND, Jennifer Moltu S, Lapillonne A, et al. Enteral nutrition in preterm infants (2022): a position paper from the ESPGHAN Committee on Nutrition and Invited Experts. J Pediatr Gastroenterol Nutr. 2023;76(2):248-68.
6. Feferbaum R, Falcão MC, Schmider KF, Barros K. Recomendações nutricionais para prematuros e/ou recém-nascidos de muito baixo peso. São Paulo: Ilsi Brasil – International Life Sciences Institute do Brasil, 2016. (Série de publicações da Força-Tarefa de Nutrição da Criança; v.1).
7. Holliday MA, Segar WE. The maintenance need for water in parenteral fluid therapy. Pediatrics. 1957;19:823-32.
8. International Life Sciences Institute (Ilsi), Brasil. Recomendações nutricionais para prematuros e/ou recém-nascidos de muito baixo peso, 2016. Disponível

em: https://ilsibrasil.org/publication/recomendacoes-nutricionais-para-prematuros-eou-recem-nascidos-de-muito-baixo-peso/. Acesso em: 23 out. 2023.
9. Koletzko B, Cheah FC, Domellöf M, et al. Nutritional care of preterm infants scientific basis and practical guidelines. 2.ed. LCCN 2021011446 (e-book), 2021.
10. Koletzko B, Poindexter B, Uauy R. Nutritional care of preterm infants: scientific basis and practical guidelines. World Rev Nutr Diet. 2014;110:1-314.
11. Patel JK, Rouster AS. Infant nutrition requirements and options. 2023 Aug 8. In: StatPearls [Internet]. Treasure Island (FL): StatPearls Publishing; 2023.
12. Schofield WN. Predicting basal metabolic rate, new standards and review of previous work. Hum Nutr Clin Nutr. 1985;39(Suppl 1):5-41.
13. Silva APA, Nascimento AG, Zamberlan P. Manual de dietas e condutas nutricionais em pediatria. São Paulo: Atheneu; 2014.
14. Skinner AM, Narchi H. Preterm nutrition and neurodevelopmental outcomes. World J Methodol. 2021;11(6):278-93.
15. Sociedade Brasileira de Pediatria (SBP). Diretrizes – Consenso Sobre Anemia Ferropriva: mais que uma doença, uma urgência médica! Departamentos de Nutrologia e Hematologia-Hemoterapia. N. 2, junho de 2018.
16. Waitzberg DL, Dias MCG, Isosaki M. Manual de boas práticas em terapia nutricional enteral e parenteral do HCFMUSP. 2.ed. São Paulo: Atheneu; 2015.
17. Zheng T, Zhu X, Liang H, et al. Impact of early enteral nutrition on short term prognosis after acute stroke. J Clin Neurosci. 2015;22(9):1473-6.

29

Terapia nutricional parenteral no recém-nascido (termo e pré-termo)

Mário Cícero Falcão
Camila Nozella Di Petta
Deisy Zama Asanome
Meire Nagaiassu
Rubens Feferbaum
Patrícia Zamberlan

PONTOS-CHAVE DESTE CAPÍTULO

- Indicações e vias de administração da nutrição parenteral (NP) ao recém-nascido (RN).
- Necessidades parenterais de macro e micronutrientes do RN.
- Aspectos farmacêuticos do preparo da NP para o RN.
- Principais complicações da NP no RN.

INTRODUÇÃO

A nutrição exerce um papel fundamental no crescimento e desenvolvimento de recém-nascidos (RN), lactentes e crianças. Seu principal objetivo é fornecer nutrientes para manter o crescimento e garantir um desenvolvimento neuropsicomotor adequado.

A NP tem se mostrado uma terapia coadjuvante importante em uma gama de doenças, em especial na população de recém-nascidos pré-termo (RNPT) e de baixo peso (BP).

Os RNPT e os RN de muito baixo peso (RNMBP) têm menores estoques de nutrientes e, portanto, a tolerância ao jejum é limitada. Assim, o suporte nutricional deve ser iniciado em até 24 horas de vida por via parenteral, quando indicado.

Formulações nutricionais parenterais são misturas complexas que contêm aminoácidos, glicose, lipídios, água, eletrólitos, minerais, elementos-traço e vitaminas, podendo perfazer um total de 40 ou mais elementos em uma mesma solução. Utiliza-se de forma rotineira a NP 3 em 1, na qual todos os nutrientes estão na mesma bolsa. As diretrizes da Sociedade Europeia de Gastroenterologia, Hepatologia e Nutrição Pediátrica (ESPGHAN)/Sociedade Europeia de Nutrição Parenteral e Enteral (Espen)/ Sociedade Europeia de Pesquisa Pediátrica (ESPR)/Sociedade Chinesa de Nutrição Enteral e Parenteral (CSPEN) (2018) reforçam que os lipídios devem ser administrados em conjunto com os outros componentes da NP, continuamente, durante 24 horas.

Considerando que o padrão-ouro para o prematuro seja o crescimento intrauterino, na prática isso se torna um desafio difícil de alcançar. Em contrapartida, a NP precoce (instituída logo após o nascimento) tem influência positiva no neurodesenvolvimento, principalmente no RNPT.

INDICAÇÃO E VIAS DE ADMINISTRAÇÃO

A NP está indicada como suporte nutricional para RN que não atingem de forma adequada suas necessidades nutricionais pelo trato gastrintestinal (Quadro 1).

QUADRO 1 Principais indicações de nutrição parenteral no período neonatal

Condições clínicas	▪ Prematuridade. ▪ Extremo e muito baixo peso ao nascer. ▪ Baixo peso ao nascer associado a outras doenças. ▪ Asfixia perinatal grave. ▪ Enterocolite necrosante. ▪ Síndrome do intestino curto. ▪ Malformações congênitas (onfalocele, gastrosquise, atresias de esôfago e intestinais, volvo, aganglionose). ▪ Íleo meconial. ▪ Sepse grave. ▪ Cardiopatias congênitas. ▪ Falência de órgãos.

Fonte: elaboração dos autores.

A NP pode ser administrada por veias periféricas ou cateter venoso central (CVC). Entretanto, com o advento do cateter central de inserção periférica (PICC), praticamente só se utilizam as veias centrais para a administração de terapia nutricional parenteral (TNP). Assim, dá-se preferência aos cateteres de silicone introduzidos por via percutânea; na falta destes, estão indicadas as dissecções venosas, com ou sem técnica de tunelização. Os cateteres umbilicais apresentam maior risco de infecção e devem ser utilizados por curtos períodos.

NECESSIDADES NUTRICIONAIS EM RECÉM-NASCIDOS EM NUTRIÇÃO PARENTERAL

Energia

RN recebendo NP têm necessidades energéticas menores que aqueles em nutrição enteral (NE), devido a menores perdas intestinais, exclusão dos processos de digestão e absorção e ação dinâmico-específica dos alimentos.

Uma oferta não proteica de 60 kcal/kg/dia, associada a uma oferta adequada de aminoácidos, supre as necessidades metabólicas em repouso do RN. Com ofertas calórica entre 80 e 90 kcal/kg e proteica de 3 g/kg/dia, já se observa incremento de peso e crescimento.

Aminoácidos

As soluções de aminoácidos cristalinos desenvolvidas para RN têm como objetivo assemelhar-se ao aminoacidograma plasmático de neonatos alimentados com leite humano ou ao perfil de aminoácidos do sangue de cordão umbilical.

Essas soluções devem conter todos os aminoácidos essenciais e não essenciais. Além disso, para o RNPT existe a necessidade da inclusão de aminoácidos condicionalmente essenciais (cisteína, taurina e tirosina). As soluções com essas características permitem melhor retenção nitrogenada e menor incidência de complicações metabólicas.

O nascimento prematuro traduz-se em uma urgência nutricional, portanto os aminoácidos devem ser ofertados desde o primeiro dia de vida, em quantidades em torno de 2 a 3 g/kg/dia, determinando um balanço positivo precoce e minimizando a desnutrição extrauterina. Posteriormente devem ser aumentados para 3,5 g/kg/dia, para que ocorram anabolismo e crescimento, ressaltando-se que, para que ocorra esse crescimento, devem-se ofertar em torno de 100 calorias não proteicas por quilo de peso ao dia. Além disso, deve-se manter uma relação nitrogênio:calorias não proteicas entre 1:150 e 1:200 (Quadro 2).

QUADRO 2 Nutrição parenteral para o recém-nascido: oferta proteica segundo as diretrizes ESPGHAN/Espen/ESPR/CSPEN (2018)

Recém-nascido prematuro	Grau de recomendação
Começar no dia zero: mínimo 1,5 g/kg/dia para alcançar anabolismo	Forte
No segundo dia: 2,5-3,5 g/kg/dia	Forte
Ofertas acima de 3,5 g/kg/dia só em ensaios clínicos	Moderada
Recém-nascido a termo	**Grau de recomendação**
Ingestão mínima: 1,5 g/kg/dia para evitar balanço nitrogenado negativo; ingestão máxima 3 g/kg/dia	Forte
Considerar não introduzir nutrição parenteral na primeira semana em RNT criticamente doente (efeito deletério da proteína)	Moderada

RNT: recém-nascido a termo.
Fonte: van Goudoever (2018).

Carboidratos

A glicose é o carboidrato escolhido para a NP. Normalmente se objetiva atingir uma velocidade de infusão de glicose entre 8 e 12 mg/kg/minuto. Entretanto, uma produção inadequada de insulina associada à imaturidade hepática, com diminuição da glicogenólise, especialmente em prematuros, pode ocasionar hiperglicemia. Da mesma forma, ante situações de estresse ou oferta insuficiente de glicose, pode ocorrer hipoglicemia.

Lipídios

As emulsões lipídicas são importantes fontes calóricas. A oferta inicial de lipídio deve ser de 2 g/kg/dia, elevando-se posteriormente até atingir o máximo de 3 a 3,5 g/kg/dia. RNPT, principalmente os pequenos para a idade gestacional (PIG), têm maior dificuldade na hidrólise de lipídios pela deficiência de enzimas lipolíticas e, portanto, recomenda-se que a velocidade de infusão de lipídios não ultrapasse 0,17 g/kg/hora, para evitar hipertrigliceridemia (> 250 mg/dL).

As emulsões lipídicas tradicionais [50% de triglicerídeos de cadeia média (TCM) e 50% de triglicerídeos de cadeia longa (TCL)] são elaboradas a partir de óleos vegetais. Essa mescla contém alguma quantidade de ácidos graxos poli-insaturados de cadeia longa (LCPufa) da série ômega-6, porém sem ácidos graxos da cadeia ômega-3. Para sanar essa deficiência existem no mercado emulsões lipídicas com óleo de peixe e de oliva, contendo as cadeias ômega-3, 6 e 9, além de TCM.

Muitas revisões mostraram que as emulsões lipídicas à base de óleo de peixe são seguras, no entanto não são capazes de reverter a colestase e a doença hepática associada à NP. Os resultados dos estudos mostraram que não há diferenças entre emulsões lipídicas com óleo de peixe e oliva em termos de crescimento e função hepática. As evidências são insuficientes para apoiar o uso de uma emulsão específica, e as diretrizes da ESPGHAN/Espen/ESPR/CSPEN (2018) recomendam o uso de qualquer emulsão lipídica (com ou sem óleo de peixe) para a NP no período neonatal.

Água, eletrólitos e minerais

As necessidades hídricas dos RN são variáveis, na dependência das idades gestacional (IG) e pós-natal, e de condições clínicas associadas. A Tabela 1 mostra as necessidades hídricas durante o período neonatal, ressaltando-se que os volumes devem ser titulados conforme as necessidades do RN.

O sódio pode ser administrado a partir do primeiro dia de vida, na quantidade de 1 a 3 mEq/kg/dia. Prematuros geralmente necessitam de aportes maiores desse íon, em função de perda urinária aumentada devido à imaturidade renal, levando a maior fração de excreção de sódio.

O potássio é um importante íon no metabolismo da glicose e na síntese de glicogênio. Ele pode ser adicionado à NP a partir do primeiro ou segundo dia, sempre com monitorização sérica prévia, na quantidade de 1 a 2,5 mEq/kg/dia.

Quando se maximiza a NP, aumenta-se a necessidade de eletrólitos (sódio e potássio), devido ao influxo de íons do meio extra para o intracelular para maior retenção de nitrogênio e aumento da massa magra, conforme diretrizes da ESPGHAN/Espen/ESPR/CSPEN (2018). Assim, a restrição de eletrólitos deve ser realizada com cautela (Tabela 2).

TABELA 1 Necessidades hídricas do recém-nascido conforme peso ao nascer e idade pós-natal

Recém-nascido (peso em gramas)	1-2 dias (mL/kg/dia)	3 dias (mL/kg/dia)	15-28 dias (mL/kg/dia)
750-1.000	105	140	150
1.001-1.250	100	130	140
1.251-1.500	90	120	130
1.501-1.700	80	110	130
1.701-2.000	80	110	130
> 2.000	70	80	100

Fonte: Jochum (2018).

TABELA 2 Recomendações diárias de sódio, potássio e cloro no recém-nascido, de acordo com a idade pós-natal

Dias de vida		1	1-3	3-5	> 7
Sódio (mEq/kg/dia)	RNPT	0-2	0-3	2,5-5	3-6
	RNT	1-3	0-3	2,5-3	3
Potássio (mEq/kg/dia)	RNPT	0-1	1-2,5	2-3	2-3
	RNT	0-1	1-2,5	2-3	2-3
Cloro (mEq/kg/dia)	RNPT	0-2	0-3	2,5-5	3-6
	RNT	1-3	0-3	2,5-3	3

RNPT: recém-nascido pré-termo; RNT: recém-nascido a termo.
Fonte: Jochum (2018).

O magnésio é utilizado na dose de 0,2 a 0,5 mEq/kg/dia, na forma de sulfato de magnésio. É obrigatória a monitorização sérica, devido a sua toxicidade.

Os RNPT têm maiores necessidades de cálcio e fósforo para mineralização óssea adequada. A solubilidade do fosfato e do cálcio na NP é um fator crítico e limitante, porque pode ocorrer precipitação de cristais de fosfato de cálcio e óbito por embolização, principalmente na região dos capilares pulmonares.

O sal de cálcio utilizado é o gluconato, por ter menor reatividade, e deve ser adicionado por último à mistura de nutrientes para encontrar o fosfato já totalmente diluído (1 mL de gluconato de cálcio a 10% = 0,47 mEq de cálcio = 9,4 mg de cálcio elementar). Prefere-se o gluconato de cálcio ao cloreto de cálcio em terapia intravenosa contendo fosfato, visto que os sais de cloreto de cálcio se dissociam mais adequadamente.

O fosfato orgânico (glicerofosfato) tem maior solubilidade e permite maiores adições de cálcio. Atualmente é considerado o melhor fosfato para ser utilizado na NP. Em sua ausência, utiliza-se o fosfato ácido de potássio na dose habitual de 1 mEq/kg/dia (0,5 mL de fosfato ácido de potássio = 1 mEq de fósforo = 21 mg de fósforo elementar). A Tabela 3 mostra as recomendações diárias de cálcio, fósforo e magnésio.

A deficiência de zinco pode provocar acrodermatite enteropática, e por isso todos os RN em NP devem receber suplementação de 250 a 400 mcg/kg/dia.

Após 1 semana de NP total (NPT), outros micronutrientes devem ser adicionados: cobre (20 mcg/kg/dia), manganês (1 mcg/kg/dia), selênio (2 a 5 mcg/kg/dia), cromo (0,2 mcg/kg/dia), molibdênio (0,25 mcg/kg/dia) e iodo (1 mcg/kg/dia). Cobre, manganês e selênio devem ser diminuídos ou suspensos na vigência de colestase e/ou disfunção hepática. Selênio, cromo e molibdênio devem ser diminuídos ou suspensos em caso de insuficiência renal. Não existem doses estabelecidas para a suplementação de flúor.

Não existe uma formulação ideal de polivitamínicos para RN no Brasil. Atualmente se utilizam preparados comerciais de vitaminas. As necessidades diárias de micronutrientes estão mostradas na Tabela 4.

NUTRIÇÃO PARENTERAL PRONTA PARA USO PARA RECÉM-NASCIDO PRÉ-TERMO

Já utilizada em outros países, a NP pronta para uso para prematuros tem uma composição preparada industrialmente, com nutrientes baseados nas recomendações nutricionais, como aminoácidos essenciais e não essenciais. Em sua preparação, é utilizada uma emulsão lipídica à base de óleo de oliva. Entretanto, ela não contém vitaminas e oligoelementos.

TABELA 3 Recomendações diárias de cálcio, fósforo e magnésio nos recém-nascidos a termo e pré-termo

Nutriente (mmol/kg/dia)	RNPT	RNT
Cálcio	1,5	1,5
Fósforo	1,8	1,8
Magnésio	0,5	0,25

RNPT: recém-nascido pré-termo; RNT: recém-nascido a termo.
Fonte: Mihatsch (2018).

TABELA 4 Necessidades de vitaminas e micronutrientes em recém-nascidos pré-termo e termo

Vitamina	RNT (dose/dia)	RNPT** (dose/kg/dia)
Hidrossolúveis		
Ácido ascórbico (mg)	80	25
Tiamina (mg)	1,2	0,35
Riboflavina (mg)	1,4	0,15
Niacina (mg)	17	6,8
Piridoxina (mg)	1	0,18
Folato (mcg)	140	56
Vitamina B12 (mcg)	1	0,3
Pantotenato (mg)	5	2
Biotina (mcg)	20	6
Lipossolúveis		
Vitamina A (mcg)*	700	500
Vitamina D (mcg)* Vitamina D (IU)	10 400	4 160
Vitamina K (mcg)	200	80
Vitamina E (mg)*	7	2,8

* 700 mcg de retinol = 2.300 UI; 10 mcg de vitamina D = 400 UI; 7 mg de alfa-tocoferol = 7 UI.
** Não exceder as doses para RNT.

Micronutrientes	RNT (mcg/kg/dia)	RNPT (mcg/kg/dia)
Zinco	250	400
Cobre	20	20
Selênio	2	5
Cromo	0,2	0,2
Manganês	1	1
Molibdênio	0,25	0,25
Iodo	1	1
Ferro	100	200

RNPT: recém-nascido pré-termo; RNT: recém-nascido a termo.
Fonte: Jochum (2018).

Nas diretrizes da ESPGHAN/Espen/ESPR/CSPEN (2018), existe uma nota informando que a NP pronta para uso pode ser usada em prematuros.

O Quadro 3 compara a nutrição parenteral individualizada com a pronta para uso.

Para a nutrição individualizada, é imprescindível que ocorra a segunda checagem da prescrição médica pelo farmacêutico, para minimizar erros de prescrição. A manipulação da NP deve ser realizada em área classificada como grau A ou B (classe 100), circundada por área grau B ou C (classe 10.000), de acordo com as Boas Práticas para Fabricação e Controle de Produtos Farmacêuticos, de modo que a bolsa de nutrição parenteral industrializada não deve ser aditivada de nenhum composto.

QUADRO 3 Nutrição parenteral individualizada *versus* pronta para uso em recém-nascidos pré-termo

Nutrição parenteral individualizada:	Nutrição parenteral pronta para uso:
▪ 3 em 1. ▪ Completa. ▪ Validade: 24-48 horas sob refrigeração. ▪ Sujeita a erros de prescrição. ▪ Deve estar em temperatura ambiente para sua utilização.	▪ 3 em 1. ▪ Incompleta (sem vitaminas e oligoelementos). ▪ Segura. ▪ Minimiza erros de prescrição. ▪ Manipulação mínima. ▪ Validade: 18 meses sem refrigeração.

Fonte: elaboração dos autores.

CONTROLES CLÍNICOS E LABORATORIAIS DURANTE A NUTRIÇÃO PARENTERAL

O Quadro 4 mostra os parâmetros clínicos e laboratoriais realizados durante a NP no período neonatal.

COMPLICAÇÕES METABÓLICAS DA NUTRIÇÃO PARENTERAL

O Quadro 5 descreve as principais complicações metabólicas decorrentes da utilização de NP.

QUADRO 4 Controles clínicos e laboratoriais durante a nutrição parenteral

	Período inicial	Período estável
Controle clínico		
Peso	Diário	Diário
Comprimento	Semanal	Semanal
Perímetro cefálico	Semanal	Semanal
Controle laboratorial em sangue		
Hemograma	Semanal	A critério
Glicemia (fita reagente)	1-2 x/dia	1x dia
Ureia e creatinina	1 x/semana	A cada 2 semanas
pH	1 x/semana	A cada 2 semanas
Eletrólitos	1 x/semana	A cada 2 semanas
Bilirrubina total e frações	1 x/semana	A cada 2 semanas
Enzimas hepáticas	1 x/semana	A cada 2 semanas
Triglicerídeos	1 x/semana	A cada 2 semanas
Controle laboratorial em urina		
pH	Diário	A critério
Glicosúria	Diário	A critério
Densidade	Diário	A critério

Fonte: Hartman (2018).

QUADRO 5 Complicações metabólicas da nutrição parenteral

Complicação	Prevenção
Hipertrigliceridemia: depende da quantidade e da velocidade de infusão	▪ Velocidade de fluxo menor que 0,17 g/hora. ▪ Diminuir o aporte.
Hipoglicemia e hiperglicemia	▪ Monitorização adequada. ▪ Adequar a velocidade de infusão de glicose.
Hiperazotemia	▪ Monitorização adequada. ▪ Ajuste no aporte proteico. ▪ Verificar *status* metabólico.
Colestase: depende do tempo de jejum, infecções e tipo de lipídio	▪ NE o mais precocemente possível. ▪ Uso de emulsões lipídicas com óleo de peixe?

NE: nutrição enteral.
Fonte: elaboração dos autores.

A NP está associada a maior incidência de sepse neonatal, especialmente quando utilizada através de CVC. No entanto, preocupa o aumento na incidência das infecções fúngicas em prematuros, especialmente pela *Candida* sp., que tem na emulsão lipídica seu substrato ideal. O rígido controle da cateter endovenoso, utilizando-a exclusivamente para infusão da NP, e o preparo das soluções, cujas modificações devem ser realizadas na farmácia sob técnica asséptica, além dos cuidados com as conexões e com o curativo dos cateteres, são fundamentais para minimizar o risco de complicações infecciosas.

CONCLUSÕES

A nutrição no período neonatal, especialmente a nutrição do RNPT de muito baixo peso, continua sendo um desafio, e o nascimento prematuro deve ser considerado uma urgência nutricional.

A NE é um método terapêutico extremamente valioso, desde que bem indicado. Essa modalidade nutricional, nas situações em que a nutrição enteral está contraindicada ou não pode ser utilizada em sua plenitude, exerce impacto positivo na sobrevida dos RN.

SUGESTÕES DE LEITURA

1. Embleton ND, Simmer K. Practice of parenteral nutrition in VLBW and ELBW infants. In: Koletzko B, Poindexter B, Uauy R (eds.). Nutritional care of preterm infants: scientific basis and practical guidelines. World Rev Nutr Diet. Basel: Karger. 2014;11:177-89.
2. Falcão MC, Feferbaum R. Terapia nutricional em neonatologia. In: Waitzberg DL (ed.). Nutrição oral, enteral e parenteral na prática clínica. Rio de Janeiro: Atheneu; 2017. p.1621-31.
3. Falcão MC, Haga C. Suporte nutricional no pós-operatório. In: Carvalho WB, Coletti Jr J, Koha W, Imamura JH (eds.). Rio de Janeiro: Atheneu; 2017. p.193-8.
4. Hartman C, Shamir R, Simchowitz V, et al.; ESPGHAN/Espen/ESPR/CSPEN Working Group on Pediatric Parenteral Nutrition. ESPGHAN/Espen/ESPR/CSPEN guidelines on pediatric parenteral nutrition: complications. Clin Nutr. 2018;37(6 Pt B):2418-29.

5. Jochum F, Moltu SJ, Senterre T, et al.; ESPGHAN/Espen/ESPR/CSPEN Working Group on Pediatric Parenteral Nutrition. ESPGHAN/Espen/ESPR/CSPEN guidelines on pediatric parenteral nutrition: fluid and electrolytes. Clin Nutr. 2018;37(6 Pt B):2344-53.
6. Joosten K, Embleton N, Yan W, Senterre T; ESPGHAN/Espen/ESPR/CSPEN Working Group on Pediatric Parenteral Nutrition. ESPGHAN/Espen/ESPR/CSPEN guidelines on pediatric parenteral nutrition: energy. Clin Nutr. 2018;37(6 Pt B):2309-14.
7. Lapillonne A, Fidler Mis N, Goulet O, et al.; ESPGHAN/Espen/ESPR/CSPEN Working Group on Pediatric Parenteral Nutrition. ESPGHAN/Espen/ESPR/CSPEN guidelines on pediatric parenteral nutrition: lipids. Clin Nutr. 2018;37(6 Pt B):2324-36.
8. Mesotten D, Joosten K, van Kempen A, Verbruggen S; ESPGHAN/Espen/ESPR/CSPEN Working Group on Pediatric Parenteral Nutrition. ESPGHAN/Espen/ESPR/CSPEN guidelines on pediatric parenteral nutrition: carbohydrates. Clin Nutr. 2018;37(6 Pt B):2337-43.
9. Mihatsch W, Fewtrell M, Goulet O, et al.; ESPGHAN/Espen/ESPR/CSPEN Working Group on Pediatric Parenteral Nutrition. ESPGHAN/Espen/ESPR/CSPEN guidelines on pediatric parenteral nutrition: calcium, phosphorus and magnesium. Clin Nutr. 2018;37(6 Pt B):2360-5.
10. Mihatsch WA, Braegger C, Bronsky J, et al. ESPGHAN/Espen/ESPR/CSPEN guidelines on pediatric parenteral nutrition. Clin Nutr. 2018;37(6 Pt B):2303-5.
11. van Goudoever JB, Carnielli V, Darmaun D, Sainz de Pipaon M; ESPGHAN/Espen/ESPR/CSPEN Working Group on Pediatric Parenteral Nutrition. ESPGHAN/Espen/ESPR/CSPEN guidelines on pediatric parenteral nutrition: amino acids. Clin Nutr. 2018;37(6 Pt B):2315-23.

Seção IV

Nutrologia na criança gravemente doente

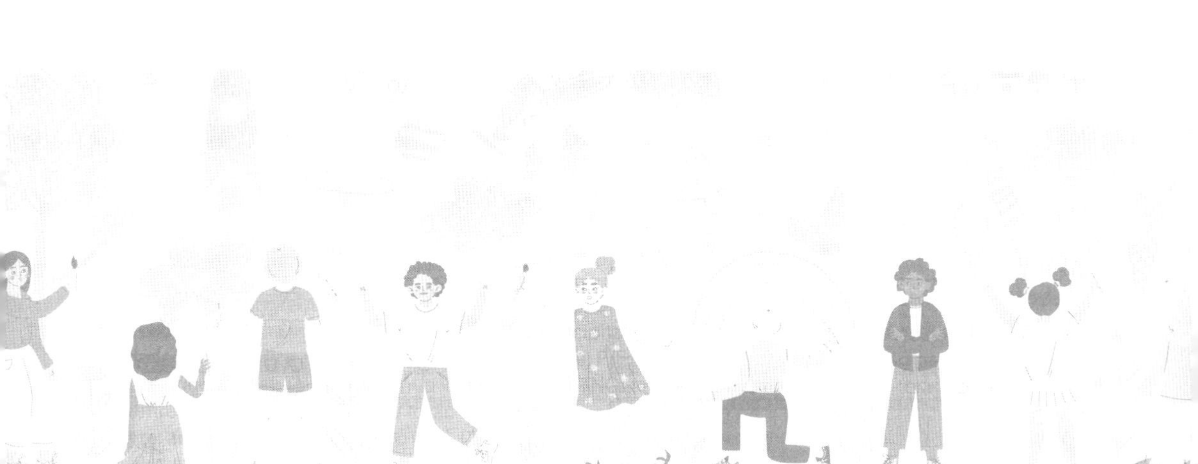

30

Alterações metabólicas na criança gravemente doente

Artur Figueiredo Delgado

PONTOS-CHAVE DESTE CAPÍTULO

- Alterações metabólicas secundárias à reação inflamatória sistêmica na criança gravemente doente.
- Relação entre sistema imune/reação inflamatória/estado nutricional no paciente gravemente doente.
- Substratos energéticos utilizados na situação de estresse.
- Complexidade da resposta metabólica e o envolvimento de vários sistemas orgânicos na criança e no adolescente gravemente doentes.

INTRODUÇÃO

As alterações metabólicas do paciente gravemente doente provocam profundas modificações que induzem ao hipercatabolismo proteico (marca metabólica do paciente com resposta inflamatória sistêmica). A intensidade das alterações metabólicas e o tipo de substrato utilizado podem ser significativamente diferentes entre adultos e crianças.

Neste capítulo, serão resumidos os fatores que desencadeiam a sequência de eventos da reação inflamatória e as consequências para as alterações metabólicas do paciente gravemente doente.

RESPOSTA INFLAMATÓRIA DO PACIENTE GRAVEMENTE DOENTE E INTERAÇÃO COM O SISTEMA IMUNE

Muitas das alterações metabólicas que ocorrem no paciente gravemente doente são comuns a várias condições clínicas, como politrauma, sepse ou outras situações em que há síndrome da resposta inflamatória sistêmica (SIRS).

Frequentemente os sinais e sintomas que ocorrem após infecção, como febre, perda do apetite, letargia, balanço de nitrogênio e de minerais negativos, são causados direta e/ou indiretamente por ações de citocinas pró-inflamatórias.

O fator desencadeante mais conhecido de toda a cadeia inflamatória é o lipopolissacáride, que estimula a liberação de uma proteína ligadora produzida no fígado com posterior ligação desse complexo aos receptores de membrana TLR 4 e 8 (*tolllike receptors* 4 e 8). As citocinas agem de forma apócrina, parácrina e endócrina e modificam várias atividades do sistema imune (proliferação celular, quimiotaxia, mudança de classe de anticorpos).

As citocinas também estimulam a síntese de moléculas oxidantes potentes (peróxido de hidrogênio, óxido nítrico, radical hidroxil, ácido hipocloroso e ânions superóxido), que podem romper a integridade celular do microrganismo invasor. Os processos bioquímicos intra e extracelulares de um paciente infectado são alterados, assegurando que o sistema imune receberá nutrientes, por meio de processos endógenos, para a manutenção do trabalho metabólico.

A elevação da temperatura cria um verdadeiro ambiente hostil para o agente infeccioso invasor. As alterações na temperatura corpórea são mediadas pela interação de citocinas pró-inflamatórias com neurônios especializados no hipotálamo. A interação das citocinas com essa região cerebral também está relacionada à anorexia, que pode ser transitória ou prolongada, como nas infecções crônicas (p. ex., tuberculose) ou nas neoplasias. Há evidência de que o hormônio regulatório leptina, que é produzido e liberado pelo tecido adiposo, é estimulado pelo fator de necrose tumoral sem que haja comprovação do papel da leptina na perda de peso encontrada nos casos de câncer.

As proteínas de função especializada, chamadas de fase aguda, têm sua ação principal no auxílio ao sistema imune contra os patógenos invasores e na proteção dos tecidos que não foram acometidos, estando com a síntese aumentada pelo fígado. Assim, há desvio para a produção dessas proteínas em relação a outras, como albumina sérica, proteína ligada ao retinol e transferrina. Essas também podem ser chamadas proteínas de fase aguda negativas, e as concentrações frequentemente são consideradas indicadoras do estado nutricional. Contudo, a redução nas concentrações de albumina, que ocorre durante a infecção ou o processo inflamatório, é comumente mal interpretada como um sinal de verdadeira deficiência proteica, complicando a avaliação do estado nutricional do paciente. Por isso, em uma avaliação laboratorial com valores reduzidos de albumina, pode haver a presença de uma resposta inflamatória sistêmica.

O prolongamento da resposta inflamatória exercerá efeito deletério no estado nutricional do paciente. O estado nutricional e o sistema imune se influenciam mutuamente. As ações do sistema imune exercem, potencialmente, influência negativa no estado nutricional, e as alterações na oferta de nutrientes modulam a intensidade de várias atividades do sistema imune. Estudos experimentais e observações clínicas têm revelado que, em muitos aspectos, a resposta imune pode ser modificada pela melhora da ingestão proteica, em geral, de aminoácidos específicos, lipídios e micronutrientes.

RESPOSTA INFLAMATÓRIA E DESNUTRIÇÃO HOSPITALAR

Vários estudos mostram que a desnutrição energético-proteica é frequente em pacientes pediátricos hospitalizados e pode atingir índices superiores a 50%. Os fatores de risco relacionados com a desnutrição de crianças hospitalizadas são idade inferior a 6 meses, baixo peso ao nascimento, histórico de prematuridade, baixo grau de escolaridade materna, renda familiar inferior a 2 salários-mínimos, saneamento básico domiciliar inadequado e histórico de diarreia. Outro fator de risco para desnutrição é a doença crônica.

A desnutrição, principalmente a subnutrição durante o período de internação, adquire maior gravidade em lactentes. Estudo recente mostrou que crianças brasileiras internadas em hospitais públicos apresentaram evolução nutricional insatisfatória, com perda ponderal significativa. A possibilidade de subnutrição durante o período de internação em unidades de terapia intensiva (UTI) pediátricas é enfatizada há décadas e, quanto maior o número de órgãos com disfunção, mais acelerado será esse processo.

A sepse e o choque séptico são causas importantes de morbimortalidade em terapias intensivas pediátricas. A liberação de mediadores inflamatórios nesses casos, principalmente de interleucinas (IL) 6 e 8 e de fator de necrose tumoral alfa (TNF-alfa), pode induzir intenso catabolismo proteico, deteriorando a condição nutricional já inadequada. Em terapias intensivas pediátricas com nível de atendimento terciário, em que uma doença de base frequentemente está presente, a subnutrição durante o período de internação é significativa, podendo apresentar incidência superior a 50% em estudos nacionais (Quadro 1).

ALTERAÇÕES METABÓLICAS NO PACIENTE GRAVEMENTE DOENTE

Os mediadores pró-inflamatórios provocam aumento no gasto energético de repouso, liberação de aminoácidos do músculo para o fígado, estimulação da neoglicogênese e significativa alteração na síntese hepática de proteínas, com predomínio daquelas relacionadas com a resposta inflamatória aguda, como o fibrinogênio e a proteína C-reativa. A proteína muscular é catabolizada para fornecer aminoácidos para a síntese de novas células e para as reações no sistema imune. Além disso, aminoáci-

QUADRO 1 Principais citocinas pró-inflamatórias e os efeitos na lesão tecidual e sepse

Citocinas	Local de produção	Células-alvo	Principais ações
Interleucinas-1 (IL-1) alfa e beta	Monócitos, macrófagos, astrócitos, células epiteliais, endotélio, fibroblastos, células dendríticas	Timócitos, neutrófilos, células T e B, músculo esquelético, hepatócitos, osteoblastos	Imunorregulação, inflamação, síntese de proteínas de fase aguda, febre, anorexia, proteólise muscular, reabsorção óssea, estímulo à neoglicogênese e à lipólise
Interleucina-6	Macrófagos, células T, fibroblastos, algumas células B	Células T e B, timócitos, hepatócitos	Síntese de proteínas de fase aguda, diferenciação de células imunes
TNF-alfa	Macrófagos, mastócitos, linfócitos, adipócitos	Fibroblastos, endotélio, músculo esquelético, hepatócitos, osteoblastos	Semelhante à IL-1 beta

IL-1: interleucina 1; TNF-alfa: fator de necrose tumoral alfa.
Fonte: adaptação de Borish e Steinke (2003).

dos são convertidos em glicose (um combustível preferencial para o sistema imune em situação de estresse).

Entretanto, o prolongamento da resposta inflamatória exercerá um efeito deletério no estado nutricional do paciente. Várias citocinas pró-inflamatórias (TNF-alfa, IL-1-beta, IL 6 e 8 etc.) induzem aumento da liberação de leptina, causando anorexia nos pacientes desnutridos e/ou infectados, a exemplo do que ocorre com outros pacientes submetidos ao estresse. Os pacientes com maior evidência de apoptose, assim como os com morte celular não programada, teriam amplo predomínio dos mediadores pró-inflamatórios em relação aos anti-inflamatórios.

As reservas energéticas da criança são reduzidas se comparadas às do adulto. As necessidades energéticas para os processos metabólicos celulares são supridas pela degradação de compostos contendo fosfato, principalmente o trifosfato de adenosina (ATP). Tais compostos raramente estão disponíveis para estoque, com necessidade de síntese contínua. Os hidratos de carbono, as gorduras e os aminoácidos representam os principais substratos para a formação de ATP.

Nos recém-nascidos pré-termo (RNPT), a taxa metabólica basal (TMB) é mais baixa e aumenta lentamente durante o primeiro mês de vida, quando comparada à dos recém-nascidos a termo (RNT). O paciente gravemente doente apresenta, em geral, a TMB aumentada, diferentemente de adultos.

As crianças em ventilação mecânica podem ter o gasto energético em repouso aumentado em 48%, com balanço nitrogenado que se correlaciona adequadamente com a oferta calórica e proteica. Esse estado hipermetabólico traduz a resposta generalizada do organismo, que é iniciada e perpetuada pela combinação de estímulos hormonais, neurais e ambientais e cuja resultante é o aumento progressivo no metabolismo dos hidratos de carbono, gorduras e proteínas, proporcional à gravidade da agressão corpórea. A Figura 1 resume os efeitos metabólicos da resposta inflamatória sistêmica.

Nas crianças gravemente doentes, a depleção muscular pode estar associada à biossíntese diminuída (hipoanabolismo), à proteólise aumentada (hipercatabolismo) ou à concomitância de ambas, levando a rápida atrofia muscular. Nos estados hipercatabólicos, ocorre ativação de vários mediadores

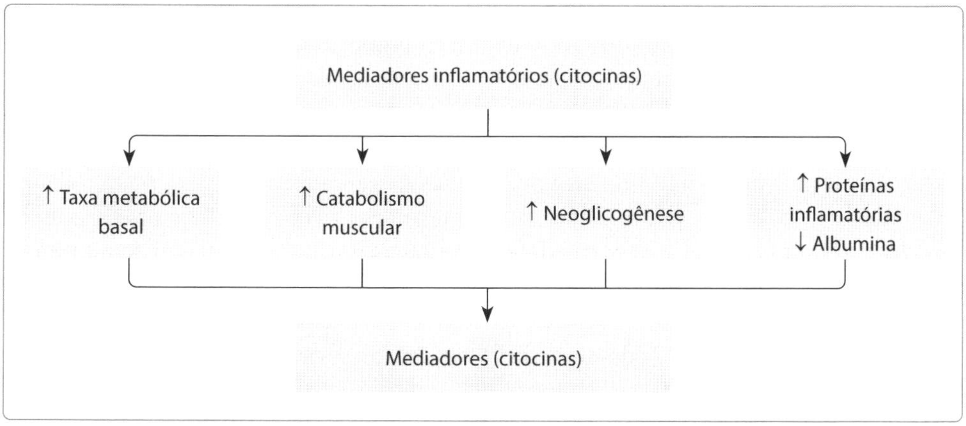

FIGURA 1 Ação dos mediadores inflamatórios na resposta metabólica.
Fonte: elaboração do autor.

da resposta inflamatória e de proteases intracelulares específicas, resultando em perda de massa muscular. A anorexia e a baixa ingestão alimentar também contribuem significativamente para a subnutrição nesses pacientes. As citocinas provocam anorexia por ação direta no sistema nervoso central.

Alterações endócrinas significativas ocorrem durante a resposta inflamatória sistêmica. Há redução no estímulo anabólico ao crescimento, incluindo redução na produção de testosterona e resistência à insulina. A despeito do aumento nos níveis do hormônio do crescimento, que eleva a mobilização de gordura e estimula a neoglicogênese, esse hormônio não consegue aumentar a produção hepática de IGF-1 (parte ativa da ação hormonal). Adicionalmente à resistência à insulina no metabolismo dos carboidratos, há aumento na produção hepática de glicose e reduzida utilização pelo músculo esquelético.

Essas alterações metabólicas, embora pareçam prejudiciais, podem ser benéficas durante a resposta inflamatória sistêmica. Todas as alterações determinam elevação na glicemia. A glicose é o combustível metabólico ideal, que, não apresentando qualquer incompatibilidade de carga ou proporções da molécula, é facilmente difusível para dentro das células do sistema imune. A glicose pode ser oxidada e os produtos decorrentes são facilmente excretados (dióxido de carbono e água), ou pode ser unicamente metabolizada para produzir ATP, sem a necessidade de oxigênio, por glicólise anaeróbica. Este último processo será particularmente importante nos tecidos isquêmicos, macrófagos e fibroblastos.

A glutamina, que é liberada do músculo em resposta à ação das citocinas, é importante para as células do sistema imune e outras com rápido mecanismo de divisão celular. Adicionalmente, a geração de íons amônio, em consequência da deaminação da glutamina, influenciará no equilíbrio acidobásico.

Os efeitos indiretos da ação das citocinas são mediados por ações nas glândulas adrenais e no pâncreas endócrino, resultando na elevação das secreções dos hormônios catabólicos, como adrenalina, noradrenalina, glicocorticoides e glucagon. A menor sensibilidade à insulina ocorre concomitantemente ao estado catabólico. A proteína muscular é catabolizada para fornecer aminoácidos para a síntese de novas células e proteínas para o sistema imune. Além disso, os aminoácidos são convertidos em glicose. A extensão desse processo pode ser demarcada pelo aumento da excreção de ureia urinária de 9 g/dia em um processo infeccioso de menor gravidade a 20 a 30 g/dia, seguindo queimaduras extensas ou traumas graves.

As gorduras são catabolizadas e os ácidos graxos liberados fornecem substrato para a demanda aumentada do paciente infectado (a taxa metabólica basal aumenta cerca de 13% para cada 1°C de elevação na temperatura corpórea).

Alterações significativas ocorrem na concentração de cátions plasmáticos, como ferro, cobre e zinco. Essas modificações nas concentrações de ferro e zinco são frequentemente interpretadas de forma incorreta como indicativas de deficiência de minerais, mas na verdade são secundárias à redistribuição desses elementos no organismo, na tentativa de diminuir a oferta de nutrientes disponíveis para os agentes infecciosos ou para suprir aspectos benéficos da resposta inflamatória sistêmica de órgãos específicos. Contudo, a deficiência de micronutrientes pode ser precipitada pela infecção, como ocorre quando há perda urinária desses elementos. As deficiências de zinco, ferro e cobre podem ter efeitos deletérios na função imune em geral e nos processos de cicatrização.

Na disfunção orgânica múltipla frequentemente ocorre liberação de moléculas advindas de dano tecidual e de toxinas relacionadas aos agentes infecciosos, além de redução da produção de fatores protetores mitocondriais, levando à perpetuação do processo inflamatório e prejudicando as funções endotelial, epitelial, imune e mitocondrial/homeostase celular. Essas modificações necessitam de fornecimento energético eficiente, que mobilizará estoques de macro e micronutrientes.

CONCLUSÕES

As respostas adrenérgica, hormonal e inflamatória provocam modificações no metabolismo intermediário, promovendo catabolismo proteico.

A desnutrição moderada a grave é frequente nas crianças gravemente doentes.

As deficiências de macro e micronutrientes, secundárias ao estresse, ocorrem no paciente gravemente doente.

SUGESTÕES DE LEITURA

1. Albert BD, Spolidoro GC, Mehta NM. Metabolism and energy prescription in critically ill children. Minerva Anestesiol. 2021;87(9):1025-33.
2. Borish LC, Steinke JW. 2. Cytokines and chemokines. J Allergy Clin Immunol. 2003;111(2 Suppl):S460-75.
3. De Cosmi V, Milani GP, Mazzocchi A, et al. The metabolic response to stress and infection in critically ill children: the opportunity of an individualized approach. Nutrients. 2017;9(9):1032.
4. Delgado AF, Okay TS, Leone C, et al. Hospital malnutrition and inflammatory response in critically ill children and adolescents admitted to a tertiary intensive care unit. Clinics (Sao Paulo). 2008;63(3):357-62.
5. Joosten KFM, Eveleens RD, Verbruggen SCAT. Nutritional support in the recovery phase of critically ill children. Curr Opin Clin Nutr Metab Care. 2019;22(2):152-8.
6. Joosten KF, Kerklaan D, Verbruggen SC. Nutritional support and the role of the stress response in critically ill children. Curr Opin Clin Nutr Metab Care. 2016;19(3):226-233.
7. Martinez EE, Mehta NM. Nutrition therapy and outcomes in hospitalized children. JPEN J Parenter Enteral Nutr. 2021;45(7):1392-4.
8. Martinez EE, Mehta NM. The science and art of pediatric critical care nutrition. Curr Opin Crit Care. 2016;22(4):316-24.
9. McMillan D, Maguire D, Talwar D. Relationship between nutritional status and the systemic inflammatory response: Micronutrients. Proc Nutr Soc. 2019;78(1):56-67.
10. Orellana RA, Coss-Bu JA. Metabolic alterations in the critically ill child: a narrative review. Pediatr Med. 2021;4:8.
11. Ventura JC, Hauschild DB, Barbosa E, et al. Undernutrition at Picu admission is predictor of 60-day mortality and Picu length of stay in critically ill children. J Acad Nutr Diet. 2020;120(2):219-29.

31
Sarcopenia e mobilização

Ana Lucia Capelari Lahóz
Leonardo Rocha Fernandes

PONTOS-CHAVE DESTE CAPÍTULO

- Causas e fisiopatologia da fraqueza muscular adquirida na unidade de terapia intensiva (UTI).
- Principais métodos indicados para avaliar a força muscular e a funcionalidade do paciente pediátrico.
- Importância da mobilização do paciente pediátrico gravemente doente na UTI.

INTRODUÇÃO

Os avanços tecnológicos e a equipe multiprofissional especializada reduziram a taxa de mortalidade na unidade de terapia intensiva pediátrica (UTIP), porém muitas vezes à custa de maior incidência de complicações decorrentes da permanência prolongada na unidade, com redução da funcionalidade do paciente e de sua qualidade de vida, mesmo após a alta hospitalar.

A imobilização e a restrição no leito acarretam redução da movimentação e da experimentação com o meio ambiente, gerando deterioração da função motora, principalmente naquelas crianças em suporte ventilatório prolongado. Sabe-se que a fraqueza muscular adquirida em UTI com acometimento dos músculos periféricos e respiratórios, de forma generalizada, é multifatorial e parece ter relação com o imobilismo, a síndrome da resposta inflamatória sistêmica (SRIS), distúrbios hidroeletrolíticos, insuficiência renal, ventilação mecânica prolongada e o uso de bloqueadores neuromusculares, principalmente associados aos corticoides.

Os mecanismos fisiopatológicos envolvidos na fraqueza muscular adquirida em UTI são uma combinação de alterações estruturais e funcionais nos nervos e músculos. No tecido neural, agentes agressores como a resposta inflamatória e a hiperglicemia aumentam a permeabilidade da membrana, com consequente entrada de agentes citotóxicos, ocasionando edema, processo inflamatório e consequente degeneração axonal. No músculo, é identificada uma perda proteica precoce, principalmente da miosina, tendo como principais causas a inflamação, a imobilização, a resposta endócrina ao estresse, a desnutrição, a alteração da microcirculação e a degeneração de nervos. Outras alterações, descritas como disfunção de canais de sódio, alterações da homeostase do cálcio intracelular e falência bioenergética pelo estresse oxidativo, ocasionam redução tanto da excitabilidade da membrana como da contratilidade muscular.

A sarcopenia foi descrita em 1989 pela primeira vez por Irwin Rosemberg e significa progressiva e generalizada perda de massa muscular esquelética, força e função muscular, ocorrendo frequentemente em crianças durante internação em UTIP; quando presente, está ligada a prognósticos piores e eventos adversos. A desnutrição, o catabolismo decorrente da resposta inflamatória sistêmica, a imobilização e a insuficiência de nutrientes ofertados são os principais contribuintes, e sem dúvida levarão à perda da funcionalidade da criança.

Assim, a avaliação da massa e da força muscular é importante, pois sua deterioração relaciona-se a pior prognóstico nos pacientes gravemente doentes. Em estudo realizado em lactentes com atresia de vias biliares submetidos a transplante de fígado, houve uma associação negativa entre sarcopenia, infecções e fraturas no pré-operatório, além de maiores tempos de internação na UTIP e hospitalar e maior tempo de ventilação mecânica no pós-operatório, naqueles pacientes com menor área de psoas identificada por meio da tomografia computadorizada (TC) de abdome.

É por isso que preservar a massa corpórea magra deve ser um dos objetivos a serem perseguidos pela equipe multiprofissional, o que nem sempre é uma tarefa fácil. Além disso, avaliar a sarcopenia é essencial antes de instituir uma terapia nutricional (TN) e intervenções de mobilização e reabilitação, que estão intimamente ligadas a menores tempos de internação e de ventilação mecânica, e que melhoram a circulação e a capacidade física, sendo seguras e efetivas na população pediátrica.

MÉTODOS DE AVALIAÇÃO DA SARCOPENIA E FUNCIONALIDADE

Normalmente a equipe multiprofissional pode lançar mão de exames específicos para avaliar a massa e a força muscular do paciente em terapia intensiva, embora ainda haja pouca padronização na população pediátrica, conforme será descrito a seguir.

Avaliação antropométrica

Apesar de serem facilmente realizadas em UTIP com base na circunferência braquial (CB), área muscular do braço e prega cutânea tricipital, ainda há poucos estudos nos doentes graves, com poucos métodos validados e objetivos para a população pediátrica, que apresenta ampla faixa etária.

Tomografia computadorizada e ressonância magnética

São excelentes para avaliar a massa corporal do paciente, porém o encaminhamento e o transporte do paciente gravemente doente para a realização desses exames não constituem tarefa simples e muitas vezes podem ser contraindicados. Além disso, são exames que levam a exposição à radiação, têm alto custo e podem necessitar de sedação da criança, caso não haja sua colaboração.

Densitometria corporal por dupla absorção de raios X (Dexa)

É útil e eficaz para análise quantitativa da massa muscular e tem baixa exposição à radiação, porém não pode ser realizada à beira-leito, sendo difícil sua realização no paciente gravemente doente.

Bioimpedância elétrica (BIA)

Tem baixo custo, pode ser realizada à beira-leito, é capaz de estimar a composição corporal, porém sua precisão pode estar comprometida no paciente gravemente doente por alguns fatores, como quantidade de tecido adiposo, sobrecarga hídrica e temperatura da pele, situações normalmente alteradas nesse tipo de paciente.

Ultrassonografia muscular (USGM)

Demonstrou ser um método fidedigno para realizar medidas de massa muscular com acurácia similar à TC e à ressonância magnética (RM), com a vantagem de ser isenta de radiação, ter baixo custo, estar disponível à beira-leito, ser não invasiva, indolor e praticamente sem contraindicações, características ideais para o cenário da terapia intensiva.

A USGM permite uma visualização com fácil distinção entre os tecidos muscular e subcutâneo, permitindo a mensuração direta do músculo (Figura 1). Tem sido uma ferramenta muito útil para detectar mudanças na massa muscular dos indivíduos na UTIP, conforme observado no estudo de Figueiredo

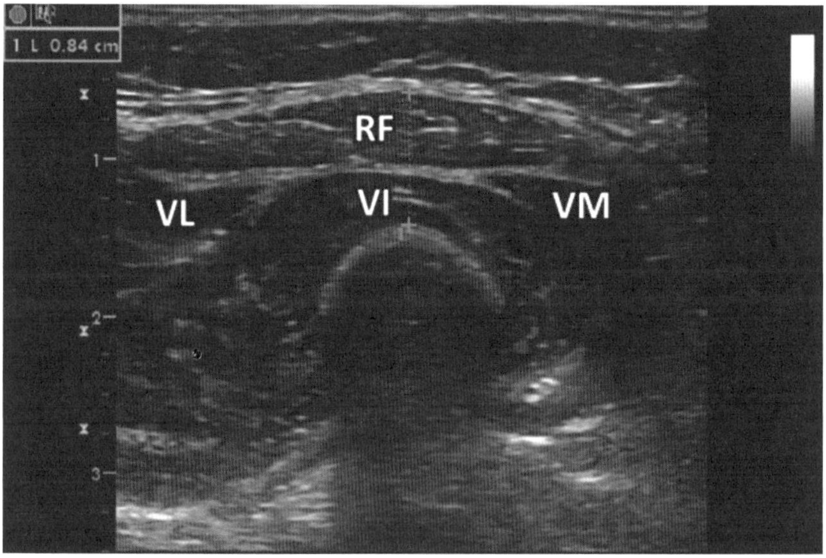

FIGURA 1 Medida ultrassonográfica da espessura do músculo quadríceps femoral (secção transversal realizada com transdutor linear).
RF: reto femoral; VI: vasto intermédio; VL: vasto lateral; VM: vasto medial.
Fonte: de Figueiredo et al. (2021).

et al., no qual, após 7 e 14 dias de internação, observou-se redução da espessura do quadríceps femoral associada à redução das medidas antropométricas de circunferência do braço, relacionadas a baixa ingestão proteica em 119 pacientes pediátricos.

Alguns fatores podem ser limitantes para o uso da USGM na pediatria, como as dimensões anatômicas menores, que podem dificultar a identificação das alterações musculares em comparação aos adultos. Somam-se a isso possíveis equívocos na observação da perda muscular, já que a quantidade de pressão aplicada com o transdutor no grupo muscular a ser mensurado pode alterar a espessura muscular, reforçando a importância do treinamento para a realização desse exame nessa população.

Medical Research Council (MRC)

É uma ferramenta validada para os adultos e ainda sem validação para a pediatria, capaz de avaliar de forma sistematizada a força muscular periférica em movimentos padronizados. Para os adultos, a pontuação abaixo de 48 indica presença de fraqueza muscular, e pontuação abaixo de 36 está relacionada a fraqueza muscular severa. Entretanto, ainda não há um ponto de corte específico para a população pediátrica. É um método de avaliação que depende da colaboração do paciente, o que pode ser limitante para pacientes sedados ou sem compreensão para a realização desse teste.

Dinamometria

A força de preensão palmar (*handgrip*) é uma estratégia para mensurar a força muscular periférica, e tem sido relacionada com a funcionalidade global do paciente. Há descrição de valores normativos para a população pediátrica. Em média, crianças saudáveis têm valores de normalidade de 12 kgf e adolescentes saudáveis, de 30 kgf, estando sua redução relacionada à diminuição da funcionalidade física com atraso da recuperação da doença e piores desfechos clínicos. Sua realização depende da colaboração da criança, sendo difícil sua avaliação em indivíduos sedados e não cooperativos.

Força muscular respiratória

Há diversas técnicas, volitivas ou não volitivas, para sua mensuração em crianças, com ou sem suporte ventilatório, com valores normativos para a população pediátrica. Essas técnicas são utilizadas para o cálculo da carga necessária para o treinamento muscular respiratório.

Testes funcionais

Nem sempre são fáceis de serem realizados no ambiente da UTI e precisam de estabilidade clínica do paciente e sua colaboração, não sendo possível a realização de muitos desses testes com o paciente em suporte ventilatório invasivo; entretanto, são testes padronizados e reprodutíveis. São úteis para a avaliação da capacidade física e da funcionalidade, e podem auxiliar na identificação de dessaturação do paciente durante o exercício.

Dentro dessa categoria, podem-se citar os seguintes testes, entre outros:

- Teste *Timed Up and Go* (TUG), para avaliar a mobilidade funcional e o equilíbrio dinâmico, com valores normativos para a população pediátrica já estabelecidos, com tempo médio de execução de 6,7 a 7,1 segundos.
- Teste de caminhada de 6 minutos para avaliação da distância percorrida e das

alterações da frequência cardíaca, saturação de oxigênio e percepção de esforço.

- *Shuttle Test* modificado (STM), que tem como desfecho principal a distância percorrida em metros e em porcentagem do previsto e também tem valores de normalidade para a população pediátrica brasileira.

Escalas de desenvolvimento neuropsicomotor

Podem ser uma estratégia para avaliar possíveis atrasos motores em crianças menores de 6 anos, utilizando marcos motores e habilidades específicas para cada idade. Outro instrumento para avaliação funcional em pacientes internados, de fácil aplicação, multiprofissional, traduzido para o português e que abrange faixa etária ampla, é a Escala de Estado Funcional (FSS – *Pediatric Functional Status Scale*). Sua aplicação engloba vários domínios e norteia o plano terapêutico e o tipo de atividade a ser realizada com a criança de acordo com a pontuação total observada (Quadro 1).

Assim, independentemente do instrumento escolhido, é importante agregar medidas de força muscular e funcionalidade, já que juntos terão impacto no desenvolvimento neuropsicomotor, especialmente nos pacientes crônicos e na indicação da melhor estratégia de reabilitação.

QUADRO 1 Escala de Estado Funcional Pediátrica (FSS)

	1	2	3	4	5
	Normal	**Disfunção leve**	**Disfunção moderada**	**Disfunção severa**	**Disfunção muito severa**
Estado mental	Sono/vigília normal; responsividade apropriada	Sonolento, mas desperta mediante barulho/toque/movimento e/ou períodos de não responsividade social	Letárgico e/ou irritável	Mínimo despertar mediante estímulos (estupor)	Não responsivo e/ou coma e/ou estado vegetativo
Sensorial	Audição e visão preservadas e responsivo ao toque	Suspeita de perda auditiva ou suspeita de perda visual	Não reativo a estímulos auditivos OU não reativo a estímulos visuais	Não reativo a estímulos auditivos E não reativo a estímulos visuais	Resposta anormal ao toque ou à dor
Comunicação	Vocalização apropriada quando não chorando, expressão facial interativa ou gestos	Vocalização, expressão facial e/ou responsividade social reduzidas	Ausência de comportamento de atenção para interação ou comunicação	Sem demonstração de desconforto	Ausência de comunicação

(continua)

QUADRO 1 Escala de Estado Funcional Pediátrica (FSS) (*continuação*)

	1	2	3	4	5
	Normal	**Disfunção leve**	**Disfunção moderada**	**Disfunção severa**	**Disfunção muito severa**
Função motora	Movimentos corporais coordenados, controle muscular normal e consciência da ação e por que está sendo feita	Um membro funcionalmente prejudicado	Dois ou mais membros funcionalmente prejudicados	Pouco controle de cabeça	Espasticidade difusa, paralisia, postura de descerebração/ decorticação
Alimentação	Todos os alimentos consumidos por via oral, com ajuda apropriada para a idade	Nada por VO ou necessita de ajuda para alimentação, inapropriada para a idade	Alimentação oral e por sonda	Nutrição por sonda com ou sem nutrição parenteral	Somente nutrição parenteral
Respiração	Respirando em ar ambiente, sem qualquer suporte artificial	Recebendo oxigênio e/ou aspiração	Traqueostomia	Ventilação não invasiva (Cpap/Bipap) em partes do dia ou em todo o dia e/ou suporte ventilatório mecânico invasivo em parte do dia	Suporte ventilatório invasivo em todo o dia e à noite

Nota da interpretação da escala: cada domínio pode ser pontuado de 1 (normal) a 5 (disfunção muito grave). Classificação: disfunção adequada (6-7 pontos), disfunção leve (8-9 pontos), disfunção moderada (10 15 pontos), disfunção grave (16-21 pontos) e disfunção muito grave (21-30 pontos). Pode ser utilizada para os pacientes pediátricos a partir de 1 ano de vida, naqueles internados tanto na terapia intensiva quanto na enfermaria.
Bipap: pressão positiva nas vias aéreas a dois níveis; Cpap: pressão positiva contínua nas vias aéreas; VO: via oral.
Fonte: Pereira et al. (2019).

MOBILIZAÇÃO DO PACIENTE NA UNIDADE DE TERAPIA INTENSIVA PEDIÁTRICA

A mobilização tem sido cada vez mais presente e necessária para evitar ou minimizar os desfechos desfavoráveis do imobilismo durante a internação do paciente pediátrico na UTIP.

A mobilização é um dos eixos do *Bundle ABCDEFGH* (Quadro 2), um pacote de cuidados tendo sempre como foco o cuidado centrado no paciente, com o envolvimento da família, para prevenir a fraqueza muscular adquirida na UTI e a síndrome pós-cuidados intensivos (Quadro 2).

As crianças internadas na UTIP podem permanecer muito tempo acamadas e

QUADRO 2 Componentes do *Bundle ABCDEFGH*

Bundle ABCDEFGH	
A	***Assess, prevent and manage pain*** (avaliar, prevenir e tratar a dor)
B	***Both spontaneous awakening and breathing trials*** (protocolo desmame de ventilação mecânica e Teste de Respiração Espontânea)
C	***Choice of analgesia and sedation*** (protocolos de sedação com redução da sedação quando possível)
D	***Delirium: assess, prevent, manage*** (medidas farmacológicas e não farmacológicas para prevenção de *delirium*, avaliação e tratamento quando presente)
E	***Early mobilization*** (implantar protocolo de mobilização, iniciar mobilização em menos de 72 horas de internação, envolver a família)
F	***Family engagement and empowerment*** (envolver a família nos cuidados de enfermagem, na mobilização da criança e no planejamento e metas terapêuticas do paciente)
G	***Good nutrition and good sleep*** (alimentação enteral precoce com oferta calórica adequada, manter período de sono durante a internação)
H	***Home care*** (continuidade do cuidado pós-alta hospitalar, cuidado com a síndrome pós-cuidados intensivos)

Fonte: Wieczorek et al. (2016).

por longo período de inatividade no leito, tornando-se suscetíveis aos efeitos indesejados do imobilismo, o que, em conjunto com sua doença de base (e complicações), pode levar a alterações importantes do desenvolvimento neuropsicomotor e/ou fraqueza muscular.

A mobilização deve incluir atividades programadas de acordo com a faixa etária da criança e seu desenvolvimento neuropsicomotor, a força muscular de membros superiores e inferiores, com o objetivo de manter ou restabelecer a força muscular ou uma função. Deve ser escolhida de forma individualizada e pode incluir desde o posicionamento terapêutico e atividades passivas, exercícios progressivos de transferências de decúbito no leito, transferências para posturas antigravitacionais no leito, transferências para fora do leito (poltrona ou ortostatismo), exercícios de treino de equilíbrio em ortostatismo e atividades pré-marcha (deslocamento lateral do centro de gravidade, marcha estacionária) até atividades de ortostatismo e deambulação, sempre com foco nas atividades de vida diária.

Dessa forma, de maneira sistematizada, progressiva e de forma lúdica, devem-se iniciar as atividades com exercícios passivos para a manutenção da amplitude de movimento e da mobilidade articular, exercícios ativos ou ativos assistidos com utilização de equipamentos e dispositivos auxiliares, se necessário, além de exercícios resistidos com critérios de segurança claros para que não ocorra nenhum evento adverso.

Para que haja sucesso com o programa de mobilização, o envolvimento de toda a equipe multidisciplinar é primordial. Esta, em conjunto com o paciente e a família, deve traçar as melhores estratégias para a realização dos exercícios físicos e das atividades terapêuticas.

Algumas barreiras devem ser identificadas para que o programa seja efetivo e tenha sucesso, podendo estar relacionadas ao paciente, ao processo ou ainda ser de ordem organizacional e/ou cultural (Quadro 3). Entretanto, independentemente da atividade a ser escolhida, a segurança do paciente deve ser prioritária (Quadro 4), evitando a piora clínica e eventos adversos, como a perda de dispositivos e possíveis quedas.

A comunicação é um ponto-chave para que o plano terapêutico e as metas estejam muito claras e sejam atingidas, com reavaliações periódicas.

QUADRO 3 Possíveis barreiras identificadas para o protocolo de mobilização do paciente em UTIP

Barreiras para a mobilização	
Paciente	▪ Gravidade da doença. ▪ Instabilidade geral. ▪ Dor e sedação profunda. ▪ *Delirium*. ▪ Falta de motivação e recusa do paciente. ▪ Número de acessos e dispositivos. ▪ Heterogeneidade da população pediátrica.
Organizacionais	▪ Número adequado de profissionais. ▪ Carga de trabalho excessiva. ▪ Falta de programação e de protocolo de mobilização. ▪ Ausência de critério de escolha dos pacientes. ▪ Equipamento limitado. ▪ Alta precoce.
Culturais	▪ Mobilização não ser prioridade da equipe. ▪ Desconhecimento da família e do paciente em relação à mobilização. ▪ Falta de apoio e engajamento dos profissionais.
Processo	▪ Falta de planejamento e coordenação. ▪ Falta de ronda diária com o planejamento das atividades pela equipe multiprofissional envolvida.

UTIP: unidade de terapia intensiva pediátrica.
Fonte: Kho et al. (2023).

QUADRO 4 Critérios de segurança para realização da mobilização do paciente em UTIP

Critério cardiovascular	▪ PAS com variabilidade de 20%. ▪ Ausência de arritmia ou disfunção cardíaca grave. ▪ Uso de DVA em dose baixa ou sem DVA.
Critério respiratório	▪ Sem risco de extubação não planejada. ▪ $FiO_2 \leq 60\%$, Peep ≤ 10 cmH_2O, $SatO_2 \geq 90\%$, ventilação convencional. ▪ Sem hipertensão pulmonar grave. ▪ Sem desconforto respiratório excessivo.
Outros critérios	▪ Hemoglobina > 7 mg/dL e plaquetas acima de 20.000 mm^3. ▪ Sem sangramento ativo. ▪ Glicemia controlada. ▪ Sem hipertensão intracraniana. ▪ Sem contraindicações ortopédicas.

DVA. droga vasoativa; FiO_2: fração inspirada de oxigênio; PAS: pressão arterial sistólica; Peep: pressão expiratória final positiva; $SatO_2$: saturação de oxigênio; UTIP: unidade de terapia intensiva pediátrica.
Fonte: Wieczorek et al. (2016).

CONCLUSÕES

A sarcopenia na UTIP é um indicador importante da gravidade da doença. Portanto, massa e função muscular devem ser avaliadas, para intervenções que evitem e/ou minimizem tal condição, como a introdução de uma TN precoce e adequada.

A mobilização mostra-se uma alternativa benéfica, segura e eficaz na prevenção e reversão da fraqueza muscular adquirida em UTIP e deve ser iniciada tão logo seja possível, mediante um protocolo sistematizado, disseminado para toda a equipe multiprofissional envolvida no cuidado dessa criança e sua família. Não se restringe ao ambiente da terapia intensiva, devendo ser perpetuada, inclusive, após a alta hospitalar, se assim for necessário.

SUGESTÕES DE LEITURA

1. de Figueiredo RS, Nogueira RJN, Springer AMM, et al. Sarcopenia in critically ill children: a bedside assessment using point-of-care ultrasound and anthropometry. Clin Nutr. 2021;40(8):4871-7.
2. Ista E, Redivo J, Kananur P, et al. ABCDEF bundle practices for critically ill children: an international survey of 161 Picus in 18 countries. Crit Care Med. 2022;50(1):114-25.
3. Kho ME, Connolly B. From strict bedrest to early mobilization: a history of physiotherapy in the intensive care unit. Crit Care Clin. 2023;39(3):479-502.
4. Lanza FC, Aquino ES, Sousa MLA, Andrade PDO. Protocolo de mobilização precoce de paciente crítico e reabilitação pós alta hospitalar na população infantil acometida de covid-19. Assobrafir Ciên. 2020;11(Suppl 1):227-40.
5. Lledín MD, Parrón-Pajares M, Morais A, et al. Impact of muscle mass on the prognosis of liver transplantation for infants with biliary atresia. Front Pediatr. 2023;10:1093880.
6. Patel RV, Redivo J, Nelliot A, et al. Early mobilization in a Picu: a qualitative sustainability analysis of Picu up! Pediatr Crit Care Med. 2021;22(4):e233-e242.
7. Pereira GA, Schaan CW, Ferrari RS, et al. Functional status scale: cross-cultural adaptation and validation in Brazil. Pediatr Crit Care Med. 2019;20(10):e457-e463.
8. Rego CS, Pinho CPS. Força muscular em crianças e adolescentes hospitalizados com cardiopatia congênita. Nutr Clin Diet Hosp. 2020; 40(4):70-6.
9. Wieczorek B, Ascenzi J, Kim Y, et al. Picu up!: Impact of a quality improvement intervention to promote early mobilization in critically ill children. Pediatr Crit Care Med. 2016;17(12):e559-e566.

32

Terapia nutricional na síndrome da resposta inflamatória sistêmica/sepse

Artur Figueiredo Delgado

PONTOS-CHAVE DESTE CAPÍTULO

- A síndrome de disfunção orgânica múltipla (Sdom) é desencadeada por um processo infeccioso grave, sepse grave ou choque séptico, que leva à exposição do hospedeiro aos produtos bacterianos e mediadores inflamatórios da síndrome da resposta inflamatória sistêmica (Sirs), principalmente na vigência de desnutrição associada.
- O jejum prolongado associado à Sirs causa atrofia da mucosa intestinal, rompe a integridade imunológica do trato gastrintestinal e aumenta o risco de translocação bacteriana.
- A alimentação precoce constitui importante estímulo para manter a função e a estrutura intestinal da mucosa, liberando secreções pancreáticas, biliares e fatores hormonais.
- A terapia nutricional enteral precoce apresenta mais benefícios potenciais em relação à terapia de nutrição parenteral prolongada, desde que o trato gastrintestinal esteja funcionante.

INTRODUÇÃO

A pneumonia e a diarreia aguda são as grandes causas de mortalidade em crianças com menos de 5 anos, e a maioria dos casos ocorre nos países em desenvolvimento. A sepse tem início após um processo infeccioso localizado que leva à exposição do hospedeiro aos produtos bacterianos e mediadores inflamatórios. A Sdom constitui complicação frequente da sepse grave e do choque séptico, contribuindo para as altas taxas de letalidade.

A Sdom é muito frequente nas unidades de terapia intensiva (UTI) pediátricas (com prevalência de 11 a 27%). Uma intensa resposta inflamatória (Sirs) é o principal fator desencadeador da Sdom. Essa resposta inflamatória poderia provocar intenso processo de apoptose celular em vários órgãos, resultando em suas disfunções.

A apoptose ou morte celular programada é, contrariamente à necrose, uma resposta celular envolvida na homeostase de remoção de células em condições fisiológicas e patológicas. Os pacientes com maior evidência de apoptose teriam amplo predomínio dos mediadores pró-inflamatórios em relação aos anti-inflamatórios.

Dentre os fatores que podem influenciar significativamente a evolução de sepse e Sdom, principalmente nos países em desenvolvimento, destacam-se: subnutrição, deficiência de micronutrientes, maior prevalência de sarampo e síndrome da imunodeficiência adquirida (Aids).

A desnutrição hospitalar é um fator agravante da resposta inflamatória sistêmica, frequentemente presente nos pacientes internados em UTI pediátrica. Muitos pacientes são diagnosticados como desnutridos (principalmente subnutridos) já à admissão e outros desenvolvem desnutrição durante o período de internação. Em razão da baixa reserva metabólica, típica de recém-nascidos (RN) e lactentes jovens, o aumento do déficit proteico-calórico torna-se inevitável, especialmente quando há disfunção do sistema gastrintestinal, impedindo a terapia nutricional enteral (TNE) adequada.

Vários estudos demostraram que a desnutrição energético-proteica é comum em pacientes pediátricos hospitalizados com Sirs/sepse e pode atingir índices superiores a 50%. Os fatores de risco relacionados com a desnutrição em crianças hospitalizadas são idade inferior a 6 meses, baixo peso ao nascimento, histórico de prematuridade, baixo grau de escolaridade materna, renda familiar inferior a 2 salários-mínimos, saneamento básico domiciliar inadequado e histórico de diarreia. Outro fator de risco para desnutrição é a presença de uma doença crônica.

A terapia nutricional precoce e com oferta calórica e proteica adequada pode prevenir e reduzir significativamente a desnutrição hospitalar. Os estudos de medicina baseados em evidências destacam as maiores complicações e elevada mortalidade de desnutridos graves, com piora durante uma hospitalização prolongada. A avaliação sistemática e sequencial do estado nutricional é fundamental na detecção da desnutrição hospitalar, possibilitando o diagnóstico precoce dos distúrbios nutricionais. Como não há um padrão de referência que defina a avaliação nutricional mais adequada para a criança gravemente doente com sepse, recomenda-se a associação de indicadores clínicos e laboratoriais (biomarcadores).

Os indicadores antropométricos são essenciais para a classificação do estado nutricional, pois apresentam valores de referência internacionalmente validados e possibilitam a avaliação de risco e morbidade futura. O peso e a estatura são utilizados nas relações peso/idade e peso/estatura do escore Z, ou na porcentagem do valor esperado, para quantificar o grau de desnutrição. As mensurações das pregas cutâneas e da circunferência, ou área muscular do braço, podem ser úteis na caracterização das alterações dos depósitos de gordura periféricos e da massa muscular total, respectivamente. Porém, alterações no estado de hidratação das crianças gravemente doentes (edema corpóreo ou desidratação) podem influenciar significativamente tais medidas.

As avaliações laboratoriais que incluem a determinação das concentrações das proteínas viscerais e da hemoglobina, a contagem de linfócitos totais e os testes relacionados à imunidade tardia podem auxiliar no diagnóstico da desnutrição, assim como no da recuperação nutricional. Outros exames laboratoriais podem auxiliar na caracterização de deficiências nutricionais específicas, como determinação da excreção nitrogenada, balanço nitrogenado, perfil de aminoácidos etc. A associação de avaliação clínica e laboratorial resulta em maiores sensibilidade e especificidade para o diagnóstico de desnutrição na criança com Sirs/sepse/choque séptico.

CARACTERÍSTICAS FISIOPATOLÓGICAS E DO METABOLISMO INTERMEDIÁRIO DA CRIANÇA GRAVEMENTE DOENTE COM SEPSE E CHOQUE SÉPTICO

Os mecanismos que participam da resposta metabólica ao estresse incluem as vias neurais aferentes e eferentes, vários hormônios (insulina, catecolaminas, cortisol, glucagon) e compostos sintetizados e liberados por leucócitos (interleucinas [IL], principalmente). As concentrações de IGF-1 (fator de crescimento semelhante à insulina tipo 1) diminuem com o aumento concomitante da proteína antagonista (aumento do catabolismo proteico e da lipólise). As alterações no metabolismo intermediário são intensas e se manifestam da seguinte maneira:

- Hidratos de carbono: hiperglicemia e intolerância à glicose são frequentes. A produção hepática de glicose é elevada. Há aumento da resistência periférica à insulina e ao hormônio do crescimento. A hiperglicemia provoca hiperinsulinemia que, por sua vez, inibe a geração de corpos cetônicos, tornando o cérebro altamente dependente de glicose. O ciclo de Cori, que fornece substrato para tecidos nobres, encontra-se estimulado. Proporcionalmente, menor percentual de glicose é utilizado para produzir energia, refletindo a redução no emprego do piruvato como substrato no ciclo de Krebs. Há aumento na liberação de lactato, que serve como substrato energético e matéria-prima para a neoglicogênese hepática.
- Lipídios: a cetonemia é significativamente suprimida, mesmo com a redução da lipogênese e o aumento da lipólise, com consequente mobilização e oxidação de ácidos graxos de cadeias média e longa. Como resultado, haverá aumento da reesterificação hepática, levando à esteatose.
- Proteínas: há catabolismo dos estoques, particularmente na musculatura esquelética e no tecido conjuntivo. O efluxo de aminoácidos é a grande fonte de substrato para a neoglicogênese. Os aminoácidos de cadeia ramificada (leucina, isoleucina e valina) sofrem oxidação periférica preferencial. Esse estado se reflete em uma excreção nitrogenada aumentada, associada a perdas intracelulares significativas (fósforo, magnésio e potássio), demonstrando destruição tecidual. Nos estágios finais da disfunção orgânica grave, há diminuição acentuada na síntese proteica hepática, com redução no clareamento de aminoácidos e resultante elevação na formação de ureia.
- Vitaminas: estudos recentes têm revelado significativa redução na concentração sérica de vitaminas (principalmente A, C e E) durante a internação em terapia intensiva quando há algum tipo de processo infeccioso associado. A deficiência de oligoelementos também é acentuada, com diminuição das concentrações de

zinco e selênio, principalmente, que são muito consumidos nas reações enzimáticas estimuladas pelos processos inflamatórios.

Nos estados hipercatabólicos (neoplasias, Aids, sepse, queimaduras extensas e politrauma), ocorre ativação de vários mediadores da resposta inflamatória e de proteases intracelulares específicas, resultando em perda de massa muscular. A anorexia e a baixa ingestão alimentar também contribuem significativamente para a subnutrição. As citocinas, com destaque para as IL pró-inflamatórias, provocam anorexia por ação direta no sistema nervoso central (SNC). Várias citocinas pró-inflamatórias (fator de necrose tumoral alfa, IL-1) induzem ao aumento da liberação de leptina, causando anorexia nos pacientes subnutridos e/ou infectados, a exemplo do que ocorre com pacientes submetidos a outros tipos de estresse.

Os estudos que tentam correlacionar as concentrações de citocinas pró-inflamatórias e a perda de peso em pacientes com doenças neoplásicas são realizados há mais de uma década. As citocinas pró-inflamatórias também parecem desempenhar papel fundamental nas doenças crônicas não neoplásicas e que cursam com desnutrição grave. Elas estão envolvidas em todas as etapas das respostas imune e inflamatória da sepse, incluindo apresentação do antígeno, diferenciação dos componentes medulares, recrutamento e ativação celular, adesão e expressão de moléculas efetoras.

As citocinas predominantemente produzidas por monócitos são o TNF-alfa, além de IL-1, IL-6, IL-8, IL-12, IL-15, IL-18 e IL-23. A IL-8 pertence a um grupo de moléculas denominadas quimiocinas, capazes de induzir a quimiotaxia de uma variedade de células, incluindo neutrófilos, monócitos, linfócitos, eosinófilos, fibroblastos e queratinócitos. Os pacientes gravemente doentes com Sirs, sepse/choque séptico e disfunção renal apresentaram maior taxa de letalidade durante a internação, quando as concentrações de IL-6, IL-8 e IL-10 foram elevadas.

TERAPIA NUTRICIONAL PARENTERAL: INDICAÇÕES E USO

A terapia nutricional parenteral (TNP) pode ser eficiente na oferta precoce e adequada de macro e micronutrientes, em fases da doença nas quais há dificuldade total ou parcial de utilização do trato gastrintestinal.

A TNP tem como objetivos recuperar ou manter o estado nutricional e promover o crescimento. Está indicada para o paciente subnutrido ou em risco de subnutrição quando o trato gastrintestinal estiver comprometido por doença ou algum tipo de tratamento, ou se a via enteral for insuficiente para suprir as necessidades nutricionais. A TNP tem sido utilizada principalmente para os pacientes desnutridos crônicos, com risco de desnutrição adicional por doença aguda ou em pós-operatório complicado, na síndrome de má-absorção intestinal e no tratamento geral do recém-nascido pré-termo (RNPT) (Quadro 1).

Em geral, a TNP não está indicada para pacientes com adequada função do intestino delgado, que poderiam receber aporte calórico e proteico com o uso de dietas especializadas. A introdução precoce de TNP em pacientes gravemente doentes eutróficos pode estar relacionada a desfechos de morbidade que podem aumentar o tempo de internação e/ou aumentar o risco infeccioso.

As formulações para a TNP devem atender às necessidades nutricionais e metabólicas individuais estimadas para cada paciente. As quantidades de nutrientes podem variar dependendo da disfunção orgânica, do metabolismo e da velocidade de crescimento.

O momento de início depende da condição clínica e da idade do paciente. No RNPT, a ausência de aporte nutricional por mais de 24 horas pode ser extremamente prejudicial, e a TNP deveria ser iniciada no primeiro dia (principalmente para garantir o aporte de aminoácidos). Se possível, a TNP deve estar associada à TNE, mesmo que de forma mínima.

Soluções com concentração de glicose até 10% devem ser infundidas, preferencialmente, em veias periféricas. Se superiores a 10%, devem ser administradas por veia central, optando-se pelo uso de cateteres de material pouco trombogênico, de silicone ou poliuretano. A TNP periférica poderá suprir as necessidades nutricionais, total ou parcialmente, de crianças impossibilitadas de ingerir ou absorver nutrientes por via oral ou enteral ou quando o acesso venoso central não estiver disponível. As crianças impossibilitadas de receber nutrição pelo trato gastrintestinal por mais de 2 semanas e cujas necessidades não sejam supridas pela via periférica devem receber nutrição parenteral (NP) por veia central, com maior concentração e aporte total de nutrientes. A recomendação é de troca do acesso venoso periférico a cada 48 horas, mesmo na ausência de flebite, para permitir a recuperação mais breve da veia e posterior reutilização. As veias superficiais, em razão do baixo fluxo, podem apresentar esclerose e flebite durante a infusão de soluções hipertônicas ou, ainda, extravasamento da solução e consequente lesão do tecido subcutâneo e formação de abscessos. A osmolalidade máxima tolerada por veia periférica é de 900 mOsm/L. Em virtude do efeito venoprotetor dos lipídios, a osmolaridade total das soluções com esses nutrientes pode ser um pouco maior, sem causar risco de tromboflebite.

QUADRO 1 Terapia nutricional parenteral: indicações e contraindicações

Indicações	Vômitos incoercíveis. Diarreia grave. Íleo adinâmico.
Contraindicações	Obstrução intestinal completa. Fístula digestiva/perfuração intestinal. Trato gastrintestinal com função preservada. Instabilidade hemodinâmica. Distúrbios metabólicos e eletrolíticos graves.

Fonte: elaboração dos autores.

Em soluções de concentrações mais elevadas, quando as necessidades hídricas e nutricionais não são atingidas pela via periférica ou na perspectiva do uso prolongado de NP, o acesso venoso central é preferido. Pode ser obtido por punção ou dissecção de vaso periférico calibroso (veia basílica, cefálica ou jugular externa) ou vaso profundo (veia jugular interna, subclávia ou femoral), de modo que o cateter progrida até a posição central da conexão da veia cava superior ou inferior com o átrio direito. O cateter utilizado deve ser, preferivelmente, de silicone ou poliuretano e o acesso venoso, de uso exclusivo para NP.

Os pacientes que recebem TNP com a utilização de cateteres venosos centrais perifericamente inseridos (PICC) apresentam menores taxas de infecção relacionadas ao cateter. Essa é uma maneira útil de administrar TNP com um cateter de única via, que tem fino calibre e não possibilita o uso para outras funções, como a monitorização hemodinâmica. As contraindicações de uso incluem dermatite, celulite, queimaduras no local de inserção ou nas proximidades, ou trombose venosa prévia ipsilateral. Esses cateteres devem ser instalados com técnica totalmente asséptica. Os cateteres umbilicais têm elevado risco de infecção associado ao uso de TNP, devendo, portanto, ser evitados.

A incompatibilidade entre os íons cálcio e fosfato implica basicamente dois riscos:

1. A infusão de cristais de fosfato de cálcio, podendo ocasionar embolia pulmonar por causa da infusão com precipitados.
2. A oferta insuficiente de cálcio e fósforo, aspecto críticos principalmente quando se trata do RNPT (Quadro 2)

O bicarbonato de sódio reage com cálcio formando carbonato de cálcio, que é insolúvel. Se houver indicação de algum agente alcalinizante, é recomendável utilizar acetato de sódio ou de potássio. O ácido ascórbico é uma vitamina altamente instável, utilizada em alguns casos em quantidades suprafisiológicas (acima de 2.000 mg/dia), em razão da atividade antioxidante. É rapidamente reduzido na presença de oxigênio, formando ácido oxálico, que, por sua vez, é bastante reativo com cálcio, formando o sal insolúvel chamado oxalato de cálcio. Assim, o uso de ácido ascórbico em altas concentrações deve ser administrado separadamente da NP.

No RN de baixo peso, cujo sistema antioxidante não está completamente desenvolvido, a probabilidade de desenvolver doenças pulmonares crônicas aumenta com a atividade de radicais livres. A TNP exposta à luz gera peróxidos que contribuem para o aumento na carga oxidante. Estudos sugerem que a fotoproteção da NP reduziria em 30% a incidência de displasia broncopulmonar em RNPT. A concentração de vitaminas na formulação está intimamente relacionada à quantidade de peróxidos formada. Formulações destinadas a neonatos contêm, em geral, doses de vitaminas proporcionalmente mais elevadas comparadas às de adultos, além da baixa velocidade de infusão

QUADRO 2 Solubilidade e compatibilidade total entre cálcio e fósforo

Fatores de solubilidade/compatibilidade entre cálcio e fósforo
▪ Os sais de fosfato devem ser adicionados inicialmente, deixando os sais de cálcio para o final do preparo da formulação.
▪ Dar preferência ao gluconato de cálcio no lugar do cloreto de cálcio como fonte desse elemento em terapia IV contendo fosfato, visto que os sais de cloreto de cálcio se dissociam mais extensivamente.
▪ A intersecção entre as concentrações de cálcio e fosfato deve ficar abaixo da típica curva de solubilidade.
▪ A simples adição de fosfato de cálcio não deve ser usada como critério único para avaliar a compatibilidade. A avaliação deve incluir todas as fontes de nutrientes utilizadas.
▪ Um pH mais baixo beneficia a solubilidade. Concentrações finais mais altas de glicose e mais baixas de gordura favorecem a queda do pH.
▪ Quanto mais alta a concentração de aminoácidos, menor a probabilidade de precipitação de $CaHPO_4$, pois alguns aminoácidos sequestram Ca_{2+}, podendo formar complexos estáveis.
▪ Utilizar a forma orgânica de fosfato como prevenção do risco de precipitação cálcio-fosfato.
▪ Preparações de NP 3 em 1 (com lipídios), por serem opacas, podem mascarar a presença de precipitados. É preferível a utilização de preparações 2 em 1 (sem mistura com lipídios na mesma solução) para neonatos e lactentes jovens.

IV: intravenosa; NP: nutrição parenteral.
Fonte: Newton e Driscoll (2008); Backström et al. (1996).

para a administração da NP, motivo a mais para promover a fotoproteção das bolsas.

Utilização da terapia nutricional parenteral e enteral

Os últimos estudos relativos à TNP *versus* TNE precoce mostram que a primeira pode agregar risco maior de infecção em pacientes gravemente doentes eutróficos; consequentemente, não são terapias equivalentes. A TNP não é indicada para pacientes com trato gastrintestinal íntegro (grau A de recomendação).

A maioria dos protocolos enfatiza os benefícios do início com TNE precoce na situação de trato gastrintestinal funcionante. A maior desvantagem é que pode ocorrer oferta insuficiente de macro e micronutrientes, levando à deterioração do estado nutricional. A TNP facilita a administração precoce de nutrientes adequados para os pacientes gravemente doentes subnutridos. A eficácia da TNP é dependente da ausência de efeitos adversos, incluindo adequação de controle glicêmico (hiperglicemia é muito comum).

A suplementação nutricional com terapia parenteral combinada com a enteral pode ser uma alternativa efetiva para atingir 100% dos objetivos calóricos e proteicos, principalmente nos primeiros dias de internação de subnutridos, quando a TNE pode ser insuficiente. Entre os grupos de pacientes cuja necessidade de utilizar TNP é crescente se destacam os RNPT que recebem ou não TNE mínima.

A monitoração laboratorial deve ser realizada mais frequentemente após a instalação inicial da TNP. A glicemia deve ser controlada conforme os incrementos da velocidade de infusão de glicose (VIG); após sua estabilização, a glicosúria eventualmente poderá auxiliar como controle. A hiperglicemia é a complicação mais comum da TNP no paciente em Sirs/sepse.

Complicações da terapia nutricional parenteral

As complicações da TNP podem ser infecciosas, metabólicas, hepáticas, hematológicas, respiratórias (aumento na produção de dióxido de carbono) e relacionadas ao cateter venoso. As complicações relacionadas ao excesso de ofertas de macro e micronutrientes são muito comuns, embora ainda sejam também, frequentemente, descritas complicações relacionadas à oferta inadequada de nutrientes. O Quadro 3 resume as principais complicações (causas e tratamento/prevenção) relacionadas à TNP.

Emulsões lipídicas intravenosas

Atualmente, além de fonte de energia e de ácidos graxos essenciais, os lipídios são considerados importantes moduladores do sistema imunológico. As emulsões lipídicas convencionais são elaboradas à base de óleo de soja, com a relação ácidos graxos ômega-6:3 aproximada de 7:1. As emulsoes que apresentam excesso de ácidos graxos ômega-6 ou 3 podem ter efeito imunossupressor; já emulsões com conteúdo na proporção 2:1 parecem ter melhor ação no sistema imunológico.

Surgiram, assim, emulsões lipídicas com outras fontes de gordura, como óleos de oliva e de peixe. Futuramente, as emulsões lipídicas convencionais poderão ser reservadas aos pacientes mais estáveis e sem complicações hemodinâmicas e as emulsões mais diferenciadas e com outros nutrientes farão parte do tratamento de pacientes gravemente enfermos mais desnutridos, potencialmente imunodeprimidos e com indicações específicas.

Gotículas lipídicas de tamanho superior ou igual a 5 mcm são potencialmente perigosas. A separação de fases e a formação de gotículas podem ocorrer quando cátions em excesso são adicionados à formulação. Quanto mais alta a valência do cátion, mais alto o poder desestabilizante; dessa forma, cátions trivalentes, como o ferro, são mais perigosos que cátions divalentes, como o magnésio, e estes, por sua vez, mais que os monovalentes, como potássio ou sódio.

INTERAÇÃO ENTRE MEDICAMENTOS E NUTRIÇÃO PARENTERAL

Pacientes que utilizam NP podem requerer o emprego de diversos medicamentos para o tratamento. Os medicamentos podem ser adicionados à NP com a finalidade de reduzir a quantidade de acessos (limitado em neonatos), restringir o volume de líquidos administrados e reduzir as chances de contaminação. Ainda que tais razões tornem a prática necessária, é preciso bastante cau-

QUADRO 3 Complicações relacionadas à terapia nutricional parenteral

Complicação	Causa	Tratamento/prevenção
Relacionada ao cateter	Procedimento	Seguir protocolos para técnica de inserção, manipulação e uso de cateter venoso central
Inserção	Precipitado na solução	
Obstrução mecânica	Coágulo	
Trombose	Hiperosmolalidade	
Flebite/extravasamento		
Sepse	Contaminação	Seguir protocolos para técnica de inserção, manipulação e uso de cateter venoso central
Relacionada à solução		Via exclusiva para infusão da NP
Metabólicas	Hiper ou hipoglicemia	Controlar níveis glicêmicos
Glicose	Variações das necessidades	Monitorar eletrólitos e ajustar oferta
Eletrólitos	Excesso de oferta proteica	Monitorar U/Cr
Uremia		Reduzir a oferta de aminoácidos
Hepáticas	Excesso de oferta lipídica	Dosar TG e enzimas hepáticas
Colestase, aumento de enzimas hepáticas		Reduzir a oferta lipídica, introduzir novas emulsões lipídicas, nutrição enteral
Hematológicas	Excesso de oferta lipídica	Hemograma seriado
Trombocitopenia, eosinofilia, hemólise	Suspender lipídios temporariamente	
	Reintroduzir após normalização	
Respiratórias	Excesso de oferta de carboidratos	Reduzir oferta de glicose
Aumento do CO_2		Aumentar oferta lipídica e proteica

NP: nutrição parenteral; U: ureia; Cr: creatinina; TG: triglicérides.
Fonte: Greene et al. (1988).

tela diante da complexidade físico-química das formulações de NP que podem levar à interação com medicamentos.

De acordo com a legislação em vigor (a Portaria n. 272, de 8 de abril de 1998, da Secretaria de Vigilância Sanitária, do Ministério da Saúde), a utilização da via de acesso da TNP deve ser exclusiva. A necessidade excepcional da utilização para administração de qualquer outra solução injetável pode ser feita somente após consenso com a equipe multidisciplinar de terapia nutricional (EMTN).

Ainda há poucos estudos que analisem o nível de compatibilidade entre NP e medicamentos aditivados na própria solução ou emulsão ou administrados em via do tipo Y. Cabe ressaltar que há estudos realizados com formulações específicas com determinada concentração do medicamento, avaliando apenas a compatibilidade, sem contar com fatores como atividade biológica e estabilidade química dos fármacos e da NP, além da impossibilidade de visualização de precipitados em emulsões lipídicas. Desse modo, a extrapolação dos dados da literatura para a prática clínica deve ser avaliada por profissionais qualificados. O alumínio presente como contaminante em formulações de TNP confere dano potencial ao desenvolvimento ósseo e neurotoxicidade quando administrado em RNPT. Selecionar aditivos com baixo conteúdo de alumínio pode reduzir substancialmente a concentração do elemento administrado.

TERAPIA NUTRICIONAL ENTERAL: INDICAÇÕES E USO

A TNE demonstrou-se útil na terapêutica do paciente gravemente doente com o desenvolvimento de novas tecnologias de produção, conservação, administração e composição quanto aos mais variados nutrientes. O conceito de que o alimento constitui importante estímulo para manter a função e a estrutura intestinal da mucosa, liberando secreções pancreáticas, biliares e fatores hormonais, além da possibilidade de melhor oferta de nutrientes, menor custo e menor risco de infecções e lesões hepáticas, faz com que a via digestiva seja cada vez mais utilizada.

Com base nos conceitos de que o jejum prolongado causa atrofia da mucosa intestinal, rompendo a integridade imunológica do trato gastrintestinal, aumentando o risco de translocação bacteriana, o alimento constitui importante estímulo para manter a função e a estrutura intestinal da mucosa, liberando secreções pancreáticas, biliares e fatores hormonais. A introdução precoce da alimentação enteral tem sido cada vez mais enfatizada e utilizada nos pacientes infectados e com sepse.

Entende-se por terapia de nutrição enteral um conjunto de procedimentos terapêuticos empregados para a manutenção ou a recuperação do estado nutricional por meio de nutrição enteral.

A nutrição enteral consiste na administração, por meio de sondas ou estomias digestivas, de uma dieta líquida contendo macro e micronutrientes, para pacientes com trato gastrintestinal funcionante que não queiram, não possam ou não devam se alimentar pela boca. A Portaria federal n. 337, que regulamenta a TNE, define nutrição enteral como "alimento para fins especiais, com ingestão controlada de nutrientes, na forma isolada ou combinada, de composição definida ou estimada, especialmente formulada e elaborada para uso por sondas ou via oral, industrializado ou não, utilizado exclusiva ou parcialmente para substituir ou complementar a alimentação oral de desnutridos ou não, conforme as necessidades nutricionais, em regime hospitalar, ambulatorial ou domiciliar, visando à síntese ou à manutenção dos tecidos, órgãos ou sistemas".

A TNE apresenta várias vantagens fisiológicas, metabólicas, de segurança e custo/benefício em relação à TNP. Normalmente está indicada quando há risco de desnutrição, ou seja, quando a ingestão oral é inadequada para prover de ⅔ a ¾ das necessidades diárias nutricionais, e quando o trato gastrintestinal estiver total ou parcialmente funcionante (Quadro 4).

Para o sucesso da TNE, dois aspectos de grande importância devem ser considerados:

1. A via de acesso a ser escolhida.
2. O tipo de dieta a ser ofertada.

A dieta mais adequada é aquela que se adapta às necessidades específicas da criança, de acordo com a doença e as condições clínicas de digestão e absorção. Assim, para a seleção de uma formulação, é necessário o conhecimento das necessidades específicas do paciente, bem como da composição exata da fórmula.

QUADRO 4 Principais indicações de nutrição enteral na criança

▪ Trato gastrintestinal íntegro: prematuridade, insuficiência respiratória, doenças catabólicas (câncer, sepse, grandes queimaduras), doenças neurológicas (anorexia, incoordenação da deglutição, desmielinização).
▪ Alterações do trato gastrintestinal: diarreia crônica e desnutrição, fibrose cística, doenças inflamatórias intestinais, insuficiência pancreática e biliar, condições cirúrgicas (intestino curto, fístulas, preparo para cirurgias).
▪ Condições clínicas especiais: doenças metabólicas congênitas.

Fonte: Marcondes (1991).

A escolha da dieta depende, principalmente, da idade do paciente, das doenças associadas e da função do trato gastrintestinal (Quadro 5).

O leite humano é uma dieta nutricionalmente completa e é utilizado, preferencialmente, para RN e lactentes jovens. Após 1 ano de idade, há uma grande variedade de dietas poliméricas completas. Pode-se, ainda, incrementar a dieta com o uso de módulos de proteínas, carboidratos e emulsões lipídicas. Dietas com elevada osmolalidade podem levar a retardo do esvaziamento gástrico, distensão abdominal, vômitos e diarreia.

As dietas especiais (em geral industrializadas) são compostas, frequentemente, por polímeros de glicose, óleos vegetais e triglicérides de cadeia média (TCM), proteínas derivadas do leite de vaca ou de soja, acrescidas de vitaminas, minerais, oligoelementos e nutrientes condicionalmente essenciais. Geralmente são isentas de lactose e sacarose e apresentam-se sob

QUADRO 5 Orientações para a introdução da terapia de nutrição enteral

▪ Avaliar o estado nutricional do paciente e as condições do trato gastrintestinal.
▪ Avaliar as doenças e as condições clínicas do paciente.
▪ Avaliar as contraindicações da TNE (riscos de aspirações pulmonares, grau de agitação ou atividade).
▪ Determinar o tempo em que o paciente se submeterá à TNE.
▪ Planejar as diferentes técnicas e os métodos de acesso enteral.
▪ Monitorar as complicações e os cuidados com o paciente, incluindo os aspectos psicológicos e éticos.

TNE: terapia de nutrição enteral.
Fonte: Safe Practice for Parenteral Nutrition Formulations (1998).

a forma de pó para reconstituição, líquida semipronta para uso (em latas ou frascos) e pronta para uso (também chamada de sistema fechado).

Sondas oro e nasoenterais podem ser posicionadas na região gástrica, no duodeno ou no jejuno, por meio das técnicas manual, radiológica e endoscópica. A técnica manual é a mais utilizada para o posicionamento da sonda no estômago, pela facilidade do método e pelo baixo custo. Alguns recursos, como distensão gástrica por meio de injeção de ar ou uso de medicações procinéticas, podem facilitar a transposição pilórica da sonda. A técnica radiológica com o auxílio da fluoroscopia é muito útil quando se necessita do posicionamento da sonda além da terceira porção do duodeno. A técnica endoscópica consiste em atar um fio na porção distal da sonda e, com o auxílio de uma pinça de biópsia, transportar a sonda até a porção desejada, sob visão direta. Essa técnica é a mais aplicada quando há estreitamentos e estenoses do esôfago.

As sondas estão disponíveis em ampla variedade de materiais radiopacos, comprimentos e diâmetros, com ou sem peso na extremidade, o que facilita o posicionamento. Há preferência por materiais flexíveis, biocompatíveis e duráveis. As sondas mais apropriadas atualmente são as de poliuretano e silicone, que são mais flexíveis e finas, com maior diâmetro interno. A unidade French (1 French = 1,33 mm) é utilizada nas medidas das sondas transnasais e nas estomias. As sondas pediátricas estão disponíveis a partir de 5F, sem peso. A partir de 8F, existem sondas com e sem ponta de tungstênio ou cromo, que podem ou não facilitar o posicionamento. O calibre é escolhido de acordo com o tamanho e o peso da criança, preferindo-se sempre as de menor diâmetro externo.

Existem várias técnicas de estomias. A mais difundida universalmente é a técnica endoscópica, desde sua descrição pela primeira vez por Gauderer e Ponsky. As estomias são indicadas quando o tempo de TNE for longo, em geral superior a 2 meses, embora essa conduta dependa da aceitação do paciente, dos familiares, da experiência do serviço e dos aspectos psicológicos e éticos.

As complicações mais frequentes ao iniciar a dieta enteral são febre (que pode ocorrer nos primeiros dias de infusão), tosse, náuseas, epistaxe, irritação, erosões nasais e celulite periestoma. Os deslocamentos das sondas são comuns. Os cuidados diários, o acompanhamento clínico e a orientação da família previnem complicações e insucessos no tratamento. A pneumonia aspirativa é considerada a complicação infecciosa mais grave da nutrição enteral. A forma contínua de administração da dieta, embora menos fisiológica que a intermitente, pode ajudar a evitar essa complicação (Quadro 6).

Apesar de o uso de medicações que aumentam o peristaltismo não estar associado à redução de mortalidade nem a episódios infecciosos em pacientes adultos gravemente doentes, tal conduta é associada à melhora do esvaziamento gástrico e à redução da intolerância gástrica, sendo indicada pela Sociedade Americana de Nutrição Parenteral e Enteral (Aspen), inclusive como critério de qualidade em terapia nutricional no paciente gravemente doente. As medicações que podem ser úteis com esses efeitos são metoclopramida, eritromicina, cisaprida, bromoprida e domperidona. Complicações como arritmias cardíacas (cisaprida e domperidona), aumento da resistência bacteriana (eritromicina) e alterações neurológicas (metoclopramida) determinam a falta de consenso para a medicação ideal para lactentes, crianças e adolescentes.

QUADRO 6 Indicações, vantagens e desvantagens das diferentes vias de acesso para nutrição enteral

Via de acesso	Vantagens	Desvantagens
Indicações		
Pré-pilórica	Não invasiva e acesso fácil	Pouco estética
Impossibilidade da via oral	Permite a oferta de mais nutrientes	Deslocamento da sonda
Complementação da via oral	Uso diurno e noturno	Desconforto
Naso ou orogástrica	Alimentação intermitente ou contínua	Posicionamento da sonda na traqueia
Sondas (período < 2 meses)	Nem sempre é necessária a bomba de infusão	Perfuração esofágica
Gastrostomia endoscópica/ cirúrgica (período > 2 meses)	Mais estética e reversível	Procedimento invasivo
		Complicações do procedimento
Pós-pilórica	Transpõe o estômago	*Dumping*
Refluxo patológico	Menor refluxo	Deslocamento da sonda
Jejunal (sonda e jejunostomia endoscópica/cirúrgica)	Menor risco de aspiração	Dificuldade de localização
	Menor estímulo pancreático	Dietas mais específicas
	Maior custo	

Fonte: Marcondes (1991); Mitne et al. (2001).

Embora existam poucos estudos, a domperidona teve o uso disseminado após a suspensão da cisaprida. Pode ser utilizada na dose de 0,2 a 0,6 mg/kg/dose, de 3 a 4 vezes ao dia, por via enteral, 30 minutos antes da administração da dieta.

IMUNONUTRIENTES NA TERAPIA NUTRICIONAL ENTERAL

Os estudos têm revelado que o impacto da TNE precoce é mais importante (com aporte calórico-proteico adequado) do que as potenciais vantagens da adição de nutrientes que possam ter algum efeito na melhora da função imunológica. Os pacientes que recebem TNE precocemente atingem mais rapidamente as necessidades de macro e micronutrientes, apresentam evolução mais favorável nos marcadores nutricionais e significativa adequação da permeabilidade da mucosa. A terapia nutricional precoce é recomendada para pacientes gravemente doentes, incluindo pacientes cirúrgicos (grau B de recomendação).

Em pediatria, há menor número de informações consistentes quanto aos benefícios potenciais de dietas com componentes imunomoduladores. Os estudos utilizando outros nutrientes, como arginina, aminoácidos de cadeia ramificada, ômega-3 e nucleotídeos, não revelaram resultados conclusivos para o estabelecimento de uso rotineiro desses nutrientes com potenciais efeitos imunoestimulantes.

PROBIÓTICOS/SIMBIÓTICOS NA TERAPIA NUTRICIONAL ENTERAL

Em razão da inconsistência metodológica, com grande variação do probiótico utilizado, além de riscos associados ao uso de alguns deles, como *Saccharomyces boulardii*, não há indicação formal para o uso de probióticos em pacientes internados e gravemente doentes. Sabe-se, porém, que podem reduzir complicações infecciosas e diarreia. Há alguns estudos isolados utilizando *Lactobacillus casei* Shirota, demonstrando ausência de efeitos adversos.

CONCLUSÕES

A criança com síndrome da resposta inflamatória sistêmica/sepse apresenta intenso catabolismo proteico e, frequentemente, aumento das necessidades metabólicas. A utilização de terapia nutricional é muito importante para a oferta constante de substratos energéticos.

A utilização da TNE é preferencial. Entretanto, o uso de terapia nutricional mista ou combinada (associada à nutrição parenteral prolongada) pode ser extremamente útil para pacientes subnutridos, principalmente com a infusão em veias periféricas, para atingir todas as necessidades calórico-proteicas.

Atenção e cuidados com as possíveis complicações da terapia nutricional são essenciais para o sucesso da terapêutica.

SUGESTÕES DE LEITURA

1. Abraham E, Matthay MA, Dinarello CA, et al. Consensus conference definions for sepsis, septic shock, acute lung injury, and acute repiratory distress syndrome: time for a reevaluation. Crit Care Med. 2000;28(1):232-5.
2. Agus MSD, Jaksic T. Nutritional support of the critically ill child. Curr Opin Pediatr. 2002;14(4):470-81.
3. Backström MC, Kuusela AL, Mäki R. Metabolic bone disease of prematurity. Ann Med. 1996;28(4):275-82.
4. Barr J, Hecht M, Flavin KE, et al. Outcomes in critically ill patients before and after the implementation of an evidence-based nutritional management protocol. Chest. 2004;125(4):1446-57.
5. Beale RJ, Bryg DJ, Bihari DJ. Immunonutrition in the critically ill: a systematic review of clinical outcome. Crit Care Med. 1999;27(12):2799-805.
6. Beier-Holgersen R, Boseby S. Influence of postoperative enteral nutrition on postsurgical infections. Gut. 1996;39(6):833-5.
7. Bone RC, Balk RA, Cerra FB, et al. Definitions for sepsis and organ failure and guidelines for the use of innovative therapies in sepsis. The ACCP/SCCM Consensus Conference Committee. American College of Chest Physicians/Society of Critical Care Medicine. Chest. 1992;101(6):1644-55.
8. Borish LC, Steinke JW. Cytokines and chemokines. J Allergy Clin Immunol. 2003;11(2 Suppl):S460-S75.
9. Brasil. Ministério da Saúde. Secretaria de Vigilância Sanitária. Portaria n. 337, de 14 de abril de 1999. Aprova o Regulamento Técnico para a Terapia de Nutrição Enteral. Diário Oficial da União da República Federativa do Brasil. Brasília, DF; 1999.
10. Cañete A, Duggan C. Nutritional support of the pediatric intensive care unit patient. Curr Opin Pediatr. 1996;8(3):248-55.
11. Cederholm T, Wretlind B, Hellström K, et al. Enhanced generation of interleukins 1b and 6 may contribute to the cachexia of chronic disease. Am J Clin Nutr. 1997;65(3):876-82.
12. Chapman MJ, Nguyen NQ, Fraser RJL. Gastrintestinal motility and prokinetics in the critically ill. Curr Opin Crit Care. 2007;13(2):187-94.
13. Chessex P, Harrison A, Khashu M, Lavoie JC. In preterm neonates, is the risk of developing bronchopulmonary dysplasia influenced by the failure to protect total parenteral nutrition from exposure to ambient light? J Pediatr. 2000;151(2):213-4.
14. Delgado AF, Kimura HM, Cardoso AL, et al. Nutritional follow-up of critically ill infants receiving short term parenteral nutrition. Rev Hosp Clin Fac Med. 2000;55(1):3-8.

15. Delgado AF, Okay TS, Leone C, et al. Hospital malnutrition and inflammatory response in critically ill children and adolescents admitted to a tertiary intensive care unit. Clinics. 2008;63(3):357-62.
16. Duffy B, Penchar P. The effects of surgery on the nitrogen metabolism of parentally fed human neonates. Pediatr Res. 1986;20(1):32-5.
17. Falcone RA, Warner BW. Pediatric parenteral nutrition. In: Rombeau JL, Rolandelli RH (eds.). Clinical nutrition: parenteral nutrition. 3.ed. Philadelphia: WB Saunders; 2001. p.476-96.
18. Ferreira HS, França AOS. Evolução do estado nutricional de crianças submetidas à internação hospitalar. J Pediatr. 2002;78(6):491-6.
19. Framson CM, LeLeiko NS, Dallal GE, et al. Energy expenditure in critically ill children. Pediatr Crit Care Med. 2007;8(3):264-7.
20. Gauderer MWL. Percutaneous endoscopic gastrostomy – 20 years later: a historical perspective. J Pediatr Surg. 2001;36(1):217-9.
21. Greene HL, Hambidge K, Schanler R, Tsang RC. Guidelines for the use of vitamins, trace elements, calcium, magnesium an phosphorus in infants and children receiving total parenteral nutrition: report of the Subcommittee on Clinical Practice Issues of the American Society for Clinical Nutrition. Am J Clin Nutr. 1988;48(5):1324-42.
22. Heird WC, Gomez MR. Total parenteral nutrition in necrotizing enterocolitis. Clin Perinatol. 1994;21(2):389-409.
23. Hulst J, Joosten K, Zimmermann L, et al. Malnutrition in critically ill children: from admission to 6 months after discharge. Clin Nutr. 2004;23(2):223-32.
24. Inder TE, Graham P, Sanderson K, Taylor BJ. Lipid peroxidation as a measure of oxygen free radical damage in the very low birthweight infant. Arch Dis Child. 1994;70(2):F107-11.
25. Irving SY, Simone SD, Hicks FW, Verger JT. Nutrition for the critically ill child: enteral and parenteral support. AACN Clin Issues. 2000;11(4):541-58.
26. Kerner JA. Parenteral nutrition. In: Walker AW, Watkins JB, Duggan C (eds.). Nutrition in pediatrics basic science and clinical applications. 3.ed. London: BC Decker; 2003.
27. Laborie S, Lavoie JC, Pineault M, Chessex P. Contribution of multivitamins, air, and light in the generation of peroxides in adult and neonatal parenteral nutrition solutions. Ann Pharmacother. 2000;34(4):440-5.
28. Liauchonak S, Hamilton S, Franks JD, et al. Impact of implementing an evidence-based definition of enteral nutrition intolerance on nutrition delivery: a prospective, cross-sectional cohort study. Nutr Clin Pract. 2023;38(2):376-85.
29. Marcondes E. Introdução ao estudo da nutrição. In: Carrazza FR, Marcondes E (eds.). Nutrição clínica em pediatria. São Paulo: Sarvier; 1991. p.1-10.
30. Mitne C, Simões AMG, Wakamoto D, et al. Análise das dietas enterais artesanais. Rev Bras Nutr Clin. 2001;16(3):100-9.
31. Motil KJ. Sensitive measures of nutritional status in children in hospital and in the field. Int J Cancer Suppl. 1998;11:2-9.
32. National Advisory Group on Standards and Practice Guidelines for Parenteral Nutrition. Safe practices for parenteral nutrition feeding formulations. Approved by Aspen Board of Directors January 17, 1997. JPEN J Parenter Enteral Nutr. 1998;22(2):49-66.
33. Neuzil J, Darlow B, Inder T, et al. Oxidation of parenteral lipid emulsion by ambient and phototherapy lights: potential toxicity of routine parenteral feeding. J Pediatr. 1995;126(5):785-90.
34. Newton DW, Driscoll DF. Calcium and phosphate compatibility: revisited again. Am J Health-Syst Pharm. 2008;65(1):73-80.
35. Pollack MM, Wiley JS, Kanter R, Holbrook PR. Malnutrition in critically ill infants and children. JPEN J Parenter Enteral Nutr. 1982;6(1):20-4.
36. Ralston ME, Day LT, Slusher TM, et al. Global paediatric advanced life support: improving child survival in limited-resource settings. Lancet. 2013;381(9862):256-65.
37. Randall HT. The history of enteral nutrition. In: Rombeau JL, Caldwell MD. Enteral feeding. Philadelphia: WB Saunders; 1984. p.1-19.
38. Safe Practices for Parenteral Nutrition Formulations. National Advisory Group on Standards and Practice Guidelines for Parenteral Nutrition. JPEN J Parenter Enteral Nutr. 1998;22(2):49-66.
39. Shann F, Pearson G, Slater A, Wilkinson K. Pediatric index of mortality (PIM): a mortality prediction model for children in intensive care. Intensive Care Med. 1997;23(2)201-7.
40. Simmons EM, Himmelfarb J, Sezer T, et al. Plasma cytokine levels predict mortality in patients with acute renal failure. Kidney Int. 2004;65(3):1357-65.
41. Smith BS, Kotharil H, Hayes BD, et al. Effect of additive selection on calculated aluminum content of parenteral nutrient solutions. Am J Health-Syst Pharm. 2007;64(7):730-9.
42. Srinivasan R, Meyer R, Padmanabhan R, Britto J. Clinical safety of Lactobacillus casei shirota as a probiotic in critically ill children. J Pediatr Gastroenterol Nutr. 2006;42(2):171-3.
43. Veltri M, Lee CK. Compatibility of neonatal parenteral nutrient solutions with selected intravenous drugs. Am J Health Syst Pharm. 1996;53(21):2611-3.
44. Wilmore DW. Catabolic ilness. Strategies for enhancing recovery. N Engl J Med. 1991;325(10):695-701.
45. Zeerleder S, Zwart B, Wuilemin WA, et al. Elevated nucleosome levels in systemic inflammation and sepsis. Crit Care Med. 2003;31(7):1947-51.

Seção V

Utilização de fórmulas/dietas enterais, suplementos e módulos

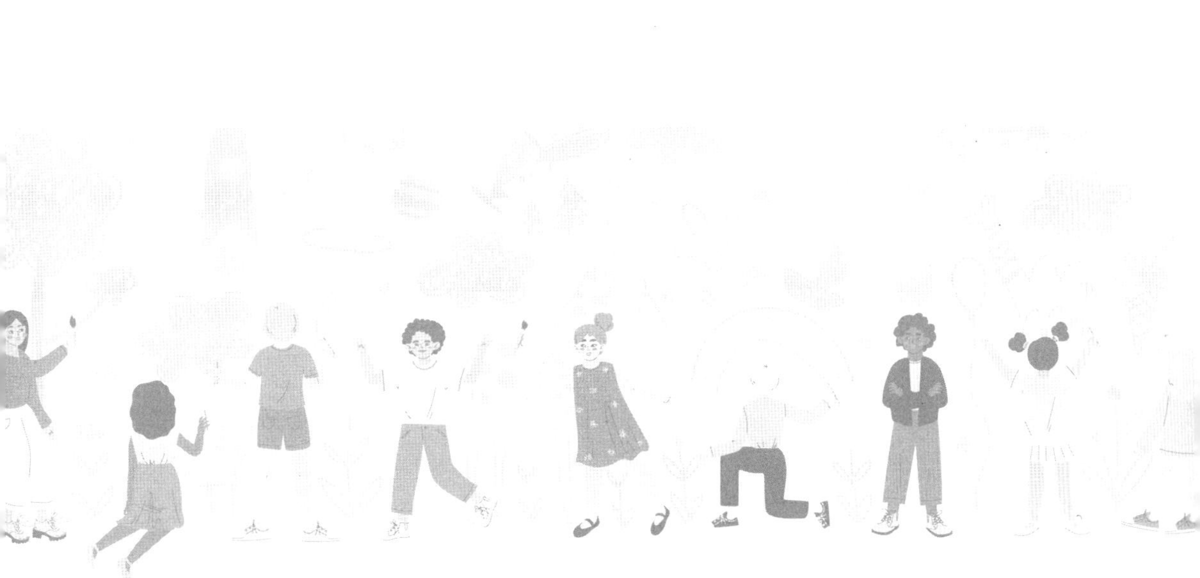

33

Bióticos: evidências científicas de utilização na pediatria

Ary Lopes Cardoso
Artur Figueiredo Delgado

PONTOS-CHAVE DESTE CAPÍTULO

- Os bióticos são constituídos por probióticos, prebióticos, pós-bióticos e simbióticos, e visam à manutenção de uma microbiota intestinal saudável.
- Os prebióticos são nutrientes que não sofrem processo de digestão e que afetam de maneira benéfica o hospedeiro, por meio da estimulação seletiva do crescimento e/ou da atividade metabólica de bactérias do cólon.
- Os oligossacarídeos do leite humano (HMO), o terceiro maior soluto existente no leite humano, depois da lactose e da gordura, são prebióticos e ajudam no desenvolvimento de uma microbiota intestinal saudável.
- As fórmulas lácteas infantis utilizadas no primeiro ano de vida contêm misturas de prebióticos.

INTRODUÇÃO

Apesar do conceito de que uma boa alimentação ajuda a preservar a saúde e age profilaticamente em relação a diversas doenças, somente a partir do final dos anos 1980 se observou o aumento no número de publicações a respeito de como a dieta pode modular diversas funções do corpo. Algumas evidências se acumulam em direção aos benefícios dos alimentos funcionais, isto é, alimentos que melhoram ou afetam funções do organismo acima dos valores nutricionais normais.

A comercialização desses produtos carrega frequentemente a chancela de benefício à saúde e ao metabolismo. Dentre eles, destacam-se os suplementos microbianos – probióticos e prebióticos.

Nas crianças e mais especificamente nos lactentes, a manipulação da microbiota intestinal por meio da modulação dietética vem despertando o interesse dos pesquisadores. A elaboração dessa modulação no período neonatal ou nos primeiros meses de vida, quando a programação imunológica acontece, é um conceito novo. Os recentes conhecimentos a respeito do papel-chave da microflora na geração da regulação imunofisiológica e na defesa contra agentes patogênicos vêm contribuir para a busca dos benefícios para a saúde.

Tanto as bactérias probióticas como os carboidratos prebióticos, ou oligossacarídeos (OS), têm se mostrado úteis para a saúde humana.

Neste capítulo, a análise será restrita às ações dos prebióticos. São nutrientes que não sofrem processo de digestão e que afetam de maneira benéfica o hospedeiro, por meio da estimulação seletiva do crescimento e/ou da atividade metabólica de um número limitado de bactérias já residentes no cólon. O denominado efeito prebiótico consiste no aumento do número de bifidobactérias e lactobacilos no intestino humano e na indução do aumento da atividade metabólica dessa microbiota.

MICROBIOTA INTESTINAL

A colonização bacteriana do intestino da criança se faz a partir do momento em que ela nasce. Isso vai depender de uma série de fatores, como tipo do parto, quantidade de bactérias do ambiente, composição da microbiota materna, nutrição que recebe nas primeiras semanas de vida, medicações e interações bacterianas. Lactentes que nasceram de parto vaginal são precocemente colonizados por bactérias anaeróbias, predominantemente bacteroides. Já os que nascem de cesariana têm uma colonização que vai se fazendo de maneira mais lenta, à custa de anaeróbios, enterobactérias e germes Gram-negativos.

Embora alguns estudos não tenham encontrado diferenças significativas entre a flora intestinal de crianças amamentadas e a das que recebem fórmula infantil, a maioria demonstra que a microflora dos amamentados é composta predominantemente de lactobacilos e bifidobactérias, enquanto os que recebem fórmula láctea desenvolvem uma microflora rica em enterobactérias e germes Gram-negativos.

Esse padrão precoce de colonização intestinal está associado diretamente à menor prevalência de doenças infecciosas nas crianças amamentadas, especialmente quanto a infecções do trato gastrintestinal. As bifidobactérias e os lactobacilos inibem o crescimento de germes patogênicos, uma vez que produzem grande quantidade de ácido lático, acético e outros ácidos orgânicos, com consequente queda do pH intestinal. Já nas crianças que recebem fórmula, a diminuição do pH intestinal não costuma ocorrer.

Além disso, as bifidobactérias e os lactobacilos competem por nutrientes e locais de adesão de bactérias potencialmente patogênicas na parede intestinal.

Outros papéis de destaque da microflora são:

- Participar no processo de absorção de água e nutrientes que atuam no crescimento da mucosa intestinal.
- Manter o equilíbrio fisiológico da mucosa por meio da modulação das respostas inflamatórias e imunológicas sistêmicas (GALT).
- Modular a recuperação de diversos substratos da fermentação de resíduos de proteínas e fibras não digeridas.

A presença de uma microflora com todas essas potencialidades depende de diversos fatores de crescimento e do fornecimento de nutrientes para a manutenção.

Hoje se sabe que a composição da microbiota intestinal apresenta expressiva dependência da alimentação e da interação entre:

- Prebióticos: compostos alimentares não digeríveis, que chegam intactos ao cólon, no qual estimulam seletivamente o crescimento e a atividade de um ou mais números limitados de comensais, benéficos, e isso leva a um efeito benéfico ao hospedeiro. São "alimentos" para bactérias boas.
- Probióticos: microrganismos vivos que, quando administrados em quantidades adequadas, colonizam o intestino e exercem efeitos biológicos benéficos no hospedeiro.
- Simbióticos: envolvem o emprego da combinação de prebióticos e probióticos. Essa abordagem vai permitir que as bactérias sejam viáveis e estimulem o crescimento de bifidobactérias pela presença dos prebióticos, que são os substratos.

O conhecimento dos diversos componentes do leite humano (LH) e de suas funções, em prol da obtenção de uma microflora balanceada e benéfica, vem estimulando a indústria, por meio da biotecnologia, a produzir alguns OS (conhecidos como HMO [do inglês *human milk oligossacharides*]) que podem ser adicionados às fórmulas infantis. Ganhou importância destacada, nos últimos anos, a adição dos que mostram efeito modulador sobre a flora intestinal e têm ação mimetizadora de efeitos e ações funcionais alcançadas por crianças que recebem o LH.

OLIGOSSACARÍDEOS DO LEITE MATERNO

Os oligossacarídeos (OS) do leite humano (HMO) são o terceiro maior soluto existente no LH depois da lactose e da gordura. As concentrações variam entre 15 e 23 g/L no colostro, e entre 8 e 12 g/L no leite de transição e maduro, representando mais de 200 diferentes glicanos complexos. Aos 3 meses de vida, os níveis médios estão ao redor de 13 g/L. Da mesma maneira que as concentrações diminuem no decorrer dos meses de amamentação, a composição também sofre mudanças.

Quase todos os HMO têm como base a lactose, que é modificada na glândula mamária pela ligação de monossacarídeos, como fucose, N-acetilglicosamina e/ou ácido siálico. Dessa forma, são construídas estruturas complexas de ligações bastante específicas, que formam a base da multifuncionalidade dos HMO.

De modo geral, as quantidades de HMO no LH de mães com recém-nascidos pré-termo (RNPT) são semelhantes às quantidades encontradas em LH de mães com recém-nascidos a termo (RNT). Isso significa que não há relação de quantidade de OS com a idade gestacional. A dieta materna não influi nos níveis de OS, uma vez que são produzidos na glândula mamária.

É bom ressaltar que, apesar de os níveis de HMO diminuírem com o passar dos meses de amamentação, o efeito bifidogênico se mantém constante. Ou seja, os HMO são um exemplo de prebióticos – que ocorrem naturalmente – e que promovem ativamente a colonização da microbiota intestinal. Os HMO mais abundantes no LH são: 2'fucosilactose (2'FL) e lacto-N-neotetraose – representando cerca de 40% do total dos

HMO. Os HMO têm papel protetor e não têm valor nutritivo.

Em relação aos já conhecidos e testados, GOS e FOS, os HMO têm estruturas e benefícios diferentes. São resistentes à digestão enzimática do trato gastrintestinal superior e não representam fonte de energia para o lactente. Suas propriedades protetoras já foram demonstradas em estudos clínicos. Mostraram que o uso de fórmula infantil contendo esses HMO permitiu que os lactentes tivessem microbiota e marcadores imunológicos semelhantes aos de lactentes amamentados.

Atualmente, com meios biotecnológicos, é possível produzir quantidades de HMO com a pureza que permite a elaboração de estudos metabólicos e funcionais em humanos.

A composição dos HMO depende de determinantes genéticos maternos, isto é, do tipo sanguíneo Lewis e do estado secretor. A importância desses determinantes na composição dos HMO (isto é, na fucosilação) está no fato de que lactentes alimentados com padrões diferentes de HMO podem ter reduzidos, ou até aumentados, os riscos de certas doenças inflamatórias.

Alguns estudos já demonstraram que existem grandes diferenças entre amostras de LH de lactentes a termo e pré-termo, agrupadas de acordo com o estado secretor e o grupo sanguíneo Lewis.

Todos os estudos a respeito do uso de HMO exigem métodos muito complexos e medidas muito confiáveis e reprodutíveis. O objetivo final é o desenvolvimento futuro de compostos específicos, como OS únicos, misturas para fórmulas infantis ou suplementos nutricionais.

Os mecanismos que explicam os efeitos benéficos (ainda não totalmente compreendidos) são, dentre outros:

- Promover seletivamente o crescimento de bactérias benéficas e, ao mesmo tempo, impedir o crescimento de agentes patogênicos. Agem, portanto, como prebióticos, isto é, atuam como substratos de fermentação de ácidos graxos de cadeia curta, reduzindo os patógenos.
- Revestir as superfícies mucosas do trato gastrintestinal para atuar como análogos de receptores solúveis, inibindo a ligação de microrganismos patogênicos.
- Promover a proteção imune da mucosa por meio da microbiota e do sistema imune da mucosa.
- Interagir com proteínas específicas de ligação ao glicano, expressas de maneiras diferentes por quase todas as células epiteliais e imunes modulando, assim, a expressão de receptores no epitélio intestinal e potencializando o efeito antiadesivo.
- Modular as respostas e o desenvolvimento do sistema imunológico, além da maturação intestinal. O 2'FL reduz a expressão de citocinas pró-inflamatórias (IL-1-beta, IL-6 e TNF-alfa) em lactentes.
- Poder fornecer fatores essenciais ao lactente para os desenvolvimentos cerebral e cognitivo.
- Exercer efeitos sistêmicos – anti-inflamatórios e anti-infecciosos –, uma vez que são metabolizados pela microbiota, parte é eliminada pelas fezes e outra parte pela urina. Em prematuros, alguns estudos mostram redução do risco de enterocolite necrosante, uma vez que existe a ação de limitar a agressão causada por ácidos biliares.

Mesmo considerando que o papel biológico dos OS do LH é extremamente complexo e que a variabilidade e o polimorfismo de sua estrutura são enormes, hoje em dia é possível produzir em escala industrial, grandes quantidades de HMO. Isso permite suplementar fórmulas infantis com o objetivo de promover uma microbiota mais saudável, possibilitando desfechos similares aos dos obtidos em quem recebe LH.

PRIMEIROS PREBIÓTICOS USADOS EM FÓRMULAS INFANTIS

Na Europa, os prebióticos mais frequentemente adicionados às fórmulas infantis são os obtidos da mistura de galacto-OS (GOS) com fruto-OS (FOS). A combinação desses dois OS forma uma mistura com ótimo efeito bifidogênico. Ou seja, mimetizam o tamanho, as ligações e os efeitos clínicos dos OS presentes no LH.

Os GOS são obtidos a partir da hidrólise de lactose pela betagalactosidase, e são os responsáveis pelo efeito bífido e melhora da consistência das fezes dos lactentes.

Os FOS são compostos de glicose e resíduos frutosil. São obtidos a partir da inulina, que é extraída de um tubérculo denominado chicória amarga.

A inulina é submetida a métodos de digestão enzimática, gerando oligofrutose. Os FOS também podem ser obtidos por meio da digestão enzimática de oligofrutose (esta obtida a partir da sacarose).

A proporção de 9 partes de GOS para 1 parte de FOS foi a que produziu o melhor efeito prebiótico, tanto para RNT como para prematuros. A adição dessa mistura prebiótica, em quantidades que variam de 0,4 a 1 g/100 mL de leite, mostrou efeito bifidogênico semelhante ao do LH. Entre as principais ações, destacam-se:

- Maiores contagens de colônias de bifidobactérias nas fezes e melhora do trânsito intestinal (frequência e consistência das fezes).
- Aumento na resistência a patógenos do trato gastrintestinal.
- Os benefícios clínicos em relação à colonização da microbiota intestinal foram mais expressivos com as concentrações de 0,8 g/L quando comparadas a 0,4 g/L.
- Modulação da resposta imunológica sistêmica e diminuição do risco de alergias.
- A diminuição do pH intestinal é um dos efeitos secundários à fermentação dos prebióticos pelas bifidobactérias, conferindo assim maior suporte à barreira intestinal.
- Produção de ácidos graxos de cadeia curta (AGCC) (acético, propiônico e butírico) que auxiliam na nutrição do epitélio intestinal.

Embora a mistura de FOS e GOS já venha sendo utilizada em diversos países há algum tempo, pouco se pode dizer quanto à perpetuação dos efeitos em longo prazo. O Quadro 1 apresenta exemplos de fórmulas de partida comercializadas em diversos países, com a adição da mistura de prebióticos (g/dL) GOS/FOS. Nota-se que a proporção 9/1 predomina e, em uma delas, existe a adição apenas de FOS. Nota-se também que as quantidades de OS variam de 0,4 a 0,8 g/100 mL.

Além da mistura FOS/GOS, muitos outros produtos têm efeitos bifidogênicos e, portanto, são considerados prebióticos. Um deles é um simbiótico obtido da mistura de bactérias bífidas (*Bacteria brevis*), originadas da fermentação do leite, associadas com o *Streptococcus thermophilus*. Os pesquisa-

QUADRO 1 Exemplos de fórmulas infantis com adição de prebióticos no mundo

Fórmula (100 mL)	Aptamil 1 - Brasil UK Almiron 1 - Espanha	Nutriben - Espanha	Nutrilon 1 - Argentina	Nutrilon 1 - Portugal	Milumil 1 - Alemanha
Empresa	Support	Nutribén	Nutricia-Bagó	Nutricia	Milupa
Prebiótico	0,8 g/dL	0,4 g/dL	0,8 g/dL	0,4 g/dL	0,8 g/dL
GOS	0,72 g/dL	Ausentes	0,72 g/dL	0,36 g/dL	0,72 g/dL
FOS	0,08 g/dL	0,4 g/dL	0,08 g/dL	0,04 g/dL	0,08 g/dL

FOS: fruto-oligossacarídeo; GOS: galacto-oligossacarídeo.
Fonte: elaboração dos autores.

dores que testaram essa mistura constataram que a flora bacteriana das crianças que a receberam possuía mais bifidobactérias e número reduzido do agente patogênico *Clostridium perfringens*, caracterizando, assim, o efeito bifidogênico da mistura.

FISIOPATOLOGIA E EFEITOS DOS PREBIÓTICOS

Uma característica dos prebióticos é que, ao contrário do amido, não são hidrolisados pela amilase salivar, nem pelo ácido clorídrico do estômago, além de serem resistentes à ação das dissacaridases e da alfaglicosamina da mucosa intestinal. Tampouco são suscetíveis à ação das enzimas pancreáticas. Portanto, os prebióticos chegam em grande proporção ao ceco, cólon ascendente e transverso, em que servem de substrato para a microbiota intestinal. Esta vai submetê-los a um processo de fermentação. Além disso, os prebióticos funcionam como um fator de seleção, já que estimulam de maneira seletiva o crescimento de bactérias benéficas para a saúde, como é o caso de bifidobactérias e lactobacilos.

Uma ação importante é o efeito de influenciar o desenvolvimento imunológico por diferentes caminhos que são modulados pelo hospedeiro e por fatores ambientais. Estudos em animais e em humanos sugerem que os prebióticos podem afetar diretamente a imunidade sistêmica e da mucosa. São estudos ainda em andamento, mas já se pode dizer que a microbiota modula a programação imunológica, promove tolerância oral e é importante na inibição do desenvolvimento do fenótipo alérgico. Se o fenótipo alérgico já estiver estabelecido, o efeito terapêutico dos prebióticos é reduzido comparado com um tratamento em idade mais precoce, quando existe maior plasticidade.

Os microrganismos do trato gastrintestinal fermentam os prebióticos para produzir AGCC, que têm efeitos anti-inflamatórios diretos. Além disso, esses ácidos promovem a integridade intestinal por meio de efeitos na proliferação e diferenciação de células epiteliais.

Principais efeitos dos prebióticos

- Efeitos locais: aumento da massa fecal, explicado pelo aumento do número de bactérias; produção e aumento seletivo da produção de AGCC, levando ao aumento da absorção colônica de diversos minerais e da síntese de ácido fólico.
- Absorção de cálcio: ocorre diminuição de excreção urinária de cálcio, provavelmente pela presença do prebiótico na luz intestinal. Leva à diminuição do pH – uma vez que se formam ácidos – e, pelo efeito osmótico, ainda aumenta

o conteúdo aquoso do lúmen. Isso tudo acarreta maior absorção de cálcio.

- Efeitos sistêmicos: diminuição de colesterol, triglicérides, insulina, glicemia, amônio e ureia sanguínea. Aumentam os níveis de vitamina B, glutamina plasmática e a função imunitária, tanto local como sistêmica, como resposta à maior proliferação das bifidobactérias.

PREBIÓTICOS NAS FÓRMULAS INFANTIS – PRIMEIRAS AVALIAÇÕES CLÍNICAS

A análise de produtos contendo OS não digeríveis pelos comitês de nutrologia vem mostrando que 0,8 g/dL de uma combinação de oligogalactosil-lactose de baixo peso molecular e 10% de oligofrutosil-sacarose de alto peso molecular, em fórmulas infantis, não causa nenhum desconforto às crianças. Aspectos importantes que merecem muita atenção são origem, identificação e concentração dos prebióticos. A segurança desses ingredientes também depende das condições de estocagem, temperatura e umidade.

O uso de prebióticos para prematuros e crianças com imunodeficiências adquiridas deve ser cuidadoso, uma vez que estudos randomizados e controlados ainda são muito esparsos, com casuísticas muito pequenas, para que a liberação seja aceita sem restrições.

O Comitê da Sociedade Pediátrica Europeia de Gastroenterologia, Hepatologia e Nutrição (ESPGHAN), em 2004, fez uma análise crítica dos principais estudos experimentais e clínicos voltados ao uso de prebióticos na saúde. Poucos foram os que atenderam à excelência de metodologia e estatística exigidas pelos pesquisadores. Apenas três estudos mereceram uma avaliação mais detalhada. No Quadro 2 estão resumidas as principais características desses três estudos.

A análise feita concluiu que:

- Nos três estudos, apenas 300 lactentes foram avaliados, entre prematuros e RNT.
- A concentração de prebióticos utilizada variou de 0,4 a 1 g/dL de uma mistura de 90% GOS e 10% FOS.
- O efeito bifidogênico foi comprovado e, em um dos grupos, houve relação direta da quantidade de bifidobactérias com a maior concentração de prebióticos, ou seja, de 0,8 g/dL. Em prematuros, esse efeito bifidogênico já havia sido mostrado com concentrações de uma mistura de GOS/FOS variando de 0,4 a 0,8 g/dL.
- Houve aumento na frequência de evacuações e diminuição da consistência das fezes, nos três estudos, nas crianças que receberam prebióticos.
- Um dos estudos mostrou diminuição do pH intestinal dose-dependente de prebióticos.
- De modo geral, o crescimento avaliado por peso, estatura e ganho em perímetro cefálico foi bastante adequado nos três estudos, tanto nas crianças controles como nas que receberam prebióticos.
- Um dos estudos avaliou parâmetros bioquímicos e não evidenciou diferenças entre os grupos (prebióticos *vs.* placebo).
- Em dois estudos randomizados e controlados, não se evidenciou o efeito da suplementação de OS com número de lactentes que tivessem culturas de fezes positivas para bactérias patogênicas. Isso aconteceu tanto para prematuros como para RNT.
- Em um dos estudos, a fórmula de leite utilizada tinha proteína parcialmente hidrolisada (proteína do soro) e óleo vegetal com alto teor de betapalmitato.

QUADRO 2 Características de estudos clínicos avaliando o papel dos prebióticos

Autor	N. de crianças	Grupo estudo	Grupo controle	Dias	Bifidobactéria	Frequência de evacuações	Antropometria
Boehm	42 pré-termos < 32 semanas	15 FPt + GOS/FOS 1 g/dL	15 FI + placebo e 12 c/ LM	28	0 dia x 28 dias* GE x placebo*	LH > placebo* FI = placebo	GE e GC iguais em g/dia e cm/ semana
Moro	90 RNTAIG	30 FI + GOS/FOS 0,4 g/dL 27 FI + GOS/FOS 0,8 g/dL	33 FI + placebo	28	p* 0,4 e 0,8 x FI 0,4 x 0,8 = NS	p* 0,8 g/dL > placebo	GE e GC iguais em g/dia e cm/ semana
Schmelzle	154 RN 37 a 42 semanas p10 > peso < p90 só FI com 14 dias	76 FI + GOS/FOS 0,8 g/dL + FPHPS	78 FI	84	p* em 6 semanas GE > GC NS p* em 6 semanas % Bb/total bactéria GE > GC		Ganho P (g/dia) 0-6 semanas – 0,8 g/dL > GC (fem)* 0 a 12 semanas – NS Ganho comp. (mm/dia) 0-6 semanas – NS 0-12 semanas – NS

* Significativo ($p < 0,05$).
Bb: bifidobactérias; FOS: fruto-oligossacarídeo; FPHPS: fórmula parcialmente hidrolisada de proteínas do soro; FI: fórmula infantil; FPt: fórmula infantil para pré-termo; GC: grupo controle; GE: grupo estudo; GOS: galacto-oligossacarídeo; LH: leite humano; LM: leite materno; NS: não significativo; RN: recém-nascido; RNTAIG: recém-nascido a termo adequado para a idade gestacional.
Fonte: elaboração dos autores.

- Não foram observados efeitos adversos nas crianças dos três estudos.

Concluindo, essa revisão sistemática mostrava que os dados publicados ainda eram escassos para comprovar a eficácia e a segurança dos prebióticos. O fato de não terem sido evidenciados efeitos adversos em nenhum dos estudos permitiu que as pesquisas continuassem, tanto em prematuros quanto nos RNT. Diversos aspectos ainda precisavam ser mais bem entendidos e, para tanto, há necessidade de:

- Mais estudos randomizados com maior número de pacientes, com resultados clínicos importantes na prevenção e na terapêutica de doença alérgica ou mesmo de infecção intestinal.
- Avançar na investigação da relação das bifidobactérias com a função de modulações inflamatória e imunológica.

Após essa reunião do ESPGHAN, em 2004, houve grande avanço nas investigações da ação das misturas de prebióticos adicionados em fórmulas infantis. Isso se deu principalmente em relação à prevenção e à terapêutica de doenças alérgicas e infecciosas.

PREVENÇÃO DE DOENÇA ALÉRGICA

A hipersensibilidade a alimentos e as doenças alérgicas são cada vez mais prevalentes e representam grande problema de saúde, que vem aumentando sobremaneira nos países desenvolvidos. Além do papel da suscetibilidade genética, as manifestações de doença alérgica são dependentes da idade, de tal forma que crianças com menos de 1 ano costumam apresentar, predominantemente, sintomas e sinais de eczema atópico, distúrbios gastrintestinais e quadros de sibilância. Com o avançar da idade, aumenta a prevalência da asma e da rinoconjuntivite.

As alterações da flora microbiana, que ocorrem ainda no período neonatal, vêm sendo apontadas como grandes responsáveis pelo aumento das doenças alérgicas na população, especialmente no Ocidente. Hoje já se sabe que a microflora exerce papel preventivo nas alergias, por modular a fisiologia da mucosa gastrintestinal e contribuir para o efeito de barreira, além de modular as respostas imunológicas sistêmicas e inflamatórias.

Ao nascer, a criança tem um sistema imunológico imaturo, e a barreira intestinal ainda permite a passagem de alguns antígenos alimentares, sendo, portanto, possível que a sensibilização por esses antígenos aconteça nesse período da vida.

Os pesquisadores vêm se dedicando ao estudo de mecanismos e estratégias de prevenção que possam ser adotados para desenvolver a tolerância imunológica e a diminuição da sensibilização a alérgenos no feto e no RN.

Muitos prebióticos começaram a ser utilizados na prevenção tanto da hipersensibilidade a alimentos como de doenças alérgicas.

A ação desses prebióticos é modular a função imunológica por meio da interação direta com células imunes. Essa modulação se inicia quando a colonização intestinal começa, isto é, no início da vida. Se a criança recebe LH e tem condições ambientais adequadas, terá, muito provavelmente, uma microbiota saudável e balanceada. O que isso significa? Haverá redução da imunogenicidade a antígenos alimentares. Assim, o estímulo imunogênico será desviado para a proliferação de células T-*helper*-1 e T-*helper*-3, que participam das reações inflamatórias. Se isso não acontecer, as células T-*helper*-2 é que serão estimuladas e, assim, as reações alérgicas começarão a ser desencadeadas.

É interessante destacar que a microbiota intestinal de crianças atópicas é diferente daquela do lactente normal. E isso acontece antes mesmo de apresentar um quadro clínico da dermatite atópica. Desde o início da vida, esses lactentes já têm uma proporção de bifidobactérias menor que a de crianças normais – que não apresentam, na evolução, quadros de alergias.

Kalliomaki et al. encontraram uma associação entre as cepas de *Bifidobacterium adolescentis* e doenças alérgicas. O uso de probióticos e de prebióticos para crianças com risco de alergia fez diminuir a prevalência dessa bactéria nas fezes, comparando com lactentes que receberam fórmula sem prebióticos.

Recentemente, uma metanálise de sete estudos, que envolveram o uso de prebióticos na alimentação de lactentes sadios e que foram considerados de boa evidência científica quanto à casuística, à metodologia empregada e à validade na condução da pesquisa, analisou a associação com as doenças alérgicas em 432 lactentes. Moro et al. avaliaram dois grupos de lactentes com alto risco de alergia familiar. Um dos grupos recebeu fórmula de proteína do soro, extensamente hidrolisada e com adição de prebióticos, e o outro recebeu a mesma fórmula sem prebióticos. Embora houvesse perda de cerca de 20% dos pacientes no decorrer dos 6 meses do estudo, observaram que somente 10,6% dos lactentes que receberam a mistura de GOS/FOS (0,8 g/dL) tinham dermatite atópica comparados com 22,4% do grupo controle ($p < 0,05$). Cerca de 134 lactentes desse estudo foram seguidos até os 18 a 24 meses; 68 receberam prebióticos e 66 não. Cumulativamente, a incidência de dermatite atópica foi de 12,1% no grupo com prebióticos e 25% no grupo controle ($p < 0,05$).

Outros sintomas alérgicos, como broncoespasmo e urticária, além de infecções de vias aéreas, foram significativamente menos prevalentes no grupo que recebeu prebióticos.

Ziegler et al. estudaram crianças não selecionadas em relação ao risco de alergia. Não encontraram diferenças no aparecimento de dermatite atópica aos 4 meses de idade. Nesse estudo, as crianças receberam três tipos de fórmulas: fórmula controle de leite de vaca; fórmula com adição de 8 g/L de mistura de prebióticos contendo polidextrose, GOS e lactulose; e, finalmente, uma fórmula com 4 g/L de mistura de prebióticos contendo GOS e polidextrose em proporção 50/50.

A metanálise desses estudos mostrou haver heterogeneidade entre os achados de prevalência de dermatite atópica. Isso se deveu ao fato de, no estudo de Moro et al., ter havido seleção do grupo de lactentes quanto a pertencer a famílias de risco alérgico, o que não foi feito no estudo de Ziegler et al.

Os autores da metanálise concluíram que as evidências para determinar o papel preventivo de doença alérgica com a adição de prebióticos nas fórmulas infantis ainda não são suficientemente fortes. Consideram que são necessários mais estudos para determinar se os achados de Moro vão persistir por um tempo mais prolongado. Também interrogam se essa diminuição da prevalência da dermatite atópica se aplica a outras manifestações de doença alérgica, como sintomas brônquicos e reações alérgicas agudas, e, principalmente, se esse achado será reproduzido.

No Quadro 3 estão listadas as características principais desses dois estudos citados. Diversos grupos de estudo relacionados com doenças alérgicas ainda não recomendam o uso de prebióticos para preveni-las. Apenas a World Allergy Organization (WAO) sugere que podem ser usados prebióticos para lactentes não amamentados exclusivamente.

O uso de prebióticos para prevenir doenças alérgicas ainda não encontra número de evidências científicas suficiente para ser recomendado. Uma revisão sistemática e metanálise não encontrou efeito no desenvolvimento de asma (dois estudos), mas encontrou redução significativa no eczema.

Em recente publicação, Vandenplas et al. discutiram a adição de prebióticos a fórmulas infantis para lactentes com alergia à proteína do leite de vaca. Uma vez que o microbioma gastrintestinal se torna bifidogênico, vai haver diminuição do risco de desenvolver doença alérgica. A adição de prebióticos à dieta de exclusão vai aumentar o desenvolvimento da tolerância.

Isso acontece porque os OS modulam o desenvolvimento imunológico, uma vez

QUADRO 3 Características de estudos avaliando o papel dos prebióticos em relação a doenças alérgicas

Estudo	Moro et al.	Ziegler et al.
Métodos	Randomizado – duplo-cego Perda de 20% no acompanhamento	Randomizado – duplo-cego Acompanhamento – perda de 27%
Participantes	259 RNTAIG com histórico de atopia, rinite ou asma em um dos pais antes de randomizar Início da fórmula até 14 dias	226 RNTAIG, recebendo fórmula. Início com < 14 dias
Intervenções	FEH nos 2 grupos: 129 pacientes com 0,8 g/dL GOS/FOS 130 pacientes controles	Início com < 14 dias e até 120 dias: a) 74 pacientes – prebiótico 4 g/L b) 76 pacientes – prebiótico 8 g/L c) 76 pacientes controles
Resultados	Avaliou dermatite atópica, dados antropométricos, características das fezes e alterações gastrintestinais	Crescimento e tolerância Presença de eczema

FEH: fórmula extremamente hidrolisada; GOS: galacto-oligossacarídeo; FOS: fruto-oligossacarídeo; RNTAIG: recém-nascido a termo adequado para a idade gestacional.
Fonte: elaboração dos autores.

que alteram a microbiota e têm um papel potencial na prevenção primária de alergia na infância.

Esses achados foram confirmados pela demonstração de intervenção precoce na dieta com prebióticos, com consequente efeito protetor contra manifestações alérgicas e infecciosas. Em outra ocasião, esse efeito foi mostrado em lactentes sem risco. Essa proteção observada em condições opostas, pelo menos até os 5 anos, sugere que um efeito imunológico, modulado pela modificação da microbiota intestinal, deva ser o mecanismo de ação. Existe aumento de bifidobactérias e lactobacilos, além da diminuição de *Bacteroides* e *Clostridium*. O efeito positivo se completa pelo aumento da concentração de AGCC, especialmente ácidos acético e butírico, demonstrados pela análise metabolômica (Quadro 4).

Em 2011, o Comitê de Nutrição do ESPGHAN concluiu que existem poucas evidências para recomendar prebióticos em fórmulas infantis para prevenir doença atópica. Contudo, com base no Grading of Recommendations Assessment, Development and Evaluation (Grade), o grupo do WAO sugere usar prebióticos como suplementos para pacientes não amamentados exclusivamente, embora seja uma recomendação não muito evidente.

TRATAMENTO DE DOENÇAS ALÉRGICAS COM PREBIÓTICOS

O grande e rápido aumento de distúrbios imunomediados, como a doença alérgica, está fortemente ligado à redução da exposição microbiana precoce. A microbiota intestinal representa, de longe, a maior exposição microbiana para permitir que o lactente tenha um ótimo desenvolvimento da regulação imune. A composição específica da microbiota intestinal pode afetar o risco de desenvolvimento de doenças alérgicas. Essa descoberta forneceu a base para estudos de intervenção destinados a modificar a composição microbiana intestinal para o tratamento de doenças alérgicas.

QUADRO 4 Mecanismo de ação dos prebióticos e benefícios clínicos

▪ Prebióticos (SCGOS/LCFOS – 9:1) não sofrem hidrólise no estômago – não são digeridos e absorvidos no delgado.
▪ No cólon, as bifidobactérias e os lactobacilos metabolizam (por fermentação) a mistura, para produzir AGCC.
▪ pH intestinal cai.
▪ Os AGCC promovem aumento do trofismo da mucosa, que estimula o movimento intestinal.
▪ Impede a adesão de bactérias agressivas.
▪ Impede a translocação.
▪ Promove fezes mais macias.
▪ < risco de infecção mesmo pós-período de uso do prebiótico.
▪ Apoia o funcionamento do sistema imunológico, uma vez que o principal componente do sistema imunológico está no TGI – GALT.

AGCC: ácidos graxos de cadeia curta; GALT: modulação das respostas inflamatórias e imunológicas sistêmicas; LCFOS: *long chain* GOS; SCGOS: *short chain* GOS; TGI: trato gastrintestinal.
Fonte: elaboração dos autores.

Foram avaliados em estudos de tratamento de alergias os efeitos de bactérias benéficas (probióticos), amidos ou fibras resistentes (prebióticos), que estimulam seletivamente um número limitado de bactérias benéficas.

O efeito de um FOS – cetose – foi avaliado em um ensaio que randomizou 29 lactentes e crianças com menos de 3 anos de idade com eczema para ingestão diária desse FOS e de maltose (placebo) por 12 semanas. Houve melhora significativa no grupo prebiótico em comparação com o grupo placebo.

No entanto, ainda não existem evidências definitivas de benefício dos probióticos no tratamento de eczema ou asma, ou mesmo no uso de prebióticos e simbióticos para o tratamento de doenças alérgicas.

PREBIÓTICOS EM FÓRMULAS INFANTIS E PREVENÇÃO DE INFECÇÕES

Os prebióticos impedem a adesão de patógenos nos receptores da mucosa intestinal, uma vez que vão se ancorar nas cadeias de glicoproteínas ou glicolípides aí existentes, evitando que as proteínas de superfície dos microrganismos as reconheçam.

Além dessa ação protetora, podem modular a função imunológica por meio da interação direta com as células imunes. Essa interação afeta a produção de citocinas que ativam as células T, especialmente Th1 e Th3. A modulação pode, portanto, promover efeitos preventivos, tanto de doenças alérgicas como de infecções.

Como existe forte relação entre a composição da microbiota intestinal e o desenvolvimento pós-natal do sistema imunológico, acredita-se que a prevenção de infecções, especialmente nos primeiros meses de vida, possa acontecer com a adição da mistura de 90% de GOS de cadeia curta e 10% de FOS de cadeia longa. A microbiota intestinal dos RN (prematuros ou não), alimentados com essa mistura, torna-se semelhante à dos lactentes que recebem LH. Três estudos recentes utilizaram a mistura de GOS/FOS com o intuito de observar o efeito do prebiótico na incidência de infecções de lactentes. No Quadro 5 estão resumidos o tipo de pacientes estudados, o tempo de uso da fórmula e os resultados alcançados pelos autores.

Arslanoglu et al. utilizaram uma fórmula extensamente hidrolisada em 259 RN, cujos pais tinham antecedentes de alergia. Divididos em dois grupos, um recebeu a fórmula com placebo e o outro, a adição de uma mistura de prebióticos (GOS/FOS). Observaram, ao longo de 2 anos de acompanhamento, que houve diminuição signi-

QUADRO 5 Características de estudos avaliando o papel dos prebióticos em relação a doenças infecciosas

Estudo	Arslanoglu e Moro	Bruzzese	Puccio
Métodos	Prospectivo, randomizado, duplo-cego, placebo-controlado Prebióticos por 6 meses	Prospectivo, randomizado Fórmula com prebiótico a partir de 30-120 dias até 1 ano	Duplo-cego com grupo paralelo Fórmula – 14-112 dias
Pacientes	Total – 206 RNTAIG	228 RNTAIG	138 RNTAIG
Intervenção	FIEH + GOS/FOS – 8 g/L x FIEH	FOS/GOS – 9/1 8 g/L	Fórmula com simbiótico *Bifidobacterium longum* 999 + GOS/FOS (9/1) x fórmula controle
Resultado	9,6% < infecções em geral 6,7% < infecções respiratórias recorrentes	Fórmula com prebiótico – menos diarreia e menos que 3 Ivas	< constipação < Ivas (NS) > ganho de peso
Explicações	Mistura prebiótica tem efeito imunomodulador por modificar a microbiota intestinal		

FIEH: fórmula infantil extremamente hidrolisada; FOS: fruto-oligossacarídeo; GOS: galacto-oligossacarídeo; Ivas: infecção de vias aéreas superiores; NS: não significativo; RNTAIG: recém-nascido a termo adequado para a idade gestacional.
Fonte: elaboração dos autores.

ficativa ($p < 0,05$) do total de infecções, do número de infecções que necessitaram de antibióticos e do número de otites médias nos que receberam prebióticos.

Cerca de 134 desses lactentes foram seguidos até os 2 anos de idade, sem que o uso dos prebióticos tivesse sido continuado além dos 6 meses. O objetivo foi verificar a incidência de infecções em geral, a necessidade do uso de antibióticos, otites e diarreias. Nesse acompanhamento, o total de episódios infecciosos, o número de episódios que necessitaram de antibióticos, o de infecções de vias respiratórias e os episódios de otites e diarreia foram menores nos que receberam prebióticos. Houve diferença significativa ($p < 0,05$) no total de infecções, no número de infecções que precisaram de antibiótico e no de otites.

Esses dados sugerem que o uso de prebióticos no início da vida exerce efeito modulador não somente para a prevenção de atopia, mas também para a prevenção de infecções, particularmente as que necessitam de antibióticos, e as otites.

Bruzzese et al. também utilizaram a mistura de GOS/FOS em 281 lactentes de 30 a 120 dias de vida. Uma vez interrompida a amamentação, 136 crianças receberam a mistura por pelo menos 12 meses, e 145 não receberam. Após 12 meses, notou-se redução significativa de lactentes afetados por infecções de vias aéreas superiores e diarreia no grupo com prebiótico ($p < 0,05$). Em suas explicações, os autores concluem que a ação moduladora da microbiota intestinal sobre o sistema imunológico no início da vida, quando o efeito colonizador da microbiota se inicia, tem efeito preventivo em relação a infecções.

Puccio et al. utilizaram um simbiótico – mistura do lactobacilo *Bifidobacterium longum* BL999 com GOS/FOS - em 138 lactentes. O estudo foi duplo-cego, controlado e randomizado, e todos receberam a fórmula adicionada ou uma fórmula com a adição de placebo, a partir do 14º dia de vida até o 112º dia. Observaram que a adição desse simbiótico foi segura e bem tolerada nos RNT. Houve associação com menos constipação intestinal e a tendência (não significativa) a menor número de infecções do trato respiratório.

EFEITOS COLATERAIS DOS OLIGOSSACARÍDEOS

A suplementação de fórmulas infantis com prebióticos não acarreta efeitos adversos, como choro, vômitos, regurgitação, cólicas, alterações no ganho de peso e estatura, no trânsito intestinal, no balanço de nitrogênio, no metabolismo de aminoácidos, na biodisponibilidade mineral ou no balanço de água.

Riscos atribuídos aos OS no início da vida não se sustentam, uma vez que nenhum estudo experimental ou clínico evidenciou interações de risco entre flora bacteriana e hospedeiro, ou entre bactérias que proliferaram e bactérias do hospedeiro após a ingestão.

Mais recentemente, duas metanálises, que analisaram a segurança de prebióticos em fórmula infantil, concluíram que existe boa tolerância, tanto em lactentes a termo como em prematuros.

Em lactentes a termo, os prebióticos são utilizados para estimular uma microbiota benéfica. No entanto, os prematuros ainda não têm microbiota bem estabelecida para que o efeito de produzir saúde seja promovido. Isso gera a preocupação teórica de que possa ocorrer o crescimento de patógenos potenciais ou organismos comensais que se translocassem através da barreira epitelial do intestino imaturo, levando a doenças sistêmicas.

CONCLUSÕES

Embora não seja possível mimetizar a complexidade da fisiologia e da composição do LH, alguns efeitos benéficos à saúde podem ser conseguidos com os OS naturais, adicionados às fórmulas lácteas e destinados a lactentes que não são amamentados. Essa adição vai permitir que essas fórmulas tenham uma composição mais próxima do padrão de referência, que é o LH.

Nos últimos três anos, vêm se avolumando estudos bastante conclusivos a respeito da utilidade e da eficácia dos prebióticos, como moduladores de doenças alérgicas e infecciosas. Esses ingredientes nutricionais na prevenção e na cura de moléstias começam a ocupar lugar de destaque no arsenal do médico moderno.

SUGESTÕES DE LEITURA

1. Arslanoglu S, Moro G, Boehm G. Early supplementation of prebiotic oligosaccharides protects formula-fed infants against infections during the first 6 months of life. J Nutr. 2007;137(11):2420-4.
2. Arslanoglu S, Moro GE, Schmitt J, et al. Early dietary intervention with a mixture of prebiotic oligosaccharides reduces the incidence of allergy associated symptoms and infections during the first 2 years of life. J Nutr. 2008;138(6):1091-5.
3. Bach JF. The effect of infections on susceptibility to autoimmune and allergic diseases. N Engl J Med. 2002;347(12):911-20.
4. Bjorksten B, Sepp E, Julge K, et al. Allergy development and the intestinal microflora during the first year of life. J Allergy Clin Immunol. 2001;108(4):516-20.
5. Boehm G, Fanaro S, Jelinek J, et al. Prebiotic concept for infant nutrition. Acta Paediatr. 2003;(Suppl 441):64-7.
6. Boehm G, Jelinek J, Stahl B, et al. Prebiotics in infant formulas. J Clin Gastroenterol. 2004;38(6 Suppl):S76-S79.
7. Boehm G, Lidestri M, Casetta P, et al. Supplementation of a bovine milk formula with an oligosaccharide mixture increases counts of faecal bifidobacteria in preterm infants. Arch Dis Child Fetal Neonatal Ed. 2002;86(3):F178-81.
8. Boehm G, Marini A, Jelinek J, et al. Bifidogenic oligosaccharides in a preterm infant formula. J Pediatr Gastrorenterol Nutr. 2000;31(Suppl 2):26.
9. Boehm G, Stahl B, Garssen J, et al. Prebiotics in infant formulas: immune modulators during infancy. Nutra Foods. 2005;4(2/3):51-7.
10. Boehm G, Stahl B, Jelinek J, et al. Prebiotic carbohydrates in human milk and formulas. Acta Paediatr. 2005;94(Suppl 449):18-21.
11. Boyle RJ, Ismail IH, Kivivuori S, et al. Lactobacillus GG treatment during pregnancy for the prevention of eczema: a randomized controlled trial. Allergy. 2011;66(4):509-16.
12. Braegger C, Chmielewska A, Decsi T, et al.; ESPGHAN Committee on Nutrition. Supplementation of infant formula with probiotics and/or prebiotics? A systematic review and comment by the ESPGHAN Committee on Nutrition. J Pediatr Gastroenterol Nutr. 2011;52(2):238-50.
13. Brunser O. Fisiopatología y mecanismos de acción de los prebioticos. Medwave. 2004;Ene;4(1):e3163.
14. Bruzzese E, Volpicelli M, Salvini F, et al. Early administration of GOS/FOS prevents intestinal and respiratory infections in infants. J Pediatr Gastroenterol Nutr. 2006;42(5):E95.
15. Bruzzese E. A formula containing GOS and FOS. Clin Nutr. 2009;10(1016):1-6.
16. Coppa GC, Pierani P, Zampini L, et al. Oligosaccharides in human milk during different phases of lactation. Acta Paediatr. 1999;88(430):89-94.
17. Coppa GV, Gabrielli O, Pierani P, et al. Changes in carbohydrate composition in human milk over 4 months of lactation. Pediatrics. 1993;91(3):637-41.
18. Courthésy B, Gaskins HR, Mercenier A. Cross-talk between probiotic bacteria and the host immune system. J Nutr. 2007;137(3 Suppl 2):S781-90.
19. Cuello-Garcia CA, Fiocchi A, Pawankar R, et al. World Allergy Organization-McMaster University Guidelines for Allergic Disease Prevention (GLAD-P): Prebiotics. World Allergy Organ J. 2016;9:10.
20. Engfer MB, Stahl B, Finke B, et al. Human milk oligosaccharides are resistant to enzymatic hydrolisis in the upper gastrointestinal tract. Am J Clin Nutr. 2000;71(6):1589-96.
21. European Commission Health & Consumer Directorate-General. Scientific Committee on Food. Additional statement on the use of resistant short chain carbohydrates (oligofructosyl-saccharose and oligogalactosyllactose) in infant formulae and follow-on formulae. SCF/CS/NUT/IF/47 Final. 14 dez 2001. Disponível em: https://ec.europa.eu/food/fs/sc/scf/out109_en.pdf. Acesso em: 19 jan. 2023.
22. Fanaro S, Bohem G, Garssen J, et al. Galacto-oligosaccharides and longchain fructo-oligosaccharides as prebiotics in infant formulas: a review. Acta Paediatr. 2005;94(Suppl 449):2-26.
23. Fanaro S, Jelinek J, Stahl B, et al. Acidic oligosaccharides from pectin hydrolisate as new components for infant formulae: effect on intestinal flora, stool characteristics, and pH. J Pediatr Gastroenterol Nutr. 2005;41(2):186-90.
24. Ghisolfi J. Dietary fibre and prebiotics in infant formulas. Proc Nutr Soc. 2003;62(1):183-5.
25. Gibson GR, Roberfroid MB. Dietary modulation of the human colonic microbiota: introducing the concept of prebiotics. J Nutr. 1995;125(6):1401-12.
26. Haarman M, Knol J. Quantitative real-time PCR assays to identify and quantify fecal Bifidobacterium species in infants receiving a prebiotic infant formula. Appl Environ Microbiol. 2005;71(5):2318-24.
27. Halken S. Prevention of allergic disease in childhood: clinical and epidemiological aspects of primary and secondary allergy prevention. Pediatr Allergy Immunol. 2004;15(Suppl 16):4-5.
28. Heine WE, Mohr C, Wutzke KD. Host-microflora correlations in infant nutrition. Prog Food Nutr Sci. 1992;16(2):181-97.
29. Holt PG, Sly PD, Bjorksten B. Atopic versus infectious diseases in childhood: a question of balance? Pediatr Allergy Immunol. 1997;8(2):53-8.
30. Kalliomaki M, Kirjavainen P, Eerola E, et al. Distinct patterns of neonatal gut microflora in infants in whom atopy was and was not developing. J Allergy Clinic Immunol. 2001;107(1):129-34.
31. Kalliomaki M, Salminem S, Arvilommi H, et al. Probiotics in primary prevention of atopic disease: a randomised placebo-controlled trial. Lancet. 2001;357(9262):1076-9.

32. Kapiki A, Costalos C, Oikonomidou C, et al. The effect of a fructo-oligosaccharides supplemented formula on gut flora of preterm infants. Early Hum Dev. 2007;83(5):335-9.
33. Knol J, Boehm G, Lidestri M, et al. Increase of faecal bifidobacteria due to dietary oligossacharides induces a reduction of clinically relevant pathogens germs in the faeces of formula fed preterm infants. Acta Paediatr. 2005;94:(S449):31-3.
34. Kramer MS, Kakuma R. Optimal duration of exclusive breastfeeding. Cochrane Database Syst Rev. 2012;(8):CD003517.
35. Kuitunen M, Kukkonen K, Juntunen-Backman K, et al. Probiotics prevent IgE-associated allergy until age 5 years in cesarean-delivered children but not in the total cohort. J Allergy Clin Immunol. 2009;123(2):335-41.
36. Kukkonen K, Savilahti E, Haahtela T, et al. Long-term safety and impact on infection rates of postnatal probiotic and prebiotic (synbiotic) treatment: randomized, double-blind, placebo-controlled trial. Pediatrics. 2008;122(1):8-12.
37. Kunz C, Rudloff S. Compositional analysis and metabolism of human milk oligosaccharides in infants. Nestle Nutrition Institute Workshop Series; 2017.
38. Lodinová-Zádníková R, Prokesová L, Kocourková I, et al. Prevention of allergy in infants of allergic mothers by probiotic Escherichia coli. Int Arch Allergy Immunol. 2010;153(2):201-6.
39. Miller JCB. Human milk oligosaccharides: 130 reasons to breast-feed. Br J Nutr. 1999;82(5):333-5.
40. Miniello VL, Moro GE, Armenio L. Prebiotics in infant milk formulas: new perspectives. Acta Paediatr. 2003;(Suppl 441):68-76.
41. Moro G, Arslanoglu S, Stahl B, et al. A mixture of prebiotic oligosaccharides reduces the incidence of atopic dermatitis during the first six months of age. Arch Dis Child. 2006;91(10):814-9.
42. Moro G, Minoli I, Mosca M, et al. Dosage related bifidogenic effects of galacto – and fructooligosaccharides in formula-fed term infants. J Pediatr Gastroenterol Nutr. 2002;34(3):291-5.
43. Moro GE, Stahl B, Fanaro S, et al. Dietary prebiotic oligosaccharides are detectable in the faeces of formula fed infants. Acta Paediatr. 2005;94(449):27-30.
44. Neu J, Douglas-Escobar M, Lopez M. Microbes and the developing gastrointestinal tract. Nutr Clin Pract. 2007;22(2):174-82.
45. Newburg DS, Neubauer SH. Carbohydrates in milks: analysis, quantities, and significance. In: Jensen RG (ed.). Handbook of milk composition. San Diego: Academic Press; 1995.
46. Osborn DA, Sinn JK. Prebiotics in infants for prevention of allergic disease and food hypersensitivity. Cochrane Database Syst Rev. 2007;(4):CD006474.
47. Osborn DA, Sinn JK. Prebiotics in infants for prevention of allergy. Cochrane Database Syst Rev. 2013 Mar 28;(3):CD006474.
48. Ou CY, Kuo HC, Wang L, et al. Prenatal and postnatal probiotics reduces maternal but not childhood allergic diseases: a randomized, double-blind, placebo-controlled trial. Clin Exp Allergy. 2012;42(9):1386-96.
49. Penders J, Stobberingh EE, van den Brandt PA, Thijs C. The role of the intestinal microbiota in the development of atopic disorders. Allergy. 2007;62(11):1223-36.
50. Puccio G, Cajozzo C, Meli F, et al. Clinical evaluation of a new starter formula for infants containing live Bifidobacterium longum BL999 and prebiotics. Nutrition. 2007;23(1):1-8.
51. Rao S, Srinivasjois R, Patole S. Prebiotic supplementation in full-term neonates: a systematic review of randomized controlled trials. Arch Pediatr Adolesc Med. 2009;163(8):755-64.
52. Rose MA, Stieglitz F, Köksal A, et al. Efficacy of probiotic Lactobacillus GG on allergic sensitization and asthma in infants at risk. Clin Exp Allergy. 2010;40(9):1398-405.
53. Rotimi VO, Duerden B. The development of the bacterial flora in normal neonates. J Med Microbiol. 1981;14(1):51-62.
54. Schmelzle H, Wirth S, Skopnik H, et al. Randomized double-blind study of the nutritional efficacy and bifidogenicity of a new infant formula containing partially hydrolyzed protein, a high beta-palmitic acid level, and nondigestible oligosaccharides. J Pediatr Gastroenterol Nutr. 2003;36(3):343-51.
55. Shibata R, Kimura M, Takahashi H, et al. Clinical effects of kestose, a prebiotic oligosaccharide, on the treatment of atopic dermatitis in infants. Clin Exp Allergy. 2009;39(9):1397-403.
56. Srinivasjois R, Rao S, Patole S. Prebiotic supplementation of formula in preterm neonates: a systematic review and meta-analysis of randomised controlled trials. Clin Nutr. 2009;28(3):237-42.
57. Sudo N, Sawamura S, Tanaka K, et al. The requirement of intestinal bacterial flora for the development of an IgE production system full susceptible to oral tolerance induction. J Immunol. 1997;159(4):1739-45.
58. Van Loo J, Cummings J, Delzenne N, et al. Functional food properties of non-digestible oligosaccharides: a consensus report from the Endo project. Br J Nutr. 1999;81(2):121-32.
59. Vandenplas Y. Oligosaccharides in infant formula. Br J Nutr. 2002;87(Suppl 2):S293-S296.
60. Vandenplas Y. Oligossacarídeos em fórmula infantil: mais evidências para validar o papel dos prebióticos. Br J Nutr. 2015;113(9):1339-44.
61. West CE, Hammarström ML, Hernell O. Probiotics during weaning reduce the incidence of eczema. Pediatr Allergy Immunol. 2009;20(5):430-7.

62. Wickens K, Black PN, Stanley TV, et al.; Probiotic Study Group. A differential effect of 2 probiotics in the prevention of eczema and atopy: a double-blind, randomized, placebo-controlled trial. J Allergy Clin Immunol. 2008;122(4):788-94.
63. Wold AE. The hygiene hypothesis revised: is the rising frequency of allergy due to changes in the intestinal flora? Allergy. 1998;53(46 Suppl):20-5.
64. Yazourh A, Muliie C, Leroux B, Romond MB. Reproduction par effect prebiotique de la flore intestinale du nourisson au sein (probiotic effect on reproduction of intestinal flora of the infant). Arch Pediatr. 2000;17(Suppl2):244s-245s.
65. Young J. European market developments in prebiotic – and probiotic – containing foodstuffs. Br J Nutr. 1998;80(4):231-3.
66. Ziegler E, Vanderhoof JA, Petschow B, et al. Term infants fed formula supplemented with selected blends of prebiotics grow normally and have soft stools similar to those reported for breast-fed infants. J Pediatr Gastroenterol Nutr. 2007;44(3):359-64.

34
Edulcorantes

Rosana Tumas
Adriana Servilha Gandolfo

PONTOS-CHAVE DESTE CAPÍTULO

- Características dos diferentes tipos de adoçantes.
- Orientações aos responsáveis pelo paciente sobre o uso de adoçantes para crianças e adolescentes.

INTRODUÇÃO

Muito antes da descoberta do açúcar, ingredientes como mel, tâmaras e outros frutos doces (incluindo o suco da cana-de-açúcar) já eram utilizados pelas antigas civilizações para adoçar os alimentos. A preferência pelo sabor doce é inata nos seres humanos e as crianças, em particular, escolhem instintivamente alimentos com elevados níveis de doçura.

As mudanças no padrão dietético decorrentes do consumo excessivo de açúcar contribuíram para o aumento da obesidade na população em geral, incluindo as crianças e adolescentes. A obesidade infantil mais que dobrou nos últimos 30 anos, e há fortes evidências de que o consumo de bebidas e alimentos adoçados com açúcar seja um fator importante para o desenvolvimento da obesidade e suas complicações. O padrão dietético adquirido precocemente na vida (especialmente a ingestão diária de açúcar) influencia a trajetória do peso e a manifestação de doenças crônicas não transmissíveis na vida adulta. Portanto, considera-se que a mudança do padrão alimentar seja um dos maiores desafios que a humanidade enfrentará no século XXI.

A Organização Mundial da Saúde (OMS) recomenda para crianças o limite da ingestão de açúcares de adição a menos de 10% da ingestão calórica diária e a exclusão de açúcares da alimentação das crianças menores de 2 anos.

A substituição do açúcar por outras substâncias que adocem os alimentos tornou-se, portanto, uma oportunidade para a indústria alimentícia, que vem incessantemente buscando alternativas para os consumidores. O grande risco reside no fato de que o uso desses ingredientes (adoçantes) está amplamente disseminado nos produtos da indústria alimentícia e farmacêutica, dificultando o controle consciente da quantidade diária consumida, especialmente pelas crianças e adolescentes.

Geralmente as pessoas levam em consideração o consumo do adoçante de mesa, das bebidas de baixa caloria e de alimentos classificados como *diet* e *light*, mas consumimos, sem conhecimento, outros produtos que contêm adoçantes.

Nos EUA, acredita-se que o consumo de adoçantes de baixa caloria por crianças aumentou aproximadamente 200% nas últimas duas décadas, pois estão presentes em doces, bebidas, alimentos, condimentos, medicamentos e produtos para higiene bucal, dos quais não necessariamente os pais estão conscientes.

No Brasil, até a década de 1980, o uso de adoçantes sintéticos/artificiais em substituição ao açúcar era praticamente restrito aos pacientes diabéticos, e esses produtos eram regulamentados como medicamentos. A partir de 1988, os adoçantes tiveram seu uso estendido para a população em geral. O Ministério da Saúde, por meio da Agência Nacional de Vigilância Sanitária (Anvisa), é responsável por sua regulamentação, baseada em normas internacionais.

Embora existam algumas condições, como a cárie dentária, em que a substituição do açúcar por adoçantes seja claramente benéfica, a evidência para efeitos como perda de peso, prevenção do diabetes e doenças cardiovasculares é fraca. A maioria das informações sobre os efeitos do consumo de adoçantes baseia-se em estudos realizados em adultos e com informações limitadas para a população pediátrica, portanto o consumo de adoçantes por crianças não deve ser incentivado.

A exposição aos produtos alimentícios que contêm adoçantes em sua composição pode estar associada à ocorrência de alterações na microbiota intestinal. Isso pode promover alterações na homeostase metabólica, alterando o controle de processos como sensibilidade à insulina, tolerância à glicose, armazenamento de gordura, apetite e inflamação. A disbiose pode afetar negativamente o apetite, a adipogênese e a termorregulação de um indivíduo.

Em 2023, a OMS passou a desaconselhar o consumo de adoçantes para controle do peso ou redução de doenças crônicas não transmissíveis para a população em geral, devido a vários estudos não mostraram evidência científica de que o uso de adoçantes pode contribuir para o tratamento de obesidade ou a prevenção de doenças crônicas não transmissíveis.

CLASSIFICAÇÃO DOS ADOÇANTES

Atualmente, os adoçantes disponíveis para consumo são classificados como naturais e sintéticos (artificiais).

Adoçantes naturais

Os adoçantes naturais abrangem diferentes substâncias, como açúcares, açúcares alcoólicos (polióis), aminoácidos, proteínas, glicosídeos terpenoides e alguns polifenóis. Dentre esses, somente os que são considerados seguros, de boa palatabilidade, alta estabilidade, boa solubilidade e custo razoável estão disponíveis para consumo (Quadro 1).

QUADRO 1 Características dos adoçantes naturais mais comuns

	Mecanismo de absorção	Propriedades	Poder adoçante	IDA-FDA (mg/kg/dia)	IDA-JECFA (mg/kg/dia)
Taumatina	Proteína extraída de *Thaumatococcus daniellii* (fruta africana).	▪ Intensifica o sabor. ▪ Termoestável. ▪ Hidrossolúvel.	2.000-3.000x	NE	NE
Glicosídeo de esteviol	Hidrolisado por bactérias do cólon.	▪ Termoestável. ▪ Efeitos antidiabético e anti-hipertensivo. ▪ Não cariogênico.	200-300x	4	4
Xilitol	Absorvido pelo fígado e pela microbiota intestinal (fermentação).	▪ Baixo IG. ▪ Anticariogênico.	1x	NE	NE
Eritritol	Absorvido no intestino delgado e excretado pela urina; a porção restante é fermentada pela microbiota intestinal.	▪ Baixo IG. ▪ Anticariogênico.	0,7x	NE	NE
Sorbitol	Quando ingerido em altas quantidades pode causar dor abdominal.	▪ Termoestável. ▪ Umectante. ▪ Baixo IG. ▪ Anticariogênico.	0,6x	NE	NE

FDA: US Food and Drug Administration; IDA: ingestão diária aceitável; IG: índice glicêmico; JECFA: Joint FAO/WHO Expert Committee on Food Additives; NA: não aprovado para uso; NE: não especificado.
Fonte: elaboração das autoras.

Adoçantes sintéticos (artificiais)

Os adoçantes sintéticos são substâncias produzidas artificialmente que têm um sabor doce muito intenso. Portanto, são utilizados em muito pequena quantidade para substituir a doçura de determinada quantidade de açúcar. Geralmente não são metabolizados e não contribuem significativamente com calorias aos produtos, além de produzir uma resposta de baixo índice glicêmico. Excedem a doçura do açúcar entre 30 e 13 mil vezes (Quadro 2).

QUADRO 2 Características dos adoçantes sintéticos (artificiais) mais comuns

	Mecanismo de absorção	Propriedades	Poder adoçante	IDA-FDA (mg/kg/dia)	IDA-JECFA (mg/kg/dia)
Advantame	▪ Mal absorvido e metabolizado rapidamente. ▪ 89% é excretado nas fezes, 6% na urina.	▪ Termoestável. ▪ Seguro para fenilcetonúricos.	37.000x	32	5
Neotame	▪ Absorvido de forma incompleta e completamente eliminado.	▪ Intensificador de sabor. ▪ Seguro para fenilcetonúricos.	7.000-13.000x	0.3	2
Neo-hesperidina	▪ Obtida de frutas cítricas. ▪ Metabolizada pela microbiota intestinal.	▪ Estabilizador. ▪ Espessante. ▪ Hidrossolúvel (apenas em altas temperaturas).	1.500-1.800x	NA	5
Alitame	Rapidamente absorvido, metabolizado e excretado pelo intestino.	▪ Estável. ▪ Não é lipossolúvel. ▪ Não cariogênico.	2.000x	NA	1
Sucralose	Não é metabolizada e é mal absorvida.	▪ Termoestável. ▪ Hidrossolúvel. ▪ Não cariogênica.	600-650x	5	15
Sacarina	▪ Não é metabolizada por humanos. ▪ Excretada na urina inalterada.	▪ Termoestável. ▪ Hidrossolúvel. ▪ Baixo custo de produção. ▪ Não cariogênica.	300-500x	15	5
Aspartame	Hidrolisado no intestino delgado a metanol, ácido aspártico e fenilalanina em quantidade < que alimentos *in natura*.	▪ Termolábil. ▪ Anticariogênico. ▪ Precaução para fenilcetonúricos.	200-300x	50	40
Acessulfame de potássio (K)	Absorvido rapidamente sem modificações e excretado rapidamente pela urina.	▪ Termoestável. ▪ Hidrossolúvel. ▪ Não cariogênico. ▪ Potássio = 20% da composição.	200x	15	9
Ciclamato	Parcialmente absorvido e convertido em ciclo-hexilamina.	▪ Termoestável. ▪ Baixo custo de produção.	30-40x	NA	7

FDA: US Food and Drug Administration; IDA: ingestão diária aceitável; IG: índice glicêmico; JECFA: Joint FAO/WHO Expert Committee on Food Additives; NA: não aprovado para uso.
Fonte: elaboração das autoras.

CONCLUSÕES

A infância é um período de formação de hábitos alimentares, no qual experiências alimentares adquiridas podem ser reproduzidas na vida adulta. Cabe ao pediatra e/ou nutricionista orientar sobre alimentação saudável e as recomendações referentes ao consumo de açúcares, priorizando o consumo de alimentos naturais sem adição de açúcar; quando necessário, adoçar receitas dando preferência a alimentos naturalmente doces, como banana, maçã, tâmaras, uva-passa e outros.

Em situações de doença em que a criança ou adolescente necessite de controle mais rigoroso na ingestão de açúcares, a opção mencionada deve ser priorizada. Caso seja necessário melhorar a aceitação alimentar, potencializando o sabor doce dos alimentos, o uso de adoçantes é uma opção dentro das quantidades consideradas seguras para consumo, que são estimadas com base no peso corporal.

O tipo de adoçante deve ser escolhido de maneira individualizada ou conforme indicado pelo nutricionista ou outro profissional de saúde.

SUGESTÕES DE LEITURA

1. Baker-Smith CM, De Ferranti SD, Cochran WJ. The use of non-nutritive sweeteners in children. Pediatrics. 2019;144(5):e20192765.
2. Espinosa A, Mendoza K, Laviada-Molina H, et al. Effects of non-nutritive sweeteners on the BMI of children and adolescents: a systematic review and meta-analysis of randomised controlled trials and prospective cohort studies. Lancet Glob Health. 2023;11(Suppl 1):S8.
3. Langlois K, Garriguet D, Gonzalez A, et al. Change in total sugars consumption among Canadian children and adults. Health Rep. 2019;30(1):10-9.
4. Mooradian AD, Smith M, Tokuda M. The role of artificial and natural sweeteners in reducing the consumption of table sugar: a narrative review. Clin Nutr Espen. 2017;18:1-8.
5. Muth ND, Dietz WH, Magge SN, Johnson RK; American Academy of Pediatrics; Section on Obesity; Committee on Nutrition; American Heart Association. Public policies to reduce sugary drink consumption in children and adolescents. Pediatrics. 2019;143(4):e20190282.
6. Periyasamy A. Artificial sweeteners. Int J Research & Review. 2019;6 (1):120-8. Disponível em: https://www.ijrrjournal.com/IJRR_Vol.6_Issue.1_Jan2019/IJRR0019.pdf. Acesso em: 24 out. 2023.
7. Ribeiro TR, Pirolla NFF, Nascimento-Júnior NM. Adoçantes artificiais e naturais: propriedades químicas e biológicas, processos de produção e potenciais efeitos nocivos. Rev Virtual Quim. 2020;12(5):1278-318.
8. Saraiva A, Carrascosa C, Raheem D, et al. Natural sweeteners: the relevance of food naturalness for consumers, food security aspects, sustainability and health impacts. Int J Environ Res Public Health. 2020;17(17):6285.
9. Sociedade Brasileira de Diabetes (SBD). Departamento de Nutrição da SBD. Parecer do Departamento de Nutrição da Sociedade Brasileira de Diabetes sobre o uso de adoçantes. São Paulo: SBD; 2023. Disponível em: https://diabetes.org.br/parecer-do-departamento-de-nutricao-da-sociedade-brasileira-de-diabetes-sobre-o-uso-de-adocantes/. Acesso em: 24 out. 2023.
10. World Health Organization (WHO). Use of non-sugar sweeteners: WHO guideline. Geneva: WHO; 2023. Disponível em: https://iris.who.int/bitstream/handle/10665/367660/9789240073616-eng.pdf?sequence=1. Acesso em: 24 out. 2023.

35

Fórmulas e dietas em pediatria

Patrícia Zamberlan
Rosana Tumas

PONTOS-CHAVE DESTE CAPÍTULO

- O leite materno é indubitavelmente o alimento que melhor atende às necessidades nutricionais dos recém-nascidos (RN) e lactentes.
- Nos casos em que o aleitamento materno não é possível, estão indicadas as fórmulas infantis, produtos cuja composição nutricional objetiva promover o crescimento e o desenvolvimento adequados do RN e do lactente, e que devem seguir a legislação vigente no país.
- Composição das fórmulas infantis: menor conteúdo proteico e proporção adequada entre proteína do soro e caseína; melhor perfil lipídico, com diminuição gradual do conteúdo de ácidos graxos saturados de origem animal e adição de misturas de óleos vegetais; acréscimo de lactose e outros carboidratos (maltodextrina); ajustes no teor de micronutrientes para atender às diversas faixas etárias.
- As formulações industrializadas destinadas à alimentação por via enteral de crianças e adolescentes têm evoluído ao longo do tempo, de modo que fornecem quantidades de calorias e nutrientes adequadas a suas necessidades, podendo ser utilizadas como alimentação exclusiva ou na forma de complemento.

INTRODUÇÃO

A amamentação dos RN humanos tem sido uma característica comum a todas as culturas em todos os tempos. Por outro lado, vários costumes alimentares evoluíram historicamente por tentativa e erro, adequados ao ambiente específico e, frequentemente, constituindo a melhor opção nutricionalmente esperada.

No fim do século XIX e no início do século XX, os avanços da ciência, especialmente da bioquímica, conduziram a novas percepções sobre as necessidades nutricionais das populações de regiões que se industrializavam e se reurbanizavam rapidamente na Europa e nos EUA. Os desafios incluíam, então, formas de alimentar RN e lactentes com segurança, uma vez que era elevada, nessa época, a mortalidade de crianças que não podiam ser amamentadas ao seio.

De início, a ênfase na alimentação infantil refletia uma abordagem apenas quantitativa, e a análise dos leites, humano e de vaca, embora exibindo diferenças, sugeria que este último poderia ser modificado com segurança para satisfazer as necessidades nutricionais de lactentes. Assim, os primeiros substitutos do leite materno usavam o leite de vaca (LV) evaporado acrescido de água e xarope de glicose. Entretanto, o conteúdo proteico era superior ao do leite materno e a gordura saturada era de pobre absorção, com poucos ácidos graxos essenciais, o que levava a inúmeras deficiências nutricionais.

Com o passar do tempo, desenvolveram-se práticas mais adequadas de alimentação no primeiro ano de vida, e, atualmente, novas fórmulas surgem frequentemente, assemelhando-se cada vez mais ao leite humano, diante da contínua caracterização dos componentes e da determinação de suas funções biológicas.

O leite materno é indubitavelmente o que melhor atende às necessidades nutricionais dos RN e lactentes. Está indicado como alimentação exclusiva para crianças até 6 meses de idade, podendo, paralelamente à introdução de alimentos sólidos, ser mantido até os 12 meses ou até os 2 anos ou mais, como recomenda a Organização Mundial da Saúde (OMS).

Entretanto, é sabido que existem situações em que o aleitamento materno não é possível. Nesses casos, é indicado o uso de fórmulas infantis, que, embora ainda não tenham conseguido reproduzir totalmente as propriedades imunológicas do leite materno, atendem às necessidades nutricionais estimadas, segundo o Codex Alimentarius/FAO/WHO, quando utilizados como fonte única de nutrientes durante os primeiros 6 meses de vida.

FÓRMULAS INFANTIS

As pesquisas mostram que os conhecimentos atuais buscam o refinamento das fórmulas infantis, para a obtenção de produtos cada vez mais seguros, de preparação mais fácil, que promovam crescimento e desenvolvimento adequados, com importantes modificações em sua composição:

- Menor conteúdo proteico e proporção adequada entre proteína do soro e caseína.
- Melhor perfil lipídico, com diminuição gradual do conteúdo de ácidos graxos saturados de origem animal e adição de misturas de óleos vegetais.
- Acréscimo de lactose e outros carboidratos (maltodextrina).
- Ajustes no teor de micronutrientes.

Além disso, novos avanços também se projetam para prevenir o desenvolvimento de doenças crônicas no adulto em faixas etárias mais precoces.

Atualmente existem inúmeros tipos de fórmulas destinadas à alimentação do RN e do lactente, sejam elas padrão, indicadas para crianças saudáveis (como as fórmulas modificadas à base de LV – partida e acompanhamento), sejam modificadas, para crianças com necessidades especiais (intolerância à lactose, refluxo gastroesofágico [RGE], alergia à proteína do leite de vaca [APLV], erros inatos do metabolismo).

Ante os avanços nas pesquisas com leite humano e da tecnologia da engenharia alimentar, vários nutrientes/ingredientes têm sido incorporados às fórmulas infantis ao longo do tempo, como ferro, nucleotídeos, ácidos graxos poli-insaturados de cadeia longa (LCPufa), prebióticos, probióticos, pós-bióticos, oligossacarídeos do leite materno, lactoferrina e membrana do glóbulo de gordura do leite de vaca.

O sucesso da utilização de uma fórmula depende de sua precisa indicação, que deve se basear no conhecimento dos requerimentos específicos do paciente, da composição nutricional e, muitas vezes, no custo do produto indicado.

As fórmulas infantis atuais no mercado seguem as especificações nutricionais da legislação vigente:

- RDC n. 43, de 19 de setembro de 2011 – dispõe sobre o regulamento técnico para fórmulas infantis para lactentes.
- RDC n. 44, de 19 de setembro de 2011 – dispõe sobre o regulamento técnico para fórmulas infantis de acompanhamento para lactentes e crianças de primeira infância.
- RDC n. 45, de 19 de setembro de 2011 – dispõe sobre o regulamento técnico para fórmulas infantis para lactentes destinadas a necessidades dietoterápicas específicas e fórmulas infantis de acompanhamento para lactentes e crianças de primeira infância destinadas a necessidades dietoterápicas específicas.
- RDC n. 46, de 19 de setembro de 2011 – dispõe sobre aditivos alimentares e coadjuvantes de tecnologia para fórmulas infantis destinadas a lactentes e crianças de primeira infância.

O Quadro 1 sintetiza as principais características nutricionais e indicações das fórmulas infantis existentes atualmente no mercado

DIETAS PARA NUTRIÇÃO ENTERAL

Em razão das vantagens, como ganho ponderal mais adequado, possibilidade de melhor oferta calórica, manutenção do trofismo da mucosa intestinal, menor custo, menor risco de infecções e de lesões hepáticas, a nutrição por via enteral, de modo geral, tem sido cada vez mais empregada, na medida em que as tecnologias (equipamentos) e os conhecimentos sobre os nutrientes evoluem.

Em pediatria, a utilização da nutrição enteral (NE) também vem ganhando importância e, assim como as fórmulas infantis, as formulações destinadas à alimentação por via enteral de crianças têm evoluído ao longo do tempo, sempre com a finalidade de melhor atender às demandas nutricionais e, consequentemente, adequar e/ou melhorar a condição nutricional.

As dietas enterais podem ser classificadas quanto a:

- Forma de preparo (artesanal e industrializada).
- Indicação (padrão e especializada).
- Suprimento de energia e nutrientes (completas e incompletas).
- Complexidade dos nutrientes (poliméricas ou oligoméricas).
- Presença de algum elemento específico (lactose, fibras).

Embora atualmente exista grande variedade de produtos industrializados indicados à população pediátrica, cabe ressaltar que as dietas artesanais continuam sendo muito utilizadas, especialmente no âmbito domiciliar, por razões culturais e econômicas.

As dietas poliméricas completas são aquelas em que os macronutrientes, es-

QUADRO 1 Características nutricionais e indicações das fórmulas infantis

Fórmula	Kcal/mL	Fonte proteica	Fonte de carboidrato	Fonte de gordura	Fonte de fibra	Indicações
Fórmula à base de leite de vaca ou de cabra	0,6-0,7	▪ Proteína do soro. ▪ Caseína.	▪ Lactose. ▪ Maltodextrina.	▪ Óleos vegetais. ▪ Gordura láctea. ▪ Óleo de peixe.	FOS GOS	Como alimentação de rotina para crianças quando o leite materno está indisponível ou insuficiente.
Fórmula à base de soja	0,6-0,7	▪ Proteína isolada de soja com metionina.	▪ Maltodextrina.	▪ Óleos vegetais. ▪ Óleo de peixe.	–	Para crianças com APLV com mais de 6 meses, intolerância à lactose, galactosemia, glicogenose tipo I.
Fórmula isenta de lactose	0,6-0,7	▪ Proteína do soro. ▪ Caseína.	▪ Maltodextrina.	▪ Óleos vegetais. ▪ Óleo de peixe.	–	Para crianças com intolerância à lactose, galactosemia, glicogenose tipo I.
Fórmula antirregurgitação	0,6-0,7	▪ Proteína do soro. ▪ Caseína.	▪ Lactose. ▪ Maltodextrina. ▪ Amido de milho. ▪ Amido de arroz. ▪ Goma de jataí.	▪ Óleos vegetais. ▪ Gordura láctea. ▪ Óleo de peixe.	–	Para crianças com RGE.
Fórmula extensamente hidrolisada	0,6-0,8	▪ Caseína extensamente hidrolisada. ▪ Proteína do soro extensamente hidrolisada.	▪ Lactose. ▪ Maltodextrina. ▪ Amido.	▪ Óleos vegetais. ▪ Óleo de peixe. ▪ TCM.	–	Para crianças com APLV ou alergia à proteína de soja (com ou sem diarreia) e portadoras de má-absorção, como síndrome do intestino curto, fibrose cística ou doença hepática.
Fórmula de aminoácidos	0,6-0,8	▪ Aminoácidos livres.	▪ Maltodextrina. ▪ Amido.	▪ Óleos vegetais. ▪ Óleo de peixe. ▪ TCM.	–	Para crianças que continuam com sintomas com o uso de fórmulas extensivamente hidrolisadas; crianças com má-absorção grave.
Fórmula com aumento de densidade calórica	1	▪ Proteína do soro. ▪ Caseína.	▪ Lactose. ▪ Maltodextrina.	▪ Óleos vegetais. ▪ Gordura láctea. ▪ Óleo de peixe.	FOS GOS	Para RN e lactentes com necessidades calóricas aumentadas ou que requerem restrição de líquidos. Pode ser utilizada em crianças com dificuldade para manutenção e/ou ganho de peso.

APLV: alergia à proteína do leite de vaca; FOS: fruto-oligossacarídeos; GOS: galacto-oligossacarídeos; RGE: refluxo gastroesofágico; RN: recém-nascido; TCM: triglicerídeos de cadeia média.
Fonte: elaboração das autoras.

pecialmente a proteína, apresentam-se na forma intacta, sendo indicadas para pacientes com capacidade normal de digestão e absorção. Como fornecem quantidades de calorias e nutrientes adequadas às necessidades, são consideradas completas, podendo ser utilizadas como alimentação exclusiva ou na forma de complemento. De modo geral, apresentam como fonte proteica o caseinato de cálcio ou sódio e/ou proteínas do soro, que oferecem como vantagens: perfil adequado de aminoácidos essenciais; melhor digestibilidade; e boa fonte de aminoácidos de cadeia ramificada e de cisteína, que é componente da glutationa peroxidase, um importante antioxidante. Os carboidratos mais utilizados são a maltodextrina e a sacarose. A sacarose normalmente é acrescentada para melhorar a palatabilidade, uma vez que essas formulações também podem ser administradas por via oral. As gorduras misturam óleos vegetais com acréscimo ou não de triacilgliceróis de cadeia média (TCM).

Pelas várias funções fisiológicas que exercem no organismo, as fibras dietéticas são nutrientes unânimes nas formulações enterais, sendo utilizadas com o propósito de aumentar a barreira intestinal, prevenindo a translocação bacteriana, além de aumentar o *turnover* das células epiteliais, regulando o trânsito intestinal. As fontes de fibras mais comumente empregadas em dietas enterais são a pectina, de característica solúvel, a goma guar e o polissacarídeo da soja.

As dietas oligoméricas são compostas de nutrientes pré-digeridos, com as proteínas na forma de oligopeptídeos ou aminoácidos livres, e são indicadas nas síndromes de má-absorção e APLV.

O Quadro 2 mostra as características e indicações das dietas enterais pediátricas disponíveis no mercado.

CONCLUSÕES

O leite materno é indubitavelmente o melhor alimento para recém-nascidos e lactentes, sendo preconizado como alimentação exclusiva para as crianças até 6 meses de idade. Na impossibilidade do aleitamento materno, está indicado o uso de fórmulas infantis, que, assim como as dietas pediátricas para nutrição enteral, têm evoluído e aprimorado sua composição ao longo do tempo.

Atualmente existem no mercado inúmeras formulações para alimentação de RN, lactentes e crianças, por via oral ou através de sondas. Na escolha do produto deve ser considerada a necessidade específica do paciente, a composição, a palatabilidade e, principalmente, o custo-benefício do produto escolhido.

QUADRO 2 Características e indicações das dietas enterais pediátricas disponíveis no mercado

Dieta	Kcal/mL	Fonte de proteína	Fonte de carboidrato	Fonte de gordura	Fonte de fibras	Indicações

▪ Polimérica.
▪ Normocalórica:
  ▪ Com fibra.
  ▪ Sem fibra.
▪ Hipercalórica:
  ▪ Com fibra.
  ▪ Sem fibra.
	1-1,5	▪ Proteína do soro.
		▪ Caseína.
		▪ Caseinato de cálcio ou sódio.
			▪ Maltodextrina.
			▪ Sacarose.
				▪ Óleos vegetais.
				▪ Gordura láctea.
				▪ Óleo de peixe.
				▪ TCM.
					▪ FOS.
					▪ Polissacarídeo de soja.
					▪ Amido resistente
					▪ Inulina.
						Para crianças com adequada capacidade de digestão e absorção.

Oligomérica	1	▪ Proteína do soro hidrolisada e aminoácidos livres.	▪ Maltodextrina. ▪ Sacarose. ▪ Amido.	▪ Óleos vegetais. ▪ Gordura láctea. ▪ TCM.	–	Para crianças com comprometimento do trato gastrintestinal: doenças inflamatórias intestinais, síndrome de má-absorção, alergias e intolerâncias alimentares.

FOS: fruto-oligossacarídeos; TCM: triglicerídeos de cadeia média.
Fonte: elaboração das autoras.

SUGESTÕES DE LEITURA

1. Ahern GJ, Hennessy AA, Ryan CA, et al. Advances in infant formula science. Annu Rev Food Sci Technol. 2019;10:75-102.
2. Borghi R, Dutra Araujo T, Airoldi Vieira RI, et al. Ilsi Task Force on enteral nutrition; estimated composition and costs of blenderized diets. Nutr Hosp. 2013;28(6):2033-8.
3. Brasil. Ministério da Saúde. Diretoria Colegiada da Agência Nacional de Vigilância Sanitária. RDC n. 43, de 19 de setembro de 2011. Disponível em: http://www.ibfan.org.br/site/wp-content/uploads/2014/06/Resolucao_RDC_n_43_de_19_de_setembro_de_2011.pdf. Acesso em: 30 jun. 2023.
4. Brasil. Ministério da Saúde. Diretoria Colegiada da Agência Nacional de Vigilância Sanitária. RDC n. 44, de 19 de setembro de 2011. Disponível em: http://www.ibfan.org.br/site/wp-content/uploads/2014/06/Resolucao_RDC_n_44_de_19_de_setembro_de_2011.pdf. Acesso em: 30 jun. 2023.
5. Brasil. Ministério da Saúde. Diretoria Colegiada da Agência Nacional de Vigilância Sanitária. RDC n. 45, de 19 de setembro de 2011. Disponível em: http://www.ibfan.org.br/site/wp-content/uploads/2014/06/Resolucao_RDC_n_45_de_19_de_setembro_de_2011.pdf. Acesso em: 30 jun. 2023.
6. Brasil. Ministério da Saúde. Diretoria Colegiada da Agência Nacional de Vigilância Sanitária. RDC n. 46, de 19 de setembro de 2011. Disponível em: https://www.saude.rj.gov.br/comum/code/MostrarArquivo.php?C=MTk3Nw%2C%2C. Acesso em: 30 jun. 2023.
7. Eriksen KG, Christensen SH, Lind MV, Michaelsen KF. Human milk composition and infant growth. Curr Opin Clin Nutr Metab Care. 2018;21(3):200-6.
8. Falcão MC, Zamberlan P. Infant formulas: a long story. Int J Nutr. 2022;14(2):61-70.
9. Falcão MC. Dynamics of lipid composition of infant formulas and their clinical implications. Braspen J. 2020;35(3):294-306.
10. Köglmeier J, Assecaira I, Banci E, et al. The use of blended diets in children with enteral feeding tubes: a joint position paper of the ESPGHAN Committees of Allied Health Professionals and Nutrition. J Pediatr Gastroenterol Nutr. 2023;76(1):109-17.
11. Koletzko B, Bhutta ZA, Cai W, et al. Compositional requirements of follow-up formula for use in infancy: recommendations of an international expert group coordinated by the Early Nutrition Academy. Ann Nutr Metab. 2013;62(1):44-54.
12. Martin CR, Ling P, Blackburn GL. Review of infant feeding: key features of breast milk and infant formula. Nutrients. 2016;8(5) pii:E279.

36
Gastrostomia em pediatria

Manoel Ernesto Peçanha Gonçalves
Silvia Regina Cardoso
Diamari Caramelo Ricci Cereda
Denise Maximo Lellis Garcia

PONTOS-CHAVE DESTE CAPÍTULO

- A gastrostomia consiste em uma via de alimentação alternativa artificial, na qual o alimento é introduzido diretamente no estômago através de uma sonda.
- A gastrostomia está indicada para pessoas incapazes de ingerir uma quantidade de calorias suficiente para suprir suas demandas metabólicas, e com trato gastrintestinal íntegro e funcional.
- As técnicas mais utilizadas para a realização de gastrostomias em crianças são a gastrostomia cirúrgica e a gastrostomia endoscópica percutânea.
- O manejo dos pacientes com gastrostomia deve ser multidisciplinar, antes e após o procedimento endoscópico ou cirúrgico.
- A complicação mais frequentemente relacionada à gastrostomia é a infecção local, podendo ainda ocorrer dor no local da punção, pneumoperitônio, íleo paralítico, hemorragia no local da punção, extravasamento do conteúdo gástrico, alargamento do estoma e dermatite. Complicações graves são raras.

INTRODUÇÃO

O estado nutricional é fundamental para o crescimento e desenvolvimento da criança, assim como para a manutenção de suas funções vitais. A ingestão insuficiente ou inadequada de proteínas, carboidratos, gorduras e micronutrientes ocasiona perda de peso, atraso de crescimento e diminuição da imunidade, exacerbando a gravidade e aumentando a duração de doenças infecciosas. Assim, uma alimentação adequada é essencial para a promoção da saúde.

A via alimentar enteral é preferencial para pacientes com o sistema gastrintestinal funcionante, pois estimula os mecanismos imunológicos de defesa da barreira mucosa intestinal, diminui os riscos de translocação bacteriana e, consequentemente, de bacteremia. Quando comparada à via parenteral, apresenta menores riscos e menor custo. A nutrição enteral pode ser realizada através de sondas nasogástricas ou nasoenterais, gastrostomias, gastrojejunostomias e jejunostomias, as duas últimas reservadas principalmente para crianças com grave comprometimento neurológico que apresentam refluxo gastroesofágico grave sem possibilidade de tratamento cirúrgico, naquelas com significativo retardo do esvaziamento gástrico, portadoras de dismotilidade antroduodenal ou obstrução duodenal parcial, como, por exemplo, a provocada pela síndrome da artéria mesentérica superior.

A alimentação por gastrostomia tem sido considerada um dos tipos mais comuns de nutrição enteral. A gastrostomia consiste em uma via de alimentação alternativa artificial, na qual se cria uma comunicação entre a parede abdominal e a cavidade gástrica, sendo o alimento introduzido diretamente no estômago através de uma sonda. Está indicada, de modo geral, para pessoas com trato gastrintestinal íntegro e funcional, incapazes de ingerir uma quantidade de calorias suficiente para suprir suas demandas metabólicas. São principalmente pacientes portadores de doenças que impossibilitam nutrição adequada por via oral, e para aqueles que necessitam de suplementação alimentar adicional à nutrição oral habitual por um período prolongado (superior a 4 semanas aproximadamente). Pode ser realizada mediante método cirúrgico (tradicional ou laparoscópico), endoscópico ou endoscópico/cirúrgico, sendo também descrito o método radiológico para pacientes com tumores de cabeça e pescoço.

Evidências científicas mostram que alimentar pacientes através de sonda de gastrostomia está associado a melhor estado nutricional e melhor administração de nutrientes, quando comparada com alimentação por sonda nasogástrica ou nasoenteral. Em algumas doenças, associa-se ainda a menor mortalidade. O uso de sondas nasogástrica ou nasoenteral fica reservado para pacientes que necessitam de alimentação por via artificial por curto período (menos que 4 semanas) e que tenham reflexos protetores de vias aéreas superiores preservados (Quadros 1 e 2).

QUADRO 1 Vantagens da gastrostomia na nutrição enteral em relação às sondas nasogástricas e nasoenterais

- Uso de sondas de maior diâmetro, que permite administração alimentar mais rápida e menor tendência à obstrução da sonda.
- Menor risco de aspiração pulmonar e de infecções de vias aéreas superiores.
- Menor incidência de deslocamento e remoção da sonda pelo próprio paciente.
- Ausência de risco de necrose de asa de nariz.
- Menor número de troca de sondas.

Fonte: elaboração dos autores.

QUADRO 2 Indicações de gastrostomia em crianças e adolescentes

- Neuropatias não progressivas associadas a distúrbios de deglutição.
- Neuropatias progressivas de evolução lenta associadas a distúrbios de deglutição (tumores de SNC, síndromes convulsivas de difícil controle).

- Doenças congênitas associadas a distúrbios de deglutição (distrofias musculares).
- Estenoses congênitas e adquiridas do esôfago.
- Doenças sistêmicas crônicas com necessidade de suplementação alimentar por período prolongado (fibrose cística, cardiopatia, Aids, DRC, síndrome do intestino curto, doença de Crohn).
- Volvo gástrico, necessidade de descompressão gástrica crônica (síndrome da pseudo-obstrução crônica do trato gastrintestinal).

Aids: síndrome da imunodeficiência adquirida; DRC: doença renal crônica; SNC: sistema nervoso central.
Fonte: elaboração dos autores.

TÉCNICAS PARA REALIZAÇÃO DE GASTROSTOMIAS MAIS UTILIZADAS

Gastrostomia cirúrgica

A gastrostomia cirúrgica foi introduzida em 1876 por Verneuil e mantida como procedimento padrão até a introdução da gastrostomia endoscópica percutânea. Pode ser realizada por via "aberta" ou laparoscópica. A técnica mais utilizada atualmente é a de Stamm-Caricchio. É realizada uma pequena incisão supraumbilical mediana ou subcostal e introduzida sonda de Pezzer ou Malecot no estômago, a qual é fixada por duas ou três suturas em bolsa, fixando-se o estômago ao peritônio parietal. O procedimento é sempre realizado em centro cirúrgico, com o paciente sob anestesia geral.

A gastrostomia cirúrgica está indicada principalmente para pacientes com refluxo gastroesofágico acentuado, quando é realizada fundoplicatura no mesmo tempo cirúrgico, e para pacientes com estenoses esofágicas ou obstruções de orofaringe, quando há impossibilidade de realização de gastrostomia por via endoscópica.

Gastrostomia endoscópica percutânea

A gastrostomia endoscópica percutânea (PEG) tem sido realizada na prática clínica desde 1980 e se tornou a técnica mais utilizada na atualidade em virtude de importantes vantagens, como facilidade e rapidez na execução, início rápido da nutrição enteral, bom funcionamento das sondas a longo prazo, necessidade de menor tempo de internação e menor custo.

Existem várias técnicas de gastrostomia percutânea por via endoscópica, que podem ser realizadas com a criança sob anestesia geral ou sedação profunda, sendo basicamente divididas em três tipos:

1. De tração (Gauderer-Ponsky).
2. De pulsão (Sachs-Vine).
3. De punção (Russell).

A técnica de Gauderer-Ponsky, descrita em 1980, foi inicialmente desenvolvida para crianças, sendo a mais utilizada atualmente. Para esse procedimento, distende-se o estômago pela insuflação de ar através do endoscópio, acoplando-se a parede gástrica à parede abdominal. No ponto de maior aderência é realizada uma pequena incisão na pele e posteriormente introduzido um cateter agulhado calibroso ("jelco") até a cavidade gástrica, através do qual é introduzido um fio-guia. Esse fio é recuperado no estômago com uma pinça endoscópica e através dela é deslocado para o meio externo através da boca. O fio é então unido a uma sonda própria para gastrostomia. Posteriormente o fio é tracionado na parede abdominal, deslocando-se consequentemente a sonda através do esôfago e do estômago, a qual finalmente transpõe a parede gástrica e a parede abdominal. As paredes mantêm-se aderidas por um anteparo interno e um externo.

A técnica de pulsão, descrita em 1983, é semelhante à de tração anteriormente descrita, porém é utilizado um fio-guia metálico rígido através do qual a sonda de gastrostomia desliza pela boca, esôfago e estômago, posteriormente perfurando as paredes gástrica e abdominal.

Na técnica de Russell, descrita em 1984, a sonda é colocada no estômago através da parede abdominal (de fora para dentro e não de dentro para fora, como nas outras técnicas). Introduz-se uma agulha até o estômago sob visão endoscópica. Através dessa agulha introduz-se um fio-guia e dilata-se o trajeto da gastrostomia com dilatadores próprios. Nesse trajeto é colocada posteriormente a sonda de gastrostomia, que é fixada por anteparo interno da sonda (balão) e externo, fixando-se assim o estômago à parede abdominal.

Existem ainda variações dessas técnicas, com a utilização de trocartes introdutores de sondas associados ao uso de dispositivos para suturas endoscópicas da parede gástrica à parede abdominal (gastropexia endoscópica). Uma dessas técnicas recentemente descrita e executada por alguns grupos preconiza a realização de três gastropexias, sendo posteriormente efetuada uma fístula gastrocutânea entre elas, onde é introduzido um pequeno dispositivo (*button*), que é fixado à parede gástrica com anteparo interno inflado com ar. Essas técnicas são úteis principalmente para portadores de doenças que proporcionam fácil deslocamento da sonda pelo próprio paciente.

RESULTADOS E COMPLICAÇÕES DA GASTROSTOMIA

A abordagem dos pacientes submetidos à gastrostomia deve ser multidisciplinar, com decisões em conjunto desde indicação, orientações e acompanhamento antes e após os procedimentos, além do diagnóstico e tratamento de possíveis complicações. Para um resultado favorável ao procedimento, independentemente da técnica utilizada, é primordial que pacientes, familiares e cuidadores estejam conscientes dos riscos e principalmente dos benefícios que a via alimentar alternativa promoverá. O resultado depende do empenho de todos e se traduz em melhora da qualidade de vida não só do paciente, mas também das pessoas envolvidas em seu cuidado.

Pacientes submetidos a gastrostomias têm índices de complicações elevados não somente pelo procedimento, mas pela presença de inúmeras comorbidades geralmente associadas. Pacientes com baixo índice de massa corporal (IMC) ou com doença neoplásica avançada estão sujeitos a complicações mais frequentes e com maior potencial de gravidade.

As taxas de sucesso da PEG estão entre 91 e 96%. Cerca de 4 a 22% das crianças apresentam complicações, sendo a grande maioria limitada a complicações locais. Complicações graves, em que os pacientes necessitem de internação hospitalar, hemotransfusão, terapia endoscópica ou terapia cirúrgica, são raras.

A infecção local é a complicação mais frequentemente relatada. Estudos demonstram que a administração intravenosa profilática de antibiótico de largo espectro, de 30 minutos a 1 hora antes do procedimento, é eficaz na redução da incidência de infecções periestomais, devendo sempre ser utilizada (exceto em pacientes já em uso de antibióticos para tratamento de outras condições clínicas). O antibiótico mais utilizado em nosso meio tem sido a ceftriaxona.

Outras complicações menores precoces (primeiros 15 dias após a gastrostomia) incluem dor no local da punção, pneumoperitônio (persistente por mais que 3 dias), íleo paralítico, hemorragia no local da punção, extravasamento do conteúdo gástrico, alargamento do estoma e dermatite. Entre as complicações de maior gravidade estão perfuração gástrica, fístula gastrocólica, hemorragia digestiva, fasciite necrotizante e broncopneumonia aspirativa relacionada ao procedimento.

Quando se compara a PEG à técnica cirúrgica, há maior risco de peritonite quando se utiliza a primeira técnica, pelo maior risco de deslocamento precoce da sonda. A mortalidade da PEG está entre 0 e 2%, e a técnica parece segura mesmo em crianças muito pequenas, inclusive em menores de 3 kg.

Embora a gastrostomia cirúrgica seja um procedimento simples, envolve uma taxa de complicações de 2,5 a 16%, porém, esses índices e as complicações relatadas são semelhantes aos da PEG.

Complicações tardias descritas (após 15 dias da realização da gastrostomia) incluem formação de tecido de granulação ao redor da gastrostomia, alargamento do estoma, mucosa gástrica proliferativa pseudotumoral intragástrica e necrose cutânea, além das complicações associadas a trocas e remoção das sondas. Outra complicação, que pode ser precoce ou tardia, que vem sendo relatada, é a chamada *buried bumper syndrome*, que consiste na migração do anteparo interno da sonda para a parede abdominal. Isso ocorre devido à necrose local provocada por tração excessiva da sonda ou por isquemia da parede, decorrente da pressão excessiva entre os anteparos interno e externo, podendo evoluir para formação de abscesso, peritonite, perfuração gástrica e formação de fístula.

A PEG é descrita como uma técnica mais segura, com menor custo e mais eficiente quando comparada à técnica cirúrgica. Entretanto, para crianças com refluxo gastroesofágico (RGE) severo e alterações da motilidade gástrica, comum em neuropatas hipertônicos, a gastrostomia cirúrgica associada à fundoplicatura é geralmente a técnica de escolha, principalmente quando em casos de esofagite erosiva ou ulcerativa e pHmetria mostrando evidências de RGE. Estudo mostra que apenas 5% dos pacientes com pHmetria normal necessitam de posterior fundoplicatura, contra 30% dos pacientes com pHmetria anormal. Jejunostomia ou colocação de sonda gastrojejunal é limitada para casos isolados de refluxo gastroesofágico grave, para os quais há contraindicação ou impossibilidade de tratamento cirúrgico.

CUIDADOS COM A GASTROSTOMIA

Após a colocação da sonda de gastrostomia, ela deve permanecer aberta por um período de 3 a 4 horas e a dieta pode ser iniciada em 3 a 24 horas, sendo a alimentação precoce indicada primordialmente para gastrostomias endoscópicas, em pacientes clinicamente estáveis. Estudos comparando complicações em gastrostomias endoscópicas com início da alimentação precoce ou tardia não evidenciam diferenças significativas nos resultados.

A seleção da fórmula (dieta), o método de infusão (por seringa ou equipo) e a velocidade de infusão devem ser definidos após avaliação completa do paciente, conforme suas necessidades e tolerância. É sugerido, sempre que possível, o início da alimentação com dieta isosmolar de fórmula polimérica padrão, com infusão em bólus e aumento gradual de volume.

Entre os cuidados com a estomia, é importante orientar limpeza da pele várias vezes ao dia, com água e sabonete, mantendo-se a região sempre seca para evitar contaminação local. Soluções antissépticas e placas protetoras, com curativos oclusivos, são recomendadas somente para casos isolados.

É prudente evitar a mobilização da sonda até completar o período de cicatrização, evitando falsos trajetos e derrame de conteúdo gástrico para a cavidade peritoneal.

As sondas de gastrostomia devem ser lavadas com água após a infusão de dieta ou medicamentos, evitando sua obstrução.

Após 4 semanas da realização da PEG a sonda pode, quando necessário, ser substituída por outra sonda ou por *botton* de gastrostomia, que deve ser selecionado de acordo com o tamanho do paciente e da dieta a ser oferecida. Preferencialmente essa primeira troca é realizada mais tardiamente, entre 3 e 6 meses, período no qual a fístula gastrocutânea está mais estabelecida. É recomendado que essa primeira troca seja realizada sob visão endoscópica. Posteriormente as sondas e *bottons* podem ser trocados sempre que necessário, geralmente a cada 3 a 12 meses.

Quando o paciente apresentar estabilidade de ganho ponderal com ingestão alimentar por via oral por um período de 8 a 12 semanas, a sonda pode ser removida. A fístula gastrocutânea residual fecha espontaneamente em cerca de ⅔ dos pacientes. Nos demais, o fechamento cirúrgico da fístula tem sido o mais bem-sucedido, embora recentemente o fechamento endoscópico com um dispositivo denominado *over-the-scope-clip* tenha mostrado resultados promissores (Quadro 3).

QUADRO 3 Contraindicações à gastrostomia em crianças e adolescentes

Absolutas	▪ Recusa do paciente ou responsáveis legais. ▪ Doença em fase terminal. ▪ Coagulopatia grave não compensada (INR > 1,5, PTT > 50 s, plaquetas < 50.000).
Relativas (corrigíveis, reversíveis ou temporárias)	▪ Ascite volumosa. ▪ Hipertensão portal (hepatomegalia, esplenomegalia). ▪ Instabilidade hemodinâmica. ▪ Peritonite. ▪ Sepse. ▪ Derivação ventriculoperitoneal. ▪ Pancreatite aguda. ▪ Obesidade mórbida. ▪ Lesões ulceradas, infiltrativas ou infectadas na parede gástrica.
Contraindicações à gastrostomia endoscópica (indicada gastrostomia cirúrgica)	▪ Obstrução completa do trato aerodigestivo superior. ▪ Refluxo gastroesofágico grave. ▪ Estômago intratorácico. ▪ Ausência de aderência do estômago à parede abdominal.

Fonte: elaboração dos autores.

CONCLUSÕES

A gastrostomia é um procedimento simples e seguro, devendo ser indicada precocemente para pacientes com dificuldade de deglutição ou que necessitem de suporte nutricional adicional por período prolongado, a fim de assegurar um adequado estado de saúde.

O envolvimento de uma equipe multidisciplinar nos cuidados desses pacientes é essencial para que se alcancem os objetivos desejados, minimizando complicações.

Atualmente a gastrostomia endoscópica percutânea pela técnica de Gauderer-Ponsky vem sendo a mais utilizada, ficando a gastrostomia cirúrgica reservada para pacientes com impossibilidade ou contraindicações para a realização do procedimento endoscópico.

SUGESTÕES DE LEITURA

1. American Society for Gastrointestinal Endoscopy. The role of endoscopy in enteral feeding. Gastrointest Endosc. 2011;74(1):7-12.
2. Avitsland TL, Kristensen C, Emblem R, et al. Pecutaneous endoscopic gastrostomy in children: a safe techinique with major symptom relief and high parental satisfaction. J Pediatr Gastroenterol Nutr. 2006;43(5):624-8.
3. Broekaert IJ, Falconer J, Bronsky J, et al. The use of jejunal tube feeding in children: a position paper by the Gastroenterology and Nutrition Committees of the European Society for Paediatric Gastroenterology, Hepatology, and Nutrition 2019. J Pediatr Gastroenterol Nutr. 2019;69(2):239-58.
4. Gauderer MWL, Ponsky JL, Izant RJ. Gastrostomy without laparatomy: a percutaneous endoscopic technique. J Pediatr Surg. 1980;15:872-5.
5. Homan M, Bruno H, Romano C, et al. Percutaneous endoscopic gastrostomy in children: an update to the ESPGHAN position paper. J Pediatr Gastroenterol Nutr. 2021;73(3):15-26.
6. Liu X, Yang Z, He S, Wang G. Percutaneous endoscopic gastrostomy. Int J Gastrointest Interv. 2021;10:42-8.
7. McSweeney ME, Smithers CJ. Advances in pediatric gastrostomy placement. Gastrointest Endoscopy Clin N Am. 2016; 26:169-85.
8. Rahnemai-Azar AA, Rahnemaiazar AA, Naghshizadianb R, et al. Percutaneous endoscopic gastrostomy: indications, technique, complications and management. World J Gastroenterol. 2014;20(24):7739-51.
9. Veiga TMA, Carvalho PEP, Machado FSL, et al. Antibiotic prophylaxis for percutaneous endoscopic gastrostomy in pediatric patients: a meta-analysis. Pediatr Surg Int. 2023;39(63):1-7.

37

Hidratação e suplementos nutricionais em crianças e adolescentes praticantes de atividade física

Ary Lopes Cardoso
Patrícia Zamberlan

PONTOS-CHAVE DESTE CAPÍTULO

- Os exercícios físicos são importantes para a saúde em geral, pois condicionam o coração, tonificam os músculos, ajudam na manutenção do peso, favorecem a saúde óssea e proporcionam bem-estar mental, integração social, oportunidade para o lazer e desenvolvimento de aptidões que levam à melhoria na autoestima e confiança.
- Durante o exercício físico, é fundamental a reposição de água e energia para o funcionamento adequado do sistema cardiovascular, para a termorregulação e para o desempenho físico para a prática de exercícios.
- O uso de suplementos alimentares para crianças e adolescentes praticantes de atividade física ainda é controverso, e sua utilização deve ser feita com critério e sob orientação de um profissional.

INTRODUÇÃO

Desde os anos 1950, os profissionais da saúde e da área de educação física vêm se preocupando com o papel do exercício físico na prevenção de doenças. Além desse aspecto, a prática adequada de atividade física condiciona o coração, tonifica os músculos, ajuda na manutenção do peso, favorece a saúde óssea e proporciona bem-estar mental, integração social, oportunidade para o lazer e desenvolvimento de aptidões que levam a maior autoestima e confiança.

As recomendações dietéticas e de exercícios para a população enfatizam que a atividade física e a nutrição devem caminhar juntas na busca de uma saúde melhor. Diferentemente dos adultos, a nutrição de crianças e adolescentes também deve fornecer nutrientes para o crescimento e o desenvolvimento. O aumento da demanda nutricional causado pelo exercício, especialmente do gasto energético, deve ser considerado no planejamento nutricional dos praticantes de atividade física. No entanto, isso nem sempre implica necessidade de suplementação. Uma alimentação saudável, equilibrada e individualizada pode perfeitamente suprir as necessidades de energia e de macro e micronutrientes desses indivíduos.

Apesar de o consumo de suplementos ser mais prevalente entre atletas, principalmente os de elite, estudos relatam que mais de 60% dos consumidores de suplementos nutricionais na população não o são. Assim, o uso indiscriminado de suplementos e substâncias ergogênicas (melhoram a *performance*) sem necessidade e a participação cada vez mais precoce de crianças e adolescentes em atividades competitivas e em programas de treinamento intenso exigem que os profissionais da saúde estejam atentos à adoção de comportamentos alimentares que possam trazer consequências deletérias à saúde.

NECESSIDADES DE ENERGIA DA CRIANÇA E ADOLESCENTE PRATICANTE DE ATIVIDADE FÍSICA

Durante a atividade física, as fontes energéticas utilizadas pelo tecido muscular variam de acordo com a intensidade e a duração do esforço. No início do exercício, ocorre consumo das fontes energéticas primárias celulares, adenosina trifosfato (ATP) e creatina fosfato (CP). A energia liberada a partir da quebra das ligações fosfato, tanto da ATP quanto da CP (conhecidas como fosfatos de alta energia), pode sustentar um exercício de 8 a 10 segundos. Quando o exercício persiste por mais tempo, outras fontes energéticas externas à célula são mobilizadas para a ressíntese do ATP. Ocorrerá degradação do glicogênio (muscular), que, com a glicose (circulante) mobilizada a partir do glicogênio hepático, passa a fornecer maior suprimento energético. Se houver manutenção da atividade em intensidade, outras reações serão desencadeadas, especialmente a neoglicogênese. Conclui-se daí que adolescentes fisicamente ativos devem consumir energia para alcançar as necessidades de crescimento, a manutenção de tecidos e para o desempenho das atividades físicas de rotina.

O gasto de energia com o exercício depende do tipo de atividade esportiva praticada pelo adolescente, conforme descrito no compêndio de atividades físicas proposto por Ainsworth et al. em 1993 e atualizado em 2011. Para a estimativa das necessidades energéticas diárias do adolescente fisicamente ativo, deve-se acrescentar o chamado fator atividade física à demanda energética basal, cujo cálculo foi discutido no Capítulo 2 e no Apêndice 2 deste livro. A partir daí, determina-se a quantidade de macronutrientes a ser ingerida. De modo geral, tenta-se adequar a alimentação habitual às necessidades de energia e macronutrientes do adolescente, e a utilização de suplementos calóricos e/ou nutricionais só é indicada nos casos de ingestão insuficiente.

HIDRATAÇÃO

A manutenção do organismo com níveis adequados de água é importante para o sistema cardiovascular, para a termorregulação e para o desempenho físico durante a prática de exercícios. Se os líquidos perdidos por meio de sudorese, produção de urina ou por outras vias não forem repostos adequadamente, o indivíduo pode se desidratar. A desidratação, mesmo que seja leve a moderada, produz riscos à saúde. Com 1 a 2% de desidratação, inicia-se o aumento da temperatura corporal em até 0,4°C para cada percentual subsequente de desidratação. Em torno de 3%, há redução importante do desempenho; com 4 a 6%, pode ocorrer fadiga térmica; a partir de 6%, existe risco de choque térmico, coma e morte.

Durante a situação de desidratação, crianças e adolescentes têm aumento mais rápido da temperatura interna em comparação aos adultos. Isso indica que crianças têm uma termorregulação menos eficiente que a dos adultos, o que provavelmente é decorrente de menor taxa de sudorese, maior razão de área de superfície por massa corporal (o que leva a maior troca de calor com o ambiente) e maior produção de calor metabólico. Além disso, as crianças nem sempre se lembram de se hidratar ou postergam o consumo de líquidos até o limite.

O objetivo principal da ingestão de líquidos durante a prática de exercícios é, exatamente, prevenir a desidratação e as mudanças no balanço hidroeletrolítico. O American College of Sports Medicine (ACSM) recomenda a ingestão de líquidos de 5 a 10 mL/kg/dia, cerca de 2 a 4 horas antes do exercício, e de 0,3 a 2,4 L/hora durante (dependendo da intensidade do exercício, duração, clima, altitude e outras condições ambientais), a cada 15 ou 20 minutos, embora não haja uma recomendação formal de água e eletrólitos para crianças e adolescentes fisicamente ativos. Após o exercício, as estratégias de reidratação devem envolver o consumo de água e sódio para minimizar as perdas, sendo recomendada a ingestão de 1,25 a 1,5 litro de fluidos para cada quilo de peso perdido.

A água é uma boa opção para a hidratação nos exercícios, por ser facilmente disponível e ocasionar esvaziamento gástrico relativamente rápido, sendo a primeira opção recomendada pela Academia Americana de Pediatria (AAP) para a hidratação de crianças. Nos exercícios prolongados, que ultrapassam 1 hora de duração, recomenda-se a utilização de líquidos contendo sódio (0,5 a 0,7 g/L) e carboidratos (6 a 8%) para as reposições hidroeletrolítica e de energia, respectivamente.

As bebidas isotônicas são soluções cuja osmolalidade é semelhante à dos fluidos do organismo, sendo utilizadas principalmente para repor água e sais minerais perdidos durante o exercício, com a vantagem de apresentar carboidratos na composição, o que previne a queda da glicemia durante o exercício, e sódio, que promove maior absorção de água e carboidratos pelo intestino.

SUPLEMENTOS NUTRICIONAIS ERGOGÊNICOS

O termo ergogênico é derivado de duas palavras gregas: *ergon* (trabalho) e *gennan* (produzir). Portanto, um ergogênico normalmente refere-se a alguma coisa que produz ou intensifica o trabalho. O propósito da maioria dos ergogênicos é aumentar o rendimento por meio da intensificação da potência física (produção de energia), da força mental (controle da energia) ou do limite mecânico (eficiência energética) e, dessa forma, prevenir ou retardar o início da fadiga.

As substâncias ergogênicas podem ser classificadas em quatro categorias: nutricionais, farmacológicas, fisiológicas e psicológicas. Neste capítulo serão discutidas as nutricionais.

Os suplementos nutricionais ergogênicos servem, principalmente, para aumentar o tecido muscular, a oferta de energia para o músculo e sua taxa de produção de energia. Os nutrientes estão envolvidos com os processos geradores de energia por meio de três funções básicas: são utilizados como fonte de energia; regulam os processos por meio dos quais a energia é produzida no organismo; e promovem o crescimento e o desenvolvimento do tecido corporal que produz trabalho. Sua administração não é considerada *doping* pelo Comitê Olímpico Internacional (COI), mas a necessidade de sua utilização em indivíduos não atletas, especialmente crianças e adolescentes, ainda é motivo de discussão.

Dentre os suplementos nutricionais ergogênicos mais utilizados podem-se destacar carboidratos, proteínas, aminoácidos, creatina, vitaminas e minerais.

Carboidratos

Enquanto os estoques de gordura constituem a maior reserva de energia corporal, os carboidratos são a principal fonte de energia para utilização imediata, poupando o glicogênio muscular e mantendo a glicemia durante o exercício.

O exercício prolongado reduz acentuadamente o nível de glicogênio muscular, exigindo constante preocupação com a reposição. De modo geral, a refeição que antecede os treinos deve ser suficiente na quantidade de líquidos para manter a hidratação, pobre em gorduras e fibras para facilitar o esvaziamento gástrico, rica em carboidratos para manter a glicemia e maximizar os estoques de glicogênio, moderada na quantidade de proteína, e deve fazer parte do hábito alimentar do atleta.

Para provas longas, crianças e adolescentes atletas devem consumir entre 7 e 8 g/kg de peso ou 30 a 60 g de carboidrato para cada hora de exercício, para evitar hipoglicemia, depleção de glicogênio e fadiga. Após 2 a 4 horas de exercício exaustivo, recomenda-se a ingestão de carboidratos de alto e médio índice glicêmico para a ressíntese plena do glicogênio muscular.

Um dos carboidratos mais utilizados na prática esportiva é a maltodextrina, que deve ser indicada para atletas de alto desempenho. Para aqueles que praticam atividades físicas de grau leve a moderado, a maltodextrina deve ser prescrita com parcimônia, já que tem valor calórico considerável (100 g = 375 calorias), podendo levar a ganho de peso indesejado.

Proteínas

Para estabelecer o valor adequado de ingestão proteica, é necessário determinar, além das características individuais (como gênero e idade), parâmetros básicos a respeito da atividade física praticada, como intensidade, duração e frequência. As proteínas fornecem menos de 5% da energia consumida em repouso e durante o exercício leve. No entanto, à medida que a duração do exercício aumenta, contribuirão para a produção de energia por intermédio da gliconeogênese no fígado.

Elas contêm aproximadamente 4 kcal/g, semelhante aos carboidratos, e a ingestão de 0,8 g/kg/dia, atende às necessidades diárias do adolescente que pratica esporte convencional. Em situações de grandes esforços, essas quantidades podem ser maiores (1,3 a 1,8 g/kg/dia), pelo crescimento e desenvolvimento de massa corporal magra.

A alimentação habitual, equilibrada, contempla perfeitamente a ingestão de 1 g/kg/dia, e suplementos proteicos de rotina devem estar de acordo com a ingestão proteica diária total.

O consumo adicional acima das necessidades não determina maior ganho de massa muscular, nem promove aumento do desempenho, podendo causar toxicidade hepática e renal, perda renal de cálcio, transtornos digestivos e do sistema nervoso central (SNC).

As proteínas mais utilizadas como suplementos são as do soro do leite (*whey protein*) e a albumina.

Aminoácidos

Do consumo de aminoácidos isolados, apenas os essenciais apresentam alguma sustentação na literatura científica. Por serem potentes moduladores da captação de triptofano pelo sistema nervoso central, os aminoácidos de cadeia ramificada (BCAA) estimulariam a tolerância ao esforço físico prolongado. Além disso, aprimorariam a atividade do sistema imunitário após atividade física intensa. Entretanto, dados relatados em alguns estudos ainda são pouco reprodutivos, não sendo justificável o uso desses aminoácidos de rotina com finalidade ergogênica.

A glutamina, um aminoácido que age como nutriente para as células de divisão rápida (como as intestinais e as imunitárias), tem sido utilizada para aumentar a defesa imunológica. No entanto, quando ingerida por via oral, o elevado consumo das células intestinais inviabiliza a disponibilidade para outras regiões do organismo, não sendo, portanto, justificável a suplementação oral, mesmo para praticantes de atividades extenuantes. O mesmo ocorre com a ornitina e a arginina, que só produzem maior secreção de hormônio de crescimento (GH) se infundidas intravenosamente.

A L-carnitina é um metabólito essencial envolvido no transporte dos ácidos graxos de cadeia longa, do citosol para a matriz mitocondrial, em que ocorre a beta-oxidação, ou seja, a oxidação dos ácidos graxos com produção de energia. Atribui-se a ele o efeito ergogênico de melhora do desempenho, já que pode aumentar a oxidação de ácidos graxos, diminuir as taxas de depleção do glicogênio muscular e aumentar a resistência à fadiga muscular. Porém, a utilização por longos períodos em indivíduos saudáveis não treinados parece não mostrar melhora no desempenho físico, o que não justifica a necessidade de suplementação.

Creatina

Constituída por metionina, arginina e glicina, a creatina é um produto natural existente no músculo esquelético e tem importante papel na ressíntese de ATP, quando ocorrem exercícios rápidos, contínuos e intermitentes. Ultimamente, no meio esportivo, a utilização vem sendo relacionada a potenciais efeitos ergogênicos, que repercutiriam, na prática, em aumento da resistência ao esforço, além de aumento de massa muscular. Nas atividades prolongadas, a utilização não encontra suporte na literatura científica.

A suplementação de creatina está recomendada para atletas competitivos de eventos de grande intensidade e curta duração, ou seja, atividades nas quais predomina a utilização de fosfagênicos, sempre em caráter excepcional. Isso porque nem todas as propriedades da creatina artificial foram medidas de forma conclusiva, o que significa que os efeitos colaterais não são de todo conhecidos – um deles, por exemplo, a sobrecarga do fígado e dos rins em doses contínuas e muito altas.

Vitaminas e minerais

As evidências científicas não justificam o uso sistemático da suplementação de vitaminas e minerais para adolescentes atletas ou praticantes de atividade física. A necessidade desses nutrientes, em geral, deve ser suprida pela alimentação equilibrada.

CONCLUSÕES

A prática de atividade física exerce importante função na prevenção de doenças, além de favorecer a saúde física e mental.

O aumento da demanda nutricional, causado pelo exercício (energia, água, macro e micronutrientes), deve ser considerado no planejamento nutricional das crianças e adolescentes praticantes de atividade física, e pode, na maioria das vezes, ser suprido pela dieta habitual, desde que equilibrada.

Apesar do grande número de suplementos alimentares disponíveis no mercado, a necessidade de utilização de rotina ainda é controversa, especialmente em crianças e adolescentes. A utilização deve ser feita com critério e sob orientação de um profissional.

SUGESTÕES DE LEITURA

1. Ainsworth BE, Haskell WL, Herrmann SD, et al. Compendium of physical activities: a second update of codes and MET values. Med Sci Sports Exerc. 2011;43(8):1575-81.
2. Ainsworth BE, Haskell WL, Leon AS, et al. Compendium of physical activities: classification of energy costs of human physical activities. Med Sci Sports Exerc. 1993;25(1):71-80.
3. Berg EK. Performance nutrition for the adolescent athlete: a realistic approach. Clin J Sport Med. 2019;29(5):345-52.
4. Bergeron MF. Hydration in the pediatric athlete: how to guide your patients. Curr Sports Med Rep. 2015;14(4):288-93.
5. Brisswalter J, Louis J. Vitamin supplementation benefits in master athletes. Sports Med. 2014;44(3):311-8.
6. Committee on Nutrition and the Council on Sports Medicine and Fitness. Sports drinks and energy drinks for children and adolescents: are they appropriate? Pediatrics. 2011;127(6):1182-9.
7. Jagim AR, Kerksick CM. Creatine supplementation in children and adolescents. Nutrients. 2021;13(2):664.
8. Lanhers C, Pereira B, Naughton G, et al. Creatine supplementation and lower limb strength performance: a systematic review and meta-analyses. Sports Med. 2015;45(9):1285-94.
9. Martinho DV, Nobari H, Faria A, et al. Oral branched--chain amino acids supplementation in athletes: a systematic review. Nutrients. 2022;14(19):4002.
10. Metzger GA, Minneci PM, Gehred A, et al. Creatine supplementation in the pediatric and adolescent athlete: a literature review. J Orthop. 2023;38:73-8.
11. Purcell LK, Canadian Paediatric Society, Paediatric Sports and Exercise Medicine Section. Sport nutrition for young athletes. Paediatr Child Health. 2013;18(4):200-5.
12. Thomas DT, Erdman KA, Burke LM. Position of the Academy of Nutrition and Dietetics, Dietitians of Canada, and the American College of Sports Medicine: nutrition and athletic performance. J Acad Nutr Diet. 2016;116(3):501-28.
13. Wax B, Kerksick CM, Jagim AR, et al. Creatine for exercise and sports performance, with recovery considerations for healthy populations. Nutrients. 2021;13(6):1915.

38

Dieta cetogênica para tratamento de epilepsia refratária na infância

Rosana Tumas
Cristina Yuri Takakura
Camila Pugliese

PONTOS-CHAVE DESTE CAPÍTULO

- Princípios da terapia cetogênica com dieta cetogênica clássica.
- Abordagem da terapia cetogênica na dieta modificada de Atkins.

INTRODUÇÃO

A epilepsia é um problema neurológico comum na infância, já que a estimativa é que aproximadamente 50% dos casos manifestam-se pela primeira vez antes dos 5 anos de idade. Na maioria dos casos, a evolução é bastante favorável às drogas anticonvulsivantes, sendo a primeira escolha de tratamento para esses pacientes. Entretanto, aproximadamente um terço dos pacientes não consegue controlar totalmente o quadro convulsivo, mesmo com a associação de diferentes medicações. Para eles, deve-se considerar a introdução de terapias não farmacológicas, como a terapia cetogênica com a dieta cetogênica (DC), ou intervenções cirúrgicas.

No início do século XX, partindo da observação de que os pacientes epiléticos apresentavam cessação das crises durante períodos de jejum, Wilder desenvolveu uma dieta capaz de simular metabolicamente o jejum, composta por grande quantidade de gorduras, associada ao controle de proteínas e restrição de carboidratos. Desde então, a DC tem sido usada para tratar pacientes com epilepsia de difícil controle.

MECANISMO DE AÇÃO

Desde a elaboração, vários estudos vêm sendo realizados visando entender os mecanismos que conferem a ação anticonvulsivante da DC. Os resultados desses estudos apontam que esse mecanismo é multifatorial. Sabe-se que, com a introdução da dieta, ocorrem mudanças nos níveis plasmáticos de cetonas, insulina, glicose, glucagon e ácidos graxos livres. Qual dessas mudanças metabólicas é primariamente responsável pela melhora do quadro convulsivo ainda é algo desconhecido.

O nome "cetogênica" originou-se com a teoria de que os corpos cetônicos fossem os responsáveis pelo efeito anticonvulsivante. O controle de seus níveis na urina serve para garantir que a dieta esteja sendo administrada corretamente. Outros mecanismos (fosforilação oxidativa, elevação dos níveis de ácido gama-aminobutírico, estabilização da função sináptica etc.) estão certamente envolvidos no controle das crises convulsivas. Dessa forma, hoje se acredita que a DC tenha múltiplos mecanismos de ação, alguns mais importantes que outros, para diferentes tipos de epilepsia.

EFICÁCIA

A DC pode ser eficaz para qualquer tipo de crise convulsiva. A maioria dos estudos desenvolvidos para avaliar a eficácia no tratamento de epilepsia de difícil controle tem resultados semelhantes, em que se observam aproximadamente dois terços dos pacientes apresentando redução de mais de 50% do número de crises e, desses, metade apresenta redução maior que 90% do número de crises. Além da redução de crises, também são observadas melhora na intensidade e na frequência das crises e melhora no desenvolvimento cognitivo e comportamental da criança.

INDICAÇÕES

Apesar de classicamente ser indicada para crianças, evidências mais recentes mostram que adultos também poderiam se beneficiar desse tratamento. Algumas situações clínicas sabidamente têm um benefício maior na utilização da DC (Quadro 1).

QUADRO 1 Situações clínicas pediátricas em que há benefícios com a dieta cetogênica

- Espasmos infantis.
- Síndrome de Doose.
- Síndrome de Rett.
- Esclerose tuberosa.
- Síndrome de Dravet.
- Deficiência de Glu-1.
- Deficiência de piruvato desidrogenase.
- Síndrome de Landau-Kleffner.
- Síndrome de Lennox-Gastaut.
- Ausências e ausências atípicas.
- Panencefalite esclerosante subaguda.
- Epilepsia mioclônica juvenil.
- Estado de mal epilético.
- Lisencefalia.
- Encefalopatia hipóxico-isquêmica.

Glut-1: transportador de glicose 1.
Fonte: elaboração das autoras.

CONTRAINDICAÇÕES

Pacientes com erros inatos do metabolismo com alterações do transporte ou oxidação de ácidos graxos de cadeia longa podem evoluir com uma crise catabólica grave durante o jejum ou a implementação da DC. A porfiria aguda intermitente também pode ser exacerbada pela DC. No Quadro 2 estão descritas as contraindicações absolutas da DC.

QUADRO 2 Contraindicações absolutas da dieta cetogênica em pediatria

- Deficiência primária de carnitina.
- Deficiência de carnitina palmitoiltransferase I e II.
- Deficiência da carnitina translocase.
- Porfiria.
- Defeitos da oxidação de ácidos graxos.
- Deficiência da piruvato carboxilase

Fonte: elaboração das autoras.

INICIANDO A DIETA CETOGÊNICA

Existem atualmente quatro tipos de DC: clássica, Atkins modificada, baixo índice glicêmico e a dieta com triglicerídeos de cadeia média (TCM). Neste capítulo serão abordadas a dieta cetogênica clássica (DCC) e a dieta de Atkins modificada (DAM).

Dieta cetogênica clássica

A DCC pode ser introduzida de duas maneiras com a mesma eficácia: utilizando o jejum de 24 a 48 horas até que o paciente entre em cetose ou de forma mais lenta, com o aumento gradativo de gorduras e diminuição dos carboidratos da dieta. O jejum faz com que o paciente entre em cetose mais rapidamente, porém deve ser realizado com o paciente internado para monitorização de efeitos colaterais como hipoglicemia e desidratação, principalmente. A forma de introdução lenta pode ser feita ambulatorialmente (em domicílio), pois os riscos são reduzidos.

O cálculo das necessidades de calorias e proteínas é realizado conforme o estado nutricional do paciente e deve atender às recomendações das *Dietary Reference Intakes* (DRI). Alguns autores consideram utilizar entre 80 e 90% dos requerimentos de energia calculados para crianças com mais de 3 anos, mas não é um consenso. Esse valor deve ser individualizado e alterado a qualquer momento no decorrer do tratamento. Mesmo para crianças com menos de 3 anos, com restrição significativa de movimento, pode ser necessário o cálculo com menor aporte calórico, pois tendem a ganhar peso facilmente.

A partir do estabelecimento das calorias da dieta, são calculadas as quantidades dos macronutrientes, carboidratos (CHO), proteínas (PTN) e lipídios (LIP), nas proporções 2:1, 3:1 e 4:1, referentes à quantidade de LIP em relação às quantidades de CHO e PTN somados, ou seja:

LIP: (CHO + PTN)

Na proporção 4:1, os lipídios chegam a 90% do valor calórico total (Figura 1). Algumas crianças apresentam boa resposta na proporção 3:1 e, portanto, não precisam

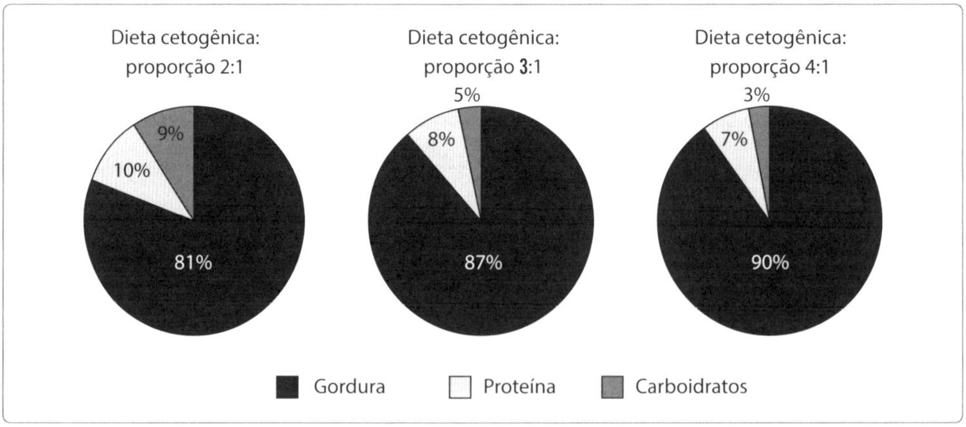

FIGURA 1 Proporção das dietas na terapia cetogênica com dieta cetogênica clássica.
Fonte: elaboração das autoras.

evoluir para a dieta 4:1. Geralmente, porém, a resposta mais efetiva ocorre somente na proporção 4:1.

Por ser uma dieta com baixos teores de micronutrientes, estes devem ser suplementados na forma de polivitamínicos e minerais sem carboidratos na composição (sacarose, lactose, frutose, sorbitol, maltodextrina, amido). Além disso, todas as medicações em uso devem ser avaliadas quanto ao conteúdo de carboidratos em sua composição. É preciso observar a formulação utilizada e substituir por fórmulas livres de carboidratos, dando preferência à apresentação em comprimidos.

Antigamente a restrição de líquidos também era preconizada na DCC, pela ideia de que uma desidratação leve poderia aumentar a eficácia e facilitaria a medição da cetose urinária, pela maior concentração da urina. Entretanto, atualmente se acredita que a desidratação tem efeito negativo nas crises epiléticas, bem como aumenta o risco para efeitos adversos, como litíase renal.

Preparo da dieta

A DC é composta basicamente por alimentos ricos em gordura (creme de leite, toucinho, maionese e óleos em geral), alimentos proteicos (carnes, ovos e queijos) e uma pequena quantidade de carboidratos naturalmente presentes nas frutas, legumes e verduras.

Para o preparo das refeições, é preciso que os pais/cuidadores pesem todos os alimentos que constam no cardápio fornecido. O uso de um caderno de anotações é bastante útil para registrar a dieta, a medida da cetose e a ocorrência de crises convulsivas diariamente.

Para pacientes com necessidade de alimentação via sonda ou gastrostomia, é importante adequar o cardápio à consistência mais pastosa/liquidificada para evitar obstruções na via.

Manutenção e ajuste fino da dieta

Os primeiros meses da DC são muito importantes para avaliar sua eficácia. Estima-se que a resposta apareça em até 3 meses, dependendo do paciente. Portanto, é preciso estar atento às informações fornecidas pelos pais/cuidadores para tentar reduzir ao máximo possíveis erros. Algumas informações sobre os principais efeitos adversos a curto e longo prazo (Quadros 3 e 4), bem como informações de como monitorá-los, podem ajudar a evitar preocupações dos familiares.

Para pacientes que obtiveram resposta de melhora significativa (normalmente redução ≥ 50% das crises convulsivas), a DCC é mantida por pelo menos 2 anos, podendo

QUADRO 3 Efeitos adversos a curto prazo da dieta cetogênica em pediatria

- Hipoglicemia.
- Diarreia.
- Náuseas/vômitos.
- Refluxo gastroesofágico.
- Letargia.
- Acidose.
- Perda de peso.
- Desidratação.

Fonte: elaboração das autoras.

QUADRO 4 Efeitos adversos a longo prazo da dieta cetogênica em pediatria

- Hipercolesterolemia.
- Hipertrigliceridemia.
- Litíase renal.
- Osteopenia.
- Déficit de crescimento.
- Deficiência de vitaminas e minerais.
- Acidose crônica.

Fonte: elaboração das autoras.

ser estendida conforme a necessidade. Nos casos de deficiência de transportador de glicose 1 (Glut-1) e deficiência de piruvato desidrogenase, a DC provavelmente será utilizada para a vida toda. Outros benefícios, como a melhora do desenvolvimento, da atenção e do estado de alerta, associados à possibilidade de diminuição das medicações anticonvulsivantes, também devem ser considerados na decisão de manter ou não a DC.

Durante os anos em que a criança estiver fazendo a dieta, os exames laboratoriais devem ser monitorados, assim como o padrão de crises. Os exames laboratoriais têm por objetivo monitorar déficits nutricionais e alterações metabólicas decorrentes do uso da DC, como hemograma, perfil de ferro, eletrólitos e função renal, urina I, perfil lipídico, glicemia e transaminases; também podem ser necessárias idade óssea e ultrassonografia de vias urinárias.

É comum que as crianças achem a alimentação monótona, por isso o profissional nutricionista deve dar opções de cardápios variados para que a criança não recuse a refeição e, assim, mantenha o tratamento.

O ajuste fino da dieta tem por objetivo alcançar o melhor nível de cetose, o melhor controle das crises e o melhor planejamento alimentar para a criança. Normalmente ocorre nos primeiros meses de dieta, mas também pode ser necessário após anos do início. Na Figura 2 é possível ver o fluxograma para o ajuste fino da dieta cetogênica.

Informações importantes

Pacientes em terapia cetogênica, quando atendidos em serviços de urgência por alguma intercorrência, não podem ter a orientação dietética alterada, exceto se houver indicação para suspender a DC.

As medicações prescritas para uso parenteral devem ser preferencialmente diluídas com soro fisiológico ou água destilada, evitando-se a utilização de soro glicosado. As medicações para uso oral/enteral devem

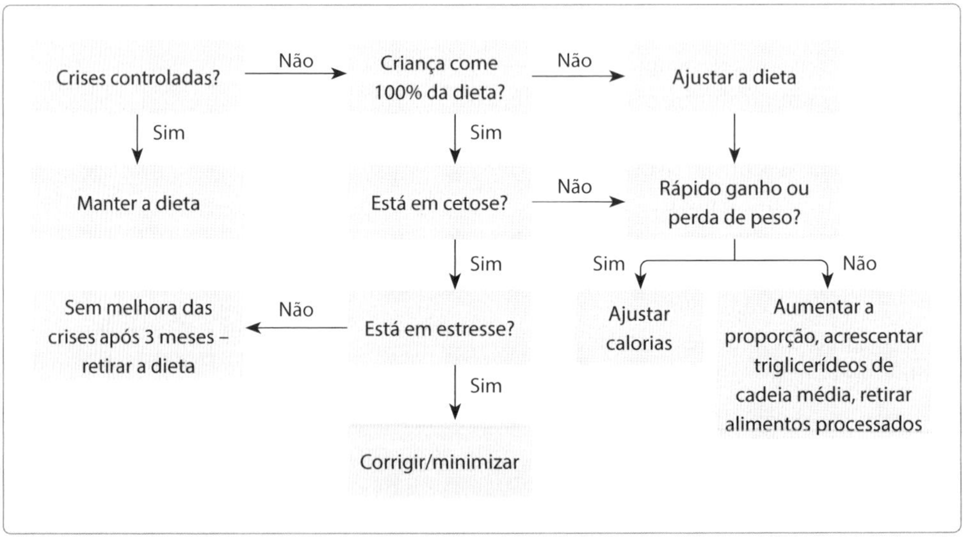

FIGURA 2 Fluxograma para o ajuste fino da dieta cetogênica.
Fonte: elaboração das autoras.

ter a composição verificada no que se refere à presença de carboidratos (sacarose, lactose, frutose, sorbitol, maltodextrina, amido), evitando-se produtos que contenham essas substâncias. Especialmente as apresentações em solução oral devem ser evitadas.

Dieta de Atkins modificada (DAM)

Criada pelo Dr. Robert Atkins visando ao emagrecimento por meio da restrição de ingestão de carboidratos e do elevado consumo de gorduras, foi posteriormente modificada para que se tornasse uma opção de tratamento menos restritiva, com a capacidade de gerar um estado de cetose semelhante ao da DCC. A partir daí, a dieta modificada do Dr. Robert Atkins passou a ser utilizada em pacientes epiléticos, para promover a redução das crises.

As principais modificações na dieta são a ausência de restrição hídrica e calórica. Todas as refeições devem conter algum alimento fonte de gordura, sem ser necessário o controle rigoroso da porção, com o peso em balança. Não há restrições à oferta dos alimentos fontes de proteína, e somente a ingestão de carboidratos deve ser limitada, sem especificidade sobre o tipo de carboidrato a ser consumido.

A composição de macronutrientes da dieta de Atkins modificada (DAM) é de 5% de carboidratos, 30% de proteínas e 65% de lipídios, correspondendo a uma proporção de LIP: (CHO + PTN) de cerca de 1:1 a 2:1. A DAM contribuiu para aumentar a viabilidade da dietoterapia aplicada à epilepsia, sendo uma opção terapêutica menos restritiva e mais factível para pacientes que não necessitam de uma cetose elevada.

Os estudos realizados acerca da quantidade de carboidrato ofertada na DAM variam de 10 a 20 g ao dia, sendo mais indicado, na prática, o uso de até 10 g de carboidrato ao dia para crianças, 15 g de carboidrato ao dia para adolescentes e 20 g de carboidrato ao dia para adultos.

CONCLUSÕES

Crianças com epilepsia podem ter o desenvolvimento cognitivo e comportamental afetados, e isso pode interferir no aprendizado escolar, no lazer, nas relações familiares e nas atividades cotidianas.

A terapia cetogênica é utilizada como opção de tratamento para epilepsia refratária, e cada vez mais estudos têm demonstrado sua eficácia, diminuindo a quantidade de crises e, consequentemente, melhorando a qualidade de vida. Hoje, além da epilepsia, já estão em andamento estudos em pacientes com transtorno do espectro autista, Alzheimer, Parkinson, tumores cerebrais, entre outros. Saber indicar e orientar adequadamente a terapia cetogênica pode ser de grande valia para esse grupo de pacientes.

SUGESTÕES DE LEITURA

1. Dietary Reference Intakes for energy, carbohydrate, fiber, fat, fatty acids, cholesterol, protein and amino acids (macronutrients). Food and Nutrition Board. Washington, DC: Institute of Medicine; 2005.
2. Henderson CB, Filloux FM, Alder SC, et al. Efficacy of the ketogenic diet as a treatment option for epilepsy: meta-analysis. J Child Neurol. 2006;21(3):193-8.
3. Homer C. Nutrition management of seizure disorders. In: Nevin-Folino NL (ed.). Pediatric manual of clinical dietetics. Chicago: American Dietetic Association; 2003.
4. Kossoff EH, Cervenka MC, Henry BJ, et al. A decade of the modified Atkins diet (2003-2013): results, insights, and future directions. Epilepsy Behav. 2013;29(3):437-42.
5. Kossoff EH, Dorward JL. The modified Atkins diet. Epilepsia. 2008;49(Suppl 8):37-41.
6. Kossoff EH, Rowley H, Sinha SR, Vining EP. A prospective study of the modified Atkins diet for intractable epilepsy in adults. Epilepsia. 2008;49(2):316-9.
7. Kossoff EH, Turner Z, Bluml RM, et al. A randomized, crossover comparison of daily carbohydrate limits using the modified Atkins diet. Epilepsy Behav. 2007;10(3):432-6.
8. Kossoff EH, Wang HS. Dietary therapies for epilepsy. Biomed J. 2013;36(1):2-8.
9. Kossoff EH, Zupec-Kania BA, Auvin S, et al. Optimal clinical management of children receiving dietary therapies for epilepsy: updated recommendations of the International Ketogenic Diet Study Group. Epilepsia Open. 2018;3(2):175-92.
10. Li HF, Zou Y, Ding G. Therapeutic success of the ketogenic diet as a treatment option for epilepsy: a meta-analysis. Iran J Pediatr. 2013;23(6):613-20.
11. Martin K, Jackson CF, Levy RG, Cooper PN. Ketogenic diet and other dietary treatments for epilepsy. Cochrane Database Syst Rev. 2016;2:CD001903.
12. Rizzutti S, Muszkat M. Epilepsias na infância. Pediatria Moderna. 2001;37(11):585-600.
13. Sampaio LPBS, Takakura C, Manreza MLG. The use of a formula-based ketogenic diet in children with refractory epilepsy. Arq Neuropsiquiatr. 2017;75(4):234-7.
14. Zupec Kania B. Professional's guide to the ketogenic diet. Ketogenic Diet Seminars; 2016.

Índice remissivo